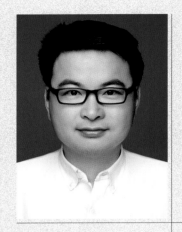

作者简介

陆柏益 男，1980年12月生，博士、副教授、博士生导师、求是青年学者、浙江省杰出青年基金获得者、浙江省新世纪"151"人才、美国康奈尔大学高级访问学者、国家现代农业产业技术体系质量安全与营养品质评价岗位科学家、浙江大学BEFS中国食物营养功能评价研究中心常务副主任、浙江大学食品科学与营养系副主任、农业部农产品贮藏保鲜质量安全风险评估实验室（杭州）常务副主任。兼任国家食药同源产业科技创新联盟常务理事、中国食品科技学会青年工作委员会副秘书长、浙江省食品安全专家委员会委员、浙江省农产品质量安全学会常务理事；美国化学家学会会员、美国食品科技学会会员；国家自然科学基金、教育部学位中心博士学位论文等函审专家以及 *Food Chemistry*、*Journal of Agricultural and Food Chemistry* 等10多个杂志审稿人。

研究领域：食物营养功能成分与人体健康。在国家自然科学基金、国家重点研发项目、国家农产品质量安全财政重大专项、浙江省自然科学基金杰出青年基金等项目的资助下，在我国食用农产品营养功能评价探索和实践以及植物甾醇和苯乙醇苷等功能组分的资源开发、功效机理、稳定性研究等方面取得了一系列的创新成果。

近5年来，在 *Scientific Reports*、*Critical Reviews in Food Science and Nutrition* 等期刊发表论文40余篇。其中，以第一作者或通讯作者身份发表SCI/EI论文22篇，$IF_5>5$论文3篇，论文平均影响因子大于3.0，论文总他引次数超过800次，ESI 1%高引论文1篇。申请国家发明专利25项、国际PCT专利5项，已授权13项。副主编英文教材 *Food Chemistry*，参编《食品加工实验》。多次获得各级科技创新奖、优秀论文奖、JFS论文高引Tanner奖等。

食用农产品营养功能成分检测全书
2017版

陆柏益　主编

中国农业出版社

编 委 会

贺　妍　农业部农产品加工质量安全风险评估实验室（北京），中国农业科学院农产品加工研究所

郭琳琳　农业部果品质量安全风险评估实验室（郑州），中国农业科学院果树研究所（郑州）

黄　卉　农业部水产品贮藏保鲜质量安全风险评估实验室（广州），中国水产科学研究院南海水产研究所

黄伟素　农业部农产品贮藏保鲜质量安全风险评估实验室（杭州），浙江经贸职业技术学院

梅晓宏　农业部农产品贮藏保鲜质量安全风险评估实验室（北京），中国农业大学

蒋易蓉　农业部农产品贮藏保鲜质量安全风险评估实验室（杭州），浙江大学

曾　亮　农业部农产品贮藏保鲜质量安全风险评估实验室（重庆），西南大学

谢汉忠　农业部果品质量安全风险评估实验室（郑州），中国农业科学院果树研究所（郑州）

楼甜甜　农业部农产品贮藏保鲜质量安全风险评估实验室（杭州），浙江大学

序

　　健康是促进人全面发展的必然要求，是经济社会发展的基础条件。实现国民健康长寿，是国家富强、民族振兴的重要标志，也是全国各族人民的共同愿望。

　　自新中国成立特别是改革开放以来，我国健康领域改革发展取得了显著成就，2015 年我国人均预期寿命已达 76.34 岁。但与此同时，工业化、城镇化、人口老龄化、疾病谱变化、生态环境及生活方式变化等，也给维护和促进健康带来一系列新的挑战。2014 年，第二届国际营养大会发布的《营养问题罗马宣言》中指出，营养不良不仅包括营养不足，还包括营养失衡所导致的超重与肥胖等。现在，全球心血管疾病、糖尿病等慢性非传染性疾病处于高发态势，造成的经济损失已占全球 GDP 的 5％，严重影响了社会的进步与发展。目前，我国营养形势复杂，营养不足与过剩问题同时存在，与营养相关的慢性非传染性疾病发病率呈井喷式增长，严重威胁广大国民的生命健康。国家高度重视国民健康，2016 年10 月 25 日，中共中央、国务院发布了《"健康中国 2030"规划纲要》，提出健康中国"三步走"的目标。即 2020 年，主要健康指标居于中高收入国家前列；2030 年，主要健康指标进入高收入国家行列；2050 年，建成与社会主义现代化国家相适应的健康国家。

　　食物（食用农产品）含有的丰富营养成分是保证人体健康的重要物质基础。制订实施国民营养计划，深入开展食物（农产品、食品）营养功能评价研究，引导居民形成科学的膳食习惯，是成功实施"健康中国 2030"规划的重要内容。目前，食物（农产品、食品）营养功能评价工作是国内外研究热点，但相关工作面临基础数据严重不足、评价体系不规范等问题。要科学地开展此项工作，建立营养功能评价工作技术规范、营养功能成分检测标准操作规范、数据表达规范等工作是当务之急。

　　我相信，本书的出版对于营养功能成分的精确检测和规范评价将是一大助力，也为数据库的建立、大数据分析等相关工作奠定了坚实的基础。

　　是为序。

中国工程院院士
北京工商大学校长

2016 年 12 月

前　言

　　粮食安全、食品安全和营养安全是保证国家安全、社会稳定、国民健康的基础和支柱。其中，粮食安全是基础，食品安全是保证，营养安全是目标。三者呈链式衔接，互为因果。随着国家经济的增长和国民生活水平的提高，营养安全问题逐渐凸现，成为人民群众和产业关注的热点。

　　营养成分是指"五大食品基础营养物质"，即糖类、蛋白质、脂质、维生素和矿物质。功能成分是指除营养成分外，具有预防疾病、辅助治疗疾病等保健作用的物质。食用农产品是国民膳食结构中的主要营养功能成分来源。我国幅员辽阔，食用农产品种类繁多、各具特色。因此，立足生产指导和消费引导，针对产业急需解决的各类食用农产品营养功能及其品质规格问题，以及公众高度关注的农产品中各类营养功能成分累积的"危害-效益"疑问，急需开展食用农产品质量安全营养功能品质评价与"危害-效益"评估。在明确各类食用农产品营养功能成分的基础上，识别粮油、果蔬、畜禽、水产、茶叶、生鲜乳、食用菌等大类农产品中特质性品种的特征性营养功能成分，挖掘不同品种、不同产地、不同生产方式、不同生育期、不同采收季节对营养功能成分的差异性规律和特征性营养功能成分，分析维生素、硒等重要功能成分在不同农产品中的累积贡献和"危害-效益"。这将有助于提升农产品质量安全品质内涵，为食用农产品的品种选育、生产管理、贮藏保鲜、科学监管、合理消费奠定科学基础，是农业供给侧改革和"健康中国 2030"建设的重要结合点。

　　为规范开展食用农产品质量安全营养功能品质评价与"危害-效益"评估，建立营养功能成分检测标准操作规范（Standard Operation Procedure）、数据表达规范等工作是当务之急。本书综合国家标准、行业标准和文献图书等参考资料，由农业部农产品贮藏保鲜质量安全风险评估实验室（杭州）、农业部蔬菜产品质量安全风险评估实验室（北京）、农业部畜禽产品质量安全风险评估实验室（南昌）、农业部稻米产品质量安全风险评估实验室（杭州）、农业部农产品贮藏保鲜质量安全风险评估实验室（重庆）、农业部蜂产品质量安全风险评估实验室（北京）、农业部水产品贮藏保鲜质量安全风险评估实验室（广州）、农业部果品质量安全风险评估实验室（兴城）、农业部加工质量安全风险评估实验室（湛江）、农业部农产品贮藏保鲜质量安全风险评估实验室（北京）、农业部果品质量安全风险评估实验室（郑州）等多家单位补充完善，经过多名经验丰富、一线工作的专家、博士收集整合，历经 7 轮筛查确认，确定了相对适宜、有效的检测方法，并形成统一的标准操作程序。

　　本书可分为两大部分，共 13 章。第一章至第五章为营养成分检测，包括糖类、蛋白质与氨基酸类、脂肪类、维生素类、灰分与矿物元素类，共 80 余种物质；第六章至第十三章为功能成分检测，包括多酚类、生物碱类、萜类、甾醇类、多糖与皂苷类、有机酸类、磷酸腺苷、核苷酸类及其他功能因子，共 90 余种物质。检测种类涵盖了水果、蔬菜、粮油、畜禽、蜂蜜、食用菌、茶叶、水产和乳品等农产品，门类齐全。全书共收录了 130 余个检测方法，描述了各个方法的适用范围、原理、试剂和材料、使用设备、操作步骤、计算公式、参考图谱、定量限和检出限等内容。本书注重采用实际应用中的技术方法，有传统检测方法，也有现代检测技术。其中，主要的检测方法有微生物法、分光光度法、离子色谱法、高效液相色谱法、气相色谱法、原子吸收光谱法、液相色谱-串联质谱法、气相色谱-串联质谱法、电感耦合等离子体-质谱法等。

营养功能成分种类繁多、结构复杂，尚有大量的功能成分还没有检测方法或可推广应用的方法标准，如苯丙素类、木脂素类、功能性多肽等，多类功能因子的检测方法，还停留在科学研究的阶段，未建立相关的检测方法标准；农产品种类多样，基质复杂，为满足实际农产品检测需要，应建立适用的通用或针对性的前处理方法；有些经典方法，随着技术的发展已有了更加精确、灵敏、可靠、快速的检测方法，但受到实验室条件和操作技术人员水平的局限而难以广泛应用。例如，维生素检测已有更先进的液相色谱-串联质谱方法，但目前国标中许多维生素检测还是采用微生物法，费时费力。此外，部分检测方法标准还不完整，缺少质谱图、色谱图、检出限和定量限等内容，需通过实验补充完整。本书尽可能多地搜集现有的农产品营养功能成分检测方法标准，可供从事农产品检测、教学、科研、管理等工作的人员阅读参考，为广大农产品经营人员、企业家和消费者提供一定的科学指导。

由于时间仓促，难免存在不足之处，恳请各位读者批评指正。

编　者

2017 年 1 月

目　录

下篇　功能成分检测

上 篇
营养成分检测

第一章 糖 类

第一节 还 原 糖

一、食用农产品中还原糖的测定

1 范围

本法描述了食用农产品中还原糖含量的测定方法。

第一法描述了食用农产品中还原糖含量的直接滴定测定方法。

第二法描述了食用农产品中还原糖含量的高锰酸钾滴定测定方法。

当称样量为5.0g时，直接滴定法的定量限为0.25g/100g，高锰酸钾滴定法的定量限为0.5g/100g，奥氏试剂滴定法的定量限为0.25g/100g。

第三法适用于小麦粉中还原糖含量的测定。

第四法适用于甜菜块根中还原糖含量的测定。

第一法 直接滴定法

2 原理

试样经除去蛋白质后，以亚甲蓝做指示剂，在加热条件下滴定标定过的碱性酒石酸铜溶液（已用还原糖标准溶液标定），根据样品液消耗体积计算还原糖含量。

3 试剂和材料

除另有说明外，本法所有试剂均为分析纯，水为GB/T 6682规定的三级水。

3.1 试剂

3.1.1 盐酸（HCl）。

3.1.2 硫酸铜（$CuSO_4 \cdot 5H_2O$）。

3.1.3 亚甲蓝（$C_{16}H_{18}ClN_3S \cdot 3H_2O$）。

3.1.4 酒石酸钾钠［$C_4H_4O_6KNa \cdot 4H_2O$］。

3.1.5 氢氧化钠（NaOH）。

3.1.6 乙酸锌［$Zn(CH_3COO)_2 \cdot 2H_2O$］。

3.1.7 冰乙酸（$C_2H_4O_2$）。

3.1.8 亚铁氰化钾［$K_4Fe(CN)_6 \cdot 3H_2O$］。

3.2 试剂配制

3.2.1 盐酸溶液（1+1，体积比）：量取盐酸50mL，加水50mL，混匀。

3.2.2 碱性酒石酸铜甲液：称取硫酸铜（$CuSO_4 \cdot 5H_2O$）15g及亚甲蓝0.05g溶于水中，并稀释至1 000mL。

3.2.3 碱性酒石酸铜乙液：称取酒石酸钾钠50g和氢氧化钠75g，溶于水中，再加入亚铁氰化钾4g，完全溶解后，用水稀释至1 000mL，储存于橡胶玻璃瓶内。

3.2.4 乙酸锌溶液：称取乙酸锌 21.9g，加冰乙酸 3mL，加水溶解并定容至 100mL。

3.2.5 亚铁氰化钾溶液（106g/L）：称取亚铁氰化钾 10.6g，加水溶解并定容至 100mL。

3.2.6 氢氧化钠溶液（40g/L）：称取氢氧化钠 4g，加水溶解后，放冷，并定容至 100mL。

3.3 标准品

3.3.1 葡萄糖（$C_6H_{12}O_6$，纯度≥99%，CAS：50-99-7）。

3.3.2 果糖（$C_6H_{12}O_6$，纯度≥99%，CAS：57-48-7）。

3.3.3 乳糖（含水）（$C_6H_{12}O_6 \cdot H_2O$，纯度≥99%，CAS：5989-81-1）。

3.3.4 蔗糖（$C_{12}H_{22}O_{11}$，纯度≥99%，CAS：57-50-1）。

3.4 标准溶液配制

3.4.1 葡萄糖标准溶液（1.0mg/mL）：准确称取经过 98～100℃烘箱中干燥 2h 后的葡萄糖 1g，加水溶解后加入 5mL 盐酸溶液，并用水定容至 1 000mL。此溶液每毫升相当于 1.0mg 葡萄糖。

3.4.2 果糖标准溶液（1.0mg/mL）：准确称取经过 98～100℃干燥 2h 的果糖 1g，加水溶解后加入 5mL 盐酸溶液，并用水定容至 1 000mL。此溶液每毫升相当于 1.0mg 果糖。

3.4.3 乳糖标准溶液（1.0mg/mL）：准确称取经过 94～98℃干燥 2h 的乳糖（含水）1g，加水溶解后加入 5mL 盐酸溶液，并用水定容至 1 000mL。此溶液每毫升相当于 1.0mg 乳糖（含水）。

3.4.4 转化糖标准溶液（1.0mg/mL）：准确称取 1.052 6g 蔗糖，用 100mL 水溶解，置于具塞三角瓶中，加 5mL 盐酸溶液，在 68～70℃水浴中加热 15min，放置至室温，转移至 1 000mL 容量瓶中并加水定容至 1 000mL，每毫升标准溶液相当于 1.0mg 转化糖。

4 仪器和设备

4.1 酸式滴定管：25mL。

4.2 天平：感量为 0.1mg。

4.3 水浴锅。

4.4 可调温电炉。

5 分析步骤

5.1 试样处理

5.1.1 一般食用农产品：称取粉碎后的固体试样 2.5～5g 或混匀后的液体试样 5～25g（精确至 0.001g），置于 250mL 容量瓶中，加 50mL 水，慢慢加入 5mL 乙酸锌溶液及 5mL 亚铁氰化钾溶液，加水至刻度，混匀，静置 30min，用干燥滤纸过滤，弃去初滤液，取续滤液备用。

5.1.2 含大量淀粉的食用农产品：称取粉碎或混匀后的试样 10～20g（精确至 0.001g），置于 250mL 容量瓶中，加 200mL 水，在 45℃水浴中加热 1h，并时时振摇。冷后加水至刻度、混匀、静置、沉淀。吸取 200mL 上清液置于另一 250mL 容量瓶中，以下按本法 5.1.1 自"慢慢加入 5mL 乙酸锌溶液"起依法操作。

5.2 碱性酒石酸铜溶液的标定

吸取碱性酒石酸铜甲液 5.0mL 及碱性酒石酸铜乙液 5.0mL，置于 150mL 锥形瓶中，加水 10mL，加入玻璃珠 2～4 粒，从滴定管滴加葡萄糖或其他还原糖标准溶液约 9mL，控制在 2min 内加热至沸，趁热以 1 滴/2s 的速度继续滴加葡萄糖或其他还原糖标准溶液，直至溶液蓝色刚好褪去为终点，记录消耗葡萄糖或其他还原糖标准溶液的总体积，同时平行操作二份，取其平均值，计算每 10mL（甲、乙液各 5mL）碱性酒石酸铜溶液相当于葡萄糖的质量或其他还原糖的质量（mg）。

注：也可以按上述方法标定 4～20mL 碱性酒石酸铜溶液（甲、乙液各半）来适应试样中还原糖的浓度变化。

5.3 试样溶液预测

吸取碱性酒石酸铜甲液 5.0mL 及碱性酒石酸铜乙液 5.0mL，置于 150mL 锥形瓶中，加水 10mL，加入玻璃珠 2～4 粒，控制在 2min 内加热至沸，保持沸腾以先快后慢的速度，从滴定管中滴加试样溶液，并保持溶液沸腾状态，待溶液颜色变浅时，以 1 滴/2s 的速度滴定，直至溶液蓝色刚好褪去为终点，记录样液消耗体积。

注：当样液中还原糖浓度过高时，应适当稀释后再进行正式测定，使每次滴定消耗样液的体积控制在与标定碱性酒石酸铜溶液时所消耗的还原糖标准溶液的体积相近，约 10mL。当浓度过低时则采取直接加入 10mL 样品液，免去加水 10mL，再用还原糖标准溶液滴定至终点，记录消耗的体积与标定时消耗的还原糖标准溶液体积之差相当于 10mL 样液中所含还原糖的量。

5.4 试样溶液测定

吸取碱性酒石酸铜甲液 5.0mL 及碱性酒石酸铜乙液 5.0mL，置于 150mL 锥形瓶中，加水 10mL，加入玻璃珠 2～4 粒，从滴定管滴加比预测体积少 1mL 的试样溶液至锥形瓶中，使在 2min 内加热至沸，保持沸腾继续以 1 滴/2s 的速度滴定，直至蓝色刚好褪去为终点，记录样液消耗体积，同法平行操作三份，得出平均消耗体积。

6 结果计算

试样中还原糖的含量（以某种还原糖计）按下式进行计算：

$$X = \frac{m_1}{m \times F \times \frac{V}{250} \times 1000} \times 100$$

式中：

X ——试样中还原糖的含量（以某种还原糖计）（g/100g）；

m_1 ——碱性酒石酸铜溶液（甲、乙液各半）相当于某种还原糖的质量（mg）；

m ——试样质量（g）；

F ——系数，一般食用农产品及含大量淀粉的食用农产品为 1；

V ——测定时平均消耗试样溶液体积（mL）；

250 ——定容体积（mL）；

1000 ——换算系数。

当浓度过低时，试样中还原糖的含量（以某种还原糖计）按下式计算：

$$X = \frac{m_2}{m \times F \times \frac{10}{250} \times 1000} \times 100$$

式中：

X ——试样中还原糖的含量（以某种还原糖计）（g/100g）；

m_2 ——标定时体积与加入样品后消耗的还原糖标准溶液体积之差相当于某种还原糖的质量（mg）。

m ——试样质量（g）；

F ——系数，一般食用农产品及含大量淀粉的食用农产品为 1；

10 ——样液体积（mL）；

250 ——定容体积（mL）；

1000 ——换算系数。

当还原糖含量≥10g/100g 时，计算结果保留三位有效数字；当还原糖含量＜10g/100g 时，计算结果保留两位有效数字。

第二法 高锰酸钾滴定法

7 原理

试样经除去蛋白质后，其中还原糖把铜盐还原为氧化亚铜，加硫酸铁后，氧化亚铜被氧化为铜盐，以高锰酸钾溶液滴定生成的亚铁盐，根据高锰酸钾溶液消耗量，计算氧化亚铜含量，再查表得还原糖量。

8　试剂和材料

除另有说明外，本法所有试剂均为分析纯，水为 GB/T 6682 规定的三级水。

8.1　试剂

8.1.1　盐酸（HCl）。

8.1.2　氢氧化钠（NaOH）。

8.1.3　硫酸铜（$CuSO_4 \cdot 5H_2O$）。

8.1.4　硫酸（H_2SO_4）。

8.1.5　硫酸铁［$Fe_2(SO_4)_3$］。

8.1.6　酒石酸钾钠（$C_4H_4O_6KNa \cdot 4H_2O$）。

8.2　试剂配制

8.2.1　盐酸溶液（3mol/L）：量取 30mL 盐酸，加水稀释至 120mL。

8.2.2　碱性酒石酸铜甲液：称取 34.639g 硫酸铜（$CuSO_4 \cdot 5H_2O$），加适量水溶解，加 0.5mL 硫酸，再加水稀释至 500mL，用精制石棉过滤。

8.2.3　碱性酒石酸铜乙液：称取 173g 酒石酸钾钠与 50g 氢氧化钠，加适量水溶解，并稀释至 500mL，用精制石棉过滤，储存于橡胶玻璃瓶内。

8.2.4　氢氧化钠溶液（40g/L）：称取 4g 氢氧化钠，加水溶解并稀释至 100mL。

8.2.5　硫酸铁溶液（50g/L）：称取 50g 硫酸铁，加入 200mL 水溶解后，慢慢加入 100mL 硫酸，冷后加水稀释至 1 000mL。

8.2.6　精制石棉：取石棉先用盐酸溶液（3mol/L）浸泡 2～3d，用水洗净，再加氢氧化钠溶液（400g/L）浸泡 2～3d，倒去溶液，再用热碱性酒石酸铜乙液浸泡数小时，用水洗净。再以盐酸溶液（3mol/L）浸泡数小时，以水洗至不呈酸性。然后加水振摇，使成细微的浆状软纤维，用水浸泡并储存于玻璃瓶中，即可做填充古氏坩埚用。

8.3　标准品

高锰酸钾（$KMnO_4$，CAS：7722-64-7）：优级纯或以上等级。

8.4　标准溶液配制

高锰酸钾标准溶液［$c(1/5KMnO_4) = 0.100\,0mol/L$］：按 GB/T 601 配制与标定。

9　仪器和设备

9.1　天平：感量为 0.1mg。

9.2　水浴锅。

9.3　可调温电炉。

9.4　酸式滴定管：25mL。

9.5　25mL 古氏坩埚或 G4 垂融坩埚。

9.6　真空泵。

10　分析步骤

10.1　试样制备

10.1.1　一般食用农产品：称取粉碎后的固体试样 2.5～5g 或混匀后的液体试样 25～50g，精确至 0.001g，置于 250mL 容量瓶中，加 50mL 水，摇匀后加入 10mL 碱性酒石酸铜甲液及 4mL 氢氧化钠溶液（40g/L），加水至刻度，混匀。静置 30min，用干燥滤纸过滤，弃去初滤液，取续滤液备用。

10.1.2　含大量淀粉的食用农产品：称取粉碎后或混匀后的试样 10～20g（精确至 0.001g），置于 250mL 容量瓶中，加水 200mL，在 45℃水浴中加热 1h，并时时振摇。冷后加水至刻度、混匀、静置。吸取 200mL 上清液置于另一 250mL 容量瓶中，以下按本法 10.1.1 自"加入 10mL 碱性酒石酸铜甲液"起依法操作。

10.2 测定

吸取 50.00mL 处理后的试样溶液，于 500mL 烧杯内，加入 25mL 碱性酒石酸铜甲液及 25mL 乙液，于烧杯上盖一表面皿，加热，控制在 4min 内沸腾，再精确煮沸 2min，趁热用铺好石棉的古氏坩埚（或 G4 垂融坩埚）抽滤，并用 60℃热水洗涤烧杯及沉淀，至洗液不呈碱性为止。将古氏坩埚或垂融坩埚放回原 400mL 烧杯中，加入 25mL 硫酸铁溶液及 25mL 水，用玻璃棒搅拌使氧化亚铜完全溶解，以高锰酸钾标准溶液 $[c(1/5KMnO_4) = 0.100\,0mol/L]$ 滴定至微红色为终点。

同时吸取 50mL 水，加入与测定试样时相同量的碱性酒石酸铜甲液、乙液、硫酸铁溶液及水，按同一方法做空白试验。

10.3 结果计算

试样中还原糖质量相当于氧化亚铜的质量，按下式进行计算：

$$X = (V - V_0) \times c \times 71.54$$

式中：

X ——试样中还原糖质量相当于氧化亚铜的质量（mg）；

V ——测定用试样液消耗高锰酸钾标准溶液的体积（mL）；

V_0 ——试剂空白消耗高锰酸钾标准溶液的体积（mL）；

c ——高锰酸钾标准溶液的实际浓度（mol/L）；

71.54 ——1mL 1.000mol/L 高锰酸钾溶液相当于氧化亚铜的质量（mg）。

根据上式计算所得氧化亚铜质量，查表 1-1，再按下式计算试样中还原糖含量：

$$X = \frac{m_3}{m_4 \times \dfrac{V}{250} \times 1000} \times 100$$

式中：

X ——试样中还原糖的含量（g/100g）；

m_3 ——查表得还原糖质量（mg）；

m_4 ——试样质量（或体积）（g 或 mL）；

V ——测定用试样溶液的体积（mL）；

250 ——试样处理后的总体积（mL）。

当还原糖含量≥10g/100g 时，计算结果保留三位有效数字；当还原糖含量<10g/100g 时，计算结果保留两位有效数字。

表 1-1 相当于氧化亚铜质量的葡萄糖、果糖、乳糖、转化糖质量表

单位：mg

氧化亚铜	葡萄糖	果糖	乳糖（含水）	转化糖	氧化亚铜	葡萄糖	果糖	乳糖（含水）	转化糖
11.3	4.6	5.1	7.7	5.2	25.9	10.9	12.0	17.7	11.7
12.4	5.1	5.6	8.5	5.7	27.0	11.4	12.5	18.4	12.3
13.5	5.6	6.1	9.3	6.2	28.1	11.9	13.1	19.2	12.8
14.6	6.0	6.7	10.0	6.7	29.3	12.3	13.6	19.9	13.3
15.8	6.5	7.2	10.8	7.2	30.4	12.8	14.2	20.7	13.8
16.9	7.0	7.7	11.5	7.7	31.5	13.3	14.7	21.5	14.3
18.0	7.5	8.3	12.2	8.2	32.6	13.8	15.2	22.2	14.8
19.1	8.0	8.8	13.1	8.7	33.8	14.3	15.8	23.0	15.3
20.3	8.5	9.3	13.8	9.2	34.9	14.8	16.3	23.8	15.8
21.4	8.9	9.9	14.6	9.7	36.0	15.3	16.8	24.5	16.3
22.5	9.4	10.4	15.4	10.2	37.1	15.7	17.4	25.3	16.8
23.6	9.9	10.9	16.1	10.7	38.3	16.2	17.9	26.1	17.3
24.8	10.4	11.5	16.9	11.2	39.4	16.7	18.4	26.8	17.8

（续）

氧化亚铜	葡萄糖	果糖	乳糖（含水）	转化糖	氧化亚铜	葡萄糖	果糖	乳糖（含水）	转化糖
40.5	17.2	19.0	27.6	18.3	90.1	39.0	42.8	61.3	41.0
41.7	17.7	19.5	28.4	18.9	91.2	39.5	43.4	62.1	41.5
42.8	18.2	20.1	29.1	19.4	92.3	40.0	43.9	62.8	42.0
43.9	18.7	20.6	29.9	19.9	93.4	40.5	44.5	63.6	42.6
45.0	19.2	21.1	30.6	20.4	94.6	41.0	45.0	64.4	43.1
46.2	19.7	21.7	31.4	20.9	95.7	41.5	45.6	65.1	43.6
47.3	20.1	22.2	32.2	21.4	96.8	42.0	46.1	65.9	44.1
48.4	20.6	22.8	32.9	21.9	97.9	42.5	46.7	66.7	44.7
49.5	21.1	23.3	33.7	22.4	99.1	43.0	47.2	67.4	45.2
50.7	21.6	23.8	34.5	22.9	100.2	43.5	47.8	68.2	45.7
51.8	22.1	24.4	35.2	23.5	101.3	44.0	48.3	69.0	46.2
52.9	22.6	24.9	36.0	24.0	102.5	44.5	48.9	69.7	46.7
54.0	23.1	25.4	36.8	24.5	103.6	45.0	49.4	70.5	47.3
55.2	23.6	26.0	37.5	25.0	104.7	45.5	50.0	71.3	47.8
56.3	24.1	26.5	38.3	25.5	105.8	46.0	50.5	72.1	48.3
57.4	24.6	27.1	39.1	26.0	107.0	46.5	51.1	72.8	48.8
58.5	25.1	27.6	39.8	26.5	108.1	47.0	51.6	73.6	49.4
59.7	25.6	28.2	40.6	27.0	109.2	47.5	52.2	74.4	49.9
60.8	26.1	28.7	41.4	27.6	110.3	48.0	52.7	75.1	50.4
61.9	26.5	29.2	42.1	28.1	111.5	48.5	53.3	75.9	50.9
63.0	27.0	29.8	42.9	28.6	112.6	49.0	53.8	76.7	51.5
64.2	27.5	30.3	43.7	29.1	113.7	49.5	54.4	77.4	52.0
65.3	28.0	30.9	44.4	29.6	114.8	50.0	54.9	78.2	52.5
66.4	28.5	31.4	45.2	30.1	116.0	50.6	55.5	79.0	53.0
67.6	29.0	31.9	46.0	30.6	117.1	51.1	56.0	79.7	53.6
68.7	29.5	32.5	46.7	31.2	118.2	51.6	56.6	80.5	54.1
69.8	30.0	33.0	47.5	31.7	119.3	52.1	57.1	81.3	54.6
70.9	30.5	33.6	48.3	32.2	120.5	52.6	57.7	82.1	55.2
72.1	31.0	34.1	49.0	32.7	121.6	53.1	58.2	82.8	55.7
73.2	31.5	34.7	49.8	33.2	122.7	53.6	58.8	83.6	56.2
74.3	32.0	35.2	50.6	33.7	123.8	54.1	59.3	84.4	56.7
75.4	32.5	35.8	51.3	34.3	125.0	54.6	59.9	85.1	57.3
76.6	33.0	36.3	52.1	34.8	126.1	55.1	60.4	85.9	57.8
77.7	33.5	36.8	52.9	35.3	127.2	55.6	61.0	86.7	58.3
78.8	34.0	37.4	53.6	35.8	128.3	56.1	61.6	87.4	58.9
79.9	34.5	37.9	54.4	36.3	129.5	56.7	62.1	88.2	59.4
81.1	35.0	38.5	55.2	36.8	130.6	57.2	62.7	89.0	59.9
82.2	35.5	39.0	55.9	37.4	131.7	57.7	63.2	89.8	60.4
83.3	36.0	39.6	56.7	37.9	132.8	58.2	63.8	90.5	61.0
84.4	36.5	40.1	57.5	38.4	134.0	58.7	64.3	91.3	61.5
85.6	37.0	40.7	58.2	38.9	135.1	59.2	64.9	92.1	62.0
86.7	37.5	41.2	59.0	39.4	136.2	29.7	65.4	92.8	62.6
87.8	38.0	41.7	59.8	40.0	137.4	60.2	66.0	93.6	63.1
88.9	38.5	42.3	60.5	40.5	138.5	60.7	66.5	94.4	63.6

（续）

氧化亚铜	葡萄糖	果糖	乳糖（含水）	转化糖	氧化亚铜	葡萄糖	果糖	乳糖（含水）	转化糖
139.6	61.3	67.1	95.2	64.2	189.1	84.1	91.8	129.1	87.8
140.7	61.8	67.7	95.9	64.7	190.3	84.6	92.3	129.9	88.4
141.9	62.3	68.2	96.7	65.2	191.4	85.2	92.9	130.7	88.9
143.0	62.8	68.8	97.5	65.8	192.5	85.7	93.5	131.5	89.5
144.1	63.3	69.3	98.2	66.3	193.6	86.2	94.0	132.2	90.0
145.2	63.8	69.9	99.0	66.8	194.8	86.7	94.6	133.0	90.6
146.4	64.3	70.4	99.8	67.4	195.9	87.3	95.2	133.8	91.1
147.5	64.9	71.0	100.6	67.9	197.0	87.8	95.7	134.6	91.7
148.6	65.4	71.6	101.3	68.4	198.1	88.3	96.3	135.3	92.2
149.7	65.9	72.1	102.1	69.0	199.3	88.9	96.9	136.1	92.8
150.9	66.4	72.7	102.9	69.5	200.4	89.4	97.4	136.9	93.3
152.0	66.9	73.2	103.6	70.0	201.5	89.9	98.0	137.7	93.8
153.1	67.4	73.8	104.4	70.6	202.7	90.4	98.6	138.4	94.4
154.2	68.0	74.3	105.2	71.1	203.8	91.0	99.2	139.2	94.9
155.4	68.5	74.9	106.0	71.6	204.9	91.5	99.7	140.0	95.5
156.5	69.0	75.5	106.7	72.2	206.0	92.0	100.3	140.8	96.0
157.6	69.5	76.0	107.5	72.7	207.2	92.6	100.9	141.5	96.6
158.7	70.0	76.6	108.3	73.2	208.3	93.1	101.4	142.3	97.1
159.9	70.5	77.1	109.0	73.8	209.4	93.6	102.0	143.1	97.7
161.0	71.1	77.7	109.8	74.3	210.5	94.2	102.6	143.9	98.2
162.1	71.6	78.3	110.6	74.9	211.7	94.7	103.1	144.6	98.8
163.2	72.1	78.8	111.4	75.4	212.8	95.2	103.7	145.4	99.3
164.4	72.6	79.4	112.1	75.9	213.9	95.7	104.3	146.2	99.9
165.5	73.1	80.0	112.9	76.5	215.0	96.3	104.8	147.0	100.4
166.6	73.7	80.5	113.7	77.0	216.2	96.8	105.4	147.7	101.0
167.8	74.2	81.1	114.4	77.6	217.3	97.3	106.0	148.5	101.5
168.9	74.7	81.6	115.2	78.1	218.4	97.9	106.6	149.3	102.1
170.0	75.2	82.2	116.0	78.6	219.5	98.4	107.1	150.1	102.6
171.1	75.7	82.8	116.8	79.2	220.7	98.9	107.7	150.8	103.2
172.3	76.3	83.3	117.5	79.7	221.8	99.5	108.3	151.6	103.7
173.4	76.8	83.9	118.3	80.3	222.9	100.0	108.8	152.4	104.3
174.5	77.3	84.4	119.1	80.8	224.0	100.5	109.4	153.2	104.8
175.6	77.8	85.0	119.9	81.3	225.2	101.1	110.0	153.9	105.4
176.8	78.3	85.6	120.6	81.9	226.3	101.6	110.6	154.7	106.0
177.9	78.9	86.1	121.4	82.4	227.4	102.2	111.1	155.5	106.5
179.0	79.4	86.7	122.2	83.0	228.5	102.7	111.7	156.3	107.1
180.1	79.9	87.3	122.9	83.5	229.7	103.2	112.3	157.0	107.6
181.3	80.4	87.8	123.7	84.0	230.8	103.8	112.9	157.8	108.2
182.4	81.0	88.4	124.5	84.6	231.9	104.3	113.4	158.6	108.7
183.5	81.5	89.0	125.3	85.1	233.1	104.8	114.0	159.4	109.3
184.5	82.0	89.5	126.0	85.7	234.2	105.4	114.6	160.2	109.8
185.8	82.5	90.1	126.8	86.2	235.3	105.9	115.2	160.9	110.4
186.9	83.1	90.6	127.6	86.8	236.4	106.5	115.7	161.7	110.9
188.0	83.6	91.2	128.4	87.3	237.6	107.0	116.3	162.5	111.5

氧化亚铜	葡萄糖	果糖	乳糖（含水）	转化糖	氧化亚铜	葡萄糖	果糖	乳糖（含水）	转化糖
238.7	107.5	116.9	163.3	112.1	288.2	131.6	142.4	197.5	136.8
239.8	108.1	117.5	164.0	112.6	289.3	132.1	143.0	198.3	137.4
240.9	108.6	118.0	164.8	113.2	290.5	132.7	143.6	199.1	138.0
242.1	109.2	118.6	165.6	113.7	291.6	133.2	144.2	199.9	138.6
243.1	109.7	119.2	166.4	114.3	292.7	133.8	144.8	200.7	139.1
244.3	110.2	119.8	167.1	114.9	293.8	134.3	145.4	201.4	139.7
245.4	110.8	120.3	167.9	115.4	295.0	134.9	145.9	202.2	140.3
246.6	111.3	120.9	168.7	116.0	296.1	135.4	146.5	203.0	140.8
247.7	111.9	121.5	169.5	116.5	297.2	136.0	147.1	203.8	141.4
248.8	112.4	122.1	170.3	117.1	298.3	136.5	147.7	204.6	142.0
249.9	112.9	122.6	171.0	117.6	299.5	137.1	148.3	205.3	142.6
251.1	113.5	123.2	171.8	118.2	300.6	137.7	148.9	206.1	143.1
252.2	114.0	123.8	172.6	118.8	301.7	138.2	149.5	206.9	143.7
253.3	114.6	124.4	173.4	119.3	302.9	138.8	150.1	207.7	144.3
254.4	115.1	125.0	174.2	119.9	304.0	139.3	150.6	208.5	144.8
255.6	115.7	125.5	174.9	120.4	305.1	139.9	151.2	209.2	145.4
256.7	116.2	126.1	175.7	121.0	306.2	140.4	151.8	210.0	146.0
257.8	116.7	126.7	176.5	121.6	307.4	141.0	152.4	210.8	146.6
258.9	117.3	127.3	177.3	122.1	308.5	141.6	153.0	211.6	147.1
260.1	117.8	127.9	178.1	122.7	309.6	142.1	153.6	212.4	147.7
261.2	118.4	128.4	178.8	123.3	310.7	142.7	154.2	213.2	148.3
262.3	118.9	129.0	179.6	123.8	311.9	143.2	154.8	214.0	148.9
263.4	119.5	129.6	180.4	124.4	313.0	143.8	155.4	214.7	149.4
264.6	120.0	130.2	181.2	124.9	314.1	144.4	156.0	215.5	150.0
265.7	120.6	130.8	181.9	125.5	315.2	144.9	156.5	216.3	150.6
266.8	121.1	131.3	182.7	126.1	316.4	145.5	157.1	217.1	151.2
268.0	121.7	131.9	183.5	126.6	317.5	146.0	157.5	217.9	151.8
269.1	122.2	132.5	184.3	127.2	318.6	146.6	158.3	218.7	152.3
270.2	122.7	133.1	185.1	127.8	319.7	147.2	158.9	219.4	152.9
271.3	123.3	133.7	185.8	128.3	320.9	147.7	159.5	220.2	153.5
272.5	123.8	134.2	186.6	128.9	322.0	148.3	160.1	221.0	154.1
273.6	124.4	134.8	187.4	129.5	323.1	148.8	160.7	221.8	154.6
274.7	124.9	135.4	188.2	130.0	324.2	149.4	161.3	222.6	155.2
275.8	125.5	136.0	189.0	130.6	325.4	150.0	161.9	223.3	155.8
277.0	126.0	136.6	189.7	131.2	326.5	150.5	162.5	224.1	156.4
278.1	126.6	137.2	190.5	131.7	327.6	151.1	163.1	224.9	157.0
279.2	127.1	137.7	191.3	132.3	328.7	151.7	163.7	225.7	157.5
280.3	127.7	138.3	192.1	132.9	329.9	152.2	164.3	226.5	158.1
281.5	128.2	138.9	192.9	133.4	331.0	152.8	164.9	227.3	158.7
282.6	128.8	139.5	193.6	134.0	332.1	153.4	165.4	228.0	159.3
283.7	129.3	140.1	194.4	134.6	333.3	153.9	166.0	228.8	159.9
284.8	129.9	140.7	195.2	135.1	334.4	154.5	166.6	229.6	160.5
286.0	130.4	141.3	196.0	135.7	335.5	155.1	167.2	230.4	161.0
287.1	131.0	141.8	196.8	136.3	336.6	155.6	167.8	231.2	161.6

（续）

氧化亚铜	葡萄糖	果糖	乳糖（含水）	转化糖	氧化亚铜	葡萄糖	果糖	乳糖（含水）	转化糖
337.8	156.2	168.4	232.0	162.2	387.3	181.5	194.9	266.6	188.2
338.9	156.8	169.0	232.7	162.8	388.4	182.1	195.5	267.4	188.8
340.0	157.3	169.6	233.5	163.4	389.5	182.7	196.1	268.1	189.4
341.1	157.9	170.2	234.3	164.0	390.7	183.2	196.7	268.9	190.0
342.3	158.5	170.8	235.1	164.5	391.8	183.8	197.3	269.7	190.6
343.4	159.0	171.4	235.9	165.1	392.9	184.4	197.9	270.5	191.2
344.5	159.6	172.0	236.7	165.7	394.0	185.0	198.5	271.3	191.8
345.6	160.2	172.6	237.4	166.3	395.2	185.6	199.2	272.1	192.4
346.8	160.7	173.2	238.2	166.9	396.3	186.2	199.8	272.9	193.0
347.9	161.3	173.8	239.0	167.5	397.4	186.8	200.4	273.7	193.6
349.0	161.9	174.4	239.8	168.0	398.5	187.3	201.0	274.4	194.2
350.1	162.5	175.0	240.6	168.6	399.7	187.9	201.6	275.2	194.8
351.3	163.0	175.6	241.4	169.2	400.8	188.5	202.2	276.0	195.4
352.4	163.6	176.2	242.2	169.8	401.9	189.1	202.8	276.8	196.0
353.5	164.2	176.8	243.0	170.4	403.1	189.7	203.4	277.6	196.6
354.9	164.7	177.4	243.7	171.0	404.2	190.3	204.0	278.4	197.2
355.8	165.3	178.0	244.5	171.6	405.3	190.9	204.7	279.2	197.8
356.9	165.9	178.6	245.3	172.2	406.4	191.5	205.3	280.0	198.4
358.0	166.5	179.2	246.1	172.8	407.6	192.0	205.9	280.8	199.0
359.1	167.0	179.8	246.9	173.3	408.7	192.6	206.5	281.6	199.6
360.3	167.6	180.4	247.7	173.9	409.8	193.2	207.1	282.4	200.2
361.4	168.2	181.0	248.5	174.5	410.9	193.8	207.7	283.2	200.8
362.5	168.8	181.6	249.2	175.1	412.1	194.4	208.3	284.0	201.4
363.6	169.3	182.2	250.0	175.7	413.2	195.0	209.0	284.8	202.0
364.8	169.9	182.8	250.8	176.3	414.3	195.6	209.6	285.6	202.6
365.9	170.5	183.4	251.6	176.9	415.4	196.2	210.2	286.3	203.2
367.0	171.1	184.0	252.4	177.5	416.6	196.8	210.8	287.1	203.8
368.2	171.6	184.6	253.2	178.1	417.7	197.4	211.4	287.9	204.4
369.3	172.2	185.2	253.9	178.7	418.8	198.0	212.0	288.7	205.0
370.4	172.8	185.8	254.7	179.2	419.9	198.5	212.6	289.5	205.7
371.5	173.4	186.4	255.5	179.8	421.1	199.1	213.3	290.3	206.3
372.7	173.9	187.0	256.3	180.4	422.2	199.7	213.9	291.1	206.9
373.8	174.5	187.6	257.1	181.0	423.3	200.3	214.5	291.9	207.5
374.9	175.1	188.2	257.9	181.6	424.4	200.9	215.1	292.7	208.1
376.0	175.7	188.8	258.7	182.2	425.6	201.5	215.7	293.5	208.7
377.2	176.3	189.4	259.4	182.8	426.7	202.1	216.3	294.3	209.3
378.3	176.8	190.1	260.2	183.4	427.8	202.7	217.0	295.0	209.9
379.4	177.4	190.7	261.0	184.0	428.9	203.3	217.6	295.8	210.5
380.5	178.0	191.3	261.8	184.6	430.1	203.9	218.2	296.6	211.1
381.7	178.6	191.9	262.6	185.2	431.2	204.5	218.8	297.4	211.8
382.8	179.2	192.5	263.4	185.8	432.3	205.1	219.5	298.2	212.4
383.9	179.7	193.1	264.2	186.4	433.5	205.1	220.1	299.0	213.0
385.0	180.3	193.7	265.0	187.0	434.6	206.3	220.7	299.8	213.6
386.2	180.9	194.3	265.8	187.6	435.7	206.9	221.3	300.6	214.2

（续）

氧化亚铜	葡萄糖	果糖	乳糖（含水）	转化糖	氧化亚铜	葡萄糖	果糖	乳糖（含水）	转化糖
436.8	207.5	221.9	301.4	214.8	463.8	222.0	237.1	320.7	229.7
438.0	208.1	222.6	302.2	215.4	465.0	222.6	237.7	321.6	230.4
439.1	208.7	232.2	303.0	216.0	466.1	223.3	238.4	322.4	231.0
440.2	209.3	223.8	303.8	216.7	467.2	223.9	239.0	323.2	231.7
441.3	209.9	224.4	304.6	217.3	468.4	224.5	239.7	324.0	232.3
442.5	210.5	225.1	305.4	217.9	469.5	225.1	240.3	324.9	232.9
443.6	211.1	225.7	306.2	218.5	470.6	225.7	241.0	325.7	233.6
444.7	211.7	226.3	307.0	219.1	471.7	226.3	241.6	326.5	234.2
445.8	212.3	226.9	307.8	219.8	472.9	227.0	242.2	327.4	234.8
447.0	212.9	227.6	308.6	220.4	474.0	227.6	242.9	328.2	235.5
448.1	213.5	228.2	309.4	221.0	475.1	228.2	243.6	329.1	236.1
449.2	214.1	228.8	310.2	221.6	476.2	228.8	244.3	329.9	236.8
450.3	214.7	229.4	311.0	222.2	477.4	229.5	244.9	330.8	237.5
451.5	215.3	230.1	311.8	222.9	478.5	230.1	245.6	331.7	238.1
452.6	215.9	230.7	312.6	223.5	479.6	230.7	246.3	332.6	238.8
453.7	216.5	231.3	313.4	224.1	480.7	231.4	247.0	333.5	239.5
454.8	217.1	232.0	314.2	224.7	481.9	232.0	247.8	334.4	240.2
456.0	217.8	232.6	315.0	225.4	483.0	232.7	248.5	335.3	240.8
457.1	218.4	233.2	315.9	226.0	484.1	233.3	249.2	336.3	241.5
458.2	219.0	233.9	316.7	226.6	485.2	234.0	250.0	337.3	242.3
459.3	219.6	234.5	317.5	227.2	486.4	234.7	250.8	338.3	243.0
460.5	220.2	235.1	318.3	227.9	487.5	235.3	251.6	339.4	243.8
461.6	220.8	235.8	319.1	228.5	488.6	236.1	252.7	340.7	244.7
462.7	221.4	236.4	319.9	229.1	489.7	236.9	253.7	342.0	245.8

11 精密度

在重复性条件下获得的两次独立测定结果的绝对差值不得超过算术平均值的 10％。

第三法　铁氰化钾法

12 原理

还原糖在碱性溶液中将铁氰化钾还原为亚铁氰化钾，还原糖本身被氧化为相应的糖酸。过量的铁氰化钾在乙酸的存在下，与碘化钾作用析出碘，析出的碘以硫代硫酸钠标准溶液滴定。通过计算氧化还原糖时所用的铁氰化钾的量，查表 1-2 得出试样中还原糖的含量。

表 1-2　0.1mol/L 铁氰化钾与还原糖含量对照表

0.1mol/L 铁氰化钾（mL）	还原糖（％）	0.1mol/L 铁氰化钾（mL）	还原糖（％）	0.1mol/L 铁氰化钾（mL）	还原糖（％）	0.1mol/L 铁氰化钾（mL）	还原糖（％）
0.10	0.05	0.60	0.31	1.10	0.56	1.60	0.80
0.20	0.10	0.70	0.36	1.20	0.60	1.70	0.85
0.30	0.15	0.80	0.41	1.30	0.65	1.80	0.90
0.40	0.20	0.90	0.46	1.40	0.71	1.90	0.96
0.50	0.25	1.00	0.51	1.50	0.76	2.00	1.01

（续）

0.1mol/L 铁氰化钾（mL）	还原糖（%）	0.1mol/L 铁氰化钾（mL）	还原糖（%）	0.1mol/L 铁氰化钾（mL）	还原糖（%）	0.1mol/L 铁氰化钾（mL）	还原糖（%）
2.10	1.06	3.80	1.95	5.50	3.02	7.20	4.12
2.20	1.11	3.90	2.01	5.60	3.08	7.30	4.18
2.30	1.16	4.00	2.07	5.70	3.15	7.40	4.25
2.40	1.21	4.10	2.13	5.80	3.22	7.50	4.31
2.50	1.26	4.20	2.18	5.90	3.28	7.60	4.38
2.60	1.30	4.30	2.25	6.00	3.34	7.70	4.45
2.70	1.35	4.40	2.31	6.10	3.41	7.80	4.51
2.80	1.40	4.50	2.37	6.20	3.47	7.90	4.58
2.90	1.45	4.60	2.44	6.30	3.53	8.00	4.65
3.00	1.51	4.70	2.51	6.40	3.60	8.10	4.72
3.10	1.56	4.80	2.57	6.50	3.67	8.20	4.78
3.20	1.61	4.90	2.64	6.60	3.73	8.30	4.85
3.30	1.66	5.00	2.70	6.70	3.79	8.40	4.92
3.40	1.71	5.10	2.76	6.80	3.85	8.50	4.99
3.50	1.76	5.20	2.82	6.90	3.92	8.60	5.05
3.60	1.82	5.30	2.88	7.00	3.98	8.70	5.12
3.70	1.88	5.40	2.95	7.10	4.06	8.80	5.19

注：还原糖以麦芽糖计算。

13 试剂和材料

除另有说明外，本法所有试剂均为分析纯，水为 GB/T 6682 规定的三级水。

13.1 试剂

13.1.1 95％乙醇。

13.1.2 冰乙酸。

13.1.3 无水乙酸钠（CH_3COONa）。

13.1.4 硫酸（H_2SO_4）。

13.1.5 钨酸钠（$Na_2WO_4 \cdot 2H_2O$）。

13.1.6 铁氰化钾［$KFe(CN)_6$］。

13.1.7 碳酸钠（Na_2CO_3）。

13.1.8 氯化钾（KCl）。

13.1.9 硫酸锌（$ZnSO_4$）。

13.1.10 碘化钾（KI）。

13.1.11 氢氧化钠（$NaOH$）。

13.1.12 可溶性淀粉。

13.2 试剂配制

13.2.1 乙酸缓冲液：将冰乙酸 3.0mL、无水乙酸钠 6.8g 和浓硫酸 4.5mL 混合溶解，然后稀释至 1 000mL。

13.2.2 钨酸钠溶液（12.0％）：将钨酸钠 12.0g 溶于 100mL 水中。

13.2.3 碱性铁氰化钾溶液（0.1mol/L）：将铁氰化钾 32.9g 与碳酸钠 44.0g 溶于 1 000mL 水中。

13.2.4 乙酸盐溶液：将氯化钾 70.0g 和硫酸锌 40.0g 溶于 750mL 水中，然后缓慢加入 200mL 冰乙酸，再用水稀释至 1 000mL，混匀。

13.2.5 碘化钾溶液（10％）：称取碘化钾 10.0g 溶于 100mL 水中，再加一滴饱和氢氧化钠溶液。

13.2.6 淀粉溶液（1％）：称取可溶性淀粉 1.0g，用少量水润湿调和后，缓慢倒入 100mL 沸水中，继续煮沸直至溶液透明。

13.2.7 硫代硫酸钠溶液（0.1mol/L）：按 GB/T 601 配制与标定。

14 仪器和设备

14.1 分析天平：分度值为 0.000 1g。

14.2 振荡器。

14.3 试管：直径 1.8～2.0cm，高约 18cm。

14.4 水浴锅。

14.5 电炉：2 000W。

14.6 微量滴定管：5mL 或 10mL。

15 分析步骤

15.1 试样制备

称取试样 5g（精确至 0.001g）于 100mL 磨口锥形瓶中。倾斜锥形瓶以便所有试样粉末集中于一侧，用 5mL 95％乙醇浸湿全部试样，再加入 50mL 乙酸缓冲液，振荡摇匀后立即加入 2mL 12.0％钨酸钠溶液，在振荡器上混合振摇 5min。将混合液过滤，弃去最初几滴滤液，收集滤液于干净锥形瓶中，此滤液即为样品测定液。同时做空白实验。

15.2 试样溶液的测定

15.2.1 氧化：精确吸取样品液 5mL 于试管中，再精确加入 5mL 碱性铁氰化钾溶液，混合后立即将试管浸入剧烈沸腾的水浴中，并确保试管内液面低于沸水液面下 3～4cm，加热 20min 后取出，立即用冷水迅速冷却。

15.2.2 滴定：将试管内容物倾入 100mL 锥形瓶中，用 25mL 乙酸盐溶液荡洗试管一并倾入锥形瓶中，加 5mL 10％碘化钾溶液，混匀后，立即用 0.1mol/L 硫代硫酸钠溶液滴定至淡黄色，再加 1mL 淀粉溶液，继续滴定直至溶液蓝色消失，记下消耗硫代硫酸钠溶液体积（V_1）。

15.2.3 空白试验：吸取空白液 5mL，代替样品液按上述步骤操作，记下消耗的硫代硫酸钠溶液体积（V_0）。

16 分析结果表述

根据氧化样品液中还原糖所需 0.1mol/L 铁氰化钾溶液的体积查表 1-1，即可查得试样中还原糖（以麦芽糖计算）的质量分数。铁氰化钾溶液体积（V_3）按下式计算：

$$V_3 = \frac{(V_0 - V_1) \times c}{0.1}$$

式中：

V_3——氧化样品液中还原糖所需 0.1mol/L 铁氰化钾溶液的体积（mL）；

V_0——滴定空白液消耗 0.1mol/L 硫代硫酸钠溶液的体积（mL）；

V_1——滴定样品液消耗 0.1mol/L 硫代硫酸钠溶液的体积（mL）；

c ——硫代硫酸钠溶液实际浓度（mol/L）。

计算结果保留小数点后两位。

0.1mol/L 铁氰化钾体积与还原糖含量对照可查表 1-2。

注：还原糖含量以麦芽糖计算。

17 精密度

在重复性条件下，获得的两次独立测定结果的绝对差值不得超过算术平均值的 10％。

第四法 奥氏试剂滴定法

18 原理

在沸腾条件下，还原糖与过量奥氏试剂反应生成相当量的 Cu_2O 沉淀，冷却后加入盐酸使溶液呈酸性，并使 Cu_2O 沉淀溶解。然后加入过量碘溶液进行氧化，用硫代硫酸钠溶液滴定过量的碘，其反应式如下：

$$C_6H_{12}O_6 + 2C_4H_2O_6KNaCu + 2H_2O \longrightarrow C_6H_{12}O_7 + 2C_4H_4O_6KNa + Cu_2O\downarrow$$

葡萄糖或果糖　　　络合物　　　　　　　　　葡萄糖酸　酒石酸钾钠　氧化亚铜

$$Cu_2O\downarrow + 2HCl \longrightarrow 2CuCl + H_2O$$

$$2CuCl + 2KI + I_2 \longrightarrow 2CuI_2 + 2KCl$$

$$I_2（过剩的）+ 2Na_2S_2O_3 \longrightarrow Na_2S_4O_6 + 2NaI$$

硫代硫酸钠标准溶液空白试验滴定量减去其样品试验滴定量得到一个差值，由此差值便可计算出还原糖的量。

19 试剂和材料

除非另有说明外，本法所用试剂均为分析纯，水为 GB/T6682 规定的三级水。

19.1 试剂

19.1.1 盐酸（HCl）。

19.1.2 硫酸铜（$CuSO_4 \cdot 5H_2O$）。

19.1.3 酒石酸钾钠（$C_4H_4O_6KNa \cdot 4H_2O$）。

19.1.4 无水碳酸钠（Na_2CO_3）。

19.1.5 冰乙酸（$C_2H_4O_2$）。

19.1.6 磷酸氢二钠（$Na_2HPO_4 \cdot 12H_2O$）。

19.1.7 碘化钾（KI）。

19.1.8 乙酸锌 [$Zn(CH_3COO)_2 \cdot 2H_2O$]。

19.1.9 亚铁氰化钾 [$K_4Fe(CN)_6 \cdot 3H_2O$]。

19.1.10 可溶性淀粉。

19.1.11 粉状碳酸钙（$CaCO_3$）。

19.2 试剂配制

19.2.1 盐酸溶液（6mol/L）：吸取盐酸 50.0mL，加入已装入 30mL 水的烧杯中，慢慢加水稀释至 100mL。

19.2.2 盐酸溶液（1mol/L）：吸取盐酸 84.0mL，加入已装入 200mL 水的烧杯中，慢慢加水稀释至 1 000mL。

19.2.3 奥氏试剂：分别称取硫酸铜 5.0g、酒石酸钾钠 300g、无水碳酸钠 10.0g、磷酸氢二钠 50.0g，稀释至 1 000mL，用细孔砂芯玻璃漏斗或硅藻土或活性炭过滤，储于棕色试剂瓶中。

19.2.4 碘化钾溶液（250g/L）：称取碘化钾 25.0g，溶于水，移入 100mL 容量瓶中，用水稀释至刻度，摇匀。

19.2.5 乙酸锌溶液：称取乙酸锌 21.9g，加冰乙酸 3mL，加水溶解并定容于 100mL。

19.2.6 亚铁氰化钾溶液（106g/L）：称取亚铁氰化钾 10.6g，加水溶解并定容至 100mL。

19.2.7 淀粉指示剂（5g/L）：称取可溶性淀粉 0.50g，加冷水 10mL 调匀，搅拌下注入 90mL 沸水中，再微沸 2min，冷却。溶液于使用前制备。

19.3 标准品

19.3.1 硫代硫酸钠（$Na_2S_2O_3$，CAS：7772-98-7）：优级纯或以上等级。

19.3.2 碘（I_2，CAS：7553-56-2，12190-71-5）：优级纯或以上等级。

19.3.3 碘化钾（KI，CAS：7681-11-0）：优级纯或以上等级。

19.4 标准溶液配制

19.4.1 硫代硫酸钠标准滴定储备液 $[c(Na_2S_2O_3)=0.1mol/L]$：按 GB/T 601 配制与标定。也可使用商品化的产品。

19.4.2 硫代硫酸钠标准滴定溶液 $[c(Na_2S_2O_3)=0.032\,3mol/L]$：精确吸取硫代硫酸钠标准滴定储备液 32.30mL，移入 100mL 容量瓶中，用水稀释至刻度。校正系数按下式计算：

$$K=\frac{c}{0.0323}$$

式中：

c——硫代硫酸钠标准溶液的浓度，单位为摩尔每升（mol/L）。

19.4.3 碘溶液标准滴定储备液 $[c(I_2)=0.1mol/L]$：按 GB/T 601 配置与标定。也可使用商品化的产品。

19.4.4 碘标准滴定溶液：$[c(I_2)=0.016\,15mol/L]$。精确吸取碘溶液标准滴定储备液 16.15mL，移入 100mL 容量瓶中，用水稀释至刻度。

20 仪器和设备

20.1 天平：感量为 0.1mg。

20.2 水浴锅。

20.3 可调温电炉或性能相当的加热器具。

20.4 酸式滴定管：25mL。

21 分析步骤

21.1 试样溶液的制备

21.1.1 将备检样品清洗干净。取 100g（精确至 0.01g）样品，放入高速捣碎机中，用移液管移入 100mL 的水，以不低于 12 000r/min 的转速将其捣成 1∶1 的匀浆。

21.1.2 称取匀浆样品 25g（精确至 0.001g），置于 500mL 具塞锥形瓶中（含有机酸较多的试样加粉状碳酸钙 0.5～2.0g 调至中性），加水调整体积约为 200mL。置于 80℃±2℃ 水浴中保温 30min，其间摇动数次，取出加入乙酸锌溶液 5mL 和亚铁氰化钾溶液 5mL，冷却至室温后，转入 250mL 容量瓶中，用水定容至刻度。摇匀，过滤，澄清试样溶液备用。

21.2 Cu₂O 沉淀生成

吸取试样溶液 20.00mL（若样品还原糖含量较高时，可适当减少取样体积，并补加水至 20mL，使试样溶液中还原糖的量不超过 20mg），加入 250mL 锥形瓶中。然后加入奥氏试剂 50.00mL，充分混合，用小漏斗盖上，在电炉上加热，控制在 3min 中内加热至沸，并继续准确煮沸 5.0min，将锥形瓶静置于冷水中冷却至室温。

21.3 碘氧化反应

取出锥形瓶，加入冰乙酸 1.0mL，在不断摇动下，准确加入碘标准滴定溶液 5.00～30.00mL，其数量以确保碘溶液过量为准，用量筒沿锥形瓶壁快速加入盐酸 15mL，立即盖上小烧杯，放置约 2min，不时摇动溶液。

21.4 滴定过量碘

用硫代硫酸钠标准滴定溶液滴定过量的碘，滴定至溶液呈黄绿色出现时，加入淀粉指示剂 2mL，继续滴定溶液至蓝色褪尽为止，记录消耗的硫代硫酸钠标准滴定溶液体积（V_4）。

21.5 空白试验

按上述步骤进行空白试验，除了不加试样溶液外，操作步骤和应用的试剂均与测定时相同，得到 V_3。

22　分析结果表述

试样的还原糖按下式计算：

$$X = K \times (V_3 - V_4) \times \frac{0.001}{m \times V_5/250} \times 100$$

式中：

X　——试样中还原糖的含量（g/100g）；

K　——硫代硫酸钠标准滴定溶液［$c(Na_2S_2O_3) = 0.032\ 3mol/L$］校正系数；

V_3　——空白试验滴定消耗的硫代硫酸钠标准滴定溶液体积（mL）；

V_4　——试样溶液消耗的硫代硫酸钠标准滴定溶液体积（mL）；

V_5　——所取试样溶液的体积（mL）；

m　——试样的质量（g）；

250　——试样浸提稀释后的总体积（mL）。

计算结果保留两位有效数字。

23　精密度

在重复性条件下获得的两次独立测定结果的绝对差值不得超过算术平均值的5%。

附加说明：

本法参考 GB 5009.7《食品安全国家标准　食品中还原糖的测定》。

二、粮食中还原糖和非还原糖的测定

1 范围

第一法描述了粮食中还原糖和非还原糖含量的铁氰化钾法测定方法，主要适用于小麦粉。

第二法描述了粮食中还原糖和非还原糖含量的费林试剂法测定方法。

第一法 铁氰化钾法

2 原理

还原糖在碱性溶液中将铁氰化钾还原为亚铁氰化钾，本身被氧化为相应的糖酸。过量的铁氰化钾在乙酸的存在下，与碘化钾作用析出碘，析出的碘以硫代硫酸钠标准溶液滴定。通过计算氧化还原糖时所用去的铁氰化钾的量，查经验表得试样中还原糖的百分含量。

3 试剂

除另有说明外，本法所有试剂均为分析纯，水为 GB/T 6682 规定的三级水。

3.1 95％乙醇。

3.2 乙酸缓冲液：将 3.0mL 冰乙酸、6.8g 无水乙酸钠和 4.5mL 密度为 1.84g/mL 的浓硫酸混合溶解，然后稀释至 1 000mL。

3.3 12.0％钨酸钠溶液：将 12.0g 钨酸钠（$Na_2WO_4 \cdot 2H_2O$）溶于 100mL 水中。

3.4 0.1mol/L 碱性铁氰化钾溶液：将 32.9g 纯净干燥的铁氰化钾 [$K_3Fe(CN)_6$] 与 44.0g 碳酸钠（Na_2CO_3）溶于 1 000mL 水中。

3.5 乙酸盐溶液：将 70g 纯氯化钾（KCl）和 40g 硫酸锌（$ZnSO_4 \cdot 7H_2O$）溶于 750mL 水中，然后缓慢加入 200mL 冰乙酸，再用水稀释至 1 000mL，混匀。

3.6 10％碘化钾溶液：称取 10g 纯碘化钾溶于 100mL 水中，再加一滴饱和氢氧化钠溶液。

3.7 1％淀粉溶液：称取 1g 可溶性淀粉，用少量水润湿调和后，缓慢倒入 100mL 沸水中，继续煮沸直至溶液透明。

3.8 0.1mol/L 硫代硫酸钠溶液：按 GB/T 601 配制与标定。

4 仪器和用具

4.1 分析天平：分度值 0.000 1g。

4.2 振荡器。

4.3 磨口具塞锥形瓶：100mL。

4.4 量筒：50mL、25mL。

4.5 移液管：5mL。

4.6 玻璃漏斗。

4.7 试管：直径 1.8～2.0cm，高约 18cm。

4.8 铝锅：做沸水浴用。

4.9 电炉：2 000W。

4.10 锥形瓶：100mL。

4.11 微量滴定管：5mL 或 10mL。

5 操作步骤

5.1 样品液制备

精确称取试样 5.675g 于 100mL 磨口锥形瓶中。倾斜锥形瓶以便所有试样粉末集中于一侧，用 5mL

乙醇浸湿全部试样，再加入 50mL 乙酸缓冲液，振荡摇匀后立即加入 2mL 钨酸钠溶液，在振荡器上混合振摇 5min。将混合液过滤，弃去最初几滴滤液，收集滤液于干净锥形瓶中，此滤液即为样品测定液。另取一锥形瓶不加试样，同上操作，滤液即为空白液。

5.2 还原糖的测定

5.2.1 氧化：用移液管精确吸取样品液 5mL 于试管中，再精确加入 5mL 碱性铁氰化钾溶液，混合后立即将试管浸入剧烈沸腾的水浴中，并确保试管内液面低于沸水液面下 3～4cm，加热 20min 后取出，立即用冷水迅速冷却。

5.2.2 滴定：将试管内容物倾入 100mL 锥形瓶中，用 25mL 乙酸盐溶液荡洗试管一并倾入锥形瓶中，加 5mL 10% 碘化钾溶液，混匀后，立即用 1mol/L 硫代硫酸钠溶液滴定至淡黄色，再加 1mL 淀粉溶液，继续滴定直至溶液蓝色消失，记下用去硫代硫酸钠溶液体积（V_1）。

5.2.3 空白试验：吸取空白液 5mL，代替样品液按本法 5.2.1 和 5.2.2 操作，记下消耗的硫代硫酸钠溶液体积（V_0）。

5.3 非还原糖的测定

分别吸取样品液及空白液各 5mL 于试管中，先在剧烈沸腾的水浴中加热 15min（样品液中非还原糖转化为还原糖），取出迅速冷却后，加入碱性铁氰化钾溶液 5mL，混匀后，再放入沸腾水浴中继续加热 20min，取出迅速冷却后，立即按本法 5.2.2 进行滴定，分别记下滴定样品液及空白液消耗硫代硫酸钠的体积（V_1'，V_0'）。

6 结果计算

6.1 还原糖含量的计算

根据氧化样品液中还原糖所需 0.1mol/L 铁氰化钾溶液的体积查表 1-3，即可查得试样中还原糖（以麦芽糖计算）的质量分数。铁氰化钾溶液体积（V_3）按下式计算：

$$V_3 = \frac{(V_0 - V_1) \times c}{0.1}$$

式中：

V_3——氧化样品液中还原糖所需 0.1mol/L 铁氰化钾溶液的体积（mL）；

V_0——滴定空白液消耗 0.1mol/L 硫代硫酸钠溶液的体积（mL）；

V_1——滴定样品液消耗 0.1mol/L 硫代硫酸钠溶液的体积（mL）；

c ——硫代硫酸钠溶液实际浓度（mol/L）。

计算结果保留小数点后两位。

0.1mol/L 铁氰化钾体积与还原糖含量对照可查表 1-3。

表 1-3 0.1mol/L 铁氰化钾与还原糖含量对照表

0.1mol/L $K_3Fe(CN)_6$（mL）	还原糖（%）	0.1mol/L $K_3Fe(CN)_6$（mL）	还原糖（%）	0.1mol/L $K_3Fe(CN)_6$（mL）	还原糖（%）	0.1mol/L $K_3Fe(CN)_6$（mL）	还原糖（%）
0.10	0.05	1.20	0.60	2.30	1.16	3.40	1.71
0.20	0.10	1.30	0.65	2.40	1.21	3.50	1.76
0.30	0.15	1.40	0.71	2.50	1.26	3.60	1.82
0.40	0.20	1.50	0.76	2.60	1.30	3.70	1.88
0.50	0.25	1.60	0.80	2.70	1.35	3.80	1.95
0.60	0.31	1.70	0.85	2.80	1.40	3.90	2.01
0.70	0.36	1.80	0.90	2.90	1.45	4.00	2.07
0.80	0.41	1.90	0.96	3.00	1.51	4.10	2.13
0.90	0.46	2.00	1.01	3.10	1.56	4.20	2.18
1.00	0.51	2.10	1.06	3.20	1.61	4.30	2.25
1.10	0.56	2.20	1.11	3.30	1.66	4.40	2.31

（续）

0.1mol/L K₃Fe(CN)₆（mL）	还原糖 （%）	0.1mol/L K₃Fe(CN)₆（mL）	还原糖 （%）	0.1mol/L K₃Fe(CN)₆（mL）	还原糖 （%）	0.1mol/L K₃Fe(CN)₆（mL）	还原糖 （%）
4.50	2.37	5.60	3.08	6.70	3.79	7.80	4.51
4.60	2.44	5.70	3.15	6.80	3.85	7.90	4.58
4.70	2.51	5.80	3.22	6.90	3.92	8.00	4.65
4.80	2.57	5.90	3.28	7.00	3.98	8.10	4.72
4.90	2.64	6.00	3.34	7.10	4.06	8.20	4.78
5.00	2.70	6.10	3.41	7.20	4.12	8.30	4.85
5.10	2.76	6.20	3.47	7.30	4.18	8.40	4.92
5.20	2.82	6.30	3.53	7.40	4.25	8.50	4.99
5.30	2.88	6.40	3.60	7.50	4.31	8.60	5.05
5.40	2.95	6.50	3.67	7.60	4.38	8.70	5.12
5.50	3.02	6.60	3.73	7.70	4.45	8.80	5.19

注：还原糖含量以麦芽糖计算。

6.2 非还原糖含量的计算

非还原糖含量根据氧化样品液中总还原糖所需的 0.1mol/L 铁氰化钾溶液的体积（V_4），减去氧化样品液中还原糖所需的铁氰化钾溶液体积（V_3），最后再根据 $V_4 - V_3$ 的结果查表1-4，即可查得试样中非还原糖（以蔗糖计）的质量分数。铁氰化钾溶液的体积（V_4）按下式计算：

$$V_4 = \frac{(V_0{}' - V_1{}') \times c}{0.1}$$

式中：

V_4 ——氧化样品液中总还原糖所需 0.1mol/L 铁氰化钾溶液体积（mL）；

$V_0{}'$ ——滴定空白液消耗硫代硫酸钠溶液体积（mL）；

$V_1{}'$ ——滴定样品液消耗硫代硫酸钠溶液体积（mL）；

c ——硫代硫酸钠溶液实际浓度（mol/L）。

计算结果保留小数点后两位。

0.1mol/L 铁氰化钾体积与非还原糖含量对照可查表1-4。

表1-4　0.1mol/L 铁氰化钾与非还糖含量对照表

0.1mol/L K₃Fe(CN)₆（mL）	非还原糖 （%）	0.1mol/L K₃Fe(CN)₆（mL）	非还原糖 （%）	0.1mol/L K₃Fe(CN)₆（mL）	非还原糖 （%）	0.1mol/L K₃Fe(CN)₆（mL）	非还原糖 （%）
0.10	0.05	1.10	0.52	2.10	1.00	3.10	1.48
0.20	0.10	1.20	0.57	2.20	1.04	3.20	1.52
0.30	0.15	1.30	0.62	2.30	1.09	3.30	1.57
0.40	0.19	1.40	0.67	2.40	1.14	3.40	1.61
0.50	0.24	1.50	0.71	2.50	1.19	3.50	1.66
0.60	0.29	1.60	0.76	2.60	1.23	3.60	1.71
0.70	0.34	1.70	0.81	2.70	1.28	3.70	1.76
0.80	0.38	1.80	0.86	2.80	1.33	3.80	1.81
0.90	0.43	1.90	0.91	2.90	1.38	3.90	1.85
1.00	0.48	2.00	0.95	3.00	1.43	4.00	1.90

（续）

0.1mol/L K₃Fe(CN)₆（mL）	非还原糖（％）	0.1mol/L K₃Fe(CN)₆（mL）	非还原糖（％）	0.1mol/L K₃Fe(CN)₆（mL）	非还原糖（％）	0.1mol/L K₃Fe(CN)₆（mL）	非还原糖（％）
4.10	1.95	5.30	2.51	6.50	3.09	7.70	3.67
4.20	2.00	5.40	2.56	6.60	3.13	7.80	3.72
4.30	2.04	5.50	2.61	6.70	3.18	7.90	3.77
4.40	2.09	5.60	2.66	6.80	3.23	8.00	3.82
4.50	2.14	5.70	2.70	6.90	3.28	8.10	3.87
4.60	2.18	5.80	2.75	7.00	3.33	8.20	3.92
4.70	2.23	5.90	2.80	7.10	3.37	8.30	3.97
4.80	2.28	6.00	2.85	7.20	3.42	8.40	4.02
4.90	2.33	6.10	2.90	7.30	3.47	8.50	4.07
5.00	2.38	6.20	2.94	7.40	3.52		
5.10	2.42	6.30	2.99	7.50	3.57		
5.20	2.47	6.40	3.04	7.60	3.62		

注：非还原糖含量以蔗糖计算。

7　重复性

同一实验室，由同一操作者使用相同设备，按照相同的测试方法，并在短时间内，对同一被试对象，相互独立进行测试获得的两次独立测试结果差的绝对值不大于这两个测定值算术平均值的5％。如果两次测定结果符合要求，则取结果的平均值。

第二法　费林试剂法

8　原理

还原糖将费林试剂中的铜盐还原为氧化亚铜，加入过量的酸性硫酸铁溶液后，氧化亚铜被氧化为铜盐而溶解，而硫酸铁被还原为硫酸亚铁。高锰酸钾标准溶液滴定氧化作用后生成的亚铁盐。根据高锰酸钾标准溶液消耗量，计算氧化亚铜含量，再查表得到还原糖的量。

9　试剂和材料

9.1　费林试剂甲液：取硫酸铜（$CuSO_4 \cdot 5H_2O$）34.639g，加适量水溶解，加硫酸0.5mL，再加水至500mL，用精制石棉过滤。

9.2　费林试剂乙液：取酒石酸钾钠173g与氢氧化钠50g，加适量水溶解，稀释至500mL，用精制石棉过滤，储存于具橡皮塞的玻璃瓶内。

9.3　3mol/L盐酸：取浓盐酸25mL，加水至100mL。

9.4　精制石棉：先用3mol/L盐酸将石棉浸泡2～3d后，用水洗净。再加10％氢氧化钠溶液浸泡2～3d，倾去溶液，用热费林试剂乙液浸泡数小时，用水洗净。再用3mol/L盐酸浸泡数小时，用水洗至不呈酸性，使之成为微细的软纤维，用水浸泡储存于玻璃瓶内，做填充古氏坩埚用。

9.5　0.1mol/L高锰酸钾标准溶液：按GB/T 601进行配制和标定。

9.6　1.0mol/L氢氧化钠溶液：取氢氧化钠4.0g，加水溶解至100mL。

9.7　硫酸铁溶液：取硫酸铁50g，加水200mL溶解，然后慢慢加入浓硫酸100mL，冷却后加水至1 000mL。

9.8　6mol/L盐酸：取浓盐酸100mL，加水至200mL。

9.9　甲基红指示液：0.1％甲基红乙醇溶液。

9.10　20％氢氧化钠溶液：取氢氧化钠 4.0g，加水溶解至 100mL。

10　仪器和用具

10.1　天平：分度值 0.01g。

10.2　粉碎磨。

10.3　古氏坩埚：25mL。

10.4　抽滤瓶：500mL。

10.5　真空泵或水泵。

10.6　烧杯：400mL。

10.7　移液管：50mL。

10.8　滴定管。

10.9　容量瓶：250mL、1 000mL。

11　操作方法

11.1　试样制备

取混合均匀的试样，用粉碎磨粉碎，使 90％通过孔径 0.27mm（60 目）筛，合并筛上、筛下物，充分混合，保存备用。

11.2　试样处理

称量试样 10～20g，精确至 0.01g，置于 250mL 容量瓶中，加水 200mL，在 45℃水浴中加热 1h，并不断振荡，待冷却后加水定容。静置后，吸取澄清液 200mL 置于另一 250mL 容量瓶中，加费林试剂甲液 10mL 和 1mol/L 氢氧化钠溶液 4mL，摇匀后定容，然后静置 30min。用干燥滤纸过滤，弃去初滤液，其余滤液供测定还原糖和非还原糖用。

11.3　还原糖测定

移取试样溶液 50mL 于 400mL 烧杯中，加入费林试剂甲液、费林试剂乙液各 25mL，加盖表面皿，置于电炉上加热，并在 4min 内沸腾，再煮沸 2min，趁热用铺有石棉的古氏坩埚（或垂融坩埚）抽滤，并用 60℃热水洗涤烧杯和沉淀，至洗液不呈碱性为止。向古氏坩埚中加入硫酸铁溶液和水各 25mL，用玻璃棒搅拌，使氧化亚铜完全溶解，用前面使用过的烧杯收集溶液，以 0.1mol/L 高锰酸钾标准溶液滴定至微红色。同时取水 50mL，加费林试剂甲液、费林试剂乙液各 25mL，做试剂空白试验。

11.4　非还原糖测定

吸取已制备的样品液 50mL，转移至 1 000mL 容量瓶中，加 6mol/L 盐酸 5mL，在 68～70℃水浴中加热 15min，冷却后加甲基红指示液 2 滴，用 20％氢氧化钠溶液中和，加水至刻度，混匀，然后按本法 11.3 测定样品液中总还原糖。

12　结果计算

12.1　还原糖的计算

相当于试样中还原糖质量的氧化亚铜质量按下式计算：

$$X = (V - V_0) \times c \times 71.54$$

式中：

X　　——相当于试样中还原糖质量的氧化亚铜的质量（mg）；

V　　——试样消耗高锰酸钾标准溶液的体积（mL）；

V_0　　——试样空白消耗高锰酸钾标准溶液的体积（mL）；

c　　——高锰酸钾标准溶液的摩尔浓度（mol/L）；

71.54 ——1mol/L 高锰酸钾标准溶液 1mL 相当于氧化亚铜的毫克数。

由所得的氧化亚铜质量，按表 1-5 查出相当的还原糖（以葡萄糖计）的质量。

表 1-5 相当于氧化亚铜质量的葡萄糖、果糖、转化糖质量对照表　　　　　单位：mg

氧化亚铜	葡萄糖	果糖	转化糖	氧化亚铜	葡萄糖	果糖	转化糖	氧化亚铜	葡萄糖	果糖	转化糖
11.3	4.6	5.1	5.2	54.0	23.1	24.5	24.5	96.8	42.0	46.1	44.1
12.4	5.1	5.6	5.7	55.2	23.6	26.0	25.0	97.6	42.5	46.7	44.7
13.5	5.6	6.1	6.2	56.3	24.1	26.5	25.5	99.1	43.0	47.2	45.2
14.6	6.0	6.7	6.7	57.4	24.6	27.1	26.0	100.2	43.5	47.8	45.7
15.8	6.5	7.2	7.2	58.5	25.1	27.6	26.5	101.3	44.0	48.3	46.2
16.9	7.0	7.7	7.7	59.7	25.6	28.2	27.0	102.5	44.5	48.9	46.7
18.0	7.5	8.3	8.3	60.8	26.1	28.7	27.6	103.6	45.0	49.4	47.3
19.1	8.0	8.9	8.7	61.9	26.5	29.2	28.1	104.7	45.5	50.0	47.8
20.3	8.5	9.3	9.2	63.0	27.0	29.8	28.6	105.8	46.0	50.5	48.3
21.4	8.9	9.9	9.7	64.2	27.5	30.3	29.1	107.0	46.5	51.0	48.8
22.5	9.4	10.4	10.2	65.3	28.0	30.9	29.6	108.1	47.0	51.6	49.4
23.6	9.9	10.9	10.7	66.4	28.5	31.4	30.1	109.2	47.5	52.2	49.9
24.8	10.4	11.5	11.2	67.6	29.0	31.9	30.6	110.3	48.0	52.7	50.4
25.9	10.9	12.0	11.7	68.7	29.5	32.5	31.2	111.5	48.5	53.3	50.9
27.0	11.4	12.5	12.3	69.8	30.0	33.0	31.7	112.6	49.0	53.8	51.5
28.1	11.9	13.1	12.8	70.9	30.5	33.6	32.2	113.7	49.5	54.4	52.0
29.3	12.3	13.6	13.3	72.1	31.0	34.1	32.7	114.8	50.0	54.9	52.5
30.4	12.8	14.2	13.8	73.2	31.5	34.7	33.2	116.0	50.6	55.5	53.0
31.5	13.3	14.7	14.3	74.3	32.0	35.2	33.7	117.1	51.1	55.0	53.6
32.6	13.6	15.2	14.8	75.4	32.5	35.8	34.3	118.2	51.6	55.6	54.1
33.8	14.3	15.8	15.3	76.6	33.0	36.3	34.8	119.3	52.1	57.1	54.6
34.9	14.8	16.3	15.8	77.7	33.5	36.8	35.3	120.5	52.6	57.7	55.2
36.0	15.3	16.8	16.3	78.8	34.0	37.4	35.8	121.6	53.1	58.2	55.7
37.2	15.7	17.4	16.8	79.9	34.5	37.9	36.3	122.7	53.6	58.8	56.2
38.3	16.2	17.9	17.3	81.1	35.0	38.5	36.8	123.8	54.1	59.3	56.7
39.4	16.7	18.4	17.8	82.2	35.5	39.0	37.4	125.0	54.6	59.9	57.3
40.5	17.2	19.0	18.3	83.3	36.0	39.6	37.9	126.1	55.1	60.4	57.8
41.7	17.7	19.5	18.9	84.4	36.5	40.1	38.4	127.2	55.6	61.0	58.3
42.8	18.2	20.1	19.4	85.6	37.0	40.7	38.9	128.3	56.1	61.6	58.9
43.9	18.7	20.6	19.9	86.7	37.5	41.2	39.4	129.5	56.7	62.1	59.4
45.0	19.2	21.1	20.4	87.8	38.0	41.7	40.0	130.6	57.2	62.7	59.9
46.2	19.7	21.7	20.9	88.9	38.5	42.3	40.5	131.7	57.7	63.2	60.4
47.3	20.1	22.2	21.4	90.1	39.0	42.8	41.0	132.8	58.2	63.8	61.0
48.4	20.6	22.8	21.9	91.2	39.5	43.4	41.5	134.0	58.7	64.3	61.5
49.5	21.1	23.3	22.4	92.3	40.0	43.9	42.0	135.1	59.2	64.9	62.0
50.7	21.6	23.8	22.9	93.4	40.5	44.5	42.6	136.2	59.7	65.4	62.6
51.8	22.1	24.4	23.5	94.6	41.0	45.0	43.1	137.4	60.2	66.0	63.1
52.9	22.6	24.9	24.0	95.7	41.5	45.5	43.6	138.5	60.7	66.5	63.6

（续）

氧化亚铜	葡萄糖	果糖	转化糖	氧化亚铜	葡萄糖	果糖	转化糖	氧化亚铜	葡萄糖	果糖	转化糖
139.6	61.3	67.1	64.7	185.8	82.5	90.1	86.2	233.1	104.8	114.0	109.3
140.7	61.8	67.7	64.7	186.9	83.1	90.6	86.8	234.2	105.4	114.6	109.8
141.9	62.3	68.2	65.2	188.0	83.6	91.2	87.3	235.3	105.9	115.2	110.4
143.0	62.8	69.6	66.8	189.1	84.1	91.8	87.8	236.4	106.5	115.7	110.9
144.1	63.3	69.3	66.3	190.3	84.6	92.3	88.4	237.6	107.0	116.3	111.5
145.2	63.8	69.9	66.8	191.4	85.2	92.9	88.9	238.7	107.5	116.9	112.1
147.5	64.9	71.0	67.9	192.5	85.7	93.5	89.5	239.8	108.1	117.5	112.6
148.6	65.4	71.6	68.4	193.6	86.2	94.0	90.0	240.9	108.6	118.0	113.2
149.7	65.9	72.1	69.0	194.8	86.7	94.6	90.6	242.1	109.2	118.6	113.7
150.9	66.4	72.7	69.5	195.9	87.3	95.2	91.1	243.1	109.7	119.2	114.3
152.0	66.9	73.2	70.0	197.0	87.8	95.7	91.7	244.3	110.2	119.8	114.9
153.1	67.4	73.8	70.6	198.1	88.3	96.3	92.2	245.4	110.8	120.3	115.4
154.2	68.0	74.3	71.1	199.3	88.9	96.9	92.8	246.6	111.3	120.9	116.0
155.4	68.5	74.9	71.6	200.4	89.4	97.4	93.3	247.7	111.9	121.5	116.5
156.5	69.0	75.5	72.2	201.5	89.9	98.0	93.8	248.8	112.4	122.1	117.1
157.6	69.5	76.0	72.7	202.7	90.4	98.6	94.4	249.9	112.9	122.6	117.6
158.7	70.0	76.6	73.2	203.8	91.0	99.2	94.9	251.1	113.5	123.2	118.2
159.9	70.5	77.1	73.8	204.9	91.5	99.7	95.5	252.2	114.0	123.8	118.8
161.0	71.1	77.7	74.3	206.0	92.0	100.3	96.0	253.3	114.6	124.4	119.3
162.1	71.6	78.3	74.9	207.2	92.6	100.9	96.6	254.4	115.1	125.0	119.9
163.2	72.1	78.8	75.4	208.3	93.1	101.4	97.1	255.6	115.7	125.5	120.4
164.4	72.6	79.4	75.9	209.4	93.6	102.0	97.7	256.7	116.2	126.1	121.0
165.5	73.1	80.0	76.5	210.5	94.2	102.6	98.2	257.8	116.7	126.7	121.6
166.6	73.7	80.5	77.0	211.7	94.7	103.1	98.8	258.9	117.3	127.3	122.1
167.8	74.2	81.1	77.6	212.8	95.2	103.7	99.3	260.1	117.8	127.9	122.7
168.9	74.7	81.6	78.1	213.9	95.7	104.3	99.9	261.2	118.4	128.4	123.3
170.0	75.2	82.2	78.6	215.0	96.3	104.8	100.4	262.3	118.9	129.0	123.8
171.1	75.7	82.8	79.2	216.2	96.8	105.4	101.0	264.6	120.0	130.2	124.9
172.3	76.3	83.3	79.7	217.3	97.3	106.0	101.5	265.7	120.6	130.8	125.5
173.4	76.8	83.9	80.3	218.4	97.9	106.6	102.1	266.8	121.1	131.3	126.1
174.5	77.3	84.4	80.8	219.5	98.4	107.1	102.6	268.0	121.7	131.9	126.6
175.6	77.8	85.0	81.3	220.7	98.9	107.1	103.2	269.1	122.2	132.5	127.2
176.8	78.3	85.6	81.9	221.8	99.5	108.3	103.7	270.2	122.7	133.1	127.8
177.9	78.9	86.1	82.4	222.9	100.0	108.8	104.3	271.3	123.3	133.7	128.3
179.0	79.4	86.7	83.0	226.3	101.6	110.6	106.0	272.5	123.8	134.2	128.9
180.1	79.9	87.3	83.5	227.4	102.2	111.1	106.5	274.7	124.9	135.4	130.0
181.3	80.4	87.8	84.0	228.5	102.7	111.7	107.1	275.8	125.5	136.0	130.6
182.4	81.0	88.4	84.6	229.7	103.2	112.3	107.6	277.0	126.0	136.6	131.2
183.5	81.5	89.0	85.1	230.8	103.8	112.9	108.2	278.1	126.6	137.2	131.7
184.5	82.0	89.5	85.7	231.9	104.3	113.4	108.7	279.2	127.1	137.7	132.3

（续）

氧化亚铜	葡萄糖	果糖	转化糖	氧化亚铜	葡萄糖	果糖	转化糖	氧化亚铜	葡萄糖	果糖	转化糖
280.3	127.7	138.3	132.9	326.5	150.5	162.5	156.4	372.7	173.9	187.0	180.4
281.5	128.2	138.9	133.4	327.6	151.1	163.1	157.0	373.8	174.5	187.6	181.0
282.6	128.8	139.5	134.0	328.7	151.7	163.7	157.5	374.9	175.1	188.2	181.6
283.7	129.3	140.1	134.6	329.9	152.2	164.3	158.1	376.0	175.7	188.8	182.2
284.8	129.9	140.7	135.1	331.0	152.8	164.9	158.7	377.2	176.3	189.4	182.8
286.0	130.4	141.3	135.7	332.1	153.4	165.4	159.3	378.3	176.8	190.1	183.4
287.1	131.0	141.8	136.3	333.3	153.9	166.0	159.9	379.4	177.4	190.7	184.0
288.2	131.6	142.4	136.8	334.4	154.5	166.6	160.5	380.3	178.0	191.3	184.6
289.3	132.1	143.0	137.4	335.5	155.1	167.2	161.0	381.7	178.6	191.9	185.2
290.5	132.7	143.6	138.0	336.6	155.6	167.8	161.6	382.8	179.2	192.5	185.8
291.6	133.2	144.2	138.6	337.8	156.2	168.4	162.2	383.9	179.7	193.1	186.4
292.7	133.8	144.8	139.1	338.9	156.8	169.0	162.8	385.0	180.3	193.7	187.0
293.8	134.3	145.4	139.7	340.0	157.3	169.6	163.4	386.2	180.9	194.3	187.6
295.0	134.9	145.9	140.3	341.1	157.9	170.2	164.0	387.3	181.5	194.9	188.2
296.1	135.4	146.5	140.8	342.3	158.5	170.8	164.5	388.4	182.1	195.5	188.8
297.2	136.0	147.1	141.4	343.4	159.0	171.4	165.1	389.5	182.7	196.1	189.4
298.3	136.5	147.7	142.0	344.5	159.6	172.0	165.7	390.7	183.2	196.7	190.0
299.5	137.1	148.3	142.6	345.6	160.2	172.6	166.3	391.8	183.8	197.3	190.6
300.6	137.7	148.9	143.1	346.8	160.7	173.2	166.9	392.9	184.4	197.9	191.2
301.7	138.2	149.5	143.7	347.9	161.3	173.8	167.5	394.0	185.0	198.5	191.8
302.9	138.8	150.1	144.3	349.0	161.9	174.4	168.0	395.2	185.6	199.2	192.4
304.0	139.3	150.6	144.8	345.1	162.5	175.0	168.6	396.3	186.2	199.8	193.0
305.1	139.9	151.2	145.4	351.3	163.0	175.6	169.2	397.4	186.8	200.4	193.6
306.2	140.4	151.8	146.0	352.4	163.6	176.2	169.8	398.5	187.3	201.0	194.2
307.4	141.0	152.4	146.6	353.5	164.2	176.8	170.4	399.7	187.9	201.6	194.8
308.5	141.6	153.0	147.1	354.6	164.7	177.4	171.0	400.8	188.5	202.2	195.4
309.6	142.1	153.6	147.7	355.8	165.3	178.0	171.6	401.9	189.1	202.8	196.0
310.7	142.7	154.2	148.3	356.9	165.9	178.6	172.2	403.1	189.7	203.4	196.6
311.9	143.2	154.8	148.9	358.0	166.5	179.2	172.8	404.2	190.3	204.0	197.2
313.0	143.8	155.4	149.4	359.1	167.0	179.8	173.3	405.3	190.9	204.7	197.8
314.1	144.4	156.0	150.0	360.3	167.6	180.4	173.9	406.4	191.5	205.3	198.4
315.2	144.9	156.5	150.6	361.4	168.2	181.0	174.5	407.6	192.0	205.9	199.0
316.4	145.5	157.1	151.2	362.5	168.8	181.6	175.1	408.7	192.6	206.5	199.6
317.5	146.0	157.7	151.8	363.6	169.3	182.2	175.7	409.8	192.3	207.1	200.2
318.6	146.6	158.3	152.3	364.8	169.9	182.8	176.3	410.9	193.8	207.7	200.8
319.7	147.2	158.9	152.9	365.9	170.5	183.4	176.9	413.2	195.0	209.0	202.0
320.9	147.7	159.5	153.5	368.2	171.6	184.6	178.1	414.3	195.6	209.6	202.6
323.1	148.8	160.7	154.6	369.3	172.2	185.2	178.7	415.4	196.2	210.2	203.2
324.2	149.4	161.3	155.2	370.4	172.8	185.8	179.2	416.6	196.8	210.8	203.8
325.4	150.0	161.9	155.8	371.5	173.4	186.4	179.8	417.7	197.4	211.4	204.4

（续）

氧化亚铜	葡萄糖	果糖	转化糖	氧化亚铜	葡萄糖	果糖	转化糖	氧化亚铜	葡萄糖	果糖	转化糖
418.8	198.0	212.0	205.0	442.5	210.5	225.1	217.9	467.2	223.9	239.0	231.7
419.9	198.5	212.6	205.7	443.6	211.1	225.7	218.5	468.4	224.5	239.7	232.3
421.1	199.1	213.3	206.3	444.7	211.7	226.3	219.1	469.5	225.1	240.3	232.9
422.2	199.7	213.9	206.9	447.0	212.9	227.6	220.4	470.6	225.7	241.0	233.6
423.3	200.3	214.5	207.5	448.1	213.5	228.2	221.0	471.7	226.3	241.6	234.2
424.4	200.9	215.1	208.1	449.2	214.1	228.8	221.6	472.9	227.0	242.2	234.8
425.6	201.5	215.7	208.7	450.3	214.7	229.4	222.2	474.0	227.6	242.9	235.5
426.7	202.1	216.3	209.3	451.5	215.3	230.1	222.9	475.1	228.2	243.6	236.1
427.8	202.7	217.0	209.9	452.6	215.9	230.7	223.5	476.2	228.8	244.3	236.8
428.9	203.3	217.6	210.5	453.7	216.5	231.3	224.1	477.4	229.5	244.9	237.5
430.1	203.9	218.2	211.1	454.8	217.1	232.2	224.7	478.5	230.1	245.6	238.1
431.2	204.5	218.8	211.8	456.0	217.8	232.6	225.4	479.6	230.7	246.3	238.8
432.3	205.1	219.5	212.4	457.1	218.4	233.2	226.0	480.7	231.2	247.0	239.5
433.5	205.7	220.1	213.0	458.2	219.0	233.9	226.6	481.9	232.0	247.8	240.2
434.6	206.3	220.7	213.6	459.3	219.6	234.5	227.2	483.0	232.7	248.5	240.8
435.7	206.9	221.3	214.2	460.5	220.2	235.1	227.9	484.1	233.3	249.2	241.5
436.8	207.5	221.9	214.8	461.6	220.8	235.8	228.5	485.2	234.0	250.0	242.3
438.0	208.1	222.6	215.4	462.7	221.4	236.4	229.1	486.4	234.7	250.8	243.0
439.1	208.7	223.2	216.0	463.8	222.0	237.1	229.7	487.5	235.3	251.6	243.8
440.2	209.3	223.8	216.7	465.0	222.6	237.7	230.4	488.6	236.1	252.7	244.7
441.3	209.9	224.4	217.3	466.1	223.3	238.4	231.0	489.7	236.9	253.7	245.8

还原糖干基含量（Y）以质量分数（%）表示，按下式计算：

$$Y = \frac{62.5 \times m_1}{m \times (100 - W)}$$

式中：

m_1——由表 1-5 中查得的还原糖（以葡萄糖计）的质量（mg）；

m ——试样质量（g）；

W ——试样水分含量（%）；

计算结果保留小数点后两位。

注 1：煮沸时间应控制在 4min 内。可先取水 50mL，加碱性酒石酸铜甲、乙液各 25mL，调节好适当的火力后，再测样品液。

注 2：煮沸后的溶液如不呈蓝色，表示糖量过高，可减少试样量，重新测定。

12.2 非还原糖的计算

非还原糖干基含量（Z，以蔗糖计）以质量分数（%）表示，按下式计算：

$$Z = \frac{6250 \times 0.95 \times m_2}{m \times V \times (100 - W)}$$

式中：

0.95——还原糖（以葡萄糖计）换算为蔗糖的因数；

m_2 ——转化后测得的还原糖（以葡萄糖计）质量（mg）；

m ——原测定还原糖时试样质量（g）；

V　——转化后用于测定还原糖的样品液的体积（mL）；

W　——试样水分含量（%）。

计算结果保留小数点后两位。

13　重复性

同一实验室，由同一操作者使用相同设备，按照相同的测试方法，并在短时间内，对同一被试对象，相互独立进行测试获得的两次独立测试结果差的绝对值不大于这两个测定值的算术平均值的 5%，如果两次测定结果符合要求，则取结果的平均值。

附加说明：

第一法和第二法参考 GB/T 5513《粮食检验　粮食中还原糖和非还原糖测定》。

第二节　单、双糖

一、食用农产品中果糖、葡萄糖、蔗糖、麦芽糖、乳糖的测定

1　范围

本法描述了食用农产品中果糖、葡萄糖、蔗糖、麦芽糖、乳糖的测定方法。

第一法适用于食用农产品中果糖、葡萄糖、蔗糖、麦芽糖、乳糖的测定，第二法适用于食用农产品中蔗糖的测定。

第一法高效液相色谱法适用于谷物类、乳品、果蔬、蜂蜜等食用农产品中果糖、葡萄糖、蔗糖、麦芽糖和乳糖的测定。

第二法酸水解-莱因-埃农氏法适用于食用农产品中蔗糖的测定。

第一法　高效液相色谱法

2　原理

试样中的果糖、葡萄糖、蔗糖、麦芽糖和乳糖经提取后，利用高效液相色谱柱分离，用示差折光检测器或蒸发光散射检测器检测，外标法进行定量。

3　试剂和材料

除另有说明外，本法所有试剂均为分析纯，水为 GB/T 6682 规定的一级水。

3.1　试剂

3.1.1　乙腈：色谱纯。

3.1.2　乙酸锌 $[Zn(CH_3COO)_2 \cdot 2H_2O]$。

3.1.3　亚铁氰化钾 $\{K_4[Fe(CN)_6] \cdot 3H_2O\}$。

3.1.4　石油醚：沸程 30～60℃。

3.2　试剂配制

3.2.1　乙酸锌溶液：称取 21.9g 乙酸锌，加 3mL 冰乙酸，加水溶解并稀释至 100mL。

3.2.2　亚铁氰化钾溶液：称取亚铁氰化钾 10.6g，加水溶解并稀释至 100mL。

3.3　标准品

3.3.1　果糖（$C_6H_{12}O_6$，CAS 号：57-48-7）纯度为 99%，或经国家认证并授予标准物质证书的标准物质。

3.3.2　葡萄糖（$C_6H_{12}O_6$，CAS 号：50-99-7）纯度为 99%，或经国家认证并授予标准物质证书的标准物质。

3.3.3　蔗糖（$C_{12}H_{22}O_{11}$，CAS 号：57-50-1）纯度为 99%，或经国家认证并授予标准物质证书的标准物质。

3.3.4　麦芽糖（$C_{12}H_{22}O_{11}$，CAS 号：69-79-4）纯度为 99%，或经国家认证并授予标准物质证书的标准物质。

3.3.5　乳糖（$C_{12}H_{22}O_{11}$，CAS 号：63-42-3）纯度为 99%，或经国家认证并授予标准物质证书的标准物质。

3.4　标准溶液配制

3.4.1　糖标准储备液（20mg/mL）：分别称取上述经过 96℃±2℃ 干燥 2h 的果糖、葡萄糖、蔗糖、麦芽糖和乳糖各 1g，加水定容至 50mL，置于 4℃ 密封可储藏一个月。

3.4.2　糖标准使用液：分别吸取糖标准储备液 1.00mL、2.00mL、3.00mL、5.00mL 于 10mL 容量瓶加水定容，分别相当于 2.0mg/mL、4.0mg/mL、6.0mg/mL、10.0mg/mL 浓度标准溶液。

4　仪器和设备

4.1　天平：感量为 0.1mg。

4.2　超声波振荡器。

4.3　磁力搅拌器。

4.4　离心机：转速≥4 000r/min。

4.5　高效液相色谱仪，带示差折光检测器或蒸发光散射检测器。

4.6　液相色谱柱：氨基色谱柱（4.6mm×250mm，5μm）或具有同等性能的色谱柱。

5　试样的制备和保存

5.1　试样的制备

5.1.1　固体样品

取有代表性样品至少 200g，用粉碎机粉碎，并通过 2.0mm 圆孔筛，混匀，装入洁净容器，密封，标明标记。

5.1.2　半固体和液体样品（除蜂蜜样品外）

取有代表性样品至少 200g（mL），充分混匀，装入洁净容器，密封，标明标记。

5.1.3　蜂蜜样品

未结晶的样品将其用力搅拌均匀；有结晶析出的样品，可将样品瓶盖塞紧后置于不超过 60℃的水浴中温热，待样品全部溶化后，搅匀，迅速冷却至室温以备检验用。在融化时应注意防止水分侵入。

5.2　保存

蜂蜜等易变质试样置于 0～4℃保存。

6　分析步骤

6.1　样品处理

6.1.1　脂肪小于 10％的食品

称取粉碎或混匀后的试样 0.5～10g（含糖量≤5％时称取 10g；含糖量 5％～10％时称取 5g；含糖量 10％～40％时称取 2g；含糖量≥40％时称取 0.5g）（精确到 0.001g）于 100mL 容量瓶中，加水约 50mL 溶解，缓慢加入乙酸锌溶液和亚铁氰化钾溶液各 5mL，加水定容至刻度，磁力搅拌或超声 30min，用干燥滤纸过滤，弃去初滤液，后续滤液用 0.45μm 微孔滤膜过滤或离心获取上清液过 0.45μm 微孔滤膜至样品瓶，供液相色谱分析。

6.1.2　糖浆、蜂蜜类

称取混匀后的试样 1～2g（精确到 0.001g）于 50mL 容量瓶中，加水定容至 50mL，充分摇匀，用干燥滤纸过滤，弃去初滤液，后续滤液用 0.45μm 微孔滤膜过滤或离心获取上清液过 0.45μm 微孔滤膜至样品瓶，供液相色谱分析。

6.1.3　脂肪大于 10％的食品

称取粉碎或混匀后的试样 5～10g（精确到 0.001g）置于 100mL 具塞离心管中，加入 50mL 石油醚，混匀，放气，振摇 2min，1 800r/min 离心 15min，去除石油醚后重复以上步骤至去除大部分脂肪。蒸发残留的石油醚，用玻璃棒将样品捣碎并转移至 100mL 容量瓶中，用 50mL 水分两次冲洗离心管，洗液并入 100mL 容量瓶中，缓慢加入乙酸锌溶液和亚铁氰化钾溶液各 5mL，加水定容至刻度，磁力搅拌或超声 30min，用干燥滤纸过滤，弃去初滤液，后续滤液用 0.45μm 微孔滤膜过滤或离心获取上清液过 0.45μm 微孔滤膜至样品瓶，供液相色谱分析。

6.2　色谱参考条件

色谱条件应当满足果糖、葡萄糖、蔗糖、麦芽糖和乳糖之间的分离度大于 1.5。

a）流动相：乙腈＋水＝70＋30（体积比）；

b）流动相流速：1.0mL/min；

    c) 柱温：40℃；

    d) 进样量：20μL；

    e) 示差折光检测器条件：温度 40℃；

    f) 蒸发光散射检测器条件：飘移管温度为 80～90℃；氮气压力为 350kPa；撞击器状态为关。

6.3　标准曲线的制作

将糖标准使用液依次按上述推荐色谱条件上机测定，记录色谱图峰面积或峰高，以峰面积或峰高为纵坐标，以标准工作液的浓度为横坐标，示差折光检测器采用线性方程；蒸发光散射检测器采用幂函数方程绘制标准曲线。

6.4　试样溶液的测定

将试样溶液注入高效液相色谱仪中，记录峰面积或峰高，从标准曲线中查得试样溶液中糖的浓度。可根据具体试样进行稀释。

6.5　空白试验

除不加试样外，均按上述步骤进行。

7　分析结果的表述

试样中目标物的含量按下式计算，计算结果需扣除空白值：

$$x = \frac{(\rho - \rho_0) \times V \times n}{m \times 1000} \times 100$$

式中：

x　——试样中糖（果糖、葡萄糖、蔗糖、麦芽糖和乳糖）的含量（g/100g）；

ρ　——样液中糖的浓度（mg/mL）；

ρ_0　——空白中糖的浓度（mg/mL）；

V　——样液定容体积（mL）；

n　——稀释倍数；

m　——试样的质量（g 或 mL）；

1000——换算系数；

100　——换算系数。

糖的含量≥10g/100g 时，结果保留三位有效数字，糖的含量＜10g/100g 时，结果保留两位有效数字。

8　标准参考色谱图

果糖、葡萄糖、蔗糖、麦芽糖和乳糖标准物质的蒸发光散射检测色谱图见图 1-1。

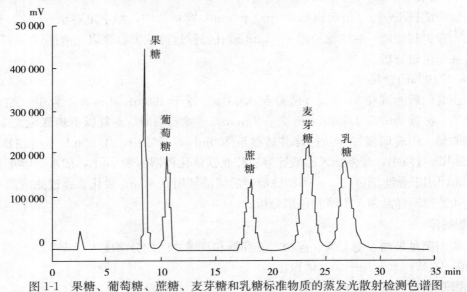

图 1-1　果糖、葡萄糖、蔗糖、麦芽糖和乳糖标准物质的蒸发光散射检测色谱图

果糖、葡萄糖、蔗糖、麦芽糖和乳糖标准物质的示差折光检测色谱图见图1-2。

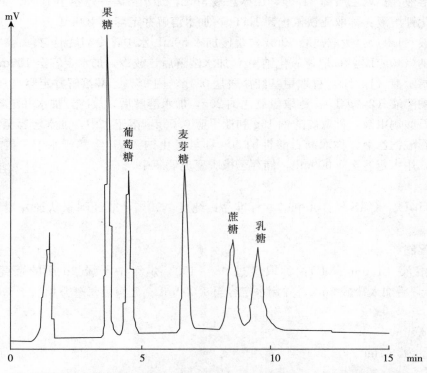

图1-2 果糖、葡萄糖、蔗糖、麦芽糖和乳糖标准物质的示差折光检测色谱图

9 精密度

在重复条件下获得的两次独立测定结果的绝对差值不得超过算术平均值的10％。

10 其他

当称样量为10g时，果糖、葡萄糖、蔗糖、麦芽糖和乳糖检出限为0.2g/100g。

第二法 酸水解-莱因-埃农氏法

11 原理

本法适用于各类食用农产品中蔗糖的测定：试样经除去蛋白质后，其中蔗糖经盐酸水解转化为还原糖，按还原糖测定。水解前后的差值乘以相应的系数即为蔗糖含量。

12 试剂和溶液

除另有说明外，本法所有试剂均为分析纯，水为GB/T6682规定的三级水。

12.1 试剂

12.1.1 乙酸锌 [$Zn(CH_3COO)_2 \cdot 2H_2O$]。

12.1.2 亚铁氰化钾 {$K_4[Fe(CN)_6] \cdot 3H_2O$}。

12.1.3 盐酸（HCl）。

12.1.4 氢氧化钠（NaOH）。

12.1.5 甲基红（$C_{15}H_{15}N_3O_2$）：指示剂。

12.1.6 亚甲蓝（$C_{16}H_{18}ClN_3S \cdot 3H_2O$）：指示剂。

12.1.7 硫酸铜（$CuSO_4 \cdot 5H_2O$）。

12.1.8 酒石酸钾钠（$C_4H_4O_6KNa \cdot 4H_2O$）。

12.2　试剂配制

12.2.1　乙酸锌溶液：称取乙酸锌 21.9g，加冰乙酸 3mL，加水溶解并定容至 100mL。

12.2.2　亚铁氰化钾溶液：称取亚铁氰化钾 10.6g，加水溶解并定容至 100mL。

12.2.3　盐酸溶液（1＋1）：量取盐酸 50mL，缓慢加入 50mL 水中，冷却后混匀。

12.2.4　氢氧化钠（40g/L）：称取氢氧化钠 4g，加水溶解后，放冷，加水定容至 100mL。

12.2.5　甲基红指示液（1g/L）：称取甲基红盐酸盐 0.1g，用 95％乙醇溶解并定容至 100mL。

12.2.6　氢氧化钠溶液（200g/L）：称取氢氧化钠 20g，加水溶解后，放冷，加水并定容至 100mL。

12.2.7　碱性酒石酸铜甲液：称取硫酸铜 15g 和亚甲蓝 0.05g，溶于水中，加水定容至 1 000mL。

12.2.8　碱性酒石酸铜乙液：称取酒石酸钾钠 50g 和氢氧化钠 75g，溶解于水中，再加入亚铁氰化钾 4g，完全溶解后，用水定容至 1 000mL，储存于橡胶塞玻璃瓶中。

12.3　标准品

葡萄糖（$C_6H_{12}O_6$，CAS 号：50-99-7）标准品：纯度≥99％，或经国家认证并授予标准物质证书的标准物质。

12.4　标准溶液配制

葡萄糖标准溶液（1.0mg/mL）：称取经过 98～100℃烘箱中干燥 2h 后的葡萄糖 1g（精确到 0.001g），加水溶解后加入盐酸 5mL，并用水定容至 1 000mL。此溶液每毫升相当于 1.0mg 葡萄糖。

13　仪器和设备

13.1　天平：感量为 0.1mg。

13.2　水浴锅。

13.3　可调温电炉。

13.4　酸式滴定管：25mL。

14　试样的制备和保存

14.1　试样的制备

14.1.1　固体样品

取有代表性样品至少 200g，用粉碎机粉碎，混匀，装入洁净容器，密封，标明标记。

14.1.2　半固体和液体样品

取有代表性样品至少 200g（mL），充分混匀，装入洁净容器，密封，标明标记。

14.2　保存

蜂蜜等易变质试样于 0～4℃保存。

15　分析步骤

15.1　试样处理

15.1.1　含蛋白质食用农产品

称取粉碎或混匀后的固体试样 2.5～5g（精确到 0.001g）或液体试样 5～25g（精确到 0.001g），置于 250mL 容量瓶中，加水 50mL，缓慢加入乙酸锌溶液 5mL 和亚铁氰化钾溶液 5mL，加水至刻度，混匀，静置 30min，用干燥滤纸过滤，弃去初滤液，取后续滤液备用。

15.1.2　含大量淀粉的食用农产品

称取粉碎或混匀后的试样 10～20g（精确到 0.001g），置于 250mL 容量瓶中，加水 200mL，在 45℃水浴中加热 1h，并时时振摇，冷却后加水至刻度，混匀，静置，沉淀。吸取 200mL 上清液于另一 250mL 容量瓶中，缓慢加入乙酸锌溶液 5mL 和亚铁氰化钾溶液 5mL，加水至刻度，混匀，静置 30min，用干燥滤纸过滤，弃去初滤液，取后续滤液备用。

15.2　酸水解

15.2.1　吸取 2 份试样各 50.0mL，分别置于 100mL 容量瓶中。

15.2.1.1　转化前：一份用水稀释至 100mL。

15.2.1.2　转化后：另一份加（1+1）盐酸 5mL，在 68～70℃ 水浴中加热 15min，冷却后加甲基红指示液 2 滴，用 200g/L 氢氧化钠溶液中和至中性，加水至刻度。

15.3　标定碱性酒石酸铜溶液

吸取碱性酒石酸铜甲液 5.0mL 和碱性酒石酸铜乙液 5.0mL 于 150mL 锥形瓶中，加水 10mL，加入 2～4 粒玻璃珠，从滴定管中加葡萄糖标准溶液约 9mL，控制在 2min 中内加热至沸，趁热以每两秒一滴的速度滴加葡萄糖，直至溶液颜色刚好褪去，记录消耗葡萄糖总体积，同时平行操作三次，取其平均值，计算每 10mL（碱性酒石酸酮甲液、乙液各 5mL）碱性酒石酸铜溶液相当于葡萄糖的质量（mg）。

注：也可以按上述方法标定 4～20mL 碱性酒石酸铜溶液（甲液、乙液各半）来适应试样中还原糖的浓度变化。

15.4　试样溶液的测定

15.4.1　预测滴定：吸取碱性酒石酸铜甲液 5.0mL 和碱性酒石酸铜乙液 5.0mL 于同一 150mL 锥形瓶中，加入蒸馏水 10mL，放入 2～4 粒玻璃珠，置于电炉上加热，使其在 2min 内沸腾，保持沸腾状态 15s，滴入样液至溶液蓝色完全褪尽为止，读取所用样液的体积。

15.4.2　精确滴定：吸取碱性酒石酸铜甲液 5.0mL 和碱性酒石酸铜乙液 5.0mL 于同一 150mL 锥形瓶中，加入蒸馏水 10mL，放入几粒玻璃珠，以及从滴定管中放出的样液（转化前样液 15.2.1.1 或转化后样液 15.2.1.2）（比预测滴定 15.4.1 预测的体积少 1mL），置于电炉上加热，使其在 2min 内沸腾，维持沸腾状态 2min，以每两秒一滴的速度徐徐滴入样液，溶液蓝色完全褪尽即为终点，分别记录转化前样液（15.2.1.1）和转化后样液（15.2.1.2）消耗的体积（V）。

注：对于蔗糖含量在百分之零点几的水平时，可以采用反滴定的方式进行测定。

16　分析结果的表述

16.1　转化糖的含量

试样中转化糖的含量（以葡萄糖计）按下式进行计算：

$$R = \frac{A}{m \times \frac{50}{250} \times \frac{V}{100} \times 1000} \times 100$$

式中：

R ——试样中转化糖的质量分数（g/100g）；

A ——碱性酒石酸铜溶液（甲液、乙液各半）相当于葡萄糖的质量（mg）；

m ——样品的质量（g）；

50 ——酸水解中吸取样液体积（mL）；

250 ——试样处理中样品定容体积（mL）；

V ——滴定时平均消耗试样溶液体积（mL）；

100 ——酸水解中定容体积（mL）；

1000——换算系数；

100 ——换算系数。

注：样液（15.2.1.1）的计算值为转化前转化糖的质量分数 R_1，样液（15.2.1.2）的计算值为转化后转化糖的质量分数 R_2。

16.2　蔗糖的含量

试样中蔗糖的含量 X 按下式计算：

$$X = (R_2 - R_1) \times 0.95$$

式中：

X ——试样中蔗糖的质量分数（g/100g）；

R_2 ——转化后转化糖的质量分数（g/100g）；

R_1 ——转化前转化糖的质量分数（g/100g）；

0.95——转化糖（以葡萄糖计）换算为蔗糖的系数。

蔗糖含量≥10g/100g 时，结果保留三位有效数字，蔗糖含量＜10g/100g 时，结果保留两位有效数字。

17　精密度

在重复性条件下获得的两次独立测定结果的绝对差值不得超过算术平均值的 10%。

18　其他

当称样量为 5g 时，定量限为 0.24g/100g。

附加说明：

本法参考 GB 5009.8《食品安全国家标准　食品中果糖、葡萄糖、蔗糖、麦芽糖、乳糖的测定》。

二、食用农产品中葡萄糖的测定

1 范围

第一法规定了食用农产品中葡萄糖含量的酶-比色法测定方法。

第二法规定了食用农产品中葡萄糖含量的酶-电极法测定方法。

第一法和第二法均适用于各类食用农产品中葡萄糖的测定；亦适用于食用农产品中其他组分转化为葡萄糖的测定。

第一法的最低检出限量为 $0.01\mu g/mL$；第二法的最低检出限量为 $1.0mg/100mL$。

第一法 酶-比色

2 原理

葡萄糖氧化酶（GOD）在有氧条件下，催化 β-D-葡萄糖（葡萄糖水溶液）的氧化反应，生成 D-葡萄糖-δ 内酯和过氧化氢。受过氧化物酶（POD）催化，过氧化氢与 4-氨基安替比林和苯酚生成红色醌亚胺。在波长 505nm 处测定醌亚胺的吸光度，计算食用农产品中葡萄糖的含量。

$$C_6H_{12}O_6 + O_2 \xrightarrow{GOD} C_6H_{10}O_6 + H_2O_2$$

$$H_2O_2 + C_6H_5OH + C_{11}H_{13}N_3O \xrightarrow{POD} C_6H_5NO + H_2O$$

3 试剂和溶液

本法所有试剂均为分析纯或生化试剂；分析用水应符合 GB/T 6682 规定的二级水规格或重蒸馏水。

3.1 组合试剂盒

1 号瓶：内含磷酸盐缓冲溶液（0.2mol/L，pH＝7.0）1 000mL，其中，4-氨基安替比林为 0.001 54mol/L。

2 号瓶：内含苯酚溶液（0.022mol/L）100mL。

3 号瓶：内含葡萄糖氧化酶（glucose oxidase）400 U（活力单位）、过氧化物酶（辣根，peroxidase）1 000 U（活力单位）。

1、2、3 号瓶应保存在约 4℃条件下。

3.2 酶试剂溶液：将 1 号瓶和 2 号瓶的内容物充分混合均匀，再将 3 号瓶的内容物溶解其中，轻轻摇动（勿剧烈摇动），使葡萄糖氧化酶和过氧化物酶完全溶解。此溶液应在约 4℃保存，有效期 1 个月。

3.3 亚铁氰化钾溶液（0.085mol/L）：称取 3.7g 亚铁氰化钾，溶于 100mL 水中，摇匀。

3.4 硫酸锌溶液（0.25mol/L）：称取 7.7g 硫酸锌，溶于 100mL 水中，摇匀。

3.5 氢氧化钠溶液（0.1mol/L）：称取 4g 氢氧化钠，溶于 1 000mL 水中，摇匀。

3.6 葡萄糖标准溶液：称取经 100℃±2℃烘烤 2h 的葡萄糖 1.000 0g，溶于水中，定容至 100mL，摇匀。用水稀释此溶液 2.00mL→100mL，浓度为 $200\mu g/mL$。

4 仪器和设备

4.1 研钵或粉碎机。

4.2 分析筛。

4.3 组织捣碎机。

4.4 恒温水浴锅。

4.5 可见光分光光度计。

4.6 微量移液管：1.00mL，精度 0.01mL。

5　试样的制备

5.1　固体样品

粉末状样品：取有代表性的样品至少 200g，充分混匀，置于密闭的玻璃容器内。

颗粒状样品：取有代表性的样品至少 200g，用粉碎机粉碎或用研钵研细，通过 100 目分析筛，置于密闭的玻璃容器内。

新鲜水果、蔬菜等固体样品：取有代表性的可食部分至少 200g，用组织捣碎机捣碎，置于密闭的玻璃容器内。

5.2　糊状样品

取有代表性的样品至少 200g，充分混匀，置于密闭的玻璃容器内。

5.3　固、液体样品

取有代表性的样品至少 200g，用组织捣碎机捣碎，置于密闭的玻璃容器内。

5.4　液体样品

取有代表性的样品至少 200mL，充分混匀，置于密闭的玻璃容器内。如样品中含二氧化碳，应用三角瓶取 200mL，旋摇至基本无气泡，安装冷凝管，置于沸水浴中加热 10min，取出冷却至室温。

6　试液的制备

6.1　不含蛋白质的试样

用 100mL 烧杯称取试样 1～10g（精确至 0.000 1g），加少量水，转移到 250mL 容量瓶中，稀释至刻度。摇匀后，用快速滤纸过滤，弃去最初滤液 30mL。

试液中葡萄糖含量大于 300μg/mL 时，应适当增加定容体积。

6.2　含蛋白质的试样

用 100mL 烧杯称取试样 1～10g（精确至 0.000 1g），加少量水，转移到 250mL 容量瓶中。加入亚铁氰化钾溶液 5mL、硫酸锌溶液 5mL 和氢氧化钠溶液 10mL，用水定容至刻度。摇匀后，用快速滤纸过滤，弃去最初滤液 30mL。

试液中葡萄糖含量大于 300μg/mL 时，应适当增加定容体积。

7　分析步骤

7.1　标准曲线的绘制

用微量移液管取 0.00mL、0.20mL、0.40mL、0.60mL、0.80mL、1.00mL 葡萄糖标准溶液，分别置于 10mL 比色管中，各加入 3mL 酶试剂溶液，摇匀，在 36℃±1℃ 水浴锅中恒温 40min。冷却至室温，用水定容至 10mL，摇匀。用 1cm 比色皿，以葡萄糖标准溶液含量为 0.00μg/mL 的试液调整为分光光度计的零点，在波长 505nm 处测定各比色管中溶液的吸光度。

以葡萄糖含量为纵坐标、吸光度为横坐标，绘制标准曲线。

7.2　试液吸光度的测定

用微量移液管取 0.50～5.00mL 试液（依试液中葡萄糖的含量而定），置于 10mL 比色管中。以下按本法 7.1 步骤操作。

测定试液吸光度后，在标准曲线上查出相应的葡萄糖含量。

8　结果计算

食用农产品中葡萄糖的含量以质量分数 X_1 计，数值以％表示，按下式计算：

$$X_1 = \frac{m_1 \times V_1}{m \times V_2 \times 10000}$$

式中：

m_1——标准曲线上查出的试液中葡萄糖的质量（μg）；

m——试样的质量（g）；

V_1——试液的定容体积（mL）；

V_2——测定时吸取试液的体积（mL）。

计算结果表示到小数点后两位。

9　允许差

同一样品两次平行测定结果之差不得超过两次测定平均值的 5.0%。

第二法　酶-电极法

10　原理

葡萄糖氧化酶（GOD）在有氧条件下，催化 β-D-葡萄糖（葡萄糖水溶液）的氧化反应，生成 D-葡萄糖-δ 内酯和过氧化氢。过氧化氢与过氧化氢型电极接触产生电流。该电流值与 β-D-葡萄糖的浓度呈线性比例，在酶电极葡萄糖分析仪上直接显示葡萄糖含量。

$$C_6H_{12}O_6+O_2 \xrightarrow{GOD} C_6H_{10}O_6+H_2O_2$$

11　试剂和溶液

本法所有试剂均为分析纯或生化试剂；分析用水应符合 GB/T 6682 规定的二级水规格。

11.1　组合试剂盒

11.1.1　葡萄糖氧化酶膜：含葡萄糖氧化酶（GOD）15 U（活力单位）；应在 0～4℃保存，有效期 12 个月。

11.1.2　复合试剂：含磷酸二氢钾、磷酸氢二钠、乙二胺四乙酸二钠、氯化钠、苯甲酸钠、庆大霉素硫酸盐；常温保存，有效期 24 个月。

11.1.3　β-D-葡萄糖标准溶液：浓度为 100.0mg/100mL；密封保存，有效期 12 个月。

11.2　缓冲溶液

将一袋复合试剂溶解在 1 000mL 水中，摇匀。pH：7.2±0.1。

12　仪器和设备

12.1　研钵或粉碎机。

12.2　分析筛。

12.3　组织捣碎机。

12.4　酶电极葡萄糖分析仪：直接读数式；测量范围 0～100.0mg/100mL（β-D-葡萄糖）；测量精度 ±1.0mg/100mL（β-D-葡萄糖）。

12.5　微量进样器：容量 50μL，精度 1μL。

13　试样的制备

同上一方法中 5.1～5.4。

14　试液的制备

14.1　固体试样和固、液体试样

14.1.1　一般固体试样和固、液体试样：称取试样 1～10g（使葡萄糖含量在定容后为 1～200mg/mL）于 100mL 烧杯内，精确至 0.000 1g，用水移入 100mL 容量瓶中，稀释至刻度，摇匀，放置 30min（摇动 2～3 次）。用快速滤纸或脱脂棉过滤。弃去最初滤液，收集 1～2mL 滤液于带盖小试管中。

14.1.2　水果、蔬菜试样：称取试样 1～10g 于 100mL 烧杯内（使之定容后葡萄糖含量为 1～200mg/mL），精确至 0.000 1g。加入煮沸的水 30～50mL 和 5mL 缓冲溶液，继续煮沸 3～5min，冷却至室温后用研钵研细或用组织捣碎机捣碎。用水移入 100mL 容量瓶中，稀释至刻度，摇匀。用快速滤纸或脱脂棉过滤。弃去最初滤液，收集 1～2mL 滤液于带盖小试管中。

14.1.3　食用葡萄糖试样：称取试样 1～10g 于 100mL 烧杯内，精确至 0.000 1g。加入约 50mL 水，溶解后煮沸 2min。冷却后用水移入 1 000mL 容量瓶中，稀释至刻度，摇匀。

14.2　糊状和液体试样

称取试样 1～10g（使定容后葡萄糖含量为 1～200mg/mL）于 100mL 烧杯内，精确至 0.000 1g。用水移入 100mL 容量瓶中，稀释至刻度，摇匀。用快速滤纸或脱脂棉过滤（如溶液呈透明状，可不过滤）。弃去最初滤液，收集 1～2mL 滤液于带盖小试管中。

15　分析步骤

15.1　校正仪器

从组合试剂盒中取出电极，将其表面清理干净，吸取缓冲溶液滴在电极表面。用小镊子取一片酶膜圈，安装在电极表面，使酶膜圈中心和电极中心的白金完全贴紧，形成无气泡的薄层液体，然后将电极安装在反应池内。

仪器开机后，缓冲溶液即自动进入反应池，并自行冲洗。当仪器出现进样指令后，用微量进样器准确吸取 25μL β-D-葡萄糖标准溶液（用滤纸擦净针尖外部）注入进样口内。20～40s 后，仪器自动显示标准溶液的指示值。再等 30～60s，仪器自行完成冲洗过程，即可重复注入标准溶液数次，直至仪器显示允许开始测定样品。当连续两次标准溶液显示值的相对偏差小于 2.0% 时，即完成校正步骤。

15.2　测定样品

用试液冲洗微量进样器，至少两次。准确吸取 25μL 试液，用滤纸擦干针尖外部，注入进样口。20～40s 后读取显示值。

16　结果计算

食用农产品中葡萄糖的含量以质量分数 X_2 计，数值以 % 表示，按下式计算：

$$X_2 = \frac{R \times V_3}{1000 \times m_1}$$

式中：

R ——仪器测定的数值（mg/100mL）；

V_3 ——试液的定容体积（mL）；

m_1 ——试样的质量（g）。

计算结果表示到小数点后一位。

17　允许差

同一样品的两次测定值之差：

食品中葡萄糖含量小于 1.0% 时，不得超过两次测定平均值的 5.0%；

食品中葡萄糖含量大于或等于 1.0% 时，不得超过两次测定平均值的 2.0%。

18　葡萄糖氧化酶和过氧化物酶的活力与判定

18.1　活力要求

18.1.1　葡萄糖氧化酶活力：不低于 20U/mg；不得含有纤维素酶、淀粉葡萄糖苷酶、β-果糖苷酶、半乳糖苷酶、过氧化氢酶等干扰酶。

18.1.2　过氧化物酶活力：不低于 50U/mg；不得含有纤维素酶、淀粉葡萄糖苷酶、β-果糖苷酶、半乳糖苷酶、过氧化氢酶等干扰酶。

18.2　试验方法

用移液管吸取 0.50mL 葡萄糖标准溶液，置于 10mL 比色管中，加入 100μg 可溶性淀粉（分析纯）、

100μg 纤维二糖（生化试剂）、100μg 乳糖（分析纯）和 100μg 蔗糖（分析纯），再加入 3mL 酶试剂溶液。以下按 7.1 步骤操作。

测定吸光度后，在标准曲线上查出相应的葡萄糖含量，按下式计算葡萄糖的回收率：

$$F = \frac{m_2}{0.5 \times 200} \times 100$$

式中：

F ——葡萄糖的回收率（%）；

m_2 ——葡萄糖的实测质量（μg）。

18.3　判定

测定的葡萄糖回收率如在 95%～105% 范围内，则判定葡萄糖氧化酶和过氧化物酶符合要求。

19　葡萄糖氧化酶膜的判定

19.1　酶膜活性的判定

校正仪器时，注入 25μL β-D-葡萄糖标准溶液，仪器显示指示数值后，按下酶膜响应键，则显示出酶膜活性的相应数值。如相应数值大于 10.0，则表示酶膜活性符合要求；相应数值小于 10.0 时，应更换新酶膜。

19.2　酶膜线性的判定

校正仪器操作步骤完成后，仪器显示酶膜线性检查指令。用微量进样器注入 50μL β-D-葡萄糖标准溶液，如显示值大于 184.0，表示酶膜线性良好；小于 184.0 时，应按下仪器线性校正键，进行线性校正或更换新酶膜。

19.3　酶膜抗干扰性的判定

校正仪器操作步骤完成后，用微量进样器吸取 25μL 新配制的 1% 亚铁氰化钾溶液，注入反应池进样口。当仪器显示值为 -2.0～$+6.0$ 时，表示酶膜抗干扰符合要求；否则应更换新酶膜。

1% 亚铁氰化钾溶液的配制：用 100mL 烧杯准确称取 1.15g 亚铁氰化钾 $[K_4Fe(CN)_6 \cdot 3H_2O]$（分析纯），加入少量水使之溶解，转移至 100mL 容量瓶中，稀释至刻度，摇匀。

附加说明：

第一法和第二法参考 GB/T 16285《食品中葡萄糖的测定　酶-比色法和酶-电极法》。

三、食用菌中岩藻糖、阿糖醇、海藻糖、甘露醇、甘露糖、葡萄糖、半乳糖、核糖的测定

1 范围

本法描述了食用菌中岩藻糖、阿糖醇、海藻糖、甘露醇、甘露糖、葡萄糖、半乳糖和核糖离子色谱的测定。

本法适用于食用菌中岩藻糖、阿糖醇、海藻糖、甘露醇、甘露糖、葡萄糖、半乳糖和核糖含量的测定。

2 原理

用水提取食用菌样品中的岩藻糖、阿糖醇、海藻糖、甘露醇、甘露糖、葡萄糖、半乳糖和核糖，稀释至合适的浓度后采用离子色谱-电化学检测器测定，保留时间定性，外标法定量。

3 试剂

除另有说明外，所有试剂均为分析纯，水为 GB/T 6682 规定的一级水。

3.1 50％氢氧化钠溶液（色谱纯）。

3.2 苯甲酸溶液，0.1％（质量分数）。

3.3 流动相 A：水。

3.4 流动相 B：取 31.5mL 氢氧化钠，定容到 1L。

3.5 岩藻糖、阿糖醇、海藻糖、甘露醇、甘露糖、葡萄糖、半乳糖、核糖标准品：纯度≥98％。

3.6 单一标准储备液：分别称取 0.1g（精确至 0.1mg）岩藻糖、阿糖醇、海藻糖、甘露醇、甘露糖、葡萄糖、半乳糖和核糖标准品，用 0.1％苯甲酸溶液溶解，转移至 100mL 容量瓶中，定容至刻度，配制成浓度为 1 000μg/mL 的单一标准储备液，储存在 4℃条件下，有效期 1 个月。

3.7 混合标准储备液：分别移取 20mL 的岩藻糖、阿糖醇、海藻糖、甘露醇、甘露糖、葡萄糖、半乳糖和核糖单一标准储备液于 200mL 容量瓶中，用 0.1％苯甲酸溶液定容至刻度，配制成浓度为 100μg/mL 的混合标准储备液，有效期 1 个月。

3.8 混合系列工作标准液：分别移取混合标准储备液 0.25mL、0.5mL、1.0mL、2.0mL、5.0mL、10.0mL、20.0mL、50.0mL 于 100mL 容量瓶中，用 0.1％苯甲酸溶液定容至刻度，配制成质量浓度分别为 0.25μg/mL、0.5μg/mL、1.0μg/mL、2.0μg/mL、5.0μg/mL、10μg/mL、20μg/mL、50μg/mL 的混合系列工作标准液，现用现配。

4 仪器和设备

4.1 离子色谱仪：配电化学检测器，或相当者。

4.2 分析天平：感量 0.1mg 和 0.01g。

4.3 均质器。

4.4 食品加工器。

4.5 样品粉碎机。

4.6 超声波提取仪：配有温控功能。

4.7 高速离心机：3 000r/min。

4.8 水系滤膜：0.45μm。

5 分析步骤

5.1 试样制备

5.1.1 鲜样

取具有代表性的样品 1 000g，用干净纱布擦去样品表面的附着物，采用对角线分割法，取对角部分，将其切碎，充分混匀放入食品加工器粉碎成匀浆，放入密封容器中－18℃保存备用。

5.1.2 干样

取具有代表性的样品 200g，用样品粉碎机粉碎，过 425μm 标准网筛，放入密封容器中 0～20℃保存备用。

5.2 提取

5.2.1 鲜样

称取 5g 试样（精确至 0.01g），放入 250mL 锥形瓶中，准确加入 100mL 水，用均质器匀浆 2min，置于高速离心机上 3 000r/min 离心 10min。移取上清液备用。

5.2.2 干样

称取 0.5g 试样（精确至 0.01g），放入 250mL 锥形瓶中，准确加入 100mL 水，于 60℃下超声 1h，置于高速离心机上 3 000r/min 离心 10min。移取上清液备用。

5.3 过滤

将样品提取液经水系滤膜过滤后待测。

5.4 测定

5.4.1 仪器参考条件

a）色谱柱：糖离子交换柱（MA-1 或其他等效柱），4mm×250mm；保护柱（MA-1 或其他等效柱），4mm×50mm；柱温 30℃；

b）流动相：流速 0.4mL/min，洗脱条件见表 1-6；

表 1-6 洗脱条件

时间（min）	流速（mL/min）	流动相（V_A+V_B）	
		流动相 A	流动相 B
0	0.4	20	80
50	0.4	20	80
52	0.4	0	100
54	0.4	0	100
56	0.4	20	80
76	0.4	20	80

c）进样量：20μL；

d）检测器：电化学检测器；Au 工作电极；Ag/AgCl 参比电极。

5.4.2 标准工作曲线

取混合系列工作标准液分别上机，按照色谱条件测定，以各糖的峰面积为横坐标，以各糖的质量浓度为纵坐标，绘制标准曲线或计算线性回归方程。

5.4.3 测定

取待测液上机测定。如果样品提取液中岩藻糖、阿糖醇、海藻糖、甘露醇、甘露糖、葡萄糖、半乳糖和核糖的含量超出标准工作曲线 0.25～50μg/mL 的范围，则稀释合适倍数后重新测定。同时进行试剂空白试验。

5.4.4　岩藻糖、阿糖醇、海藻糖、甘露醇、甘露糖、葡萄糖、半乳糖、核糖参考色谱图

岩藻糖、阿糖醇、海藻糖、甘露醇、甘露糖、葡萄糖、半乳糖、核糖参考色谱图见图 1-3。

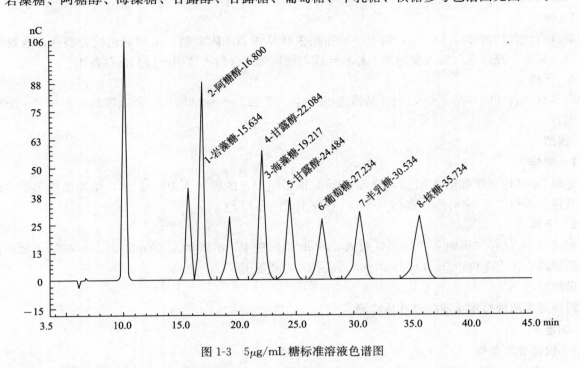

图 1-3　5μg/mL 糖标准溶液色谱图

6　结果的计算与表述

试样中岩藻糖、阿糖醇、海藻糖、甘露醇、甘露糖、葡萄糖、半乳糖和核糖的含量按下式计算：

$$w = \frac{c \times V \times f}{m} \times \frac{1}{1000}$$

式中：

w ——试样中各种糖的含量（mg/g）；

c ——根据样液的峰面积由直线回归方程计算出各糖的质量浓度（μg/mL）；

V ——提取液体积（mL）；

f ——试样溶液稀释倍数；

m ——试样的质量（g）。

以两次平行测定值的算术平均值作为测定结果，计算结果保留三位有效数字。

7　精密度

7.1　重复性

在重复性条件下，获得的两次独立测试结果的绝对差值不大于这两个测定值算术平均值的 10%。

7.2　再现性

在再现性条件下，获得的两次独立测试结果的绝对差值不大于这两个测定值算术平均值的 20%。

8　食用菌样品检出限和样品定量限

食用菌样品检出限和样品定量限见表 1-7。

表 1-7 食用菌样品检出限和样品定量限

单位：μg/g

糖种类	食用菌干样检出限	食用菌鲜样检出限	食用菌干样定量限	食用菌鲜样定量限
岩藻糖	2.5	0.3	10	1.0
阿糖醇	1.5	0.2	5	0.5
海藻糖	5.0	0.5	15	1.5
甘露醇	2.5	0.3	10	1.0
甘露糖	5.0	0.5	15	1.5
葡萄糖	15.0	1.5	50	5.0
半乳糖	10.0	1.0	25	2.5
核糖	15.0	1.5	50	5.0

附加说明：

本法参考 NY/T 2279《食用菌中岩藻糖、阿糖醇、海藻糖、甘露醇、甘露糖、葡萄糖、半乳糖、核糖的测定 离子色谱法》。

四、乳品中乳糖和蔗糖的测定

1 范围

第一法描述了乳中乳糖含量的分光光度法测定。

第二法描述了乳中乳糖含量的酶-比色法测定。

第三法描述了乳品中乳糖、蔗糖含量的高效液相色谱测定。

第四法描述了乳品中乳糖、蔗糖含量的莱因-埃农氏法测定。

第三法的检出限为 0.3g/100g，第四法的检出限为 0.4g/100g。

第一法　乳糖的测定　分光光度法

2 原理

试样中加入硫酸锌溶液和氢氧化钡溶液以沉淀蛋白质等杂质，经离心后，上层样液中的乳糖在苯酚、氢氧化钠、苦味酸和亚硫酸氢钠作用下生成橘红色的络合物，用分光光度法测定，用标准曲线法定量。

3 试剂材料

除另有说明外，本法所有试剂均为分析纯，水为二次蒸馏水。

3.1 沉淀剂

3.1.1 氢氧化钡 [$Ba(OH)_2$]。

3.1.2 硫酸锌（$ZnSO_4$）。

3.1.3 4.5%氢氧化钡溶液。

3.1.4 5%硫酸锌溶液。

3.2 发色剂

3.2.1 苯酚（C_6H_5OH）。

3.2.2 氢氧化钠（$NaOH$）。

3.2.3 苦味酸（$C_6H_3N_3O_7$）。

3.2.4 亚硫酸氢钠（$NaHSO_3$）。

3.2.5 1%苯酚溶液。

3.2.6 5%氢氧化钠溶液。

3.2.7 1%苦味酸溶液。

3.2.8 1%亚硫酸氢钠溶液。

3.2.9 使用时按顺序以体积（1+2+2+1）配制，此发色剂置于4℃冰箱中保存可使用1周。

3.3 乳糖

3.3.1 乳糖标准品：纯度≥99%。

3.3.2 乳糖标准工作液：准确称取于70℃真空烘箱中烘至恒重的适量的乳糖标准品，加水溶解，移入500mL 容量瓶中，稀释至刻度，配成浓度为 1.00mg/mL 的标准工作液。

4 仪器和设备

4.1 分光光度计。

4.2 离心机。

5 测定步骤

5.1 试样处理

称取 1.0g 试样（精确至 0.001g），用水溶解移入 100mL 容量瓶中，稀释至刻度。并准确移取

2.5mL 于离心管中，加入 2mL 硫酸锌溶液，0.5mL 氢氧化钡溶液，用玻璃棒轻轻搅匀后，以 2 000r/min 的转速离心 2min，上层澄清液作为样液，供测定用。

5.2 空白实验

除不称取试样外，均按上述测定步骤进行，得到样品空白液。

5.3 测定

准确移取 0.5mL 样液和同量的样品空白液，分别置于 25mL 比色管中，加入 2.5mL 发色剂。准确移取乳糖标准工作液 0.00mL、0.20mL、0.40mL、0.60mL、0.80mL 和 1.00mL，分别置于 25mL 含 2.5mL 发色剂的比色管中。将样液、样品空白液和乳糖标准液的比色管塞紧塑料塞，移入沸水浴中。准确加热 6min，取出，用冷水冷却后，用水稀释至 25mL。摇匀后，于波长 520nm 处测定吸光度。测定时，乳糖标准液以不添加乳糖标准工作液的空白液调节零点，绘制标准曲线图，样液以样品空白液调节分光光度计零点，测定其吸光度，并从标准曲线图中得出样液中乳糖的含量。

6 结果计算和表述

按下式计算试样中乳糖的含量：

$$X = \frac{m_1}{m_2} \times 100$$

式中：

X ——试样中乳糖含量（%）；

m_1 ——测定用样液中乳糖的质量（mg）；

m_2 ——测定用样液相当于样品的质量（mg）。

第二法 乳糖的测定 酶-比色法

7 原理

在 β-半乳糖苷酶（β-GLS）催化下，乳糖被酶解为 D-葡萄糖（G）和 D-半乳糖（GL）。己糖激酶（HK）将 D-葡萄糖磷酸化生成 6-磷酸葡萄糖（G6P），同时将三磷酸腺苷（ATP）转化为二磷酸腺苷（ADP）。受 6-磷酸葡萄糖脱氢酶（G6PDH）催化，6-磷酸葡萄糖氧化为 6-磷酸葡萄糖酸（GA6P），同时，烟酰胺腺嘌呤二核苷酸磷酸（NADP＋）被还原成还原型烟酰胺腺嘌呤二核苷酸磷酸（NADPH）。在波长 340nm 处 NADPH 的吸光度值与乳糖含量成正比，与标准系列比较定量。

$$C_{12}H_{22}O_{11}（L）＋H_2O \xrightarrow{\beta\text{-GLS}} D\text{-}C_6H_{12}O_6（GL）$$

$$D\text{-}C_6H_{12}O_6（G）＋ATP \xrightarrow{HK} G6P＋ADP$$

$$G6P＋NADP^+＋H_2O \xrightarrow{G6PDH} GA6P＋NADPH＋H^+$$

8 试剂

除另有说明外，本法所有试剂均为分析纯，水应符合 GB/T 6682 的规定。

8.1 31g/L 亚铁氰化钾溶液

称取 3.55g 三水亚铁氰化钾（K₄[Fe(CN)₆]·3H₂O）溶于水，稀释至 100mL，混匀。

8.2 40g/L 硫酸锌溶液

称取 7.13g 七水硫酸锌（ZnSO₄·7H₂O）溶于水，稀释至 100mL，混匀。

8.3 2mol/L 硫酸溶液

用水稀释浓硫酸 $V_{1.0}＋V_{8.0}$。

警告：稀释浓硫酸时应当将硫酸缓慢加入水中，且不断搅动，否则会引起爆炸。

8.4 4g/L 氢氧化钠溶液

称取 0.4g 氢氧化钠（NaOH）溶于水，稀释至 100mL，混匀，置于聚乙烯塑料瓶中。

8.5 200g/L 氢氧化钠溶液

称取 20.0g 氢氧化钠（NaOH）溶于水，稀释至 100mL，混匀，置于聚乙烯塑料瓶中。

8.6 422g/L 硫酸铵溶液

称取 42.2g 硫酸铵 $[(NH_4)_2SO_4]$ 溶于水，稀释至 100mL，混匀。

8.7 柠檬酸缓冲溶液，pH 6.6

称取 2.8g 二水柠檬酸三钠（$C_6H_5O_7Na_3 \cdot 2H_2O$），0.042g 一水柠檬酸（$C_6H_8O_7 \cdot H_2O$）和 0.625g 七水硫酸镁（$MgSO_4 \cdot 7H_2O$），溶于约 40mL 水中，混匀。

用 2mol/L 硫酸溶液或 4g/L 氢氧化钠溶液将 pH 调至 6.6 ± 0.1，定容至 50mL，混匀后放置于 0～4℃冰箱中，可保存 3 个月，使用前放置至室温。

8.8 三乙醇胺（TEA）缓冲溶液，pH 7.6

称取 14.0g 三乙醇胺盐酸盐（$C_6H_{15}NO_3 \cdot HCl$），0.25g 七水硫酸镁（$MgSO_4 \cdot 7H_2O$）溶于约 80mL 水中，用 200g/L 氢氧化钠溶液将 pH 调至 7.6 ± 0.1，稀释至 100mL，混匀后放置于 0～4℃冰箱中，可保存 2 个月。

8.9 NADP＋-ATP-TEA 缓冲溶液

称取 65mg 烟酰胺腺嘌呤二核苷酸磷酸二钠盐（$C_{21}H_{26}N_7O_{17}P_3Na_2$，纯度 98%～99%）和 170mg 5-三磷酸腺苷二钠盐（$C_{10}H_{14}N_5O_{13}P_3Na_2$，纯度 99%～100%），溶于 30mL 三乙醇胺缓冲溶液中，混匀后放置于 0～4℃冰箱中，可保存 2 周，使用前放置至室温。

8.10 β-GLS-$(NH_4)_2SO_4$ 悬浊液

将 β-半乳糖苷酶（β-GLS，埃希氏大肠杆菌，EC 3.2.1.23）加入 422g/L 硫酸铵溶液中，使 β-半乳糖苷酶的活性不低于 60 IU/mL，缓慢搅匀成悬浊液后放置于 0～4℃冰箱中，可保存 12 个月。使用时，该悬浊液的容器应浸入冰水中。

8.11 HK-G6PDH-$(NH_4)_2SO_4$ 悬浊液

将己糖激酶（HK，酵母，EC 2.7.1.1）和 6-磷酸葡萄糖脱氢酶（G6PDH，酵母，EC 1.1.1.49）加入 422g/L 硫酸铵溶液中，使己糖激酶的活性不低于 280 IU/mL，6-磷酸葡萄糖脱氢酶的活性不低于 140 IU/mL，缓慢搅匀成悬浊液后放置于 0～4℃冰箱中，可保存 12 个月。使用时，该悬浊液的容器应浸入冰水中。

8.12 乳糖标准溶液

称取经 87℃干燥至恒重的一水乳糖（$C_{12}H_{22}O_{11} \cdot H_2O$），精确到 0.000 1g，溶于水中，定容至 100mL，摇匀。准确吸取 1.00mL 上述溶液，用水定容至 100mL，即得 80μg/mL 的乳糖标准溶液，现用现配。

9 仪器

9.1 分析天平：感量 0.1mg。

9.2 比色管：10mL，带盖。

9.3 紫外可见分光光度计：340nm，1cm 比色皿。

9.4 恒温水浴锅：±0.1℃。

9.5 组织捣碎机。

10 试样制备

10.1 固体试样

取有代表性的样品至少 20g，用组织捣碎机捣碎均匀，置于密闭的玻璃容器内。

10.2 固、液体试样

取有代表性的样品至少 200g，用组织捣碎机捣碎均匀，置于密闭的玻璃容器内。

10.3 液体试样

取有代表性的样品至少 200g，充分混匀，置于密闭的玻璃容器内。

11 分析步骤

11.1 试液制备

用分析天平称取试样，放置于100mL玻璃烧杯中，固、液体试样或液体试样称取2g，固体试样称取0.2g，均精确到0.1mg。加入约20mL 40～50℃热水，搅匀成乳浊状或悬浊状试料，转移至250mL容量瓶中。用刻度移液管依次加入5.0mL亚铁氰化钾溶液、5.0mL硫酸锌溶液和10.0mL 4g/L氢氧化钠溶液，每次加入后均应充分摇匀。定容，混匀，静置30min，过滤，弃去最初滤液约30mL。吸取5.00mL滤液与100mL容量瓶中，定容，即为试液。

11.2 标准曲线绘制

用微量移液管吸取0.00mL、0.20mL、0.40mL、0.60mL、0.80mL、1.00mL乳糖标准溶液，分别置于10mL比色管中，各加入0.20mL柠檬酸缓冲溶液、0.05mL β-GLS-$(NH_4)_2SO_4$悬浊液，摇匀，于36℃±1℃恒温水浴锅中恒温15min。取出后加入1.00mL NADP+-ATP-TEA缓冲溶液，0.05mL HK-G6PDH-$(NH_4)_2SO_4$悬浊液，摇匀，于36℃±1℃恒温水浴锅中恒温60min。取出后，冷却至室温，用水定容至5.00mL，摇匀，放置5min。用1cm比色皿，以乳糖标准溶液含量为0.00的试剂溶液做参比，在波长340nm处测定各比色管内溶液的吸光度。以乳糖含量为纵坐标，以吸光度值为横坐标，绘制标准曲线。

11.3 试液的测定

用微量移液管吸取1.00mL试液，置于10mL比色管中，加入0.20mL柠檬酸缓冲溶液、1.00mL NADP+-ATP-TEA缓冲溶液、0.05mL HK-G6PDH-$(NH_4)_2SO_4$悬浊液，摇匀，于36℃±1℃恒温水浴锅中恒温60min，取出，冷却至室温，用水定容至5.00mL，摇匀。此溶液即为空白溶液。

用微量移液管吸取1.00mL试液，置于10mL比色管中。以下按本方法11.2"各加入0.20mL柠檬酸缓冲溶液……用1cm比色皿"操作，以空白溶液做参比，在波长340nm处测定比色管内试液的吸光度，在标准曲线上查出对应的乳糖含量。

12 结果计算

乳及乳制品中乳糖的含量，数值以克每百克（g/100g）表示，按下式计算：

$$X = \frac{c \times V_1 \times V_3}{10000 \times m \times V_2 \times V_4}$$

式中：

X ——乳及乳制品中乳糖的含量（g/100g）；

c ——标准曲线上查出的试液中乳糖的含量（μg）；

m ——试料的质量（g）；

V_1 ——试料经脱蛋白处理后的定容体积，250mL；

V_2 ——吸取滤液体积，5.00mL；

V_3 ——滤液定容体积，100mL；

V_4 ——吸取试液体积，1.00mL。

两个平行样测定算术平均值的计算结果保留三位有效数字。

13 精密度

13.1 重复性

在重复性条件下获得的两次独立测试结果的绝对差值不大于这两个测定值算术平均值的6％。

13.2 再现性

在再现性条件下获得的两次独立测试结果的绝对值不大于这两个测定值算术平均值的14％。

第三法 乳糖和蔗糖的测定 高效液相色谱法

14 原理

试样中的乳糖、蔗糖经提取后，利用高效液相色谱柱分离，用示差折光检测器或蒸发光散射检测器检测，外标法进行定量。

15 试剂和材料

除另有说明外，本法所有试剂均为分析纯，水为 GB/T 6682 规定的一级水。

15.1 乙腈

色谱纯。

15.2 标准溶液

15.2.1 乳糖标准储备液（20mg/mL）

称取在 94℃±2℃烘箱中干燥 2h 的乳糖标样 2g（精确至 0.1mg），溶于水中，用水稀释至 100mL 容量瓶中。放置于 4℃冰箱中。

15.2.2 乳糖标准工作液

分别吸取乳糖标准储备液 0mL、1mL、2mL、3mL、4mL、5mL 于 10mL 容量瓶中，用乙腈定容至刻度。配成乳糖标准系列工作液，浓度分别为 0mg/mL、2mg/mL、4mg/mL、6mg/mL、8mg/mL、10mg/mL。

15.2.3 蔗糖标准溶液（10mg/mL）

称取在 105℃±2℃烘箱中干燥 2h 的蔗糖标样 1g（精确到 0.1mg），溶于水中，用水稀释至 100mL 容量瓶中。放置于 4℃冰箱中。

15.2.4 蔗糖标准工作液

分别吸取蔗糖标准溶液 0mL、1mL、2mL、3mL、4mL、5mL 于 10mL 容量瓶中，用乙腈定容至刻度。配成蔗糖标准系列工作液，浓度分别为 0mg/mL、1mg/mL、2mg/mL、3mg/mL、4mg/mL、5mg/mL。

16 仪器和设备

16.1 天平：感量为 0.1mg。

16.2 高效液相色谱仪，带示差折光检测器或蒸发光散射检测器或相当者。

16.3 超声波振荡器。

17 分析步骤

17.1 试样处理

称取固态试样 1g 或液态试样 2.5g（精确到 0.1mg）于 50mL 容量瓶中，加 15mL 50~60℃水溶解，于超声波振荡器中振荡 10min，用乙腈定容至刻度，静置数分钟，过滤。取 5.0mL 过滤液 10mL 容量瓶中，用乙腈定容，通过 0.45μm 滤膜过滤，滤液供色谱分析。可根据具体试样进行稀释。

17.2 测定

17.2.1 色谱参考条件

a）色谱柱：氨基柱 4.6mm×250mm，5μm，或具有同等性能的色谱柱；

b）流动相：乙腈-水＝70＋30；

c）流速：1mL/min；

d）柱温：35℃；

e）进样量：10μL；

f）示差折光检测器条件：温度 33~37℃；

g）蒸发光散射检测器条件：飘移管温度：85~90℃；

气流量：2.5L/min；

撞击器：关。

17.2.2 标准曲线的制作

将标准系列工作液分别注入高效液相色谱仪中，测定相应的峰面积或峰高，以峰面积或峰高为纵坐标，以标准工作液的浓度为横坐标绘制标准曲线。

17.2.3 试样溶液的测定

将试样溶液注入高效液相色谱仪中，测定峰面积或峰高，从标准曲线中查得试样溶液中糖的浓度。

18 分析结果的表述

试样中糖的含量按下式计算：

$$X = \frac{c \times V \times 100 \times n}{m \times 100}$$

式中：

X ——试样中糖的含量（g/100g）；

c ——样液中糖的浓度（mg/mL）；

V ——试样定容体积（mL）；

n ——样液稀释倍数；

m ——试样的质量（g）。

以重复性条件下获得的两次独立测定结果的算术平均值表示，结果保留三位有效数字。

19 精密度

在重复条件下获得的两次独立测定结果的绝对差值不得超过算术平均值的 5%。

第四法　乳糖和蔗糖的测定　莱因-埃农氏法

20 原理

20.1 乳糖：试样经除去蛋白质后，在加热条件下，以次甲基蓝为指示剂，直接滴定已标定过的费林氏液，根据样液消耗的体积计算乳糖含量。

20.2 蔗糖：试样经除去蛋白质后，其中，蔗糖经盐酸水解为还原糖，再按还原糖测定。水解前后的差值乘以相应的系数即为蔗糖含量。

21 试剂和材料

除另有说明外，本法所有试剂均为分析纯，水为 GB/T 6682 规定的三级水。

21.1 乙酸铅 [$(CH_3COO)_2Pb$]。

21.2 草酸钾（$K_2C_2O_4 \cdot H_2O$）。

21.3 磷酸氢二钠（Na_2HPO_4）。

21.4 盐酸（HCl）。

21.5 硫酸铜（$CuSO_4$）。

21.6 浓硫酸（H_2SO_4）。

21.7 酒石酸钾钠（$C_4O_6H_4KNa$）。

21.8 氢氧化钠（NaOH）。

21.9 酚酞（$C_{20}H_{14}O_4$）。

21.10 乙醇（CH_3CH_2OH）。

21.11 次甲基蓝（$C_{16}H_{18}ClN_3S$）。

21.12 乙酸铅溶液（200g/L）：称取 200g 乙酸铅，溶于水并稀释至 1 000mL。

21.13 草酸钾-磷酸氢二钠溶液：称取草酸钾 30g、磷酸氢二钠 70g，溶于水并稀释至 1 000mL。

21.14 盐酸（1＋1）：1 体积盐酸与 1 体积的水混合。

21.15 氢氧化钠溶液（300g/L）：称取 300g 氢氧化钠，溶于水并稀释至 1 000mL。

21.16 费林氏液（甲液和乙液）：
　　甲液：称取 34.639g 硫酸铜，溶于水中，加入 0.5mL 浓硫酸，加水至 500mL；
　　乙液：称取 173g 酒石酸钾钠及 50g 氢氧化钠溶解于水中，稀释至 500mL，静置 2d 后过滤。

21.17 酚酞溶液（5g/L）：称取 0.5g 酚酞溶于 100mL 体积分数为 95％的乙醇中。

21.18 次甲基蓝溶液（10g/L）：称取 1g 次甲基蓝于 100mL 水中。

22 仪器和设备

22.1 天平：感量为 0.1mg。

22.2 水浴锅：温度可控制在 75℃±2℃。

23 分析步骤

23.1 费林氏液的标定

23.1.1 用乳糖标定

称取预先在 94℃±2℃烘箱中干燥 2h 的乳糖标样约 0.75g（精确到 0.1mg），用水溶解并定容至 250mL。将此乳糖溶液注入一个 50mL 滴定管中，待滴定。

23.1.1.1 预滴定

吸取 10mL 费林氏液（甲、乙液各 5mL）于 250mL 三角烧瓶中。加入 20mL 蒸馏水，放入几粒玻璃珠，从滴定管中放出 15mL 样液于三角瓶中，置于电炉上加热，使其在 2min 内沸腾，保持沸腾状态 15s，加入 3 滴次甲基蓝溶液，继续滴入至溶液蓝色完全褪尽为止，读取所用样液的体积。

23.1.1.2 精确滴定

另取 10mL 费林氏液（甲、乙液各 5mL）于 250mL 三角烧瓶中，再加入 20mL 蒸馏水，放入几粒玻璃珠，加入比预滴定量少 0.5～1.0mL 的样液，置于电炉上，使其在 2min 内沸腾，维持沸腾状态 2min，加入 3 滴次甲基蓝，以每两秒一滴的速度徐徐滴入，溶液蓝色完全褪尽即为终点，记录消耗的体积。

23.1.1.3 按下式计算费林氏液的乳糖校正值（f_1）：

$$A_1 = \frac{V_1 \times m_1 \times 1000}{250} = 4 \times V_1 \times m_1$$

$$f_1 = \frac{4 \times V_1 \times m_1}{AL_1}$$

式中：

A_1 ——实测乳糖数（mg）；

V_1 ——滴定时消耗乳糖溶液的体积（mL）；

m_1 ——称取乳糖的质量（g）；

f_1 ——费林氏液的乳糖校正值；

AL_1 ——由乳糖液滴定毫升数查表 1-8 所得的乳糖数（mg）。

23.1.2 用蔗糖标定

23.1.2.1 称取在 105℃±2℃烘箱中干燥 2h 的蔗糖 0.2g（精确到 0.1mg），用 50mL 水溶解并洗入 100mL 容量瓶中，加水 10mL，再加入 10mL 盐酸，置于 75℃水浴锅中，时时摇动，使溶液温度在 67.0～69.5℃，保温 5min，冷却后，加 2 滴酚酞溶液，用氢氧化钠溶液调至微粉色，用水定容至刻度。再按本法 23.1.1.2 和本法 23.1.1.3 操作。

表 1-8 乳糖及转化糖因数表（10mL 费林氏液）

滴定量（mL）	乳糖（mg）	转化糖（mg）	滴定量（mL）	乳糖（mg）	转化糖（mg）
15	68.3	50.5	33	67.8	51.7
16	68.2	50.6	34	67.9	51.7
17	68.2	50.7	35	67.9	51.8
18	68.1	50.8	36	67.9	51.8
19	68.1	50.8	37	67.9	51.9
20	68.0	50.9	38	67.9	51.9
21	68.0	51.0	39	67.9	52.0
22	68.0	51.0	40	67.9	52.0
23	67.9	51.1	41	68.0	52.1
24	67.9	51.2	42	68.0	52.1
25	67.9	51.2	43	68.0	52.2
26	67.9	51.3	44	68.0	52.2
27	67.8	51.4	45	68.1	52.3
28	67.8	51.4	46	68.1	52.3
29	67.8	51.5	47	68.2	52.4
30	67.8	51.5	48	68.2	52.4
31	67.8	51.6	49	68.2	52.5
32	67.8	51.6	50	68.3	52.5

注："因数"系指与滴定量相对应的数目，可自表 1-8 中查得。若蔗糖含量与乳糖含量的比超过 3：1 时，则在滴定量中加表 1-9 中的校正值后计算。

表 1-9 乳糖滴定量校正值数

滴定终点时所用的糖液量（mL）	用 10mL 费林氏液、蔗糖及乳糖量的比	
	3：1	6：1
15	0.15	0.30
20	0.25	0.50
25	0.30	0.60
30	0.35	0.70
35	0.40	0.80
40	0.45	0.90
45	0.50	0.95
50	0.55	1.05

23.1.2.2 按下式计算费林氏液的蔗糖校正值（f_2）：

$$A_2 = \frac{V_2 \times m_2 \times 1000}{100 \times 0.95} = 10.5263 \times V_2 \times m_2$$

$$f_2 = \frac{10.5263 \times V_2 \times m_2}{AL_2}$$

式中：

A_2——实测转化糖数（mg）；

V_2——滴定时消耗蔗糖溶液的体积（mL）；

m_2——称取蔗糖的质量（g）；

0.95——果糖分子质量和葡萄糖分子质量之和与蔗糖分子质量的比值；

f_2——费林氏液的蔗糖校正值；

AL_2——由蔗糖溶液滴定的毫升数查表 1-8 所得的转化糖数（mg）。

23.2 乳糖的测定

23.2.1 试样处理

23.2.1.1 称取婴儿食品或脱脂粉 2g，全脂加糖粉或全脂粉 2.5g，乳清粉 1g，精确到 0.1mg，用 100mL 水分数次溶解并洗入 250mL 容量瓶中。

23.2.1.2 徐徐加入 4mL 乙酸铅溶液、4mL 草酸钾-磷酸氢二钠溶液，并振荡容量瓶，用水稀释至刻度。静置数分钟，用干燥滤纸过滤，弃去最初 25mL 滤液后，所得滤液作为滴定用。

23.2.2 滴定

23.2.2.1 预滴定

操作同 23.1.1.2。

23.2.2.2 精确滴定

操作同 23.1.1.3。

23.3 蔗糖的测定

取 50mL 样液于 100mL 容量瓶中，以下按本法 23.1.2.1 自"加水 10mL"起依法操作。

24 分析结果的表述

24.1 乳糖

试样中乳糖的含量 X 按下式计算：

$$X = \frac{F_1 \times f_1 \times 0.25 \times 100}{V_1 \times m}$$

式中：

X ——试样中乳糖的质量分数（g/100g）；

F_1 ——由消耗样液的毫升数查表 1-8 所得乳糖数（mg）；

f_1 ——费林氏液乳糖校正值；

V_1 ——滴定消耗滤液量（mL）；

m ——试样的质量（g）。

以重复性条件下获得的两次独立测定结果的算术平均值表示，结果保留三位有效数字。

24.2 蔗糖

利用测定乳糖时的滴定量，按下式计算出相对应的转化前转化糖数 X_1：

$$X_1 = \frac{F_2 \times f_2 \times 0.25 \times 100}{V_1 \times m}$$

式中：

X_1 ——转化前转化糖的质量分数（g/100g）；

F_2 ——由测定乳糖时消耗样液的毫升数查表 1-8 所得转化糖数（mg）；

f_2 ——费林氏液蔗糖校正值；

V_1 ——滴定消耗滤液量（mL）；

m ——样品的质量（g）。

用测定蔗糖时的滴定量，按下式计算出相对应的转化后转化糖数 X_2：

$$X_2 = \frac{F_3 \times f_2 \times 0.25 \times 100}{V_2 \times m}$$

式中：

X_2 ——转化后转化糖的质量分数（g/100g）；

F_3 ——由 V_2 查得转化糖数（mg）；

f_2 ——费林氏液蔗糖校正值；

m ——样品的质量（g）；

V_2 ——滴定消耗的转化液量（mL）。

试样中蔗糖的含量 X 按下式计算：

$$X=（X_2-X_1）\times 0.95$$

式中：

X ——试样中蔗糖的质量分数（g/100g）；

X_1 ——转化前转化糖的质量分数（g/100g）；

X_2 ——转化后转化糖的质量分数（g/100g）。

以重复性条件下获得的两次独立测定结果的算术平均值表示，结果保留三位有效数字。

24.3 若试样中蔗糖与乳糖之比超过 3∶1 时，则计算乳糖时应在滴定量中加上表 1-9 中的校正值数后再查表 1-8。

25 精密度

在重复性条件下获得的两次独立测定结果的绝对差值不得超过算术平均值的 1.5%。

26 β-半乳糖苷酶、己糖激酶、6-酸葡萄糖脱氢酶的技术要求、试验方法及判定法则

26.1 技术要求

β-半乳糖苷酶、己糖激酶、6-磷酸葡萄糖脱氢酶按其活性计算都不应含有大于 0.01% 的以下各种酶：β-果糖苷酶、淀粉葡萄糖苷酶、纤维素酶、α-糖苷酶、葡萄糖脱氢酶和 NADPH 氧化酶。

26.2 试验方法

用微量移液管吸取 0.8mL 乳糖标准溶液，置于 10mL 比色管中，加入 32μg/mL 的蔗糖、可溶性淀粉、麦芽糖（生化纯）和纤维二糖（生化纯）的混合溶液 1mL。以下按第二法中 11.2 "加入 0.20mL 柠檬酸缓冲溶液……在波长 340nm 处测定比色管内溶液的吸光度"操作。在标准曲线上查出对应的乳糖含量。乳糖的测定回收率 R 以质量分数（%）表示，按下式计算：

$$R=\frac{c}{0.8\times 80}\times 100$$

式中：

c ——从标准曲线上查出的试液中乳糖含量（μg）。

26.3 判定规则

乳糖测定回收率如在 85%～120% 范围内，则判定 β-半乳糖苷酶、己糖激酶、6-磷酸葡萄糖脱氢酶符合技术要求。

附加说明：

第一法参考 SN/T 0871《出口乳及乳制品中乳糖的测定方法》；

第二法参考 NY/T 1422《乳及乳制品中乳糖的测定 酶比色法》；

第三法和第四法参考 GB 5413.5《食品安全国家标准 婴幼儿食品和乳品中乳糖、蔗糖的测定》。

第三节 总 糖

一、食用农产品中淀粉的测定

1 范围

第一法描述了食用农产品中淀粉含量的酶水解测定方法。

第二法描述了食用农产品中淀粉含量的酸水解测定方法。

第一法和第二法均适用于食用农产品中淀粉的测定。

第一法 酶水解法

2 原理

试样经去除脂肪及可溶性糖类后，淀粉用淀粉酶水解成小分子糖，再用盐酸水解成单糖，最后按还原糖测定，并折算成淀粉含量。

3 试剂

除另有说明外，本法所有试剂均为分析纯，水为 GB/T 6682 规定的三级水。

3.1 碘（I_2）。

3.2 碘化钾（KI）。

3.3 高峰氏淀粉酶：酶活力大于或等于 1.6U/mg。

3.4 无水乙醇（C_2H_5OH）。

3.5 石油醚（C_nH_{2n+2}）：沸点范围为 60～90℃。

3.6 乙醚（$C_4H_{10}O$）。

3.7 甲苯（C_7H_8）。

3.8 三氯甲烷（$CHCl_3$）。

3.9 盐酸（HCl）。

3.10 氢氧化钠（NaOH）。

3.11 硫酸铜（$CuSO_4 \cdot 5H_2O$）。

3.12 亚甲蓝（$C_{16}H_{18}ClN_3S \cdot 3H_2O$）：指示剂。

3.13 酒石酸钾钠（$C_4H_4O_6KNa \cdot 4H_2O$）。

3.14 亚铁氰化钾［$K_4Fe(CN)_6 \cdot 3H_2O$］。

3.15 甲基红（$C_{15}H_{15}N_3O_2$）：指示剂。

3.16 葡萄糖（$C_6H_{12}O_6$）。

3.17 甲基红指示液（2g/L）：称取甲基红 0.20g，用少量乙醇溶解后，定容至 100mL。

3.18 盐酸溶液（1+1）：量取 50mL 盐酸，与 50mL 水混合。

3.19 氢氧化钠溶液（200g/L）：称取 20g 氢氧化钠，用水溶解并定容至 100mL。

3.20 碱性酒石酸铜甲液：称取 15g 硫酸铜（$CuSO_4 \cdot 5H_2O$）及 0.050g 亚甲蓝，溶于水中并定容至 1 000mL。

3.21 碱性酒石酸铜乙液：称取 50g 酒石酸钾钠、75g 氢氧化钠，溶于水中，再加入 4g 亚铁氰化钾，完全溶解后，用水定容至 1 000mL，储存于橡胶塞玻璃瓶内。

3.22 葡萄糖标准溶液：称取 1g（精确至 0.000 1g）经过 98～100℃ 干燥 2h 的葡萄糖，加水溶解后加入 5mL 盐酸，并以水定容至 1 000mL。此溶液每毫升相当于 1.0mg 葡萄糖。

3.23 淀粉酶溶液（5g/L）：称取淀粉酶 0.5g，加 100mL 水溶解，现用现配；也可加入数滴甲苯或三氯甲烷防止长霉，储存于 4℃冰箱中。

3.24 碘溶液：称取 3.6g 碘化钾溶于 20mL 水中，加入 1.3g 碘，溶解后加水定容至 100mL。

3.25 85％乙醇：取 85mL 无水乙醇，加水定容至 100mL 混匀。

4 仪器

水浴锅。

5 分析步骤

5.1 试样处理

5.1.1 易于粉碎的试样

磨碎过 40 目筛，称取 2～5g（精确至 0.001g）置于放有折叠滤纸的漏斗内，先用 50mL 石油醚或乙醚分五次洗除脂肪，再用约 100mL 乙醇（85％）洗去可溶性糖类，滤干乙醇，将残留物移入 250mL 烧杯内，并用 50mL 水洗涤纸，洗液并入烧杯，将烧杯置于沸水浴上加热 15min，使淀粉糊化，放冷至 60℃以下，加 20mL 淀粉酶溶液，在 55～60℃保温 1h，并时时搅拌。然后取一滴此液加一滴碘溶液，应不显现蓝色。若显蓝色，再加热糊化并加 20mL 淀粉酶溶液，继续保温，直至加碘不显蓝色为止。加热至沸，冷后移入 250mL 容量瓶中，并加水至刻度，混匀，过滤，弃去初滤液。取 50mL 滤液，置于 250mL 锥形瓶中，加 5mL 盐酸，装上回流冷凝器，在沸水浴中回流 1h，冷后加两滴甲基红指示液，用氢氧化钠溶液（200g/L）中和至中性，溶液转入 100mL 容量瓶中，洗涤锥形瓶，洗液并入 100mL 容量瓶中，加水至刻度，混匀备用。

5.1.2 其他样品

加适量水在组织捣碎机中捣成匀浆（蔬菜、水果需先洗净、晾干、取可食部分），称取相当于原样质量 2.5～5g（精确至 0.001g）的匀浆，以下按本法 5.1.1 自"置于放有折叠滤纸的漏斗内"起依法操作。

5.2 测定

5.2.1 标定碱性酒石酸铜溶液

吸取 5.0mL 碱性酒石酸铜甲液及 5.0mL 碱性酒石酸铜乙液，置于 150mL 锥形瓶中，加水 10mL，加入玻璃珠两粒，从滴定管加约 9mL 葡萄糖，控制在 2min 内加热至沸，趁沸以 1 滴/2s 的速度继续滴加葡萄糖，直至溶液蓝色刚好褪去为终点，记录消耗葡萄糖标准溶液的总体积，同时做三份平行，取平均值，计算每 10mL（甲液、乙液各 5mL）碱性酒石酸铜溶液相当于葡萄糖的质量（mg）。

注：也可以按上述方法标定 4～20mL 碱性酒石酸铜溶液（甲、乙液参半）来适应试样中还原糖的浓度变化。

5.2.2 试样溶液预测

吸取 5.0mL 碱性酒石酸铜甲液及 5.0mL 碱性酒石酸铜乙液，置于 150mL 锥形瓶中，加水 10mL，加入玻璃珠两粒，控制在 2min 内加热至沸，保持沸腾以先快后慢的速度，从滴定管中滴加试样溶液，并保持溶液沸腾状态，待溶液颜色变浅时，以 1 滴/2s 的速度滴定，直至溶液蓝色刚好褪去为终点，记录样液消耗体积。当样液中还原糖浓度过高时，应适当稀释后再进行正式测定，使每次滴定消耗样液的体积控制为与标定碱性酒石酸铜溶液时所消耗的还原糖标准溶液的体积相近，约 10mL。

5.2.3 试样溶液测定

吸取 5.0mL 碱性酒石酸铜甲液及 5.0mL 碱性酒石酸铜乙液，置于 150mL 锥形瓶中，加水 10mL，加入玻璃珠 2 粒，从滴定管滴加比预测体积少 1mL 的试样溶液至锥形瓶中，使在 2min 内加热至沸，保持沸腾继续以 1 滴/2s 的速度滴定，直至蓝色刚好褪去为终点，记录样液消耗体积，同法平行操作三份，得出平均消耗体积。

同时量取 50mL 水及与试样处理时相同量的淀粉酶溶液，按同一方法做试剂空白试验。

6 结果计算

试样中还原糖的含量（以葡萄糖计）按下式进行计算：

$$X = \frac{A}{m \times \dfrac{V}{250} \times 1000} \times 100$$

式中：

X ——试样中还原糖的含量（以葡萄糖计）（g/100g）；

A ——碱性酒石酸铜溶液（甲液、乙液各半）相当于葡萄糖的质量（mg）；

m ——试样质量（g）；

V ——测定时平均消耗试样溶液的体积（mL）；

试样中淀粉的含量按下式进行计算：

$$X = \frac{(A_1 - A_2) \times 0.9}{m \times \dfrac{50}{250} \times \dfrac{V}{100} \times 1000} \times 100$$

式中：

X ——试样中淀粉的含量（g/100g）；

A_1 ——测定用试样中葡萄糖的质量（mg）；

A_2 ——空白中葡萄糖的质量（mg）；

0.9 ——以葡萄糖计换算成淀粉的换算系数；

m ——称取试样质量（g）；

V ——测定用试样处理液体积（mL）。

计算结果保留到小数点后一位。

7　精密度

在重复性条件下获得的两次独立测定结果的绝对差值不得超过算术平均值的 10%。

第二法　酸水解法

8　原理

试样经除去脂肪和可溶性糖类后，其中淀粉用酸水解成具有还原性的单糖，然后按还原糖测定，折算成淀粉。

9　试剂

除另有说明外，本法所有试剂均为分析纯，水为 GB/T 6682 规定的三级水。

9.1　氢氧化钠（NaOH）。

9.2　乙酸铅（$PbC_4H_6O_4 \cdot 3H_2O$）。

9.3　硫酸钠（Na_2SO_4）。

9.4　石油醚（C_nH_{2n+2}）：沸点范围为 60～90℃。

9.5　乙醚（$C_4H_{10}O$）。

9.6　甲基红指示液（2g/L）：称取甲基红 0.20g，用少量乙醇溶解后，并定容至 100mL。

9.7　氢氧化钠溶液（400g/L）：称取 40g 氢氧化钠加水溶解后，放冷，并稀释至 100mL。

9.8　乙酸铅溶液（200g/L）：称取 20g 乙酸铅，加水溶解并稀释至 100mL。

9.9　硫酸钠溶液（100g/L）：称取 10g 硫酸钠，加水溶解并稀释至 100mL。

9.10　盐酸溶液（1+1）：称取 50mL 盐酸，与 50mL 水混合。

9.11　85% 乙醇：取 85mL 无水乙醇，加水定容至 100mL 混匀。

9.12　精密 pH 试纸：6.8～7.2。

10　仪器

10.1　水浴锅。

10.2 高速组织捣碎机。

10.3 回流装置，并附 250mL 锥形瓶。

11 分析步骤

11.1 试样处理

11.1.1 易于粉碎的试样

将试样磨碎过 40 目筛，称取 2~5g（精确至 0.001g），置于放有慢速滤纸的漏斗中，用 50mL 石油醚或乙醚分五次洗去试样中脂肪，弃去石油醚或乙醚。用 150mL 乙醇（85％）分数次洗涤残渣，除去可溶性糖类物质，滤干乙醇溶液，以 100mL 水洗涤漏斗中残渣并转移至 250mL 锥形瓶中，加入 30mL 盐酸（1+1），接好冷凝管，置于沸水浴中回流 2h。回流完毕后，立即冷却。待试样水解液冷却后，加入 2 滴甲基红指示液，先以氢氧化钠溶液（400g/L）调至黄色，再以盐酸（1+1）校正至水解液刚好变红色。若水解液颜色较深，可用精密 pH 试纸测试，使试样水解液的 pH 约为 7。然后加入 20mL 乙酸铅溶液（200g/L），摇匀，放置 10min。再加 20mL 硫酸钠溶液（100g/L），以除去过多的铅。摇匀后将全部溶液及残渣转入 500mL 容量瓶中，用水洗涤锥形瓶，洗液合并于容量瓶中，加水稀释至刻度，过滤，弃去初滤液 20mL，滤液供测定用。

11.1.2 其他样品

加适量水在组织捣碎机中捣成匀浆（蔬菜、水果需先洗净、晾干、取可食部分）。称取相当于原样质量 2.5~5g 的匀浆（精确至 0.001g），于 250mL 锥形瓶中，用 50mL 石油醚或乙醚分五次洗去试样中脂肪，弃去石油醚或乙醚。以下按本法 11.1.1 自"用 150mL 乙醇（85％）"起依法操作。

11.2 测定

按 5.2 操作。

12 结果计算

试样中淀粉的含应按下式进行计算：

$$X = \frac{(A_1 - A_2) \times 0.9}{m \times \dfrac{V}{500} \times 1000} \times 100$$

式中：

X ——试样中淀粉含量（g/100g）；

A_1 ——测定用试样中水解液还原糖质量（mg）；

A_2 ——试剂空白中还原糖的质量（mg）；

0.9 ——还原糖（以葡萄糖计）折算成淀粉的换算系数；

m ——试样质量（g）；

V ——测定用试样水解液体积（mL）；

500 ——试样液总体积（mL）。

计算结果保留到小数点后一位。

13 精密度

在重复性条件下获得的两次独立测定结果的绝对差值不得超过算术平均值的 10％。

附加说明：

第一法和第二法参考 GB 5009.9《食品安全国家标准 食品中淀粉的测定》。

二、食用菌中总糖的测定

1 范围

本法描述了食用菌中总糖含量的分光光度法测定。

本法适用于食用菌中总糖含量的测定。

2 原理

食用菌中水溶性糖和水不溶性多糖经盐酸溶液水解后转化成还原糖，水解物在硫酸的作用下，迅速脱水生成糖醛衍生物，并与苯酚反应生成橙黄色溶液，反应产物在 490nm 处比色，采用外标法定量。

3 试剂

除另有说明外，本法所有试剂均为分析纯，水为 GB/T 6682 规定的三级水。

3.1 浓盐酸：$\rho = 1.18g/mL$。

3.2 浓硫酸：$\rho = 1.84g/mL$。

3.3 50g/L 苯酚溶液：称取 5g 苯酚（C_6H_6O，重蒸），用水溶解于 100mL 容量瓶中，定容后摇匀。转至棕色瓶，置于 4℃冰箱中避光储存。

3.4 100mg/L 葡萄糖标准溶液：将葡萄糖于 105℃恒温烘干至恒重，称取葡萄糖约 0.1g（精确至 0.000 1g），用水溶解于 1 000mL 容量瓶中，定容至刻度后摇匀。置于 4℃冰箱中避光储存，两周内有效。

4 仪器和设备

4.1 电热鼓风干燥箱，温度精度±2℃。

4.2 粉碎机：备有 1mm 孔径的金属筛网。

4.3 可见分光光度计。

4.4 涡旋振荡器。

4.5 分析天平：感量 0.000 1g。

4.6 恒温水浴：温度精度±1℃。

4.7 实验室常用玻璃器具。

5 试样制备

5.1 取样方法和数量

将样品混匀后平铺成方形，用四分法取样，干样取样量应不少于 200g；鲜样取样量应不少于 1 000g；子实体单个质量大于 200g 的样品，取样数应不少于 5 个。

5.2 试样的制备

5.2.1 干样直接用剪刀剪成小块，在 80℃干燥箱中烘至发脆后置于干燥器内冷却，立即粉碎，粉碎样品过孔径为 0.9mm 的筛。未能过筛部分再次粉碎或经钵体内研磨后再过筛，直至全部样品过筛为止。过筛后的样品装入清洁的广口瓶内密封保存，备用。

5.2.2 鲜样用手撕或刀切成小块，50℃鼓风干燥 6h 以上，待样品半干后再逐步提高温度至 80℃，烘至发脆后在干燥器内冷却，立即粉碎。其他操作同本法 5.2.1。

6 分析步骤

6.1 称样

称取 0.25g 试料，精确至 0.001g。同时按照 GB/T 5009.3 规定方法（第一法）测定试样含水率。

6.2　水解

将试样小心倒入 250mL 锥形瓶中，加入 50mL 水和 15mL 浓盐酸。装上冷凝回流装置，置于 100℃ 水浴中水解 3h。冷却至室温后过滤，再用蒸馏水洗涤滤渣，合并滤液及洗液，用水定容至 250mL。此溶液为试样测试液。

6.3　标准曲线的制定

分别吸取 0mL、0.2mL、0.4mL、0.6mL、0.8mL、1.0mL 的葡萄糖标准溶液至 10mL 具塞试管中，用蒸馏水补至 1.0mL。向试液中加入 1.0mL 5％苯酚溶液，然后快速加入 5.0mL 浓硫酸（与液面垂直加入，勿接触试管壁，以便于反应液充分混合），反应液静止放置 10min。使用涡旋振荡器使反应液混合，然后将试管放置于 30℃水浴锅中反应 20min。取适量反应液在 490nm 处测吸光度。以葡萄糖质量浓度为横坐标、吸光度值为纵坐标，制定标准曲线。

6.4　测定

准确吸取试样测试液 0.2mL 于 10mL 具塞试管中，用蒸馏水补至 1.0mL，按本法 6.3 步骤操作，以空白溶液调零，测得吸光度，以标准曲线计算总糖含量。

6.5　空白试验

空白试验需与测定平行进行，用同样的方法和试剂，但不加试料。

7　结果计算

试料中总糖含量以质量分数 ω 计，数值以百分率（％）表示，按下式计算：

$$\omega = \frac{m_1 \times V_1 \times 10^{-6}}{m_2 \times V_2 \times (1-W)} \times 100$$

式中：

V_1——样品定容体积（mL）；

V_2——比色测定时所移取样品测定液的体积（mL）；

m_1——从标准曲线上查得样品测定液中的含糖量（μg）；

m_2——样品质量（g）；

w ——样品含水量（％）。

计算结果以葡萄糖计，表示到小数点后一位。

8　精密度

在重复性测定条件下获得的两次平行测定结果的绝对差值不大于算术平均值的 10％，以大于这两个测定值的算术平均值的 10％的情况不超过 5％为前提。

附加说明：

本法参考 GB/T 15672《食用菌中总糖含量的测定》。

三、水果中可溶性糖的测定

1 范围

第一法描述了水果中可溶性糖含量的直接滴定法测定，适用于各类新鲜水果。

第二法描述了水果及制品中可溶性糖含量的3，5-二硝基水杨酸比色法测定。

第二法的检出限为 2.0mg/L，线性范围为 0～120.0mg/L。

第一法 费林试剂法

2 原理

在沸热条件下，用还原糖溶液滴定一定量的费林试剂时将费林试剂中的二价铜还原为一价铜，以亚甲基蓝为指示剂，稍过量的还原糖立即使蓝色的氧化型亚甲基蓝还原为无色的还原型亚甲基蓝。

3 仪器设备

3.1 高速组织捣碎机。

3.2 电热恒温水浴。

3.3 1 000W 调温电炉。

3.4 玻璃仪器：250mL 容量瓶；150mL 锥形瓶；25mL 碱式滴定管。

4 试剂配制

4.1 费林试剂甲

称取五水硫酸铜（$CuSO_4 \cdot 5H_2O$，分析纯）34.6g 溶于水中，稀释至 500mL，过滤，储于棕色瓶内。

4.2 费林试剂乙

称取氢氧化钠 50g 和酒石酸钾钠（$C_4O_6H_4KNa \cdot 4H_2O$，分析纯）138g 溶于水中，稀释至 500mL，用石棉垫漏斗抽滤。

4.3 转化糖标准溶液

称取 9.5g 蔗糖（分析纯）溶解后转入 1 000mL 容量瓶中，加入 6mol/L HCl（分析纯）10mL，加水至 100mL。在 20～25℃下放置 3d 或在 25℃保温 24h，然后用水定容（此为酸化的 1％转化糖液，可保存 3～4 个月）。测定时，取 1％转化糖液 25.00mL 放入 250mL 容量瓶中，加入甲基红指示剂一滴，用 1mol/L NaOH 溶液中和后用水定容，即为 1mg/mL 转化糖标准溶液。

4.4 亚甲基蓝溶液

称取 0.5g 亚甲基蓝（分析纯）溶于 100mL 水中。

4.5 乙酸锌溶液

称取 21.9g 乙酸锌 [$Zn(CH_3COO)_2$，分析纯] 溶于水中，加冰乙酸 3mL，稀释至 100mL。

4.6 亚铁氰化钾溶液

称取 10.6g 亚铁氰化钾 [$K_4Fe(CN)_6 \cdot 3H_2O$，分析纯] 溶于水中，稀释至 100mL。

5 样品提取液制备

选果实无病虫害、表面洁净具有代表性果实 10 个，洗净。用不锈钢刀取每个果实中部纵横各一片，称取果样 100g 加入蒸馏水 100mL，放入组织捣碎机中捣成 1：1 匀浆，有些材料匀浆比例可适当调整，多汁果类可直接捣浆。称取匀浆 25.0g 或 50.0g（相当于样品 12.5g 或 25.0g）放入 150mL 烧杯中，含有机酸较多的材料加 0.5～2.0g 粉状 $CaCO_3$ 调至中性（广范试纸检试）。用水将样液全部转入 250mL 容量瓶中，并调整体积约为 200mL。置于 80℃±2℃水浴中保温 30min，其间摇动数次，取出，加入乙酸锌溶液及亚铁氰化钾溶液各 2~5mL，冷却至室温后，用水定容，过滤备用。

6 还原糖测定

6.1 费林试剂的标定

取费林试剂甲、乙各 5.00mL 或在测定前先等体积混合后取 10.00mL 混合液于 250mL 锥形瓶中，放入玻璃珠 4~5 粒，先加入比预测（按 6.2 进行预测）仅少 0.5mL 的 1mg/mL 转化糖标准液。将此混合液置于 1 000W 电炉上加热，使其在 2min 左右沸腾，准确煮沸 2min。此时不离开电炉，立即加入 0.5% 亚甲基蓝指示剂 6 滴，并继续以每 4~5s 的滴速滴加标准糖液，直至二价铜离子完全被还原生成砖红色氧化亚铜沉淀，溶液蓝色褪尽为终点。用准确滴定标准糖液的毫升数 V_1，乘以标准糖液浓度，即得 10mL 费林试剂所相当的糖的毫克数。

注：无色的还原型亚甲基蓝极易被空气中的氧所氧化，应调节电炉温度使瓶内溶液始终保持沸腾状态，液面覆盖水蒸气不与空气接触。在整个滴定过程中，锥形瓶不能离开电炉随意摇动。

6.2 预测

取费林试剂甲、乙各 5.00mL 或 10.00mL 混合液于 250mL 锥形瓶中，由滴定管加入待测糖液约 15mL，在电炉上加入至沸。约沸 15s 后，迅速滴加待测糖液，至呈现极轻微的蓝色为止。此时加入 0.5% 亚甲基蓝指示剂 6 滴，继续滴加待测糖液，直至溶液蓝色褪尽为止，记下待测糖液的用量 V_2（毫升数）。

6.3 准确测定

取费林试剂甲、乙各 5.00mL 或 10.00mL 混合液加入锥形瓶中，由滴定管加入比预测仅少 0.5mL 的待测糖液，并补加（V_1-V_2）mL 水（标定费林试剂所消耗的标准糖液毫升数 V_1 减去预测消耗的待测糖液毫升数 V_2，即为应补加水的毫升数），使其与标定费林试剂时的反应体积一致。以下按费林试剂标定同样操作，继续滴至终点。前后沸热时间须在 3min 左右。待测糖液消耗量应控制在 15~50mL 范围内，不能大于标定费林试剂所用标准糖液体积 V_1。否则，应增减称样量重新制备待测液。

7 可溶性总糖测定

取已经制备的待测液 100mL 于 200mL 容量瓶中，加 6mol/L HCl 10mL。在 80℃±2℃ 水浴中加热 10min，放入冷水槽中冷却后，加甲基红指示剂 2 滴用 6mol/L 及 1mol/L NaOH 溶液中和，用水定容。以下步骤同本法 6.2、6.3。

8 结果计算

8.1 计算式（公式格式）

8.1.1 还原糖（%）按下式计算：

$$还原糖（以转化糖计）= \frac{G}{V} \times \frac{250}{W \times 1000}$$

8.1.2 可溶性总糖（%）按下式计算：

$$可溶性总糖（以转化糖计）= \frac{G}{V} \times \frac{A}{W} \times \frac{250}{1000} \times 100$$

式中：

W ——样品称重（g）；

G ——10mL 费林试剂相当的转化糖（mg）；

V ——准确滴定时所用待测糖液的体积（mL）；

A ——稀释倍数；

250 ——定容体积（mL）；

1000 ——由毫克换算为克。

8.1.3 非还原糖（%）按下式计算：

$$非还原糖（以蔗糖计）=（可溶性总糖－还原糖）\times 0.95$$

式中：

0.95 ——由转化糖换算成蔗糖的因数。

8.2 结果表示

测定结果计算到小数点后两位，两次平行试验结果相对相差：含量在5%以下的不得超过3%；含量在5%~10%的不得超过2%；含量在10%以上的不得超过1%。鲜样以鲜基表示，风干样以风干基表示。

注：还原糖及可溶性总糖也可用葡萄糖表示，费林试剂需另用葡萄糖标定，非还原糖用转化糖换成蔗糖形式表示。

第二法 3，5-二硝基水杨酸比色法

9 原理

可溶性非还原糖经酸化后可转化为还原糖。在碱性条件下，3，5-二硝基水杨酸与还原糖共热后被还原生成棕红色的氨基化合物，利用分光光度计在540nm波长下测定棕红色物质的吸光度值，其吸光度值与还原糖含量成正比。

10 试剂和材料

除另有说明外，本法所有试剂均为分析纯，水为GB/T 6682规定的三级水。

10.1 6mol/L氢氧化钠溶液：称取240.0g氢氧化钠于1 000mL烧杯中，用水溶解定容至1 000mL容量瓶中。

10.2 2mol/L氢氧化钠溶液：称取80.0g氢氧化钠于500mL烧杯中，用水溶解定容至1 000mL容量瓶中。

10.3 0.1mol/L氢氧化钠溶液：称取0.400g氢氧化钠于100mL烧杯中，用水溶解定容至100mL容量瓶中。

10.4 3，5-二硝基水杨酸（DNS）试剂：将6.3g DNS和262mL 2mol/L氢氧化钠溶液加入到含185g酒石酸钾钠（$C_4H_4O_6KNa \cdot 4H_2O$）的500mL热水中，再加入5g苯酚和5g亚硫酸钠（Na_2SO_3），搅拌溶解，冷却，用水定容至1 000mL，储于棕色瓶中备用。

10.5 亚铁氰化钾溶液：称取10.6g亚铁氰化钾[$K_4Fe(CN)_6 \cdot 3H_2O$]，用水溶解定容至100mL。

10.6 乙酸锌溶液：称取21.9g乙酸锌[$Zn(CH_3COO)_2$]，用少量水溶解后加入3mL冰乙酸，用水定容至100mL。

10.7 6mol/L盐酸溶液：在500mL的烧杯中加入100mL水，量取100mL盐酸缓缓加入烧杯中，边加边搅拌，混匀后装入储液瓶备用。

10.8 1mg/mL葡萄糖标准溶液：准确称取0.100 0g经80℃干燥2h的葡萄糖（$C_6H_{12}O_6$）标准物质，溶解定容至100mL。现用现配。

10.9 甲基红指示剂：称取0.10g甲基红溶于3.72mL 0.1mol/L氢氧化钠溶液中，稀释至250mL，装入滴瓶。

11 仪器设备

11.1 分光光度计。

11.2 分析天平：感量0.001g和0.000 1g。

11.3 鼓风干燥箱。

11.4 恒温水浴锅：室温至100℃。

11.5 容量瓶：50mL、100mL、250mL、1 000mL。

11.6 具塞刻度试管：10mL或20mL。

12 样液制备

12.1 新鲜水果

果实洗净擦干，取可食部分，切碎混匀，四分法取样，用组织捣碎机制成匀浆（多汁水果直接匀浆，含水量小的水果匀浆前按 1+1 的比例加水）。称取 10.00g（m）试样，用水洗入容量瓶中，加入亚铁氰化钾溶液和乙酸锌溶液各 3mL，摇匀，定容至 250mL（V_1），放置片刻，过滤，滤液备用。

12.2 水果干制品

按 GB 5009.3 测定含水量。果干、脆片等样品（m_1）经 60℃±2℃ 鼓风干燥后，称量（m_2），用粉碎机粉碎，过 0.5mm 筛。称取 1.00～5.00g（m）试样于锥形瓶中，加少量水于 80℃ 水浴中加热提取 10min，用水洗入容量瓶中，冷却，定容至 250mL（V_1），放置片刻，过滤，滤液备用。

12.3 其他水果制品

水果罐头直接制成匀浆，称取 10.00g（m）试样，用水洗入 250mL 容量瓶中，此后操作同本法 12.1。果汁、果酒、果醋等液体水果制品，混匀，称取 10.00～25.00g（m）试样，用水洗入 250mL 容量瓶中，此后操作同本法 12.1。果酱、果泥等制品，混匀，称取 2.00～5.00g（m）试样，用水洗入容量瓶中，定容至 250mL（V_1），放置片刻，过滤，滤液备用。

13 分析步骤

13.1 标准曲线的绘制

用移液管分别准确吸取 0mL、0.2mL、0.4mL、0.8mL、1.0mL、1.2mL 葡萄糖标准溶液于 6 支 10mL 具塞刻度试管中，加水使溶液体积补至 2.0mL，加入 4.00mL 3,5-二硝基水杨酸试剂，置于沸水浴中加热 5min。取出，立即置于冷水中，冷却至室温，定容，摇匀。所得系列葡萄糖标准溶液浓度分别为 0mg/mL、0.02mg/mL、0.04mg/mL、0.08mg/mL、0.10mg/mL、0.12mg/mL。用分光光度计测定 540nm 吸光度值。以葡萄糖浓度（mg/mL）为纵坐标（y）、吸光度值为横坐标（x），绘制标准曲线。

13.2 还原糖的测定

根据不同样品中糖的含量，用移液管吸取样液 5～20mL（V_2）于容量瓶中，用水定容至 100mL（V_3）。从容量瓶中吸取 1.00mL（V_4）样液于 10mL（V_5）容量瓶或具塞刻度试管中，各加水至 2.0mL。以下按上述 13.1 标准曲线绘制的步骤操作。记录测定的吸光度值，从标准曲线求得测定液中还原糖的浓度。

13.3 可溶性糖的测定

根据样品含糖量高低，用移液管吸取样液 5～10mL（V_2）于容量瓶中，加入 6mol/L 盐酸溶液 1mL，置于恒温水浴锅中 80℃±2℃ 加热 10min，取出，置于冷水槽中冷却至室温，加甲基红指示剂 3 滴，用 6mol/L 氢氧化钠溶液中和至浅橙色，用水定容至 100mL（V_3），混匀。以下按还原糖的测定步骤操作。

13.4 空白试验

除不加试料外，采用完全相同的测定步骤进行平行操作。

14 结果计算

除水果干制品外的样品可溶性糖含量以质量分数计，按下式计算：

$$X = \frac{\rho \times V_1 \times V_3 \times V_5 \times A}{m \times V_2 \times V_4 \times 10}$$

式中：
X ——样品中可溶性糖含量（%）；
ρ ——试样测定液中还原糖的浓度（mg/mL）；
V_1 ——样液定容体积（mL）；
V_2 ——样液分取体积（mL）；
V_3 ——分取样液定容体积（mL）；
V_4 ——测定液吸取体积（mL）；
V_5 ——测定样液体积（mL）；

A ——稀释倍数，多汁水果为1，含水量少的水果为2；

m ——试样质量（g）；

10 ——测定结果换算为质量百分数的转换系数。

水果干制品可溶性糖含量以质量分数计，按下式计算：

$$X = \frac{\rho \times V_1 \times V_3 \times V_5 \times m_2}{m \times m_1 \times V_2 \times V_4 \times 10}$$

式中：

m_1——样品烘干前质量（g）；

m_2——样品烘干后质量（g）。

计算结果表示到小数点后两位。

15 精密度

在重复性条件下获得的两次独立测试结果的相对偏差不大于这两个测定值算术平均值的10％。

附加说明：

第一法由农业部果品质量安全风险评估实验室（郑州）提供；

第二法参考 NY/T 2742《水果及制品可溶性糖的测定 3,5-二硝基水杨酸比色法》。

第四节　纤　维　素

一、植物类农产品中粗纤维的测定

1　范围

本法描述了植物类农产品中粗纤维含量的酸碱水解测定方法。

本法适用于植物类农产品中粗纤维含量的测定。

2　原理

在硫酸作用下，试样中的糖、淀粉、果胶质和半纤维素经水解除去后，再用碱处理，除去蛋白质及脂肪酸，剩余的残渣为粗纤维。如其中含有不溶于酸碱的杂质，可灰化后除去。

3　试剂

3.1　1.25％硫酸。

3.2　1.25％氢氧化钾溶液。

3.3　石棉：加5％氢氧化钠溶液浸泡石棉，在水浴上回流8h以上，再用热水充分洗涤。然后用20％盐酸在沸水浴上回流8h以上，再用热水充分洗涤，干燥。在600～700℃中灼烧后，加水使成混悬物，储存于玻塞瓶中。

4　分析步骤

4.1　称取20～30g捣碎的试样（或5.0g干试样），移入500mL锥形瓶中，加入200mL煮沸的1.25％硫酸，加热使其微沸，保持体积恒定，维持30min，每隔5min摇动锥形瓶一次，以充分混合瓶内的物质。

4.2　取下锥形瓶，立即用亚麻布过滤后，用沸水洗涤至洗液不呈酸性。

4.3　再用200mL煮沸的1.25％氢氧化钾溶液，将亚麻布上的存留物洗入原锥形瓶内加热微沸30min后，取下锥形瓶，立即以亚麻布过滤。以沸水洗涤2～3次后，移入已干燥称量的G2垂融坩埚或同型号的垂融漏斗中，抽滤，用热水充分洗涤后，抽干。再依次用乙醇和乙醚洗涤一次。将坩埚和内容物在105℃烘箱中烘干后称量，重复操作，直至恒量。

如试样中含有较多的不溶性杂质，即可将试样移入石棉坩埚。烘干称量后，再移入550℃高温炉中灰化，使含碳的物质全部灰化。置于干燥器内，冷却至室温称量，所损失的量即为粗纤维量。

4.4　结果按下式进行计算：

$$X = \frac{G}{m} \times 100$$

式中：

X——试样中粗纤维的含量（％）；

G——残余物的质量（或经高温炉损失的质量）（g）；

m——试样的质量（g）。

计算结果表示到小数点后一位。

5　精密度

在重复性条件下获得的两次独立测定结果的绝对差值不得超过算术平均值的10％。

附加说明：

本法参考GB/T 5009.10《植物类食品中粗纤维的测定》。

二、粮食中粗纤维的测定

1 范围

本法描述了粮食中粗纤维含量的介质过滤法测定方法。

本法适用于粗纤维含量高于 10g/kg 的谷物、豆类以及动物饲料中粗纤维含量的测定。

2 原理

试样用沸腾的稀硫酸处理，残渣经过滤分离、洗涤，用沸腾的氢氧化钾溶液处理。处理后的残渣经过滤分离、洗涤、干燥并称量，然后灰化。灰化中损失的质量相当于试样中粗纤维的质量。

3 试剂

除另有说明外，本法所有试剂均为分析纯，水至少为符合 GB/T 6682 规定的三级水。

3.1 盐酸溶液：$c(HCl) = 0.5mol/L$。

3.2 硫酸溶液：$c(H_2SO_4) = (0.13\pm0.005) mol/L$。

3.3 氢氧化钾溶液：$c(KOH) = (0.23\pm0.005) mol/L$。

3.4 丙酮。

3.5 过滤辅料：海砂或硅藻土 545，或质量相当的其他材料。

使用前，海砂用沸腾的盐酸溶液 [$c(HCl) = 4mol/L$] 处理，用水洗涤至中性，然后在 500℃±25℃下至少加热 1h。其他滤器辅料在 500℃±25℃下至少加热 4h。

3.6 消泡剂：如正辛醇。

3.7 石油醚：沸程 30～60℃。

4 仪器

4.1 粉碎设备：能将样品粉碎，使其能全部通过筛孔孔径为 1mm 的筛。

4.2 分析天平：分度值 0.1mg。

4.3 滤埚：石英、陶瓷或者硬质玻璃材质，带有烧结的滤板，孔径 40～100μm（按照 ISO 4793：1980，孔隙度为 P100）。在初次使用前，将新滤埚小心地逐步加温，温度不超过 525℃，并在 500℃±25℃下保持数分钟。也可以使用具有同样性能特性的不锈钢坩埚，其不锈钢滤板的孔径为 90μm。

4.4 陶瓷筛板。

4.5 灰化皿。

4.6 烧杯或锥形瓶：容量 500mL，带有配套的冷却装置。

4.7 干燥箱：电加热，可通风，能保持温度在 130℃±2℃。

4.8 干燥器：盛有蓝色硅胶干燥剂，内有厚度为 2～3mm 的多孔板，最好为铝制或不锈钢材质。

4.9 马弗炉：马弗炉的温度读数可能发生误差，因此对马弗炉中的温度要定期校正。因马弗炉的大小及类型不同，炉内不同位置的温度可能不同。当炉门关闭时，必须有充足的空气供应。空气体积流速不宜过大，以免带走滤埚中的物质。

4.10 冷提取装置：需带有滤埚支架，以及连接真空、液体排出孔的有旋塞排放管和连接滤埚的连接环等部件。

4.11 加热装置（适用于手工操作方法）：带有冷却装置，以保证溶液沸腾时体积不发生变化。

4.12 加热装置（适用于半自动操作方法）：用于酸碱消解。需包括：滤埚支架；连接真空和液体排出孔的有旋塞排放管；容积至少 270mL 的消解圆筒，供消解用，并带有回流冷凝器；连接加热装置、滤埚和消解圆筒的连接环。压缩空气可以选配。使用前，装置用沸水预热 5min。

5 扦样

本法不规定扦样方法，推荐采用 ISO 6497 规定的方法。

实验室接受的样品应具有代表性，并且在运输和保存过程中无损坏或变质。

6 试样制备

按照 GB/T 20195 的规定制备样品。用粉碎装置将实验室风干的样品粉碎，使其能完全通过筛孔为 1mm 的筛，然后将样品充分混合均匀。

7 手工操作方法

7.1 试料

称取 1g 制备好的试样，准确至 0.1mg。如果试样脂肪含量超过 100g/kg，或试样中的脂肪不能用石油醚提取，则将试样转移至滤埚中，按本法 7.2 处理；如果试样脂肪含量不超过 100g/kg，则将试样转移至烧杯中。如果其碳酸盐（以碳酸钙计）超过 50g/kg，按本法 7.3 处理；如果其碳酸盐（以碳酸钙计）不超过 50g/kg，直接按本法 7.4 进行操作。

7.2 预脱脂

在冷提取装置中，在真空条件下，试样用 30mL 石油醚脱脂后，抽吸干燥残渣，重复 3 次。将残渣转移至烧杯中。

7.3 除去碳酸盐

样品中加入 100mL 盐酸，连续振摇 5min，小心地将溶液倒入铺有过滤辅料的滤埚中，小心地用水洗涤两次，每次 100mL，充分洗涤使尽可能少的物质留在过滤辅料上。把滤埚中的物质转移至原来的烧杯里，按本法 7.4 进行操作。

7.4 酸消解

向样品中加入 150mL 硫酸。尽快加热至沸腾，并且保持沸腾状态 30min±1min。开始沸腾时，缓慢转动烧杯。如果起泡，加入数滴消泡剂。开启冷却装置，保持溶液体积不发生变化。

7.5 第一次过滤

在滤埚中铺一层过滤辅料，其厚度约为滤埚高度的 1/5，过滤辅料上可盖筛板以防溅起。当酸消解结束时，把液体通过搅拌棒倾入滤埚中，用弱真空抽滤，使 150mL 酸消解液几乎全部通过。若发生堵塞而无法抽滤时，用搅拌棒小心地拨开覆盖在过滤辅料上的粗纤维。残渣用热水洗涤 5 次，每次用水约 10mL。注意使滤埚的筛板始终有过滤辅料覆盖，使粗纤维不接触筛板。停止抽气，加入一定体积的丙酮，使其刚好能覆盖残渣。静置数分钟后，慢慢抽滤除去丙酮，继续抽气，使空气通过残渣，使其干燥。如果试样中的脂肪不能直接用石油醚提取，按照本法 7.6 操作，反之按照本法 7.7 操作。

7.6 脱脂

在冷凝装置中，在真空条件下试样用 30mL 石油醚脱脂并抽吸干燥，重复 3 次。

7.7 碱消解

将残渣定量转移至酸消解用的同一烧杯中。加入 150mL 氢氧化钾溶液，尽快加热至沸腾，并且保持沸腾状态 30min±1min。开启冷却装置，保持溶液体积不发生变化。

7.8 第二次过滤

在滤埚中铺一层过滤辅料，其厚度约为滤埚高度的 1/5，过滤辅料上可盖一筛板以防溅起。将烧杯中的物质过滤到滤埚里，残渣用热水洗涤至中性。残渣在负压条件下用丙酮洗涤三次，每次用丙酮 30mL，每次洗涤后继续抽气以干燥残渣。

7.9 干燥

将滤埚置于灰化皿中，在 130℃干燥箱中至少干燥 2h。在加热或冷却的过程中，滤埚的烧结滤板可能会部分松散，从而导致分析结果错误，因此应将滤埚置于灰化皿中。滤埚和灰化皿在干燥器中冷却，从干燥器中取出后，立即对滤埚和灰化皿进行称量（m_2），称量准确至 0.1mg。

7.10 灰化

把滤埚和灰化皿放到马弗炉中，在500℃±25℃下灰化。每次灰化后，让滤埚和灰化皿在马弗炉中初步冷却，待温热时取出，置于干燥器中，使其完全冷却，再进行称量，直至冷却后两次的称量差值不超过2mg。最后一次称量结果记为m_3，称量准确至0.1mg。

7.11 空白测定

用大约相同数量的滤器辅料按本法7.4～7.10进行空白测定，但不加试样。灰化引起的质量损失不应超过2mg。

8 半自动操作方法

8.1 试料

称取1g制备的试样，准确至0.1mg，转移至带有约2g过滤辅料的滤埚中。如果试样脂肪含量超过100g/kg，或者试样中的脂肪不能用石油醚提取，则按本法8.2处理。如果试样脂肪含量不超过100g/kg，其碳酸盐（以碳酸钙计）超过50g/kg，按本法8.3处理；反之，按本法8.4处理。

8.2 预脱脂

将滤埚和冷提取装置连接，在真空条件下试样用30mL石油醚脱脂后，抽吸干燥残渣，重复3次。如果其碳酸盐（以碳酸钙计）含量超过50g/kg，按本法8.3处理；反之，按本法8.4处理。

8.3 除去碳酸盐

将滤埚和加热装置连接，加入30mL盐酸，放置1min。洗涤过滤样品，重复3次。用约30mL的水洗涤一次，然后按本法8.4操作。

8.4 酸消解

将消解圆筒和滤埚连接，将150mL沸腾的硫酸加入带有滤埚的圆筒中。如果起泡，加入数滴消泡剂，尽快加热至沸腾，并保持剧烈沸腾30min±1min。

8.5 第一次过滤

停止加热，打开排放管旋塞，在真空条件下通过滤埚将硫酸滤出。残渣每次用30mL热水洗涤至少三次，洗涤至中性，每次洗涤后继续抽气以干燥残渣。如果过滤器堵塞，可小心吹气以排除堵塞。如果试样中的脂肪不能直接用石油醚提取，按照本法8.6操作，反之按照本法8.7操作。

8.6 脱脂

连接滤埚和冷却装置，残渣在真空条件下用丙酮洗涤三次，每次用丙酮30mL。然后，残渣在真空条件下用石油醚洗涤三次，每次用30mL石油醚。每一次洗涤后继续抽气，以干燥残渣。

8.7 碱消解

关闭排出孔旋塞，将150mL沸腾的氢氧化钾溶液转移至带有滤埚的圆筒中，加入数滴消泡剂，尽快加热至沸腾，并保持剧烈沸腾30min±1min。

8.8 第二次过滤

停止加热，打开排放管旋塞，在真空条件下通过滤埚将氢氧化钾溶液滤去。每次用30mL热水至少清洗残渣3次，直至中性，每次洗涤后都要继续抽气以干燥残渣。如果过滤器堵塞，可小心吹气以排除堵塞。将滤埚连接到冷提取装置上，在真空条件下每次用30mL丙酮洗涤残渣三次。每次洗涤后都要继续抽气，以干燥残渣。

8.9 干燥

将滤埚置于灰化皿中，在130℃干燥箱中至少干燥2h。在灰化皿冷却的过程中，滤埚的烧结滤板可能会部分松动，从而导致分析结果错误，因此应将滤埚置于灰化皿中。滤埚和灰化皿在干燥器中冷却，从干燥器中取出后，立即对滤埚和灰化皿进行称量（m_2），称量准确至0.1mg。

8.10 灰化

把滤埚和灰化皿放到马弗炉中，在500℃±25℃下灰化。每次灰化后，让滤埚和灰化皿在马弗炉中初步冷却，待温热后取出置于干燥器中，使其完全冷却，再进行称量，直到冷却后两次的称量差值不超过2mg。最后一次称量结果记为m_3，称量准确至0.1mg。

8.11　空白测定

用大约相同数量的过滤辅料按本法 8.4～8.10 进行空白测定，但不加试样。灰化引起的质量损失不应超过 2mg。

9　结果计算

试样中粗纤维的含量按下式计算：

$$W_f = \frac{m_2 - m_3}{m_1}$$

式中：

W_f——试样中粗纤维的含量（g/kg）；

m_1——试样质量（7.1 或 8.1）（g）；

m_2——灰化皿、滤埚以及在 130℃ 干燥后获得的残渣（7.9 或 8.9）的质量（mg）；

m_3——灰化皿、滤埚以及在 500℃±25℃ 下灰化后获得的残渣（7.10 或 8.10）的质量（mg）。

结果准确至 1g/kg。

注：结果也可以用质量分数（％）表示。

10　精密度

10.1　实验室联合测试结果

1996 年和 1997 年根据 ISO 5725：1986 错层式试验进行的 4 个实验室试验，确定了本方法的精密度，在检测中采用了 Grubbs 溢出值检验取代了 Dixon 溢出值检验，在 ISO 5725-2：1994 中介绍了 Grubbs 溢出值检验。

由 10 个实验室参加了实验室间验证，测定了向日葵饼粕粉、棕相仁饼粕、牛颗粒饲料、玉米谷蛋白饲料、木薯、狗粮和猫粮等样品。实验室间实验统计结果见表 1-10。

表 1-10　实验室间实验统计结果

参数	样品[a]						
	1	2	3	4	5	6	7
剔除溢出值后保留的实验室数	10	9	10	10	10	10	10
粗纤维含量平均值（g/kg）	223.3	190.3	115.8	73.3	60.2	30.0	22.8
重复性标准偏差（S_r）（g/kg）	3.00	6.93	1.89	2.07	2.00	1.14	0.96
重复性变异系数（％）	1.3	3.6	1.6	2.8	3.3	3.8	4.2
重复性限 r [$r=2.8 \times S_r$]（g/kg）	8.4	19.4	5.3	5.8	5.6	3.2	2.7
再现性标准偏差 S_R（g/kg）	5.75	15.18	4.93	3.25	3.14	3.18	2.29
再现性变异系数（％）	2.6	8.0	4.3	4.4	5.2	10.6	10.0
再现性限 R [$R=2.8 \times S_R$]（g/kg）	16.1	42.5	13.8	9.1	8.8	8.9	6.4

[a]：1——向日葵饼粕粉；2——棕榈仁饼粕；3——牛颗粒饲料；4——玉米谷蛋白饲料；5——木薯；6——狗粮；7——猫粮。

10.2　重复性

用同一方法，对相同的试样材料，在同一实验室内，由同一操作人员使用同一设备，在短时间内获得的两个独立试验结果之间的绝对差值超过表 1-11 中列出的或由表 1-11 得出的重复性限（r）的情况不大于 5％。

表 1-11　重复性限（r）和再现性限（R）

单位：g/kg

样品	粗纤维含量	重复性限（r）	再现性限（R）
向日葵饼粕粉	223.3	8.4	16.1
棕榈仁饼粕	190.3	19.4	42.5
牛颗粒饲料	115.8	5.3	13.8
玉米谷蛋白饲料	73.3	5.8	9.1
木薯	60.2	5.6	8.8
狗粮	30.0	3.2	8.9
猫粮	22.8	2.7	6.4

10.3　再现性

用同一方法，对相同的试样材料，在不同实验室内，由不同操作人员使用不同设备，获得的两个独立试验结果之间的绝对差值超过表 1-11 中列出的或由表 1-11 得出的再现性限（R）的情况不大于 5%。

附加说明：

本法参考 GB/T 5515《粮油检验　粮食中粗纤维素含量测定　介质过滤法》。

第五节　膳食纤维

一、食用农产品中膳食纤维的测定

1　范围

本法描述了食用农产品中膳食纤维含量的酶重量法测定方法。

本法适用于所有植物性农产品及其制品中总的、可溶性和不溶性膳食纤维的测定，但不包括低聚果糖、低聚半乳糖、聚葡萄糖、抗性麦芽糊精、抗性淀粉等膳食纤维组分。

2　原理

干燥试样经热稳定 α-淀粉酶、蛋白酶和葡萄糖苷酶酶解消化去除蛋白质和淀粉后，经乙醇沉淀、抽滤，残渣用乙醇和丙酮洗涤，干燥称量，即为总膳食纤维残渣。另取试样同样酶解，直接抽滤并用热水洗涤，残渣干燥称量，即得不溶性膳食纤维残渣；滤液用 4 倍体积的乙醇沉淀、抽滤、干燥称量，即得可溶性膳食纤维残渣。扣除各类膳食纤维残渣中相应的蛋白质、灰分和试剂空白含量，即可计算出试样中总的、不溶性和可溶性膳食纤维含量。

本法测定的总膳食纤维为不能被 α-淀粉酶、蛋白酶和葡萄糖苷酶酶解的碳水化合物聚合物，包括不溶性膳食纤维和能被乙醇沉淀的高分子质量可溶性膳食纤维，如纤维素、半纤维素、木质素、果胶、部分回生淀粉，以及其他非淀粉多糖和美拉德反应产物等；不包括低分子质量（聚合度 3～12）的可溶性膳食纤维，如低聚果糖、低聚半乳糖、聚葡萄糖、抗性麦芽糊精，以及抗性淀粉等。

3　试剂和材料

除另有说明外，本法所有试剂均为分析纯，水为 GB/T 6682 规定的二级水。

3.1　试剂

3.1.1　95％乙醇（CH_3CH_2OH）。

3.1.2　丙酮（CH_3COCH_3）。

3.1.3　石油醚：沸程 30～60℃。

3.1.4　氢氧化钠（NaOH）。

3.1.5　重铬酸钾（$K_2Cr_2O_7$）。

3.1.6　三羟甲基氨基甲烷（$C_4H_{11}NO_3$，TRIS）。

3.1.7　2-（N-吗啉代）乙烷磺酸（$C_6H_{13}NO_4S \cdot H_2O$，MES）。

3.1.8　冰乙酸（$C_2H_4O_2$）。

3.1.9　盐酸（HCl）。

3.1.10　硫酸（H_2SO_4）。

3.1.11　热稳定 α-淀粉酶液：CAS 9000-85-5，IUB 3.2.1.1，10 000U/mL±1 000U/mL，不得含有丙三醇稳定剂，于 0～5℃冰箱储存。

3.1.12　蛋白酶液：CAS 9014-01-1，IUB 3.2.21.14，300～400U/mL，不得含有丙三醇稳定剂，于 0～5℃冰箱储存。

3.1.13　淀粉葡萄糖苷酶液：CAS 9032-08-0，IUB 3.2.1.3，2 000～3 300U/mL，于 0～5℃储存。

3.1.14　硅藻土：CAS 68855-54-9。

3.2　试剂配制

3.2.1　乙醇溶液（85％，体积分数）：取 895mL 95％乙醇，用水稀释并定容至 1L，混匀。

3.2.2 乙醇溶液（78%，体积分数）：取 821mL 95%乙醇，用水稀释并定容至 1L，混匀。

3.2.3 氢氧化钠溶液（6mol/L）：称取 24g 氢氧化钠，用水溶解至 100mL，混匀。

3.2.4 氢氧化钠溶液（1mol/L）：称取 4g 氢氧化钠，用水溶解至 100mL，混匀。

3.2.5 盐酸溶液（1mol/L）：取 8.33mL 盐酸，用水稀释至 100mL，混匀。

3.2.6 盐酸溶液（2mol/L）：取 167mL 盐酸，用水稀释至 1L，混匀。

3.2.7 MES-TRIS 缓冲液（0.05mol/L）：称取 19.52g 2-(N-吗啉代) 乙烷磺酸和 12.2g 三羟甲基氨基甲烷，用 1.7L 水溶解，根据室温用 6mol/L 氢氧化钠溶液调 pH，20℃时调 pH 为 8.3，24℃时调 pH 为 8.2，28℃时调 pH 为 8.1；20～28℃之间其他室温用插入法校正 pH。加水稀释至 2 L。

3.2.8 蛋白酶溶液：用 0.05mol/L MES-TRIS 缓冲液配成浓度为 50mg/mL 的蛋白酶溶液，使用前现配并于 0～5℃暂存。

3.2.9 酸洗硅藻土：取 200g 硅藻土于 600mL 的 2mol/L 盐酸溶液中，浸泡过夜，过滤，用水洗至滤液为中性，置于 525℃±5℃马弗炉中灼烧灰分后备用。

3.2.10 重铬酸钾洗液：称取 100g 重铬酸钾，用 200mL 水溶解，加入 1 800mL 浓硫酸混合。

3.2.11 乙酸溶液（3mol/L）：取 172mL 乙酸，加入 700mL 水，混匀后用水定容至 1L。

4 仪器和设备

4.1 高型无导流口烧杯：400mL 或 600mL。

4.2 坩埚：具粗面烧结玻璃板，孔径 40～60μm。清洗后的坩埚在马弗炉中 525℃±5℃灰化 6h，炉温降至 130℃以下取出，于重铬酸钾洗液中室温浸泡 2h，用水冲洗干净，再用 15mL 丙酮冲洗后风干。用前，加入约 1.0g 硅藻土，130℃烘干，取出坩埚，在干燥器中冷却约 1h，称量，记录处理后坩埚质量（m_G），精确到 0.1mg。

4.3 真空抽滤装置：真空泵或有调节装置的抽吸器。备 1L 抽滤瓶，侧壁有抽滤口，带与抽滤瓶配套的橡胶塞，用于酶解液抽滤。

4.4 恒温振荡水浴箱：带自动计时器，控温范围室温 5～100℃，温度波动±1℃。

4.5 分析天平：感量 0.1mg 和 1mg。

4.6 马弗炉：525℃±5℃。

4.7 烘箱：130℃±3℃。

4.8 干燥器：二氧化硅或同等的干燥剂。干燥剂每两周 130℃±3℃烘干过夜一次。

4.9 pH 计：具有温度补偿功能，精度±0.1。用前用 pH 4.0、7.0 和 10.0 标准缓冲液校正。

4.10 真空干燥箱：70℃±1℃。

4.11 筛：筛板孔径 0.3～0.5mm。

5 分析步骤

5.1 试样制备

试样处理根据水分含量、脂肪含量和糖含量进行适当的处理及干燥，并粉碎、混匀过筛。

5.1.1 脂肪含量<10%的试样

若试样水分含量较低（<10%），取试样直接反复粉碎，至完全过筛。混匀，待用。

若试样水分含量较高（≥10%），试样混匀后，称取适量试样（m_C，不少于 50g），置于 70℃±1℃真空干燥箱内干燥至恒重。将干燥后试样转至干燥器中，待试样温度降到室温后称量（m_D）。根据干燥前后试样质量，计算试样质量损失因子（f）。干燥后试样反复粉碎至完全过筛，置于干燥器中待用。

注：若试样不宜加热，也可采取冷冻干燥法。

5.1.2 脂肪含量≥10%的试样

试样需经脱脂处理。称取适量试样（m_C，不少于 50g）置于漏斗中，按每克试样 25mL 的比例加入石油醚进行冲洗，连续 3 次。脱脂后将试样混匀再按 5.1.1 进行干燥、称量（m_D），记录脱脂、干燥后试样质量损失因子（f）。试样反复粉碎至完全过筛，置于干燥器中待用。

注：若试样脂肪含量未知，按先脱脂再干燥粉碎方法处理。

5.1.3 糖含量≥5%的试样

试样需经脱糖处理。称取适量试样（m_C，不少于 50g）置于漏斗中，按每克试样 10mL 的比例用 85%乙醇溶液冲洗，弃乙醇溶液，连续 3 次。脱糖后将试样置于 40℃烘箱内干燥过夜，称量（m_D），记录脱糖、干燥后试样质量损失因子（f）。干样反复粉碎至完全过筛，置于干燥器中待用。

5.2 酶解

5.2.1 准确称取双份试样（m），约 1g（精确至 0.1mg），双份试样质量差≤0.005g。将试样转置于 400～600mL 高脚烧杯中，加入 0.05mol/L MES-TRIS 缓冲液 40mL，用磁力搅拌直至试样完全分散在缓冲液中。同时制备两个空白样液与试样液进行同步操作，用于校正试剂对测定的影响。

注： 搅拌均匀，避免试样结成团块，以防止试样酶解过程中不能与酶充分接触。

5.2.2 热稳定 α-淀粉酶酶解：向试样液中分别加入 50μL 热稳定 α-淀粉酶液缓慢搅拌，加盖铝箔，置于 95～100℃恒温振荡水浴箱中持续振摇，当温度升至 95℃开始计时，通常反应 35min。将烧杯取出，冷却至 60℃，打开铝箔盖，用刮勺轻轻将附着于烧杯内壁的环状物以及烧杯底部的胶状物刮下，用 10mL 水冲洗烧杯壁和刮勺。

注： 如试样中抗性淀粉含量较高（>40%），可延长热稳定 α-淀粉酶酶解时间至 90min，如必要也可另加入 10mL 二甲基亚砜帮助淀粉分散。

5.2.3 蛋白酶酶解：将试样液置于 60℃±1℃水浴中，向每个烧杯加入 100μL 蛋白酶溶液，盖上铝箔，开始计时，持续振摇，反应 30min。打开铝箔盖，边搅拌边加入 5mL 3mol/L 乙酸溶液，控制试样温度保持在 60℃±1℃。用 1mol/L 氢氧化钠溶液或 1mol/L 盐酸溶液调节试样液 pH 至 4.5±0.2。

注： 应在 60℃±1℃时调 pH，因为温度降低会使 pH 升高。同时注意进行空白样液的 pH 测定，保证空白样和试样液的 pH 一致。

5.2.4 淀粉葡糖苷酶酶解：边搅拌边加入 100μL 淀粉葡萄糖苷酶液，盖上铝箔，继续于 60℃±1℃水浴中持续振摇，反应 30min。

5.3 测定

5.3.1 总膳食纤维（TDF）测定

5.3.1.1 沉淀：向每份试样酶解液中，按乙醇与试样液体积比 4∶1 的比例加入预热至 60℃±1℃的 95%乙醇（预热后体积约为 225mL），取出烧杯，盖上铝箔，于室温条件下沉淀 1h。

5.3.1.2 抽滤：取已加入硅藻土并干燥称量的坩埚，用 15mL 78%乙醇润湿硅藻土并展平，接上真空抽滤装置，抽去乙醇使坩埚中硅藻土平铺于滤板上。将试样乙醇沉淀液转移入坩埚中抽滤，用刮勺和 78%乙醇将高脚烧杯中所有残渣转至坩埚中。

5.3.1.3 洗涤：分别用 78%乙醇 15mL 洗涤残渣 2 次，用 95%乙醇 15mL 洗涤残渣 2 次，丙酮 15mL 洗涤残渣 2 次，抽滤去除洗涤液后，将坩埚连同残渣在 105℃烘干过夜。将坩埚置于干燥器中冷却 1h，称量（m_{GR}，包括处理后坩埚质量及残渣质量），精确至 0.1mg。减去处理后坩埚质量，计算试样残渣质量（m_R）。

5.3.1.4 蛋白质和灰分的测定：取 2 份试样残渣中的 1 份按 GB 5009.5 测定氮（N）含量，以 6.25 为换算系数，计算蛋白质质量（m_P）；另 1 份试样测定灰分，即在 525℃下灰化 5h，于干燥器中冷却，精确称量坩埚总质量（精确至 0.1mg），减去处理后坩埚质量，计算灰分质量（m_A）。

5.3.2 不溶性膳食纤维（IDF）测定

5.3.2.1 按本法 5.1 称取试样、按本法 5.2 酶解。

5.3.2.2 抽滤洗涤：取已处理的坩埚，用 3mL 水润湿硅藻土并展平，抽去水分使坩埚中的硅藻土平铺于滤板上。将试样酶解液全部转移至坩埚中抽滤，残渣用 70℃热水 10mL 洗涤 2 次，收集并合并滤液，转移至另一 600mL 高脚烧杯中，备测可溶性膳食纤维。残渣按本法 5.3.1.3 洗涤、干燥、称量，记录残渣重量。

5.3.2.3 按本法 5.3.1.4 测定蛋白质和灰分。

5.3.3 可溶性膳食纤维（SDF）测定

5.3.3.1 计算滤液体积：收集不溶性膳食纤维抽滤产生的滤液，至已预先称量的 600mL 高脚烧杯中，通过称量"烧杯＋滤液"总质量，扣除烧杯质量的方法估算滤液体积。

5.3.3.2　沉淀：按滤液体积加入 4 倍量预热至 60℃的 95％乙醇，室温下沉淀 1h。以下测定按总膳食纤维测定步骤 5.3.1.2～5.3.1.4 进行。

5.4　分析结果的表述

5.4.1　TDF、IDF、SDF 均按下式计算。

试剂空白质量按下式计算：

$$m_B = \overline{m}_{BR} - m_{BP} - m_{BA}$$

式中：

m_B ——试剂空白质量（g）；

$\overline{m}_{BR}$ ——双份试剂空白残渣质量均值（g）；

m_{BP} ——试剂空白残渣中蛋白质质量（g）；

m_{BA} ——试剂空白残渣中灰分质量（g）。

5.4.2　试样中膳食纤维的含量按下式计算：

$$m_R = m_{GR} - m_G$$

$$X = \frac{\overline{m}_R - m_P - m_A - m_B}{m \times f}$$

$$f = \frac{m_C}{m_D}$$

式中：

m_R ——试样残渣质量（g）；

m_{GR} ——处理后坩埚质量及残渣质量（g）；

m_G ——处理后坩埚质量（g）；

X ——试样中膳食纤维的含量（g/100g）；

$\overline{m}_R$ ——双份试样残渣质量均值（g）；

m_P ——试样残渣中蛋白质质量（g）；

m_A ——试样残渣中灰分质量（g）；

m_B ——试剂空白质量（g）；

m ——双份试样取样质量均值（g）；

f ——试样制备时因干燥、脱脂、脱糖导致质量变化的校正因子；

m_C ——试样制备前质量（g）；

m_D ——试样制备后质量（g）。

注 1：如果试样没有经过干燥、脱脂、脱糖等处理，$f=1$。

注 2：TDF 的测定可以按照本法 5.3.1 进行独立检测，也可分别按照本法 5.3.2 和 5.3.3 测定 IDF 和 SDF，根据公式计算，TDF＝IDF＋SDF。

注 3：当试样中添加了抗性淀粉、抗性麦芽糊精、低聚果糖、低聚半乳糖、聚葡萄糖等符合膳食纤维定义却无法通过酶重量法检出的成分时，宜采用适宜方法测定相应的单体成分，总膳食纤维可采用如下公式计算：

总膳食纤维＝TDF（酶重量法）＋单体成分

以重复性条件下获得的两次独立测定结果的算术平均值表示，结果保留三位有效数字。

5.5　精密度

在重复性条件下获得的两次独立测定结果的绝对差值不得超过算术平均值的 10％。

6　热稳定淀粉酶、蛋白酶、淀粉葡萄糖苷酶的活性要求及判定标准

6.1　热稳定淀粉酶

6.1.1　以淀粉为底物用 *Nelson/Somogyi* 还原糖测试的淀粉酶活性：10 000U/mL＋1 000U/mL。1U 表示在 40℃、pH 6.5 环境下，每分钟释放 1μmol 还原糖所需要的酶量。

6.1.2 以对硝基苯基麦芽糖为底物测试的淀粉酶活性：3 000 Ceralpha U/mL＋300 Ceralpha U/mL。1 Ceralpha U 表示在 40℃、pH 6.5 环境下，每分钟释放 1μmol 对硝基苯基所需要的酶量。

6.2 蛋白酶

6.2.1 以酪蛋白为底物测试的蛋白酶活性：300～400U/mL。1U 表示在 40℃、pH 8.0 环境下，每分钟从可溶性酪蛋白中水解出可溶于三氯乙酸的 1μmol 酪氨酸所需要的酶量。

6.2.2 以酪蛋白为底物采用 Folin-Ciocalteau 显色法测试的蛋白酶活性：7～15U/mg。1U 表示在 37℃、pH 7.5 环境下，每分钟从酪蛋白中水解得到相当于 1.0μmol 酪氨酸在显色反应中所引起的颜色变化所需要的酶量。

6.2.3 以偶氮-酪蛋白测试的内肽酶活性：300～400U/mL。1U 表示在 40℃、pH 8.0 环境下，每分钟从可溶性酪蛋白中水解出 1μmol 酪氨酸所需要的酶量。

6.3 淀粉葡萄糖苷酶

6.3.1 以淀粉/葡萄糖氧化过氧化物酶法测试的淀粉葡萄糖苷酶活性：2 000～3 300U/mL。1U 表示在 40℃、pH 4.5 环境下，每分钟释放 1μmol 葡萄糖所需要的酶量。

6.3.2 以对-硝基苯基-β-麦芽糖苷（PNPBM）法测试的淀粉葡萄糖苷酶活性：130PNP～200 PNP U/mL。1 PNP U 表示在 40℃且有过量 β-葡萄糖苷酶存在的环境下，每分钟从对-硝基苯基-β-麦芽糖苷释放 1μmol 对-硝基苯基所需要的酶量。

6.4 酶干扰

市售热稳定 α-淀粉酶、蛋白酶一般不易受到其他酶的干扰，蛋白酶制备时可能会混入极低含量的 β-葡聚糖酶，但不会影响总膳食纤维测定。本方法中淀粉葡萄糖苷酶易受污染，是活性易受干扰的酶。淀粉葡萄糖苷酶的主要污染物为内纤维素酶，能够导致燕麦或大麦中 β-葡聚糖内部混合键解聚。淀粉葡萄糖苷酶是否受内纤维素酶的污染很容易检测。

6.5 判定标准

当酶的生产批次改变或最长使用间隔超过 6 个月时，应按表 1-12 所列标准物进行校准，以确保所使用的酶达到预期的活性，不受其他酶的干扰。

表 1-12 酶活性测定标准

底物标准	测试活性	标准质量（g）	预期回收率（%）
柑橘果胶	果胶酶	0.1～0.2	95～100
阿拉伯半乳聚糖	半纤维素酶	0.1～0.2	95～100
β-葡聚糖	β-葡聚糖酶	0.1～0.2	95～100
小麦淀粉	α-淀粉酶＋淀粉葡萄糖苷酶	1.0	<1
玉米淀粉	α-淀粉酶＋淀粉葡萄糖苷酶	1.0	<1
酪蛋白	蛋白酶	0.3	<1

附加说明：

本法参考 GB/T 5009.88《食品安全国家标准 食品中膳食纤维的测定》。

二、水果中总膳食纤维的测定

1 范围

本法描述了水果中总膳食纤维含量的非酶-重量法测定。

本法适用于总膳食纤维含量≥10％，淀粉含量≤2％（以干基计）的水果中总膳食纤维含量的测定。

2 原理

将水果匀浆置于水浴中保温，溶解糖和其他水溶性成分。用乙醇沉淀水溶性纤维。残渣清洗后，烘干。烘干后一份测定蛋白质含量，另一份测定灰分含量。残渣重量减去蛋白质和灰分的重量即为总膳食纤维重量。

3 试剂

除另有说明外，本法所有试剂均为分析纯，水为蒸馏水。

3.1 95％乙醇：优级纯。

3.2 78％乙醇溶液。

3.3 丙酮。

3.4 助滤剂：酸洗硅藻土。

4 仪器试剂

4.1 分析天平：精度分别为 0.1mg 和 0.01g。

4.2 烘箱：温度可保持在 105℃±0.5℃。

4.3 干燥器。

4.4 抽滤瓶：1 L。

4.5 多孔坩埚：带玻璃滤板（孔径 30～50μm）。称取 0.50g 助滤剂于坩埚中，用乙醇溶液 15mL 湿润后，旋转坩埚，使其均匀分布在玻璃滤板上，抽真空使助滤剂形成均匀薄层。将盛有助滤剂的坩埚置于马弗炉中 525℃加热 1h 后，放入干燥器中冷却，恒重后称重。

4.6 水浴锅：温度可保持在 37℃±0.5℃。

4.7 马弗炉：温度可达 525℃。

4.8 组织捣碎机：转速 18 000r/min。

5 分析步骤

5.1 试样制备

取样按 GB/T 8855 执行。用组织捣碎机捣成匀浆，备用。

5.2 水分含量的测定

按 GB/T 5009.3 方法测定试样水分含量。

5.3 总膳食纤维含量的测定

5.3.1 根据样品含水量准确称取四份样品匀浆（每份约含 0.5g 干物质），每份用 20mL 水分数次洗入 250mL 烧杯中，轻轻搅动，使样品均匀分散，用 1～2mL 水冲洗下烧杯内壁上的附着物。用铝箔封住烧杯口，置于水浴锅中 37℃±0.5℃保温 90min。

5.3.2 向每个烧杯中加入 100mL 95％乙醇，25℃±2℃下保温 1h。将烧杯中处理好的试样转入已称重的多孔坩埚进行抽滤。过滤非常缓慢时，可用玻璃棒轻轻拨动试样层（但不应破坏助滤剂层）。

5.3.3 残渣先用 78％乙醇溶液冲洗 2 次（每次 20mL）后，再用 95％乙醇冲洗 2 次（每次 10mL），然后在通风橱中用 10mL 丙酮冲洗 1 次。将盛有残渣的坩埚置于 105℃下干燥 2h，放入干燥器中冷却至室温，称重（精确至 0.1mg），并重复干燥至恒量。

5.4 蛋白质和灰分含量的测定

所得四份残渣、两份按 GB/T 5009.5 方法测定蛋白质含量，另两份按 GB/T 5009.4 方法测定灰分含量。

6 结果计算

试样中总膳食纤维的含量按下式进行计算：

$$\omega = \frac{m_1 - (C_1 + C_2) \times m_1/100}{m_2 \times (1 - C_3)} \times 100$$

式中：

ω ——总膳食纤维含量（%）；

m_1 ——残渣质量平均值（mg）；

C_1 ——残渣中蛋白质含量（%）；

C_2 ——残渣中灰分含量（%）；

m_2 ——称样量平均值（mg）；

C_3 ——试样水分含量（%）。

计算结果保留到小数点后两位。

7 精密度

将 0.5 倍、1.0 倍和 1.5 倍膳食纤维三个水平添加到水果中，进行方法的精密度试验，方法的添加回收率在 90%～110%。在重复性条件下获得的两次独立测试结果的绝对差值不得超过算术平均值的 10%。

附加说明：

本法参考 NY/T 1594《水果中总膳食纤维的测定 非酶—重量法》。

三、乳品中不溶性膳食纤维的测定

1 范围

本法描述了乳品中不溶性膳食纤维含量的重量法测定方法。

本法适用于乳品中不溶性膳食纤维的测定。

2 原理

使用中性洗涤剂将试样中的糖、淀粉、蛋白质、果胶等物质溶解除去，不能溶解的残渣为不溶性膳食纤维，主要包括纤维素、半纤维素、木质素、角质和二氧化硅等，并包括不溶性灰分。

3 试剂和材料

3.1 无水亚硫酸钠（Na_2SO_3）。

3.2 石油醚：沸程 $30\sim60℃$。

3.3 丙酮（CH_3COCH_3）。

3.4 甲苯（C_7H_8）。

3.5 EDTA 二钠盐。

3.6 四硼酸钠（含 10 个结晶水）（$Na_2B_4O_7 \cdot 10H_2O$）。

3.7 月桂基硫酸钠。

3.8 乙二醇单乙醚。

3.9 无水磷酸氢二钠。

3.10 磷酸（H_3PO_4）。

3.11 磷酸二氢钠（NaH_2PO_4）。

3.12 α-淀粉酶。

3.13 中性洗涤剂溶液：将 18.61g EDTA 二钠盐和 6.81g 四硼酸钠（含 10 个结晶水）置于烧杯中，加水约 100mL，加热使之溶解，将 30.00g 月桂基硫酸钠和 10mL 乙二醇单乙醚溶于约 650mL 热水中，合并上述两种溶液，再将 4.56g 无水磷酸氢二钠溶于 150mL 热水中，并入上述溶液中，用磷酸调节上述混合液至 pH $6.9\sim7.1$，最后加水至 1 000mL。

3.14 磷酸盐缓冲液：由 38.7mL 0.1mol/L 磷酸氢二钠和 61.3mL 0.1mol/L 磷酸二氢钠混合而成，pH 为 7.0 ± 0.2。

3.15 2.5％ α-淀粉酶溶液：称取 2.5g α-淀粉酶溶于 100mL 磷酸盐缓冲溶液中，离心、过滤，滤过的酶液备用。

3.16 耐热玻璃棉（耐热130℃，需耐热并不易折断的玻璃棉）。

4 仪器和设备

4.1 天平：感量为 0.1mg。

4.2 烘箱：$110\sim130℃$。

4.3 恒温箱：$37℃\pm2℃$。

4.4 纤维测定仪。

4.5 如没有纤维测定仪，可由下列部件组成：

    a）电热板：带控温装置；

    b）高型无嘴烧杯：600mL；

    c）坩埚式耐酸玻璃滤器：容量 60mL，孔径 $40\sim60\mu m$；

    d）回流冷凝装置；

    e）抽滤装置：由抽滤瓶、抽滤垫及水泵组成；

f) pH 计：精度为 0.01。

5 分析步骤

5.1 称取固体试样 0.5～1.0g 或液体试样 8.0g（精确到 0.1mg），置于高型无嘴烧杯中，如试样脂肪含量超过 10%，需先去除脂肪，例如 1.00g 试样，用石油醚 30～60℃提取 3 次，每次 10mL。

5.2 加 100mL 中性洗涤剂溶液，再加 0.5g 无水亚硫酸钠。

5.3 电炉加热，5～10min 内使其煮沸，移至电热板上，保持微沸 1h。

5.4 于耐酸玻璃滤器中，铺 1～3g 玻璃棉，移至烘箱内，110℃烘 4h，取出置于干燥器中冷至室温，称量，得 m_1（精确到 0.000 1g）。

5.5 将煮沸后试样趁热倒入滤器中，用水泵抽滤。用 500mL 热水（90～100℃），分数次洗烧杯及滤器，抽滤至干。洗净滤器下部的液体和泡沫，塞上橡皮塞。

5.6 于滤器中加酶液，液面需覆盖纤维，用细针挤压掉其中气泡，加数滴甲苯，盖上表面皿，37℃恒温箱中过夜。

5.7 取出滤器，除去底部塞子，抽滤去酶液，并用 300mL 热水分数次洗去残留酶液，用碘液检查是否有淀粉残留，如有残留，继续加酶水解，如淀粉已除尽，抽干，再以丙酮洗 2 次。

5.8 将滤器置于烘箱中，110℃烘 4h，取出，置于干燥器中，冷至室温，称量，得 m_2（精确到 0.000 1g）。

6 分析结果的表述

试样中不溶性膳食纤维的含量按下式计算：

$$X = \frac{m_2 - m_1}{m} \times 100$$

式中：

X ——试样中不溶性膳食纤维的含量（g/100g）；

m_1——滤器加玻璃棉的质量（g）；

m_2——滤器加玻璃棉及试样中纤维的质量（g）；

m ——试样质量（g）。

以重复性条件下获得的两次独立测定结果的算术平均值表示，结果保留三位有效数字。

7 精密度

在重复性条件下获得的两次独立测定结果的绝对差值不得超过算术平均值的 10%。

附加说明：

本法参考 GB/T 5413.6《食品安全国家标准 婴幼儿食品和乳品中不溶性膳食纤维的测定》。

第二章 蛋白质与氨基酸类

第一节   蛋　白　质

一、食用农产品中蛋白质的测定

1 范围

本法描述了食用农产品中蛋白质的测定方法。

第一法和第二法适用于各种食用农产品中蛋白质的测定，第三法适用于蛋白质含量在 10g/100g 以上的粮食、豆类、奶粉、米粉等固体试样的筛选测定。本法不适用于添加无机含氮物质、有机非蛋白质含氮物质的食品测定。

第一法当称样量为 5.0g 时，定量检出限为 8mg/100g。

第二法当称样量为 5.0g 时，定量检出限为 0.1mg/100g。

第一法　凯氏定氮法

2 原理

食品中的蛋白质在催化加热条件下被分解，产生的氨与硫酸结合生成硫酸铵。碱化蒸馏使氨游离，用硼酸吸收后以硫酸或盐酸标准滴定溶液滴定，根据酸的消耗量乘以换算系数，即为蛋白质的含量。

3 试剂和材料

除另有规定外，本法所有试剂均为分析纯，水为 GB/T 6682 规定的三级水。

3.1　硫酸铜（$CuSO_4 \cdot 5H_2O$）。

3.2　硫酸钾（K_2SO_4）。

3.3　硫酸（H_2SO_4 密度为 1.84g/L）。

3.4　硼酸（H_3BO_3）。

3.5　甲基红指示剂（$C_{15}H_{15}N_3O_2$）。

3.6　溴甲酚绿指示剂（$C_{21}H_{14}Br_4O_5S$）。

3.7　亚甲基蓝指示剂（$C_{16}H_{18}ClN_3S \cdot 3H_2O$）。

3.8　氢氧化钠（NaOH）。

3.9　95％乙醇（C_2H_5OH）。

3.10　硼酸溶液（20g/L）：称取 20g 硼酸，加水溶解后并稀释至 1 000mL。

3.11　氢氧化钠溶液（400g/L）：称取 40g 氢氧化钠加水溶解后，放冷，并稀释至 100mL。

3.12　硫酸标准滴定溶液（0.050 0mol/L）或盐酸标准滴定溶液（0.050 0mol/L）。

3.13　甲基红乙醇溶液（1g/L）：称取 0.1g 甲基红溶于 95％乙醇中，用 95％乙醇稀释至 100mL。

3.14　亚甲基蓝乙醇溶液（1g/L）：称取 0.1g 亚甲基蓝，溶于 95％乙醇，用 95％乙醇稀释至 100mL。

3.15　溴甲酚绿乙醇溶液（1g/L）：称取 0.1g 溴甲酚绿，溶于 95％乙醇，用 95％乙醇稀释至 100mL。

3.16　混合指示液：2 份甲基红乙醇溶液与 1 份亚甲基蓝乙醇溶液临用时混合。也可用 1 份甲基红乙醇溶液与 5 份溴甲酚绿乙醇溶液临用时混合。

4　仪器和设备

4.1　天平：感量为1mg。

4.2　定氮蒸馏装置：如图2-1所示。

4.3　自动凯氏定氮仪。

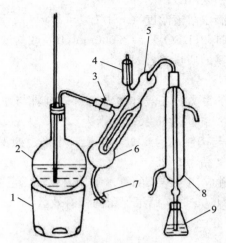

图2-1　定氮装置

1. 电炉　2. 水蒸气发生器（2L烧瓶）　3. 螺旋夹　4. 小玻杯及棒状玻塞
5. 反应室　6. 反应室外层　7. 橡皮管及螺旋夹　8. 冷凝管　9. 蒸馏液接收瓶

5　分析步骤

5.1　凯氏定氮法

5.1.1　试样处理：称取充分混匀的固体试样0.2～2g、半固体试样2～5g或液体试样10～25g（相当于30～40mg氮），精确至0.001g，移入干燥的100mL、250mL或500mL定氮瓶中，加入0.2g硫酸铜、6g硫酸钾及20mL硫酸，轻摇后于瓶口放一小漏斗，将瓶以45°角斜支于有小孔的石棉网上。小心加热，待内容物全部炭化，泡沫完全停止后，加强火力，并保持瓶内液体微沸，至液体呈蓝绿色并澄清透明后，再继续加热0.5～1h。取下放冷，小心加入20mL水。放冷后，移入100mL容量瓶中，并用少量水洗定氮瓶，洗液并入容量瓶中，再加水至刻度，混匀备用。同时做试剂空白试验。

5.1.2　测定：按图2-1装好定氮蒸馏装置，向水蒸气发生器内装水至2/3处，加入数粒玻璃珠，加甲基红乙醇溶液数滴及数毫升硫酸，以保持水呈酸性，加热煮沸水蒸气发生器内的水并保持沸腾。

5.1.3　向接收瓶内加入10.0mL硼酸溶液及1～2滴混合指示液，并使冷凝管的下端插入液面下，根据试样中氮含量，准确吸取2.0～10.0mL试样处理液由小玻杯注入反应室，以10mL水洗涤小玻杯并使之流入反应室内，随后塞紧棒状玻塞。将10.0mL氢氧化钠溶液倒入小玻杯，提起玻塞使其缓缓流入反应室，立即将玻塞盖紧，并加水于小玻杯以防漏气。夹紧螺旋夹，开始蒸馏。蒸馏10min后移动蒸馏液接收瓶，液面离开冷凝管下端，再蒸馏1min。然后，用少量水冲洗冷凝管下端外部，取下蒸馏液接收瓶。以硫酸或盐酸标准滴定溶液滴定至终点，其中2份甲基红乙醇溶液与1份亚甲基蓝乙醇溶液指示剂，颜色由紫红色变成灰色，pH 5.4；1份甲基红乙醇溶液与5份溴甲酚绿乙醇溶液指示剂，颜色由酒红色变成绿色，pH 5.1。同时做试剂空白试验。

5.2　自动凯氏定氮仪法

称取固体试样0.2～2g、半固体试样2～5g或液体试样10～25g（相当于30～40mg氮），精确至0.001g。按照仪器说明书的要求进行检测。

6　分析结果的表述

试样中蛋白质的含量按下式进行计算：

$$X = \frac{(V_1 - V_2) \times c \times 0.0140}{m \times V_3/100} \times F \times 100$$

式中：

X ——试样中蛋白质的含量（g/100g）；

V_1 ——试液消耗硫酸或盐酸标准滴定液的体积（mL）；

V_2 ——试剂空白消耗硫酸或盐酸标准滴定液的体积（mL）；

V_3 ——吸取消化液的体积（mL）；

c ——硫酸或盐酸标准滴定溶液浓度（mol/L）；

0.0140——1.0mL 硫酸 $[c(1/2H_2SO_4)=1.000mol/L]$ 或盐酸 $[c(HCl)=1.000mol/L]$ 标准滴定溶液相当的氮的质量（g）；

m ——试样的质量（g）；

F ——氮换算为蛋白质的系数。一般食物为 6.25；纯乳与纯乳制品为 6.38；面粉为 5.70；玉米、高粱为 6.24；花生为 5.46；大米为 5.95；大豆及其粗加工制品为 5.71；大豆蛋白制品为 6.25；肉与肉制品为 6.25；大麦、小米、燕麦、裸麦为 5.83；芝麻、向日葵为 5.30；复合配方食品为 6.25。

以重复性条件下获得的两次独立测定结果的算术平均值表示，蛋白质含量≥1g/100g 时，结果保留三位有效数字；蛋白质含量<1g/100g 时，结果保留两位有效数字。

7 精密度

在重复性条件下获得的两次独立测定结果的绝对差值不得超过算术平均值的 10%。

第二法 分光光度法

8 原理

农产品中的蛋白质在催化加热条件下被分解，分解产生的氨与硫酸结合生成硫酸铵，在 pH 4.8 的乙酸钠-乙酸缓冲溶液中与乙酰丙酮和甲醛反应生成黄色的 3，5-二乙酰-2，6-二甲基-1，4-二氢化吡啶化合物。在波长 400nm 下测定吸光度值，与标准系列比较定量，结果乘以换算系数，即为蛋白质含量。

9 试剂和材料

除另有规定外，本法所有试剂均为分析纯，水为 GB/T 6682 规定的三级水。

9.1 硫酸铜 $(CuSO_4 \cdot 5H_2O)$。

9.2 硫酸钾 (K_2SO_4)。

9.3 硫酸 $(H_2SO_4$ 密度为 1.84g/L）：优级纯。

9.4 氢氧化钠 $(NaOH)$。

9.5 对硝基苯酚 $(C_6H_5NO_3)$。

9.6 乙酸钠 $(CH_3COONa \cdot 3H_2O)$。

9.7 无水乙酸钠 (CH_3COONa)。

9.8 乙酸 (CH_3COOH)：优级纯。

9.9 37% 甲醛 $(HCHO)$。

9.10 乙酰丙酮 $(C_5H_8O_2)$。

9.11 氢氧化钠溶液（300g/L）：称取 30g 氢氧化钠加水溶解后，放冷，并稀释至 100mL。

9.12 对硝基苯酚指示剂溶液（1g/L）：称取 0.1g 对硝基苯酚指示剂溶于 20mL 95% 乙醇中，加水稀释至 100mL。

9.13 乙酸溶液（1mol/L）：量取 5.8mL 乙酸，加水稀释至 100mL。

9.14 乙酸钠溶液（1mol/L）：称取 41g 无水乙酸钠或 68g 乙酸钠，加水溶解后并稀释至 500mL。

9.15 乙酸钠-乙酸缓冲溶液：量取 60mL 乙酸钠溶液与 40mL 乙酸溶液混合，该溶液 pH 4.8。

9.16 显色剂：15mL 甲醛与 7.8mL 乙酰丙酮混合，加水稀释至 100mL，剧烈振摇混匀（室温下放置稳定 3d）。

9.17 氨氮标准储备溶液（以氮计）（1.0g/L）：称取 105℃干燥 2h 的硫酸铵 0.472 0g 加水溶解后移于 100mL 容量瓶中，并稀释至刻度，混匀。此溶液每毫升相当于 1.0mg 氮。

9.18 氨氮标准使用溶液（0.1g/L）：用移液管吸取 10.00mL 氨氮标准储备液于 100mL 容量瓶内，加水定容至刻度，混匀。此溶液每毫升相当于 0.1mg 氮。

10 仪器和设备

10.1 分光光度计。

10.2 电热恒温水浴锅：100℃ ± 0.5℃。

10.3 10mL 具塞玻璃比色管。

10.4 天平：感量为 1mg。

11 分析步骤

11.1 试样消解

称取经粉碎混匀过 40 目筛的固体试样 0.1～0.5g（精确至 0.001g）、半固体试样 0.2～1g（精确至 0.001g）或液体试样 1～5g（精确至 0.001g），移入干燥的 100mL 或 250mL 定氮瓶中，加入 0.1g 硫酸铜、1g 硫酸钾及 5mL 硫酸，摇匀后于瓶口放一小漏斗，将定氮瓶以 45°角斜支于有小孔的石棉网上。缓慢加热，待内容物全部炭化，泡沫完全停止后，加强火力，并保持瓶内液体微沸，至液体呈蓝绿色澄清透明后，再继续加热 0.5h。取下放冷，慢慢加入 20mL 水，放冷后移入 50mL 或 100mL 容量瓶中，并用少量水洗定氮瓶，洗液并入容量瓶中，再加水至刻度，混匀备用。按同一方法做试剂空白试验。

11.2 试样溶液的制备

吸取 2.00～5.00mL 试样或试剂空白消化液于 50mL 或 100mL 容量瓶内，加 1～2 滴对硝基苯酚指示剂溶液，摇匀后滴加氢氧化钠溶液中和至黄色，再滴加乙酸溶液至溶液无色，用水稀释至刻度，混匀。

11.3 标准曲线的绘制

吸取 0.00mL、0.05mL、0.10mL、0.20mL、0.40mL、0.60mL、0.80mL 和 1.00mL 氨氮标准使用溶液（相当于 0.00μg、5.00μg、10.0μg、20.0μg、40.0μg、60.0μg、80.0μg 和 100.0μg 氮），分别置于 10mL 比色管中。加 4.0mL 乙酸钠-乙酸缓冲溶液及 4.0mL 显色剂，加水稀释至刻度，混匀。置于 100℃水浴中加热 15min。取出用水冷却至室温后，移入 1cm 比色杯内，以零管为参比，于波长 400nm 处测量吸光度值，根据标准各点吸光度值绘制标准曲线或计算线性回归方程。

11.4 试样测定

吸取 0.50～2.00mL（相当于氮<100μg）试样溶液和同量的试剂空白溶液，分别于 10mL 比色管中。以下按本法 11.3 自"加 4.0mL 乙酸钠-乙酸缓酸溶液及 4.0mL 显色剂……"起操作。试样吸光度值与标准曲线比较定量或代入线性回归方程求出含量。

12 分析结果的表述

试样中蛋白质的含量按下式进行计算：

$$X = \frac{c - c_0}{m \times \dfrac{V_2}{V_1} \times \dfrac{V_4}{V_3} \times 1000 \times 1000} \times F \times 100$$

式中：

X ——试样中蛋白质的含量（g/100g）；

c ——试样测定液中氮的含量（μg）；

c_0 ——试剂空白测定液中氮的含量（μg）；

V_1 ——试样消化液定容体积（mL）；

V_2 ——制备试样溶液的消化液体积（mL）；

V_3 ——试样溶液总体积（mL）；

V_4——测定用试样溶液体积（mL）；

m——试样质量（g）；

F——氮换算为蛋白质的系数。一般食物为 6.25；纯乳与纯乳制品为 6.38；面粉为 5.70；玉米、高粱为 6.24；花生为 5.46；大米为 5.95；大豆及其粗加工制品为 5.71；大豆蛋白制品为 6.25；肉与肉制品为 6.25；大麦、小米、燕麦、裸麦为 5.83；芝麻、向日葵为 5.30；复合配方食品为 6.25。

以重复性条件下获得的两次独立测定结果的算术平均值表示，蛋白质含量≥1g/100g 时，结果保留三位有效数字；蛋白质含量<1g/100g 时，结果保留两位有效数字。

13　精密度

在重复性条件下获得的两次独立测定结果的绝对差值不得超过算术平均值的 10％。

第三法　燃 烧 法

14　原理

试样在 900～1 200℃高温下燃烧，燃烧过程中产生混合气体，其中的碳、硫等干扰气体和盐类被吸收管吸收，氮氧化物被全部还原成氮气，形成的氮气气流通过热导检测仪（TCD）进行检测。

15　仪器和设备

15.1　氮/蛋白质分析仪。

15.2　天平：感量为 0.1mg。

16　分析步骤

按照仪器说明书要求称取 0.1～1.0g 充分混匀的试样（精确至 0.000 1g），用锡箔包裹后置于样品盘上。试样进入燃烧反应炉（900～1 200℃）后，在高纯氧（≥99.99％）中充分燃烧。燃烧炉中的产物（NOx）被载气 CO_2 运送至还原炉（800 ℃）中，经还原生成氮气后检测其含量。

17　分析结果的表述

试样中蛋白质的含量按下式进行计算：

$$X＝C×F$$

式中：

X——试样中蛋白质的含量（g/100g）；

C——试样中氮的含量（g/100g）；

F——氮换算为蛋白质的系数。一般食物为 6.25；纯乳与纯乳制品为 6.38；面粉为 5.70；玉米、高粱为 6.24；花生为 5.46；大米为 5.95；大豆及其粗加工制品为 5.71；大豆蛋白制品为 6.25；肉与肉制品为 6.25；大麦、小米、燕麦、裸麦为 5.83；芝麻、向日葵为 5.30；复合配方食品为 6.25。

以重复性条件下获得的两次独立测定结果的算术平均值表示，结果保留三位有效数字。

18　精密度

在重复性条件下获得的两次独立测定结果的绝对差值不得超过算术平均值的 10％。

附加说明：

本法参考 GB 5009.5《食品安全国家标准　食品中蛋白质的测定》。

二、粮食中粗蛋白的测定

1 范围

本法描述了用杜马斯燃烧法测定粮食中粗蛋白含量的方法，适用于谷物、豆类中粗蛋白含量的测定。

本法的检出限为 9.8mg/g。

2 原理

样品在燃烧管中加热燃烧后转化成气体，其中含氮物质转化成分子氮，干扰气体被一系列吸收剂吸收除去。分子氮经热导检测器检测，得到氮含量。

3 试剂和材料

除另有说明外，本法所有试剂均为分析纯，水为 GB/T 6682 规定的一级水。

3.1 载气：根据仪器类型的不同，可使用氦气（He）或者二氧化碳（CO_2）。He：纯度≥99.99％，CO_2：纯度≥99.99％。

3.2 氧气（O_2）：纯度≥99.99％。

3.3 二氧化碳和卤素吸收剂：可用铬酸铅（$PbCrO_4$）或钢丝绒等，用于去除燃烧产物中的硫化物。

3.4 氧化铜-铂催化剂：用于填充二级氧化管。铂催化剂（Al_2O_3 中含 5％Pt）和氧化铜按 1∶7 或 1∶8 的比例混合。建议填充前不要将氧化铜和铂催化剂混合，以防止分层。填充时借助合适的漏斗将氧化铜和铂催化剂同时倒入二级燃烧管。

3.5 银絮或铜絮：银絮或铜絮装入二级燃烧管或还原管，装填前应将其松散开。

3.6 石英、玻璃絮或棉花：按仪器操作说明书使用。

3.7 铜或钨（线、屑或粉）：用于填充还原管。以纯铜或纯钨做还原剂，可提高低含氮量样品（约为 1％）分析结果的精确度。

3.8 五氧化二磷（P_2O_5）、高氯酸镁［$Mg(ClO_4)_2$］颗粒或其他干燥剂：用于填充干燥管。

3.9 刚玉球或氧化铝颗粒：用于填充燃烧管。

3.10 氧化铜（CuO）：用于填充燃烧管。

3.11 氢氧化钠（NaOH）：作为干扰气体的吸收剂。

3.12 天冬氨酸（$C_4H_7NO_4$）、乙二胺四乙酸（$C_{10}H_{16}N_2O_8$）、谷氨酸（$C_5H_9NO_4$）、马尿酸（$C_9H_9NO_3$）标准物质或其他已知恒定含氮量的标准物质：要求氮的回收率应在 99％以上。

3.13 石油醚：沸点为 30～60℃。也可使用丙酮或乙醇。

3.14 蔗糖：用于空白试验。

4 仪器和设备

4.1 分析天平：感量为 0.000 1g。

4.2 样品粉碎机：根据样品的特性选择。

4.3 筛子：孔径 0.8～1mm，由不含铁的材料制成。

4.4 坩埚（由不锈钢、石英、陶瓷或白金制成）、锡囊/箔或无氮滤纸：适用于杜马斯仪器。

4.5 杜马斯定氮仪：仪器燃烧炉的温度要大于或等于 850℃，配有热导检测器和信号积分装置。杜马斯定氮仪的操作流程按仪器说明书进行。为避免漏气，安装时应在 O 型密封圈上涂一些真空润滑脂。所用的玻璃器具放入燃烧炉之前，应用丙酮等有机溶剂清洗干净，除去玻璃器具壁上的指纹等痕迹。

5　试样制备与保存

5.1　取样

本法推荐采用 ISO 24333 规定的取样方法。

5.2　试样制备

用粉碎机粉碎样品，混匀并过筛，其粒度分布应符合表 2-1 的要求。

表 2-1　粒度的要求

孔径（μm）	通过筛的量（%）
710	100
500	95～100
200	≤85

样品粉碎时有水分损失，应及时测定样品含水量。报告氮或蛋白质含量的测定结果最好以干基或以固定水分含量为基础来表示。谷物水分含量（玉米除外）按 GB/T 21305 规定的方法测定；玉米水分含量按 GB/T 10362 规定的方法测定；豆类水分含量按 ISO 24557 规定的方法测定。

6　测定步骤

6.1　一般要求

按使用说明书进行仪器的安装、调试、校准和操作。测定之前，先打开仪器，使其达到稳定状态。

每天用标准物质对仪器性能进行测定，应保证氮的回收率大于 99.0%。

6.2　样品测定

用天平称取大于 0.1g（精确至 0.000 1g）的试样，放入坩埚、锡囊/箔或无氮滤纸中。蛋白质含量低（小于 1%）的样品，称样量可增加到 3.5g。具体按杜马斯仪要求的样品量范围进行称量。

有的杜马斯仪器，要求样品水分含量超过 17% 时，测定前需进行干燥。

当蛋白质含量很高或试样量较少时，需进行少量试样的称重。当试样重量小于 0.1g 时，应做第二次验证测定。

6.3　通氧量控制

通氧量控制按仪器说明书要求进行操作。

样品测定前，先用与样品等量的蔗糖代替样品做 3 个空白使仪器处于稳定状态。该空白值代表粉末蔗糖从大气中俘获氮的量。用其平均值修正实测样品的氮含量。

6.4　校准

校准曲线的绘制。取一种标准物质，称取至少 5 份不同浓度的试样进行测定，绘制校准曲线，含氮量应覆盖样品的测量范围。

当试样氮含量超过 200mg 时，在校准曲线上很可能是非线性的。在非线性区域，可分几个小段进行校准，标准物质按 1～5mg 氮含量的梯度递增，以保证该区域的校准曲线的可靠性。

校准曲线也可用标准溶液制作。

测定样品之前，用标准物质或已知氮含量的样品至少做 3 个重复测定用于校准。之后每测定15～25个样品做一次校准。如被测标准物质的氮含量与标准值相差大于 0.05% 时，应对仪器的性能进行检查，然后再进行校准。

6.5　测定

在仪器稳定的条件下，按照仪器说明书的要求进行样品测定。

分析过程中主要包括以下几个过程：

a）样品在 850℃ 以上的标准条件下燃烧；

b）燃烧分解的产物（主要为 N_2、NO_x、CO_2 和水蒸气）被载气带入还原管；

 c) 氮氧化物在还原管中被还原成分子氮，多余的氧与铜或钨结合除去；

 d) 水分在含 P_2O_5、$Mg(ClO_4)_2$ 或其他干燥剂的干燥管中被除去；

 e) 挥发性卤素和硫化物等干扰物质被吸附剂、银絮或 NaOH 除去；

 f) 除去干扰物质的含氮气体，被载气带入热导检测器。

6.6　检测与积分

使用高灵敏的热导池检测器对氮进行定量测定。热导池检测器根据所用的载气进行优化，在连续测中可自动调零。仪器自动进行信号放大、模/数转换、数据传输和数据处理。

7　结果计算

7.1　氮含量

总氮含量 W_N，以质量分数表示。

7.2　粗蛋白含量

试样中粗蛋白含量的校正系数 F_C，按下式计算：

$$F_C = \frac{100 - W_1}{100 - W_2}$$

式中：

W_1——粉碎前样品水分含量（%）；

W_2——粉碎后样品水分含量（%）。

试样中粗蛋白含量，按下式计算：

$$W_P = W_N \times F \times F_C$$

式中：

W_P——样品中粗蛋白含量（%）；

W_N——样品在自然含水状态下的氮含量（%）；

F ——氮换算蛋白质的系数，见表 2-2；

F_C——校正系数。

结果表示为三位有效数字。

表 2-2　常见粮食的蛋白质换算系数

样品种类	大麦	玉米	燕麦	花生	大米、糙米	黑麦、小黑麦	大豆	小麦	麦麸	小麦胚芽
换算系数	5.7	6.25	6.25	6.25	6.25	5.7	6.25	5.7	5.7	5.7

8　精密度与回收率

8.1　重复性

本法在同一实验室，由同一操作者使用相同的设备，按相同的测定方法，在短时间内对同一被测试样进行两次独立测定，两次测定结果的绝对数值大于以下重复性限 r 值的情况不得超过 5%。

$$r = 2.8 \times S_r = 2.8 \times (0.0013W_N + 0.012)$$

式中：

S_r ——重复性标准偏差；

W_N ——样品中总氮含量（%）。

8.2　再现性

本法在不同实验室，由不同操作者使用不同的设备，按相同的测定方法，同一被测试样进行两次独立测定，两次测定结果的绝对数值大于以下再现性限 R 值的情况不得超过 5%。

$$R = 2.8 \times S_R = 2.8 \times (0.0126W_N + 0.017)$$

式中：

S_R ——再现性标准偏差；

W_N ——样品中总氮含量（％）。

附加说明：

本法参考 GB/T 31578《粮油检验　粮食及制品中粗蛋白测定　杜马斯燃烧法》。

三、肌肉中肌红蛋白的测定

1 范围

本法描述了用可见分光光度法测定肌肉中肌红蛋白的方法，适用于肌肉中肌红蛋白的测定。

本法在称样量为 0.5g 时，肌红蛋白的检出限为 0.039mg/kg，定量限为 0.39mg/kg。

2 原理

肌肉用液氮或冷冻干燥成粉末，以 Tris 缓冲盐为提取溶液，匀浆提取，高速离心后，分光光度计检测，外标法定量。

3 试剂和材料

除另有说明外，本法所有试剂均为分析纯，水为 GB/T 6682 规定的一级水。

3.1 盐酸（HCl，37%）。

3.2 Tris 三羟甲基氨基甲烷（$C_4H_{11}NO_3$）。

3.3 氯化镁（$MgCl_2$）。

3.4 5mmol/L pH 7.2 Tris-HCl 溶液：称取 0.605 7g Tris，加水 800mL，然后用浓盐酸调 pH 到 7.2，用水定容至 1 L。

4 仪器和设备

4.1 可见分光光度计。

4.2 液氮或冷冻干燥机。

4.3 均质机。

4.4 高速离心机。

5 试样制备与保存

取鲜活畜禽产品的可食部分约 250g 代表性样品，用组织捣碎机充分捣碎，均分成两份分别用液氮或冷冻干燥成粉末，装入洁净容器中，密封，并标明标记。−20℃保存。

6 测定步骤

6.1 试样提取

准确称取粉末试样 0.5g（精确至 0.01g），置于 50mL 离心管中，加入 15mL 缓冲液（5mmol/L pH 7.2 Tris-HCl，3mmol/L $MgCl_2$），匀浆 1min 后，在 4℃ 3 000r/min 离心 20min，上清液待测。

6.2 测定

分别吸取试样至 1cm 比色皿中，分光光度计波长调至 576nm，测试试样溶液吸光度，根据肌红蛋白在 576nm 处的毫摩尔消光系数 12.8 换算出肌肉中肌红蛋白含量。

7 结果计算

试样中肌红蛋白的含量，按下式进行计算：

$$X = \frac{A \times 16700 \times V}{m \times 12.8 \times 1}$$

式中：

X——试样中肌红蛋白的含量（mg/kg）；

A——试样的吸光值；

V——试样的定容体积（mL）；

m——试样中质量（g）。

注：12.8 为肌红蛋白的毫摩尔消光系数，16700 为肌红蛋白的相对分子质量，1 为比色皿的厚度。
以重复性条件下获得的两次独立测定结果的算术平均值表示，结果表示到小数点后两位。

8　精密度

在重复性条件下获得的两次独立测定结果的绝对差值不得超过算术平均值的 10％。

附加说明：
本法由农业部畜禽产品质量安全风险评估实验室（南昌）提供。

四、乳品中蛋白质的测定

1 范围

本法描述了用双缩脲比色法测定乳品中蛋白质含量的方法，适用于乳品中蛋白质含量的测定。

本法检出限为 $5×10^5 g/100g$。

2 原理

利用三氯乙酸沉淀样品中的蛋白质，将沉淀物与双缩脲试剂进行显色，通过分光光度计测定显色液的吸光度值，采用外标法定量，计算样品中蛋白质含量。

3 试剂和材料

除另有说明外，本法所有试剂均为分析纯，水为 GB/T 6682 规定的二级水。

3.1 四氯化碳（CCl_4）。

3.2 酪蛋白标准品（$C_{47}H_{48}N_3NaO_7S_2$，纯度≥99%，CAS：9000-71-9）。

3.3 氢氧化钾（KOH）。

3.4 酒石酸钾钠（$C_4O_6H_4KNa$）。

3.5 硫酸铜（$CuSO_4$）。

3.6 二氯乙酸（$C_2H_2Cl_2O_2$）。

3.7 10mol/L 氢氧化钾溶液：准确称取 560g 氢氧化钾，加水溶解并定容至 1L。

3.8 250g/L 酒石酸钾钠溶液：准确称取 250g 酒石酸钾钠，加水溶解并定容至 1L。

3.9 40g/L 硫酸铜溶液：准确称取 40g 硫酸铜，加水溶解并定容至 1L。

3.10 150g/L 三氯乙酸溶液：准确称取 150g 三氯乙酸，加水溶解并定容至 1L。

3.11 双缩脲试剂：将 10mol/L 氢氧化钾溶液 10mL 和 250g/L 酒石酸钾钠溶液 20mL 加到约 800mL 蒸馏水中，剧烈搅拌，同时慢慢加入 40g/L 硫酸铜溶液 30mL，定容至 1 000mL。

4 仪器和设备

4.1 天平，感量±0.000 1g。

4.2 高速冷冻离心机。

4.3 分光光度计。

4.4 超声波清洗器。

5 测定步骤

5.1 样品处理

5.1.1 固体试样

准确称取 0.2g 试样，置于 50mL 离心管中，加入 5mL 水。

5.1.2 液体试样

准确称取 1.5g 试样，置于 50mL 离心管中。

5.1.3 沉淀和过滤

加入 150g/L 的三氯乙酸溶液 5mL，静置 10min 使蛋白充分沉淀，在 10 000r/min 下离心 10min 倾去上清液，经 95% 乙醇 10mL 洗涤。向沉淀中加入四氯化碳 2mL 和双缩脲试剂 20mL，置于超声波清洗器中震荡均匀，使蛋白溶解，静置显色 10min，在 10 000r/min 下离心 20min，取上层清液，待测。

5.2 测定

在本法 5.3 制备的标准溶液中，以 0 管调零，540nm 下测定各标准溶液的吸光度值，以吸光度值为纵坐标，以表 2-3 中的蛋白质浓度为横坐标，绘制标准曲线。同时测定本法 5.1.3 提取的蛋白液的吸光度值，并根据标准曲线的线性回归方程读取制备样品的蛋白浓度 c。

表 2-3 标准曲线的制作

管号	0	1	2	3	4	5
酪蛋白标准品（mg）	0	10	20	30	40	50
双缩脲试剂（mL）	20.0	20.0	20.0	20.0	20.0	20.0
蛋白质浓度（mg/mL）	0	0.5	1.0	1.5	2.0	2.5

5.3 标准曲线的制备

取 6 支试管，按表 2-3 加入酪蛋白标准品和双缩脲试剂，充分混匀。

6 结果计算

试样中蛋白质含量 m 以质量分数计，结果按下式计算：

$$m = \frac{2 \times c}{m_0}$$

式中：

m ——100g 奶粉中蛋白质的含量（酪蛋白当量）（g/100g）；

c ——试液中蛋白质浓度（mg/mL）；

m_0 ——试样取样量（g）。

注：测定结果用平行测定的算术平均值表示，保留三位有效数字。

7 精密度

在重复性条件下获得的两次独立测定结果的绝对差值不得超过算术平均值的 10%。

附加说明：

本法参考 NY/T 1678《乳与乳制品中蛋白质的测定 双缩脲比色法》。

五、乳品中乳清蛋白的测定

1 范围

本法描述了用高效液相色谱-串联质谱法测定乳品中乳清蛋白含量的方法，适用于乳品中乳清蛋白含量的测定。

本法以称样量为 2g 固体，牛 α-乳白蛋白的定量限为 0.020g/100g，牛 β-乳球蛋白的定量限为 0.025g/100g。

2 原理

试样以牛胰蛋白酶酶解成特异性肽段后，以稳定同位素稀释液相色谱-串联质谱法测定目标蛋白的特异肽段，内标法定量。依据 1mol 目标蛋白酶解生成 1mol 特异肽段的原则，测得试样中 α-乳白蛋白、β-乳球蛋白含量。以 α-乳白蛋白与 β-乳球蛋白之和，通过折算系数计算出试样中乳清蛋白的含量。

3 试剂和材料

除另有说明外，所有试剂均为分析纯，水为 GB/T 6682 规定的一级水。

3.1 碳酸氢铵（NH_4HCO_3）。

3.2 二硫苏糖醇（$C_4H_{10}O_2S_2$，DTT）。

3.3 碘代乙酰胺（ICH_2CONH_2，IAA）。

3.4 氯化钙（$CaCl_2$）。

3.5 乙酸（CH_3COOH）。

3.6 甲酸（HCOOH）：色谱纯。

3.7 乙腈（CH_3CN）：色谱纯。

3.8 碱性胰蛋白酶：活力大于 10 000 BAEE 每毫克蛋白质。

3.9 标准品

3.9.1 牛 α-乳白蛋白标准品（分子量 14 178 Da，纯度≥85%，CAS 号：9051-29-0）或经国家认证并授予标准物质证书的标准物质。配制溶液称量时需按纯度折算。

3.9.2 牛 β-乳球蛋白标准品（分子量 18 320 Da，纯度≥85%，CAS 号：9045-23-2）或经国家认证并授予标准物质证书的标准物质。配制溶液称量时需按纯度折算。

3.9.3 牛 α-乳白蛋白特异肽段（序列：VGINYWLAHK，分子量 1 199.7 Da，纯度≥99%）。

3.9.4 牛 β-乳球蛋白特异肽段（序列：IDALNENK，分子量 915.5 Da，纯度≥99%）。

3.9.5 牛 α-乳白蛋白同位素特异肽段（序列：VGI*NYWL*AHK，分子量 1214.4 Da，纯度≥95%）。

3.9.6 牛 β-乳球蛋白同位素特异肽段（序列：I*DAL*NENK，分子量 929.5 Da，纯度≥95%）。

3.9.7 牛 α-乳白蛋白同位素标记内标（序列：VKKILDKVGI*NYWL*AHKALCSEKL，分子量 2784.39 Da，纯度≥95%）。

3.9.8 牛 β-乳球蛋白同位素标记内标（序列：EKTKIPAVFKI*DAL*NENKVLVLDTDYKKV，分子量 3346.93 Da，纯度≥95%）。

注：上述所示肽段序列中注有 * 的氨基酸为同位素标记氨基酸。

3.10 试剂配制

3.10.1 碳酸氢铵溶液（500mmol/L）：称取 3.95g 碳酸氢铵，用水溶解后定容至 100mL。

3.10.2 二硫苏糖醇溶液（500mmol/L）：称取 0.771g 二硫苏糖醇，用 500mmol/L 的碳酸氢铵溶液溶解后定容至 10mL。

3.10.3 碘代乙酰胺溶液（500mmol/L）：称取 0.925g 碘代乙酰胺，用 500mmol/L 的碳酸氢铵溶液溶解后定容至 10mL。

3.10.4 氯化钙溶液（100mmol/L）：称取 0.111g 氯化钙，用水溶解后定容至 10mL。

3.10.5 乙酸溶液（1%，V/V）：移取 0.1mL 乙酸，用水稀释并定容至 10mL。

3.10.6 胰蛋白酶溶液（500μg/mL）：称取 5mg 碱性胰蛋白酶，用 1%乙酸溶液溶解后定容至 10mL。

3.10.7 甲酸水溶液（0.1%，V/V）：吸取 1mL 甲酸，用水稀释并定容至 1 000mL。

3.10.8 甲酸乙腈溶液（0.1%，V/V）：吸取 1mL 甲酸，用乙腈稀释并定容至 1 000mL。

3.11 质谱检测质量数调谐溶液配制

3.11.1 牛 α-乳白蛋白特异肽段储备液（500μmol/L）：准确称取牛 α-乳白蛋白特异肽段粉末 6.00mg（准确至 0.01mg），用水溶解后定容至 10mL。将溶液转移到塑料瓶中，于−20℃保存。

3.11.2 牛 β-乳球蛋白特异肽段储备液（500μmol/L）：准确称取牛 β-乳球蛋白特异肽段粉末 4.60mg（准确至 0.01mg），用水溶解后定容至 10mL。将溶液转移到塑料瓶中，于−20℃保存。

3.11.3 牛 α-乳白蛋白同位素特异肽段储备液（500μmol/L）：准确称取牛 α-乳白蛋白同位素特异肽段粉末 6.06mg（准确至 0.01mg），用水溶解后定容至 10mL。将溶液转移到塑料瓶中，于−20℃保存。

3.11.4 牛 β-乳球蛋白同位素特异肽段储备液（500μmol/L）：准确称取牛 β-乳球蛋白同位素特异肽段粉末 16.70mg（准确至 0.01mg），用水溶解后定容至 10mL。将溶液转移到塑料瓶中，于−20℃保存。

3.11.5 牛 α-乳白蛋白特异肽段质量数调谐溶液（2.5μmol/L）：准确吸取 50μL 牛 α-乳白蛋白特异肽段标准储备液，用水稀释并定容至 10mL。

3.11.6 牛 β-乳球蛋白特异肽段质量数调谐溶液（2.5μmol/L）：准确吸取 50μL 牛 β-乳球蛋白特异肽段标准储备液，用水稀释并定容至 10mL。

3.11.7 牛 α-乳白蛋白同位素特异肽段质量数调谐溶液（2.5μmol/L）：准确吸取 50μL 牛 α-乳白蛋白同位素特异肽段储备液，用水稀释并定容至 10mL。

3.11.8 牛 β-乳球蛋白同位素特异肽段质量数调谐溶液（2.5μmol/L）：准确吸取 50μL 牛 β-乳球蛋白同位素特异肽段储备液，用水稀释并定容至 10mL。

3.12 标准溶液配制

3.12.1 牛 α-乳白蛋白标准储备溶液（1mg/mL）：准确称取牛 α-乳白蛋白标准粉末 10mg（纯度需折算，准确至 0.01mg），用水溶解后定容至 10mL。将溶液转移到塑料瓶中，于−20℃保存。

3.12.2 牛 α-乳白蛋白同位素标记内标储备溶液（500μmol/L）：准确称取牛 α-乳白蛋白同位素标记内标粉末 14.40mg（准确至 0.01mg），用水溶解后定容至 10mL。将溶液转移到塑料瓶中，于−20℃保存。

3.12.3 牛 β-乳球蛋白标准储备溶液（1mg/mL）：准确称取牛 β-乳球蛋白标准粉末 10mg（纯度需折算，准确至 0.01mg），用水溶解后定容至 10mL。将溶液转移到塑料瓶中，于−20℃保存。

3.12.4 牛 β-乳球蛋白同位素标记内标储备溶液（500μmol/L）：准确称取牛 β-乳球蛋白同位素标记内标粉末 16.70mg（准确至 0.01mg），用水溶解后定容至 10mL。将溶液转移到塑料瓶中，于−20℃保存。

3.12.5 蛋白标准中间混合溶液（牛 α-乳白蛋白 25μg/mL，牛 β-乳球蛋白 75μg/mL）：分别准确吸取 250μL 牛 α-乳白蛋白标准储备液和 750μL 牛 β-乳球蛋白标准储备液，用水稀释并定容至 10mL。

3.12.6 同位素标记内标中间混合溶液（2μmol/L）：分别准确吸取 40μL 牛 α-乳白蛋白和 β-乳球蛋白的同位素标记内标储备液，用水稀释并定容至 10mL。

3.12.7 系列标准工作溶液：准确吸取蛋白标准中间混合溶液 8μL、20μL、40μL、80μL、120μL、160μL、200μL，再分别加入 192μL、180μL、160μL、120μL、80μL、40μL、0μL 超纯水，每个浓度点加入 50μL 的同位素标记内标中间混合溶液，按照本法 5.2 与试样同时进行烷基化与酶解，得到牛 α-乳白蛋白的浓度分别为 0.2μg/mL、0.5μg/mL、1.0μg/mL、2.0μg/mL、3.0μg/mL、4.0μg/mL 和 5.0μg/mL；牛 β-乳球蛋白的浓度分别为 0.6μg/mL、1.5μg/mL、3.0μg/mL、6.0μg/mL、9.0μg/mL、12.0μg/mL 和 15.0μg/mL 的系列标准工作溶液。

4 仪器和设备

4.1 高效液相色谱-串联质谱仪：带电喷雾离子源；质量数范围，$1\sim2\,000$ 质荷比（m/z）；分辨率，0.1 原子质量单位（AMU）。

4.2 天平：感量 0.01g；0.01mg。

4.3 涡旋振荡器：振荡转速不低于 $2\,400$r/min。

4.4 超声波振荡器。

4.5 恒温水浴摇床。

4.6 微量移液器：$1\sim10\mu L$、$10\sim100\mu L$、$100\sim1\,000\mu L$。

4.7 微孔滤膜：$0.22\mu m$。

4.8 一次性注射器：5mL。

5 试样制备与保存

称取固体试样约 2g 或液体试样约 10g（精确至 0.01g，内含蛋白质约 200mg）于 500mL 烧杯中，分次用 900mL 水将试样充分溶解，转移到 $1\,000$mL 容量瓶中，并用水定容至刻度，必要时置于涡旋振荡器上充分涡旋溶解，准确移取试样溶解液 $200\mu L$ 于 2mL 离心管中，加入 $50\mu L$ 同位素标记内标中间混合溶液，待酶解。

6 测定步骤

6.1 烷基化与酶解

向上述样液中加入 $150\mu L$ 碳酸氢铵溶液、$10\mu L$ 二硫苏糖醇溶液，混匀后于 75℃ 下恒温水浴 30min；冷却至室温，加入 $30\mu L$ 碘代乙酰胺溶液，暗处静置 30min；再加入 $10\mu L$ 氯化钙溶液、$50\mu L$ 胰蛋白酶溶液，充分混匀后于 37℃ 恒温水浴中酶解 5h。加入 $10\mu L$ 甲酸混匀，室温下静置 15min，再加入 $490\mu L$ 水，涡旋混匀，用 $0.22\mu m$ 滤膜过滤，供高效液相色谱-串联质谱仪检测。

6.2 仪器参考条件

6.2.1 液相色谱参考条件

a）色谱柱：硅烷基 C_{18} 柱（2.1mm×100mm，$1.7\mu m$）或性能相当者；

b）流动相 A：0.1％甲酸水溶液；流动相 B：0.1％甲酸乙腈溶液；

c）梯度洗脱：参考洗脱梯度参见表 2-4；

d）流速：0.3mL/min；

e）柱温：40℃；

f）进样体积：$5\mu L$。

表 2-4 流动相梯度洗脱程序

时间（min）	流动相 A（％）	流动相 B（％）
0	95	5
0.8	95	5
1.2	90	10
2.5	83	17
2.6	77	23
3.8	77	23
4.0	0	100
4.8	0	100
5.0	95	5

6.2.2 质谱参考条件

a）电喷雾模式：ESI；

b）质谱扫描方式：多反应监测（MRM）；

c）毛细管电压：3.5kV；

d）锥孔电压：35V；

e）脱溶剂温度：500℃；

f）脱溶剂气流量：800L/h；

g）主要参考质谱参数见表 2-5。

表 2-5　主要参考质谱参数

化合物名称	母离子（[M+2H]$^{2+}$, m/z）	子离子（m/z）	碰撞能量（eV）
α-乳白蛋白特异肽段	601.1	284.4*	28
		355.4	24
α-乳白蛋白同位素特异肽段	608.1	284.3*	26
		355.4	24
β-乳白蛋白特异肽段	458.8	616.6	22
		503.8*	27
β-乳白蛋白同位素特异肽段	465.8	623.6	22
		503.8*	27

注：* 为定量离子；不同质谱仪器，质谱参数条件可能存在差异，测定前应将质谱条件优化到最佳。

6.3　标准曲线的制作

将标准系列工作溶液酶解液依次注入高效液相色谱-串联质谱仪，测定相应的峰面积。以标准系列的浓度为横坐标，各浓度点中特异肽段与对应同位素特异肽段的峰面积比值为纵坐标，绘制标准曲线。

6.4　测定

将试样酶解液注入高效液相色谱-串联质谱仪，测得相应分析物的峰面积，根据标准曲线得到待测试样溶液中牛 α-乳白蛋白和 β-乳球蛋白的浓度。

6.5　空白试验

不称取试样，按同一操作方法做空白试验，空白试验溶液的色谱质谱图中应不含待测组分的干扰峰。

6.6　总蛋白测定

样品中总蛋白的测定参照 GB 5009.5《食品安全国家标准　食品中蛋白质的测定》。

7　结果计算

7.1　α-乳白蛋白及 β-乳球蛋白含量

试样中牛 α-乳白蛋白及 β-乳球蛋白的含量按下式计算：

$$X = \frac{\rho \times V}{m} \times f_1 \times 10^{-4}$$

式中：

X　——试样中牛 α-乳白蛋白或 β-乳球蛋白的含量（g/100g）；

ρ　——根据标准曲线计算得到的试样酶解液中牛 α-乳白蛋白或 β-乳球蛋白的浓度（μg/mL）；

V　——试样的定容体积（mL）；

m　——试样的质量（g）；

f_1　——待测试样溶液的稀释倍数，本法中 $f_1=5$；

10^{-4}——换算系数。

7.2　乳清蛋白含量

试样中乳清蛋白的含量按下式计算：

$$X_w = \frac{X_\alpha \times X_\beta}{f}$$

式中：

X_w——试样中乳清蛋白的含量（g/100g）；

X_α——试样中 α-乳白蛋白的含量（g/100g）；

X_β——试样中 β-乳白蛋白的含量（g/100g）；

f ——将试样牛 α-乳白蛋白与 β-乳白蛋白的含量换算为乳清蛋白含量的换算系数，取值 0.6。

7.3　乳清蛋白比率

试样中乳清蛋白占总蛋白的比率按下式计算：

$$R = \frac{X_w}{X_p} \times 100$$

式中：

R ——试样中乳清蛋白占总蛋白的比率（％）；

X_w——试样中乳清蛋白的含量（g/100g）；

X_p——试样中总蛋白的含量（计算方法参考 GB 5009.5）（g/100g）。

计算结果保留三位有效数字。

8　回收率和精密度

在重复性条件下，获得的两次独立测定结果的绝对差值，不得超过算术平均值的 15％。

9　标准溶液的参考质谱图

标准溶液的参考质谱图见图 2-2。

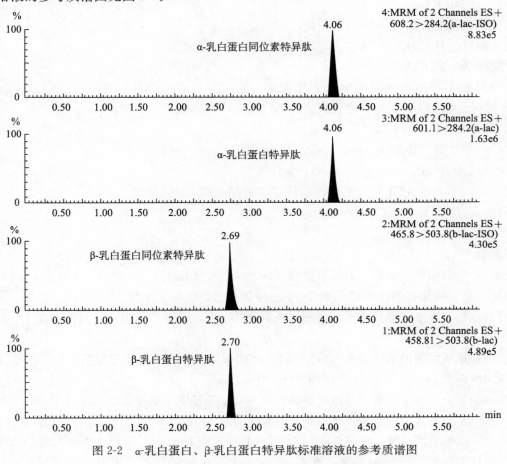

图 2-2　α-乳白蛋白、β-乳白蛋白特异肽标准溶液的参考质谱图

附加说明：

本法由农业部农产品贮藏保鲜质量安全风险评估实验室（杭州）提供。

六、乳品中 β-乳球蛋白的测定

1 范围

本法描述了用 SDS-PAGE 凝胶电泳法测定乳品中 β-乳球蛋白含量的方法，适用于乳品中 β-乳球蛋白含量的测定。

本法液态样品的检出限为 24mg/100mL。

2 原理

试样用 SDS-PAGE 凝胶电泳后，用光密度计对 β-乳球蛋白进行测定分析，求得 β-乳球蛋白的含量。

3 试剂和材料

除另有说明外，所有试剂均为分析纯，水为 GB/T 6682 规定的一级水。

3.1 试剂

3.1.1 冰醋酸（CH_3COOH）。

3.1.2 磷酸（H_3PO_4）。

3.1.3 硫酸铵〔$(NH_4)_2SO_4$〕。

3.1.4 过硫酸铵〔$(NH_4)_2S_2O_8$〕。

3.1.5 甲醇（CH_3OH）。

3.1.6 乙醇（C_2H_5OH）。

3.1.7 丙三醇（$C_3H_8O_3$）。

3.1.8 甘氨酸（$C_2H_5NO_2$）。

3.1.9 三羟甲基氨基甲烷（$C_4H_{11}NO_3$）：生化级。

3.1.10 β-巯基乙醇（C_2H_6OS）：生化级。

3.1.11 丙烯酰胺（C_3H_5NO）。

3.1.12 N-N′-甲叉双丙烯酰胺（$C_7H_{10}N_2O_2$）：生化级。

3.1.13 十二烷基磺酸钠（$C_{12}H_{25}SO_3Na$）：生化级。

3.1.14 N，N，N′，N′-四甲基乙二胺（$C_6H_{16}N_2$）：生化级。

3.1.15 溴酚蓝（$C_{19}H_{10}Br_4O_5S$）。

3.1.16 考马斯亮蓝 R-250。

3.2 溶液配制

3.2.1 4mol/L 盐酸溶液：量取 36mL 浓盐酸（HCl）注入 50mL 水中，定容至 100mL，混匀。

3.2.2 丙烯酰胺单体储备液：准确称取 14.55g 丙烯酰胺，0.45g N-N′-甲叉双丙烯酰胺，先用 40mL 水溶解，搅拌，直至溶液变澄清透明，再用水稀释至 50mL，过滤，备用。该储备液在 4℃下棕色瓶中可保存一个月。

3.2.3 1mol/L 浓缩胶缓冲液储备液（pH 6.8）：准确称取 6.06g 三羟甲基氨基甲烷，溶解于 40mL 水中，用盐酸溶液调节 pH 至 6.8 后，用水定容至 50mL 在 4℃下保存。

3.2.4 1.5mol/L 分离胶缓冲液储备液：准确称取 9.08g 三羟甲基氨基甲烷，溶解于 40mL 水中，用盐酸溶液调节 pH 至 8.8 后，用水定容至 50mL，4℃保存。

3.2.5 100g/L 过硫酸铵溶液：准确称取 0.1g 过硫酸铵，加 1mL 水溶解，使用前配制。

3.2.6 100g/L 十二烷基磺酸钠溶液：准确称取 5g 十二烷基磺酸钠，用水溶解定容至 50mL，室温保存。

3.2.7 10% N，N，N′，N′-四甲基乙二胺溶液：量取 0.10mL N，N，N′，N′-四甲基乙二胺，加水稀释定容至 1.00mL。

3.2.8　0.08mol/L 样品缓冲液：精确称取 4mg 溴酚蓝，溶解于 5.00mL 水中，分别量取 1.60mL 浓缩胶缓冲液储备液，4.00mL 十二烷基磺酸钠溶液，1.20mLβ-巯基乙醇，2.20mL 丙三醇，全部混合后用水稀释定容至 20mL，4℃保存。

3.2.9　电极缓冲液：分别准确称取 3.0g 三羟甲基氨基甲烷，14.4g 甘氨酸，加入十二烷基磺酸钠溶液 10mL，调节 pH 至 8.3，定容至 1 000mL。

3.2.10　2.5g/L 考马斯亮蓝染色液：称取 0.25g 考马斯亮蓝 R-250 和 10g 硫酸铵，分别加入 20mL 乙醇、10mL 磷酸，溶解混匀，用水定容至 100mL。

3.2.11　脱色液：分别量取 75mL 冰醋酸、50mL 甲醇、875mL 水，混匀。

3.2.12　1.00mg/mL β-乳球蛋白标准溶液：精确称取 0.010 0g β-乳球蛋白标准品（纯度≥90％），用样品缓冲液定容至 10mL，沸水浴中加热 3～5min，在－20℃下保存。

4　仪器和设备

4.1　天平，感量 0.000 1g。

4.2　电泳仪。

4.3　电泳槽，100mm×83mm。

4.4　光密度扫描仪。

4.5　微量注射器，10μL。

4.6　离心机，不低于 7 000r/min。

4.7　磁力搅拌器。

4.8　具塞离心试管。

5　测定步骤

5.1　试样的制备

取 1mL 液体样品，依次加入 1mL 水和 2mL 样品缓冲液，沸水浴加热 3～5min，磁力搅拌器搅拌 4h，离心 5min，去除脂肪，取上清液分装，在－20℃保存，备用。

5.2　分离胶制备

按表 2-6 配制 12％分离胶 20mL，混匀后加入到长、短玻璃板间的缝隙内，60～70mm 高。沿长玻璃板板壁缓慢注入约 5mm 高的水，进行水封。30min 后，凝胶与水封层间出现折射率不同的界线，则表示凝胶完全聚合。倾倒去水封层的水，再用滤纸条吸去多余水分。

表 2-6　不连续电泳的凝胶配方（垂直电泳）

储液	3％浓缩胶	12％分离胶
丙烯酰胺单体储备液	2.5mL	12mL
浓缩胶缓冲液储备液	0.6mL	—
分离胶缓冲液储备液	—	3.5mL
十二烷基磺酸钠溶液	50μL	300μL
水	1.82mL	10mL
N，N，N'，N'-四甲基乙二胺溶液	5μL	20μL
过硫酸铵溶液	25μL	200μL

5.3　浓缩胶制备

按表 2-6 配制 3％浓缩胶 10mL，混匀后加入到已聚合的分离胶上方，直至距离短玻璃板上缘约 5mm 处。轻轻将样品槽模板插入浓缩胶内，约 30min 后凝胶聚合，再放置 20～30min 使凝胶老化。

5.4　装槽

水平取出梳子，将胶板垂直放入电泳槽中，并灌入新配置的电极缓冲液，浸没玻璃板上边缘，胶板底部不要有气泡。

5.5　上样

用微量进样器分别加入 β-乳球蛋白标准溶液 2μL 和试样 2μL。

5.6　参考电泳条件（恒电流）

浓缩胶中浓缩 30mA；分离胶中分离 30mA。

5.7　染色

剥出的凝胶用水清洗三次，浸泡在盛有考马斯亮蓝染色液的器皿中，染色 12h。

5.8　脱色

染色后的凝胶先用水冲洗表面的多余染料，再用脱色液浸泡脱色。更换脱色液，至凝胶背景无色为止。

5.9　分析

用光密度计对凝胶进行测定分析，根据光密度值计算 β-乳球蛋白的含量，典型图谱见图 2-3。

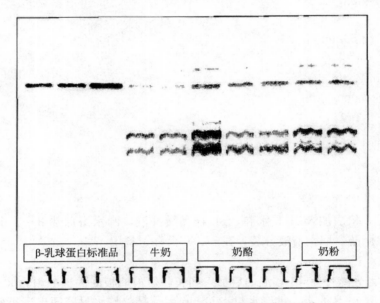

图 2-3　凝胶电泳法测定的 β-乳球蛋白典型图谱

6　结果计算

试样中 β-乳球蛋白含量以质量分数计，数值以毫克每百克或毫克每百毫升（mg/100g 或 mg/100mL）表示，按下式计算：

$$X = \frac{OD_s}{OD_{std}} \times C_{std} \times \frac{V_s}{m} \times \frac{V_1}{V_2} \times f \times 100$$

式中：

OD_s ——试样溶液中 β-乳球蛋白的光密度值；

OD_{std} ——β-乳球蛋白标准溶液的光密度值；

C_{std} ——标准溶液中 β-乳球蛋白的浓度（mg/mL）；

V_1 ——样品定容体积（mL）；

V_2 ——乳球蛋白标准溶液上样体积（μL）；

V_s ——试样的上样体积（μL）；

f ——稀释倍数；

m ——试样取样量（g）。

测定结果用平行测定的算术平均值表示，保留三位有效数字。标准曲线的相关系数 $r \geqslant 0.99$。

7　精密度

在重复性条件下获得的两次独立测定结果的绝对差值不得超过算术平均值的10％。

在再现性条件下获得的两次独立测定结果的绝对差值不得超过算术平均值的15％。

附加说明：

本法参考 NY/T 1663《乳与乳制品中 β-乳球蛋白的测定　聚丙烯酰胺凝胶电泳法》。

七、牛乳中牛免疫球蛋白 G 的测定

1 范围

本法描述了用酶联免疫吸附试验法测定牛乳中牛免疫球蛋白 G 含量的方法，适用于牛初乳产品和生牛乳样品中的牛免疫球蛋白 G 含量的测定。

本法的检出限为 9.8mg/g。

2 原理

采用间接竞争酶联免疫吸附方法，在微孔条上包被牛免疫球蛋白 G 抗原，试样中牛免疫球蛋白 G 与酶标板上的包被抗原竞争抗牛免疫球蛋白 G 抗体，加酶标记抗抗体后，显色剂显色，终止液终止反应。用酶标仪在 450nm 处测定吸光度。吸光值与牛免疫球蛋白 G 含量成负相关，与标准曲线比较即可得出牛免疫球蛋白 G 含量。

3 试剂和材料

除另有说明外，本法所有试剂均为分析纯，水为 GB/T 6682 规定的一级水。

3.1 5％氯化钠溶液。

3.2 牛免疫球蛋白 G 酶联免疫吸附检测试剂盒：2～8℃保存，试剂盒组成如下：

3.2.1 牛免疫球蛋白 G 标准溶液：0mg/L、0.2mg/L、0.8mg/L、3.2mg/L、12.8mg/L、51.2mg/L。

3.2.2 牛免疫球蛋白 G 抗体工作液。

3.2.3 辣根过氧化物酶标记抗抗体工作液。

3.2.4 20 倍浓缩洗涤液：加入氯化钠（NaCl）160g，磷酸二氢钾（KH_2PO_4）4g，磷酸氢二钠（Na_2HPO_4）58g，氯化钾（KCl）4g，吐温-20 10mL，用去离子水或蒸馏水定容至 1 000mL，经 121℃ 高压灭菌 30min，2～8℃保存备用。

3.2.5 稀释液：加入氯化钠（NaCl）8g、磷酸二氢钾（KH_2PO_4）0.2g、磷酸氢二钠（Na_2HPO_4）2.9g、氯化钾（KCl）0.2g，加去离子水或蒸馏水至 1 000mL。

3.2.6 底物液 A 液：0.1％过氧化脲。

3.2.7 底物液 B 液：0.1％3，3′，5，5′-四甲基联苯胺。

3.2.8 终止液：2.0％硫酸。

3.2.9 包被有牛免疫球蛋白 G 抗原的可拆分 96 孔板。

4 仪器和设备

4.1 酶标仪：配备 450nm 滤光片。

4.2 涡旋振荡器。

4.3 可调移液器：单道 20μL，50μL，100μL，1 000μL；多道 250μL。

4.4 天平：感量 0.001g。

5 试样制备与保存

5.1 试样储备液的制备

称取待测样品 0.02g 溶于 20mL 5％氯化钠溶液中（终浓度为 1mg/mL），用涡旋振荡器旋转振荡 2min，制备成试样储备液。

5.2 试样溶液的制备

配制好的试样储备液，按照 1∶19（体积比）用稀释液进行稀释（20μL 试样溶液＋380μL 稀释液），用涡旋振荡器旋转振荡 2min，得到试样溶液。试样溶液取 40μL 用于测定。试样溶液稀释倍数为 20 倍。同时，用水将 20 倍的浓缩洗涤液按 1∶19（体积比）进行稀释，用于酶标板的洗涤，2～8℃保存。

6　测定步骤

6.1　测定

使用前将全部试剂在室温下放置 1～2h。

按每个标准溶液和试样溶液至少两个平行计算，将所需数目的酶标板条插入板架中。

测定前用洗涤工作液洗涤一次酶标板条，每孔 250μL，洗涤时应用洗涤工作液浸泡酶标板孔 2min，将孔内液体甩干，再用吸水纸拍干。

每孔加标准溶液或试样溶液 40μL 后，再加抗牛免疫球蛋白 G 抗体工作液 60μL，轻轻振荡混匀。用盖板膜盖板，置于 37℃下反应 10min。

每孔加酶标记抗抗体 50μL，轻轻振荡后，用盖板膜盖板后置于 37℃下反应 30min。

小心揭开盖板膜，将孔内液体甩干，用洗涤工作液 250μL 充分洗涤 4～5 次，每次间隔 10s，用吸水纸拍干。

每孔加底物液 A 液和 B 液各 50μL，轻轻振荡混匀于 37℃下避光显色 15min。

每孔加终止液 50μL，轻轻振荡混匀，置酶标仪于 450nm 波长处测量吸光度值。

6.2　标准曲线的绘制

以标准溶液牛免疫球蛋白 G 的浓度（mg/L）的对数值（log）为横坐标，以相对吸光度值为纵坐标，绘制标准曲线。标准曲线的绘制可使用数据分析软件，每次测定应重新绘制标准曲线。

7　结果计算

7.1　相对吸光度值的计算

相对吸光度值 C 为所获得的标准溶液和试样溶液吸光度值的比值，按下式计算：

$$C = \frac{B}{B_0} \times 100$$

式中：

B ——标准（试样）溶液的吸光度值；

B_0——空白（浓度为 0 的标准溶液）的吸光度值。

7.2　牛免疫球蛋白 G 含量的计算

利用标准曲线求得试样溶液相对吸光度值所对应的牛免疫球蛋白 G 的浓度，并计算样品中牛免疫球蛋白 G 的含量，按下式计算：

$$X = \frac{C_t \times N}{1000} \times 100$$

式中：

X ——样品中牛免疫球蛋白 G 的含量（％）；

C_t ——利用标准曲线求得试样溶液相对吸光度值所对应的牛免疫球蛋白 G 浓度，单位为（mg/L）；

N ——试样溶液的稀释倍数，本法中试样溶液稀释倍数为 20。

8　精密度与回收率

本法使用中应当用空白样品添加牛免疫球蛋白 G 标准品进行试验质量控制。本法的变异系数应不大于 20％。

在空白牛乳粉样品中添加回收率及浓度范围：添加浓度为 10mg/g，回收率为 67.9％～94.7％；添加浓度为 20mg/g，回收率为 77.1％～92.4％；添加浓度为 50mg/g，回收率为 80.9％～99.3％；添加浓度为 200mg/g，回收率为 76.4％～94.8％。

附加说明：

本法参考 SN/T 3132《出口牛乳制品中牛免疫球蛋白 G 的测定　酶联免疫吸附法》。

八、乳品中乳铁蛋白的测定

1 范围

本法描述了用高效液相色谱-串联质谱法测定乳品中乳铁蛋白含量的方法，适用于乳品中乳铁蛋白含量的测定。

本法在取样量为1g固体时，牛乳铁蛋白检出限为0.2mg/100g，定量限为0.5mg/100g。

2 原理

试样以牛胰蛋白酶酶解成特异性肽段后，以稳定同位素稀释液相色谱-串联质谱法测定乳铁蛋白的特异肽段，内标法定量。依据1mol乳铁蛋白经过酶解生成1mol特异肽段的原则，测得试样中乳铁蛋白的含量。

3 试剂和材料

除另有说明外，本法所有试剂均为分析纯，水为GB/T 6682规定的一级水。

3.1 试剂

3.1.1 碳酸氢铵（NH_4HCO_3）。

3.1.2 二硫苏糖醇（$C_4H_{10}O_2S_2$，DTT）。

3.1.3 碘代乙酰胺（ICH_2CONH_2，IAA）。

3.1.4 氯化钙（$CaCl_2$）。

3.1.5 乙酸（CH_3COOH）。

3.1.6 甲酸（HCOOH）：色谱纯。

3.1.7 乙腈（CH_3CN）：色谱纯。

3.1.8 碱性胰蛋白酶：测序级，活力大于10 000 BAEE每毫克蛋白质。

3.2 标准品

3.2.1 牛乳铁蛋白标准品（分子量80 kDa，纯度≥85%，CAS号：146897-68-9）或经国家认证并授予标准物质证书的标准物质。配制溶液称量时需按纯度折算。

3.2.2 牛乳铁蛋白特异肽段（序列：VDSALYLGSR，分子量1 080.22 Da，纯度≥99%）。

3.2.3 牛乳铁蛋白同位素特异肽段（序列：VDSAL*YL*GSR，分子量1 094.22 Da，纯度≥95%）。

3.2.4 牛乳铁蛋白同位素内标（序列：ALGFLRIPSKVDSAL*YL*GSRYLTTLKNLRE，分子量3 410.02 Da，纯度≥95%）。

注：上述所示肽段序列中注有*的氨基酸为同位素标记氨基酸。

3.3 试剂配制

3.3.1 碳酸氢铵溶液（500mmol/L）：称取3.95g碳酸氢铵，用水溶解后定容至100mL。

3.3.2 二硫苏糖醇溶液（500mmol/L）：称取0.771g二硫苏糖醇，用500mmol/L的碳酸氢铵溶液溶解后定容至10mL。

3.3.3 碘代乙酰胺溶液（500mmol/L）：称取0.925g碘代乙酰胺，用500mmol/L的碳酸氢铵溶液溶解后定容至10mL。

3.3.4 氯化钙溶液（100mmol/L）：称取0.111g氯化钙，用水溶解后定容至10mL。

3.3.5 乙酸溶液（1%，V/V）：移取0.1mL乙酸，用水稀释并定容至10mL。

3.3.6 胰蛋白酶溶液（500μg/mL）：称取5mg碱性胰蛋白酶，用1%乙酸溶液溶解后定容至10mL。

3.3.7 甲酸水溶液（0.1%，V/V）：吸取1mL甲酸，用水稀释并定容至1 000mL。

3.3.8 甲酸乙腈溶液（0.1%，V/V）：吸取1mL甲酸，用乙腈稀释并定容至1 000mL。

3.4 质谱检测质量数调谐溶液配制

3.4.1 牛乳铁蛋白特异肽段标准储备溶液（100μmol/L）：准确称取1.08mg乳铁蛋白特异肽段，用水溶解后定容至 10mL。将溶液转移到塑料瓶中于—20℃保存。

3.4.2 牛乳铁蛋白同位素特异肽段储备溶液（100μmol/L）：准确称取 1.09mg（精确至 0.01mg）乳铁蛋白特异肽段，用水溶解后定容至 10mL。将溶液转移到塑料瓶中于—20℃保存。

3.4.3 牛乳铁蛋白特异肽段标准中间溶液（500nmol/L）：准确吸取 50μL 乳铁蛋白特异肽段标准储备液于 10mL 容量瓶中，加水稀释至刻度，混匀。将溶液转移到塑料瓶中，于—20℃保存。

3.4.4 牛乳铁蛋白同位素特异肽段中间溶液（1μmol/L）：准确吸取 100μL 乳铁蛋白同位素特异肽段储备液于 10mL 容量瓶中，加水稀释至刻度，混匀。将溶液转移到塑料瓶中，于—20℃保存。

3.5　标准溶液配制

3.5.1 牛乳铁蛋白标准储备溶液（1mg/mL）：准确称取乳铁蛋白 10mg（纯度需折算，准确至 0.01mg），用水溶解后定容至 10mL。将溶液转移到塑料瓶中，于—20℃保存。

3.5.2 乳铁蛋白标准中间溶液（25μg/mL）：准确吸取 250μL 乳铁蛋白标准储备溶液，用水稀释并定容至 10mL。将溶液转移到塑料瓶中，于—20℃保存。

3.5.3 牛乳铁蛋白同位素内标储备溶液（100μmol/L）：准确称取 3.41mg（精确至 0.01mg）乳铁蛋白同位素标记内标，用水溶解后定容至 10mL，混匀。将溶液转移到塑料瓶中，于—20℃保存。

3.5.4 牛乳铁蛋白同位素内标中间溶液（1μmol/L）：准确吸取 100μL 乳铁蛋白同位素内标储备液于 10mL，加水稀释至刻度，混匀。将配制的溶液转移到塑料瓶中。

3.5.5 系列标准工作溶液：分别吸取乳铁蛋白标准中间溶液 8μL、20μL、40μL、80μL、120μL、160μL、200μL，再分别加入 192μL、180μL、160μL、120μL、80μL、40μL、0μL 超纯水，每个浓度点加入 20μL 的乳铁蛋白同位素内标中间溶液，与试样同时进行酶解，得到乳铁蛋白浓度分别为 0.2μg/mL、0.5μg/mL、1.0μg/mL、2.0μg/mL、3.0μg/mL、4.0μg/mL 的系列标准工作溶液。

4　仪器和设备

4.1 高效液相色谱-串联质谱仪：带电喷雾离子源；质量数范围，1～2 000 质荷比（m/z）；分辨率，0.1 原子质量单位（AMU）。

4.2 天平：感量 0.01g；0.01mg。

4.3 涡旋振荡器：振荡转速不低于 2 400r/min。

4.4 超声波振荡器。

4.5 恒温水浴摇床。

4.6 微量移液器：1～10μL、10～100μL、100～1 000μL。

4.7 微孔滤膜：0.22μm。

4.8 一次性注射器：5mL。

5　试样制备与保存

5.1　液体试样

称取 5g（精确至 0.01g）试样，于 100mL 烧杯中，用 40mL 水稀释后，转移至 50mL 容量瓶中，用水定容至刻度，混匀。准确吸取 200μL 试样溶液于 2mL 离心管中，加入 20μL 乳铁蛋白同位素内标中间溶液，待酶解。

5.2　固体试样

称取 1g（精确至 0.01g）试样，于 100mL 烧杯中，用 80mL 温水溶解，待冷却至室温后，转移至 100mL 容量瓶中，用水定容至刻度，混匀。准确吸取 200μL 试样溶液于 2mL 离心管中，加入 20μL 乳铁蛋白同位素内标中间溶液，待酶解。

6　测定步骤

6.1　烷基化与酶解

向上述样液中加入 180μL 碳酸氢铵溶液、15μL 二硫苏糖醇溶液，混匀后于 50℃下恒温水浴

30min；冷却至室温，加入 $45\mu L$ 碘代乙酰胺溶液，暗处静置 30min；再加入 $10\mu L$ 氯化钙溶液、$40\mu L$ 胰蛋白酶溶液，充分混匀后于 37℃恒温水浴中酶解 4h。加入 $10\mu L$ 甲酸混匀，室温下静置 30min，再加入 $480\mu L$ 水，涡旋混匀，用 $0.22\mu m$ 滤膜过滤，供高效液相色谱-串联质谱仪检测。

6.2 仪器参考条件

6.2.1 液相色谱参考条件

a）色谱柱：硅烷基 C_{18} 柱（2.1mm×100mm，1.7μm）或性能相当者。

b）流动相 A：0.1%甲酸水溶液；流动相 B：0.1%甲酸乙腈溶液。

c）梯度洗脱：参考洗脱梯度见表 2-7。

d）流速：0.3mL/min。

e）柱温：40℃。

f）进样体积：$10\mu L$。

表 2-7 流动相梯度洗脱程序

时间（min）	流动相 A（%）	流动相 B（%）
0	95	5
1.2	95	5
2.0	80	20
3.8	70	30
4.0	0	100
4.8	0	100
5.0	95	5
7.0	95	5

6.2.2 质谱参考条件

a）电喷雾模式：ESI；

b）质谱扫描方式：多反应监测（MRM）；

c）毛细管电压：3.5kV；

d）锥孔电压：35V；

e）脱溶剂温度：500℃；

f）脱溶剂气流量：800L/h；

g）锥孔反吹气流量：50L/h；

h）主要参考质谱参数见表 2-8。

表 2-8 主要参考质谱参数

化合物名称	母离子（$[M+2H]^{2+}$，m/z）	子离子（m/z）	碰撞能量（eV）
乳铁蛋白特异肽段	540.9	595.3*	24
		319.3	26
乳铁蛋白同位素特异肽段	547.9	602.3*	24
		319.3	26

注：* 为定量离子；不同质谱仪器，质谱参数条件可能存在差异，测定前应将质谱条件优化到最佳。

6.3 标准曲线的制作

将标准系列工作溶液酶解液依次注入高效液相色谱-串联质谱仪，测定相应的峰面积。以标准系列的浓度为横坐标，各浓度点中乳铁蛋白特异肽段与其同位素特异肽段的峰面积比值为纵坐标，绘制标准曲线。

6.4 测定

将试样酶解液注入液相色谱-串联质谱仪，测得乳铁蛋白特异肽段的峰面积，根据标准曲线得到待测试样溶液中乳铁蛋白的浓度。

6.5 空白试验

不称取试样，按同一操作方法做空白试验，空白试验溶液的色谱质谱图中应不含待测组分的干扰峰。

7　结果计算

试样中乳铁蛋白的含量，按下式计算：

$$X = \frac{\rho \times V}{m} \times f \times \frac{1}{10}$$

式中：

X　——试样中牛乳铁蛋白的含量（mg/100g）；

ρ　——根据标准曲线计算得到的试样酶解液中牛乳铁蛋白的浓度（μg/mL）；

V　——试样的定容体积（mL）；

m　——试样的质量（g）；

f　——待测试样溶液的稀释倍数，本法中 f＝5；

1/10——将浓度单位 μg/mL 换算为 mg/100g 的换算系数。

结果保留三位有效数字。

8　回收率和精密度

在重复性条件下，获得的两次独立测定结果的绝对差值，不得超过算术平均值的15％。

9　标准溶液的参考质谱图

标准溶液的参考质谱图见图 2-4。

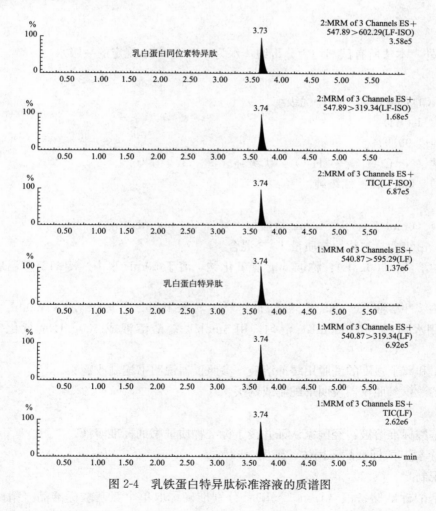

图 2-4　乳铁蛋白特异肽标准溶液的质谱图

附加说明：

本法由农业部农产品贮藏保鲜质量安全风险评估实验室（杭州）提供。

第二节　氨　基　酸

一、食用农产品中氨基酸的测定

1　范围

本法描述了用氨基酸自动分析仪（茚三酮柱后衍生离子交换色谱仪）测定食用农产品中氨基酸含量的方法，适合于食用农产品中天冬氨酸、苏氨酸、丝氨酸、谷氨酸、脯氨酸、甘氨酸、丙氨酸、缬氨酸、蛋氨酸、异亮氨酸、亮氨酸、酪氨酸、苯丙氨酸、组氨酸、赖氨酸和精氨酸等十六种氨基酸含量的测定。

2　原理

农产品中的蛋白质经盐酸水解成为游离氨基酸，经离子交换柱分离后，与茚三酮溶液产生颜色反应，再通过分光光度计比色测定氨基酸含量。

3　试剂和材料

除另有说明外，本法所有试剂均为分析纯，水为 GB/T 6682 规定的一级水。

3.1　试剂

3.1.1　盐酸（HCl）：浓度≥36%，优级纯。

3.1.2　苯酚（C_6H_5OH）。

3.1.3　氮气：纯度 99.9%。

3.1.4　柠檬酸钠（$Na_3C_6H_5O_7 \cdot 2H_2O$）：优级纯。

3.1.5　氢氧化钠（NaOH）：优级纯。

3.2　试剂配制

3.2.1　盐酸溶液（6mol/L）：取 500mL 盐酸加水稀释至 1 000mL，混匀。

3.2.2　冷冻剂：市售食盐与冰块按质量 1：3 混合。

3.2.3　氢氧化钠溶液（500g/L）：称取 50g 氢氧化钠，溶于 50mL 水中，冷却至室温后，用水稀释至 100mL，混匀。

3.2.4　柠檬酸钠缓冲溶液 [$c(Na^+)$ = 0.2mol/L]：称取 19.6g 柠檬酸钠加入 500mL 水溶解，加入 16.5mL 盐酸，用水稀释至 1 000mL，混匀，用 6mol/L 盐酸溶液或 500g/L 氢氧化钠溶液调节 pH 至 2.2。

3.2.5　不同 pH 和离子强度的洗脱用缓冲溶液：参照仪器说明书配制或购买。

3.2.6　茚三酮溶液：参照仪器说明书配制或购买。

3.3　标准品

3.3.1　混合氨基酸标准溶液：经国家认证并授予标准物质证书的标准溶液。

3.3.2　16 种单个氨基酸标准品：固体，纯度≥98%。

3.4　标准溶液配制

3.4.1　混合氨基酸标准储备液（1μmol/mL）：分别准确称取单个氨基酸标准品（精确至 0.000 01g）于同一 50mL 烧杯中，用 8.3mL 6mol/L 盐酸溶液溶解，精确转移至 250mL 容量瓶中，用水稀释定容至刻度，混匀（各氨基酸标准品称量质量参考值见表 2-9）。

表2-9　配制混合氨基酸标准储备液时氨基酸标准品的称量质量参考值及分子量

氨基酸 标准品名称	称量质量参考值 (mg)	摩尔质量 (g/mol)	氨基酸 标准品名称	称量质量参考值 (mg)	摩尔质量 (g/mol)
L-天门冬氨酸	33	133.1	L-蛋氨酸	37	149.2
L-苏氨酸	30	119.1	L-异亮氨酸	33	131.2
L-丝氨酸	26	105.1	L-亮氨酸	33	131.2
L-谷氨酸	37	147.1	L-酪氨酸	45	181.2
L-脯氨酸	29	115.1	L-苯丙氨酸	41	165.2
甘氨酸	19	75.1	L-组氨酸盐酸盐	52	209.7
L-丙氨酸	22	89.1	L-赖氨酸盐酸盐	46	182.7
L-缬氨酸	29	117.2	L-精氨酸盐酸盐	53	210.7

3.4.2　混合氨基酸标准工作液（100nmol/mL）：准确吸取混合氨基酸标准储备液1.0mL于10mL容量瓶中，加pH 2.2柠檬酸钠缓冲溶液定容至刻度，混匀，为标准上机液。

4　仪器和设备

4.1　实验室用组织粉碎机或研磨机。

4.2　匀浆机。

4.3　分析天平：感量分别为0.000 1g和0.000 01g。

4.4　水解管：耐压螺盖玻璃试管或安瓿瓶，体积为20～30mL。

4.5　真空泵：排气量≥40L/min。

4.6　酒精喷灯。

4.7　电热鼓风恒温箱或水解炉。

4.8　试管浓缩仪或平行蒸发仪（附带配套15～25mL试管）。

4.9　氨基酸分析仪：茚三酮柱后衍生离子交换色谱仪。

5　分析步骤

5.1　试样制备

固体或半固体试样使用组织粉碎机或研磨机粉碎，液体试样用匀浆机打成匀浆密封冷冻保存，分析用时将其解冻后使用。

5.2　试样称量

均匀性好的样品，如奶粉等，准确称取一定量试样（精确至0.000 1g），使试样中蛋白质含量在10～20mg范围内。对于蛋白质含量未知的样品，可先测定样品中蛋白质含量。将称量好的样品置于水解管中。

很难获得高均匀性的试样，如鲜肉等，为减少误差可适当增大称样量，测定前再做稀释。

对于蛋白质含量低的样品，如蔬菜、水果、和淀粉类食用农产品等，固体或半固体试样称样量不大于2g，液体试样称样量不大于5g。

5.3　试样水解

根据试样的蛋白质含量，在水解管内加10～15mL 6mol/L盐酸溶液。对于含水量高、蛋白质含量低的试样，如水果、蔬菜等，可先加入约相同体积的盐酸混匀后，再用6mol/L盐酸溶液补充至大约10mL。继续向水解管内加入苯酚3～4滴。

将水解管放入冷冻剂中，冷冻3～5min，接到真空泵的抽气管上，抽真空（接近0 Pa），然后充入氮气，重复抽真空-充入氮气3次后，在充氮气状态下封口或拧紧螺丝盖。

将已封口的水解管放在110℃±1℃的电热鼓风恒温箱或水解炉内，水解22h后，取出，冷却至室温。

打开水解管，将水解液过滤至50mL容量瓶内，用少量水多次冲洗水解管，水洗液移入同一50mL

容量瓶内，最后用水定容至刻度，振荡混匀。

准确吸取 1.0mL 滤液移入 15mL 或 25mL 试管内，用试管浓缩仪或平行蒸发仪在 40～50℃加热环境下减压干燥，干燥后残留物用 1～2mL 水溶解，再减压干燥，最后蒸干。

将 1.0～2.0mL pH 2.2 柠檬酸钠缓冲溶液加入干燥后试管内溶解，振荡混匀后，吸取溶液通过 0.22μm 滤膜后，转移至仪器进样瓶，为样品测定液，供仪器测定用。

5.4 测定

5.4.1 仪器条件

将混合氨基酸标准工作液注入氨基酸自动分析仪，参照 JJG 1064—2011 氨基酸分析仪检定规程及仪器说明书，适当调整仪器操作程序及参数和洗脱用缓冲溶液试剂配比，确认仪器操作条件。

5.4.2 色谱参考条件

　　a）色谱柱：磺酸型阳离子树脂；

　　b）检测波长：570nm 和 440nm。

5.4.3 试样的测定

分别将混合氨基酸标准工作液和样品测定液以相同体积注入氨基酸分析仪，以外标法通过峰面积计算样品测定液中氨基酸的浓度。

6 分析结果的表述

6.1 混合氨基酸标准储备液中各氨基酸浓度的计算

混合氨基酸标准储备液中各氨基酸的含量按下式计算：

$$c_j = \frac{m_j}{M_j \times 250} \times 1000$$

式中：

c_j ——混合氨基酸标准储备液中氨基酸 j 的浓度（μmol/mL）；

m_j ——称取氨基酸标准品 j 的质量（mg）；

M_j ——氨基酸标准品 j 的分子量；

250 ——定容体积（mL）；

1000——换算系数。

结果保留四位有效数字。

6.2 样品中氨基酸含量的计算

样品测定液氨基酸的含量按下式计算：

$$c_i = \frac{c_s}{A_s} \times A_i$$

式中：

c_i ——样品测定液氨基酸 i 的含量（nmol/mL）；

A_i ——试样测定液氨基酸 i 的峰面积；

A_s ——氨基酸标准工作液氨基酸 s 的峰面积；

c_s ——氨基酸标准工作液氨基酸 s 的含量（nmol/mL）。

试样中各氨基酸的含量按下式计算：

$$X_i = \frac{c_i \times F \times V \times M}{m \times 10^9} \times 100$$

式中：

X_i ——试样氨基酸 i 的含量（g/100g）；

c_i ——试样测定液中氨基酸 i 含量（nmol/mL）；

F ——稀释倍数；

V ——试样水解液转移定容的体积（mL）；

M ——氨基酸 i 的摩尔质量（g/mol），各氨基酸的名称及摩尔质量见表2-10；

m ——试样质量（g）；

10^9 ——将试样含量由纳克（ng）折算成克（g）的系数计算结果应扣除空白值；

100 ——换算系数。

表 2-10 16 种氨基酸的名称和摩尔质量

氨基酸名称	摩尔质量（g/mol）	氨基酸名称	摩尔质量（g/mol）
天门冬氨酸	133.1	蛋氨酸	149.2
苏氨酸	119.1	异亮氨酸	131.2
丝氨酸	105.1	亮氨酸	131.2
谷氨酸	147.1	酪氨酸	181.2
脯氨酸	115.1	苯丙氨酸	165.2
甘氨酸	75.1	组氨酸	155.2
丙氨酸	89.1	赖氨酸	146.2
缬氨酸	117.2	精氨酸	174.2

当试样氨基酸含量在 1.00g/100g 以下时，保留两位有效数字；当含量在 1.00g/100g 以上时，保留三位有效数字。

7 精密度

在重复性条件下获得的两次独立测定结果的绝对差值不得超过算术平均值的 12%。

8 其他

当试样为固体或半固体时，最大试样量为 2g，干燥后溶解体积为 1mL，各氨基酸的检出限和定量限见表 2-11。

表 2-11 固体样品中各氨基酸的检出限和定量限　　　　单位：g/100g

氨基酸名称	检出限	定量限	氨基酸名称	检出限	定量限
天门冬氨酸	0.000 13	0.000 36	异亮氨酸	0.000 43	0.001 3
苏氨酸	0.000 14	0.000 48	亮氨酸	0.001 1	0.003 6
丝氨酸	0.000 18	0.000 60	酪氨酸	0.002 8	0.009 5
谷氨酸	0.000 24	0.000 70	苯丙氨酸	0.002 5	0.008 3
甘氨酸	0.000 25	0.000 84	赖氨酸	0.000 13	0.000 44
丙氨酸	0.002 9	0.009 7	组氨酸	0.000 59	0.002 0
缬氨酸	0.000 12	0.000 32	精氨酸	0.002 0	0.006 5
蛋氨酸	0.002 3	0.007 5	脯氨酸	0.002 6	0.008 7

当试样为液体时，最大试样量为 5g，干燥后溶解体积为 1mL，各氨基酸的检出限和定量限见表 2-12。

表 2-12 液体样品中各氨基酸的检出限和定量限　　　　单位：g/100g

氨基酸名称	检出限	定量限	氨基酸名称	检出限	定量限
天门冬氨酸	0.000 050	0.000 14	异亮氨酸	0.000 15	0.000 50
苏氨酸	0.000 057	0.000 1	亮氨酸	0.000 43	0.001 4
丝氨酸	0.000 072	0.000 24	酪氨酸	0.001 1	0.003 8
谷氨酸	0.000 090	0.000 28	苯丙氨酸	0.000 99	0.003 3
甘氨酸	0.000 10	0.000 34	赖氨酸	0.000 053	0.000 18
丙氨酸	0.001 2	0.003 9	组氨酸	0.000 24	0.000 79
缬氨酸	0.000 050	0.000 13	精氨酸	0.000 78	0.002 6
蛋氨酸	0.000 90	0.003 0	脯氨酸	0.001 0	0.003 5

9　混合氨基酸标准溶液的参考色谱图

混合氨基酸标准溶液的参考色谱图见图 2-5。

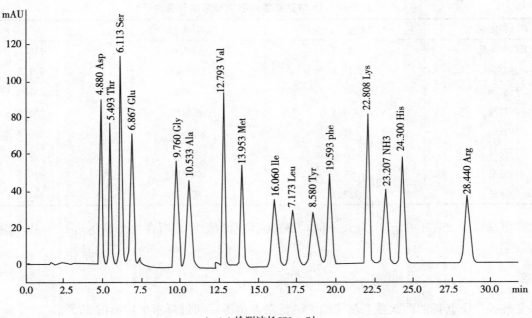

a) vis1 检测波长 570nm 时

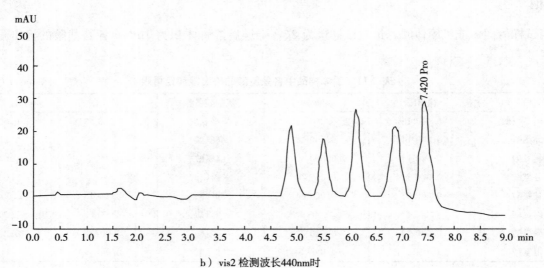

b）vis2 检测波长 440nm 时

图 2-5　混合氨基酸标准工作液色谱图

附加说明：

本法参考 GB 5009.124《食品安全国家标准　食品中氨基酸的测定》。

二、茶叶中游离氨基酸总量的测定

1　范围

本法描述了用茚三酮比色法测定茶叶中游离氨基酸总量测定的仪器和用具、试剂和溶液、操作方法及结果计算的方法。

本法适用于茶叶中游离氨基酸总量的测定。

2　原理

α-氨基酸在 pH 8.0 的条件下与茚三酮共热形成紫色络合物，用分光光度计在特定的波长下测定其含量。

3　试剂和材料

除另有说明外，本法所有试剂均为分析纯，水为蒸馏水。

3.1　pH 8.0 磷酸盐缓冲液

3.1.1　1/15mol/L 磷酸氢二钠：称取 23.9g 十二水磷酸氢二钠（$Na_2HPO_4 \cdot 12H_2O$），加水溶解后转入 1 L 容量瓶中，定容至刻度，摇匀。

3.1.2　1/15mol/L 磷酸二氢钾：称取经 110℃ 烘干 2h 的磷酸二氢钾（KH_2PO_4）9.08g，加水溶解后转入 1 L 容量瓶中，定容至刻度，摇匀。

3.1.3　2％茚三酮溶液：称取水合茚三酮（纯度不低于 99％）2g，加 50mL 水和 80mg 氯化亚锡（$SnCl_2 \cdot 2H_2O$）搅拌均匀，分次加少量水溶解，放在暗处，静置一昼夜，过滤后加水定容至 100mL。

3.2　标准品

3.2.1　茶氨酸（$C_7H_{14}N_2O_3$），纯度≥99％，CAS：3081-61-6。

3.2.2　谷氨酸（$C_5H_9NO_4$），纯度≥99％，CAS：56-86-0。

3.3　茶氨酸或谷氨酸系列标准工作液

3.3.1　10mg/mL 标准储备液：称取 250mg 茶氨酸或谷氨酸（纯度不低于 99％）溶于适量水中，转移定容至 25mL，摇匀。该标准储备液 1mL 含有 10mg 的茶氨酸或谷氨酸。

3.3.2　移取 0.0mL、1.0mL、1.5mL、2.0mL、2.5mL、3.0mL 标准储备液，分别加水定容至 50mL，摇匀。该系列标准工作液 1mL 分别含有 0mg、0.2mg、0.3mg、0.4mg、0.5mg、0.6mg 茶氨酸或谷氨酸。

4　仪器和设备

4.1　分析天平：感量 0.001g。

4.2　分光光度仪。

4.3　比色管：具塞，25mL。

5　试样的制备与保存

取样方法按 GB/T 8302 的规定执行；试样制备按 GB/T 8303 的规定执行。

6　测定步骤

6.1　试液制备

按 GB/T 8312 中 4.4.1 的规定执行。

6.2　测定

准确吸取试液 1mL，注入 25mL 比色管中，加 0.5mL pH 8.0 磷酸缓冲液和 0.5mL 2％ 茚三酮溶液，在沸水浴中加热 15min。待冷却后加水定容至 25mL，放置 10min 后，用 5mm 比色杯，在 570nm 处，以试剂空白溶液做参比，测定吸光度（A）。

6.3　氨基酸标准曲线的制作

分别吸取 1mL 茶氨酸或谷氨酸系列标准工作液于一组 25mL 比色管中，各加入 pH 8.0 磷酸盐缓冲液 0.5mL 和 2% 茚三酮溶液 0.5mL，在沸水浴中加热 15min，冷却后加水定容至 25mL，按本法 6.2 的操作测定吸光度（A）。将测得的吸光度与对应的茶氨酸或谷氨酸浓度绘制标准曲线。

7　结果计算

茶叶中游离氨基酸含量（茶氨酸或谷氨酸当量）以干态质量分数 X（%）表示，按下式计算：

$$X = \frac{\dfrac{C}{1000} \times \dfrac{V_1}{V_2}}{m \times \omega} \times 100$$

式中：

C ——根据本法 6.2 测定的吸光度从标准曲线上查得的茶氨酸或谷氨酸量（mg）；

V_1 ——试液总量（mL）；

V_2 ——测定用试液量（mL）；

m ——试样用量（g）；

ω ——试样干物质含量（质量分数）（%）。

取两次测定的算术平均值作为结果，保留小数点后一位。

8　精密度

在重复条件下同一样品获得的测定结果的绝对差值不得超过算术平均值的 10%。

附加说明：

本法参考 GB/T 8314《茶　游离氨基酸总量的测定》。

三、茶叶中茶氨酸的测定

1 范围

本法描述了用高效液相色谱法测定茶叶中茶氨酸含量的方法，适用于茶叶中茶氨酸含量的测定。

本法检出限为 5.0mg/kg。

2 原理

茶叶样品中茶氨酸经水加热提取、净化脱色、衍生化处理后，采用高效液相色谱仪进行测定，与标准系列比较定量。

3 试剂和材料

除另有说明外，本法所有试剂均为分析纯，水为 GB/T 6682 规定的三级水。

3.1 茶氨酸标准品（$C_7H_{14}N_2O_3$），纯度≥99%，CAS 号：3081-61-6。

3.2 邻苯二甲醛（$C_8H_6O_2$）。

3.3 乙硫醇（CH_3CH_2SH）。

3.4 硼酸（H_3BO_3）。

3.5 氢氧化钠（NaOH）。

3.6 乙腈（CH_3CN），色谱级。

3.7 甲醇（CH_3OH），色谱级。

3.8 0.45μm 无机滤膜。

3.9 C_{18} 固相萃取柱。

3.10 乙酸铵溶液（20mmol/L）：称取 1.54g 乙酸铵，用水溶解定容至 1 000mL。

3.11 硼酸钠缓冲液（0.4mol/L）：称取 2.48g 硼酸和 1.41g 氢氧化钠，用水溶解定容至 100mL。

3.12 衍生试剂：称取 0.1g OPA 用 10mL 甲醇溶解，加 0.1mL 乙硫醇，用 0.4mol/L 硼酸钠缓冲液定容至 100mL。

3.13 茶氨酸标准储备液：称取 0.05g 茶氨酸（精确到 0.000 1g），用水溶解后移入 50mL 容量瓶中，稀释至刻度，混匀，此溶液每毫升含 1mg 茶氨酸。有效期为一年。

3.14 茶氨酸标准使用液：分别准确吸取茶氨酸标准储备液（1mg/mL）0.0mL、0.1mL、0.2mL、0.5mL、1.0mL、1.5mL、2.0mL，用水定容至 10mL，得到浓度分别为 0.0mg/mL、0.01mg/mL、0.02mg/mL、0.05mg/mL、0.10mg/mL、0.15mg/mL、0.20mg/mL 的茶氨酸标准使用液。有效期为一年。

4 仪器和设备

4.1 高效液相色谱仪（配有紫外检测器）。

4.2 柱前衍生装置。

4.3 离心机。

4.4 振摇恒温水浴锅。

4.5 分析天平：感量 0.000 1g。

5 试样制备与保存

按照 GB/T 8303 进行样品制备，按照 GB/T 8302 进行取样。

6 测定步骤

6.1 样品处理

6.1.1 提取

茶叶样品经磨碎混匀后，准确称取 0.5g（精确到 0.000 1g），加水 100mL，在 80℃振摇恒温水浴锅中浸提 45min，冷却后将浸提液离心、过滤，上清液混匀待用。

6.1.2　净化

将 C$_{18}$ 固相萃取柱经 5mL 甲醇活化，用 5mL 水平衡后，将试液过 C$_{18}$ 固相萃取柱进行净化，再经 0.45μm 的微孔滤膜过滤到棕色自动进样瓶中，待衍生用。

6.2　衍生化（选一）

6.2.1　样品自动柱前衍生程序（参考）

　　a）抽取样品提取液 5.0μL；

　　b）冲洗进样针端口 5.0s；

　　c）抽取衍生液 5.0μL；

　　d）冲洗进样针端口 5.0s；

　　e）混合 30 次（混合时间为 2min 左右）；

　　f）进样（进样量为 10μL）。

6.2.2　样品手动柱前衍生

准确吸取茶氨酸标准使用液（或样品试液）0.5mL 于棕色自动进样瓶中混匀，临进样前加入 0.5mL OPA 衍生试剂，反应 2min 后，立即取 10μL 进样。

6.3　测定

6.3.1　液相色谱参考条件

　　a）色谱柱：C$_{18}$ 色谱柱，4.6mm×250mm，5μm；或相当者。

　　b）流动相 A：20mmol/L 乙酸铵溶液；流动相 B：20mmol/L 乙酸铵溶液：甲醇：乙腈＝1：2：2（体积比）；V_A：V_B＝1：1。

　　c）流速：1.0mL/min。

　　d）柱温：40℃。

　　e）进样量：10μL。

　　f）检测波长：338nm。

6.3.2　标准工作曲线

色谱分析后，以峰面积-浓度作图绘制标准曲线和回归方程，标准样品色谱图见图 2-6。

6.3.3　试样测定

取已制备好的试样按色谱条件进行测定，记录色谱峰的保留时间和峰面积，试样与标准溶液的衍生化处理至进样的时间应保持一致。由色谱峰的峰面积可从标准曲线上求出相应的茶氨酸的浓度，样品溶液中被测物的响应值均应在仪器测定的线性范围之内。

6.3.4　标准溶液参考色谱图

标准溶液参考色谱图见图 2-6。

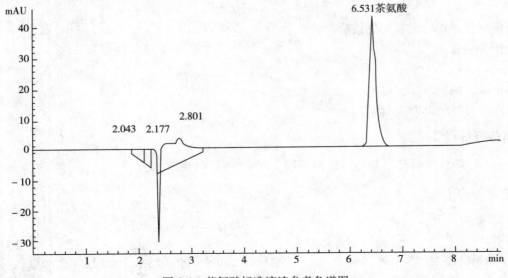

图 2-6　茶氨酸标准溶液参考色谱图

7　结果计算

茶叶中茶氨酸的含量，按下式计算：

$$X = \frac{c \times V \times 1000}{m \times 1000}$$

式中：

X——样品中茶氨酸的含量（g/kg）；

c ——样品浓度（mg/mL）；

V——最终定容后样品的体积（mL）；

m——样品的质量（g）。

计算结果保留小数点后两位有效数字。

8　精密度

在重复条件下获得的两次独立测定结果的绝对差值不得超过算术平均值的10%。

附加说明：

本法参考 GB/T 23193《茶叶中茶氨酸的测定　高效液相色谱法》。

四、食用农产品中牛磺酸的测定

1 范围

本法描述了测定食用农产品中牛磺酸含量的方法，适用于乳品、豆浆等中牛磺酸含量的测定。

当取样量为 10.00g 时，第一法的检出限为 0.2mg/100g，定量限为 0.5mg/100g。第二法中，荧光检测法检出限为 0.05mg/100g，定量限为 0.1mg/100g；紫外检测法检出限为 1.5mg/100g，定量限为 5mg/100g。

第一法 邻苯二甲醛（OPA）柱后衍生高效液相色谱法

2 原理

试样用水溶解，用偏磷酸沉淀蛋白，经超声波振荡提取、离心、微孔滤膜过滤后，通过钠离子色谱柱分离，与邻苯二甲醛（OPA）衍生反应，用荧光检测器进行检测，外标法定量。

3 试剂和材料

除另有说明外，本法所有试剂均为分析纯，水为 GB/T 6682 规定的一级水。

3.1 试剂

3.1.1 偏磷酸（HPO_3）。

3.1.2 柠檬酸三钠（$Na_3C_6H_5O_7 \cdot 2H_2O$）。

3.1.3 苯酚（C_6H_6O）。

3.1.4 硝酸（HNO_3）。

3.1.5 甲醇（CH_3OH），色谱纯。

3.1.6 硼酸（H_3BO_3）。

3.1.7 氢氧化钾（KOH）。

3.1.8 邻苯二甲醛（$C_8H_6O_2$）。

3.1.9 2-巯基乙醇（C_2H_6OS）。

3.1.10 聚氧乙烯月桂酸醚（Brij-35）。

3.1.11 亚铁氰化钾。

3.1.12 乙酸锌。

3.1.13 淀粉酶：活力≥1.5U/mg。

3.2 试剂配制

3.2.1 偏磷酸溶液（30g/L）

称取 30.0g 偏磷酸，用水溶解并定容至 1 000mL。

3.2.2 柠檬酸三钠溶液

称取 19.6g 柠檬酸三钠，加 950mL 水溶解，加入 1mL 苯酚，用硝酸调 pH 至 3.10～3.25，经 0.45μm 微孔滤膜过滤。

3.2.3 柱后荧光衍生溶剂（邻苯二甲醛溶液）

3.2.3.1 硼酸钾溶液（0.5mol/L）：称取 30.9g 硼酸，26.3g 氢氧化钾，用水溶解并定容至 1 000mL。

3.2.3.2 邻苯二甲醛衍生溶液：称取 0.60g 邻苯二甲醛，用 10mL 甲醇溶解后，加入 0.5mL 2-巯基乙醇和 0.35g Brij-35，用 0.5mol/L 的硼酸钾溶液定容至 1 000mL，经 0.45μm 微孔滤膜过滤。临用前配制。

3.2.4 沉淀剂

3.2.4.1 沉淀剂Ⅰ：称取 15.0g 亚铁氰化钾，用水溶解并定容至 100mL。该沉淀剂在室温下 3 个月内稳定。

3.2.4.2 沉淀剂Ⅱ：称取 30.0g 乙酸锌，用水溶解并定容至 100mL。该沉淀剂在室温下 3 个月内保持稳定。

3.3　标准品

牛磺酸（$NH_2CH_2CH_2SO_3H$），纯度≥99%，CAS：107-35-7。

3.4　标准溶液配制

3.4.1　牛磺酸标准储备溶液（1mg/mL）

准确称取 0.100 0g 牛磺酸标准品，用水溶解并定容至 100mL。储备液在 4℃下可保存 7d。

3.4.2　牛磺酸标准工作液

将牛磺酸标准储备液用水稀释制备一系列标准溶液，标准系列浓度为：$0\mu g/mL$、$5\mu g/mL$、$10\mu g/mL$、$15\mu g/mL$、$20\mu g/mL$、$25\mu g/mL$。临用前配制。

4　仪器和设备

4.1　高效液相色谱仪，带有荧光检测器。

4.2　柱后反应器。

4.3　荧光衍生溶剂输液泵。

4.4　超声波振荡器。

4.5　pH 计：精度为 0.01。

4.6　离心机：转速≥5 000r/min。

4.7　$0.45\mu m$ 微孔滤膜。

4.8　天平：感量为 0.000 1g。

5　测定步骤

5.1　试样制备

准确称取固体试样 1～5g（精确至 0.01g）于锥形瓶中，加入 40℃左右温水 20mL，摇匀使试样溶解，放入超声波振荡器中超声提取 10min。再加 50mL 偏磷酸溶液，充分摇匀。放入超声波振荡器中超声提取 10～15min，取出冷却至室温后，移入 100mL 容量瓶中，用水定容至刻度并摇匀；样液在 5 000r/min 条件下离心 10min，取上清液经 $0.45\mu m$ 微孔膜过滤，接取中间滤液以备进样。

谷类制品，称取试样 5g（精确至 0.01g）于锥形瓶中，加入 40℃左右温水 40mL，加入淀粉酶（酶活力≥1.5U/mg）0.5g，混匀后向锥形瓶中充入氮气，盖上瓶塞，置于 50～60℃培养箱中 30min，取出冷却至室温，再加 50mL 偏磷酸溶液，充分摇匀。"放入超声波振荡器中超声提取 10～15min……"同上步骤操作。

准确称取液体试样 5～30g（精确至 0.01g）于锥形瓶中，加 50mL 偏磷酸溶液，充分摇匀。"放入超声波振荡器中超声提取 10～15min……"同上步骤操作。

5.2　仪器参考条件

a）色谱柱：钠离子氨基酸分析专用柱（4.6mm×250mm）或性能相当者。

b）流动相：柠檬酸三钠溶液。

c）流动相流速：0.4mL/min。

d）荧光衍生溶剂流速：0.30mL/min。

e）柱温：55℃。

f）检测波长：激发波长为 338nm，发射波长为 425nm。

g）进样量：$20\mu L$。

5.3　标准曲线绘制

将标准系列工作液分别注入高效液相色谱仪中，测定相应的色谱峰高或峰面积，色谱图见图 2-7。以响应值（峰高或峰面积）为纵坐标、浓度为横坐标，绘制标准曲线。

5.4　试液测定

将试样溶液注入高效液相色谱仪中，得到色谱峰高或峰面积，根据标准曲线得到待测液中牛磺酸的浓度。

5.5 邻苯二甲醛（OPA）柱后衍生法参考液相色谱图

邻苯二甲醛（OPA）柱后衍生法参考液相色谱图见图 2-7。

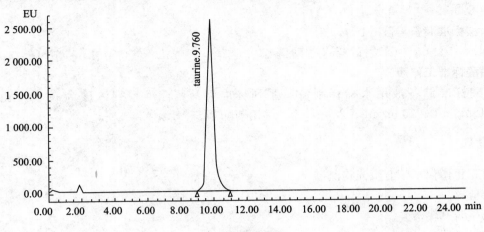

(a) 标准溶液色谱图

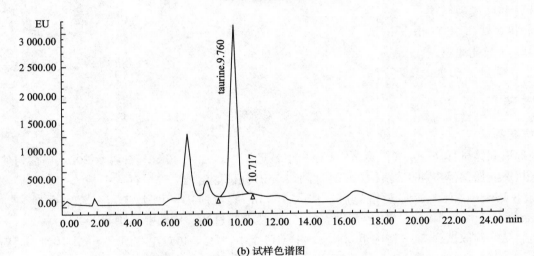

(b) 试样色谱图

图 2-7　邻苯二甲醛（OPA）柱后衍生法液相色谱图

6　结果计算

样品中牛磺酸的测定，按下式计算：

$$A = \frac{c \times V}{m \times 1000} \times 100$$

式中：

A——试样中牛磺酸的含量（mg/100g）；

c——试液测定液中牛磺酸的浓度（μg/mL）；

V——试样定容体积（mL）；

m——试样质量（g）。

以重复性条件下获得的两次独立测定结果的算术平均值表示，结果保留三位有效数字。

7　精密度

在重复性条件下获得的两次独立测定结果的绝对差值不得超过算术平均值的 10%。

第二法　丹磺酰氯柱前衍生法

8　原理

试样用水溶解，用亚铁氰化钾和乙酸锌沉淀蛋白质。取上清液用丹磺酰氯衍生反应，衍生物经 C$_{18}$

反相色谱柱分离，用紫外检测器（波长 254nm）或荧光检测器（激发波长 330nm，发射波长 530nm）检测，外标法定量。

9　试剂和材料

除另有说明外，本法所有试剂均为分析纯，水为 GB/T 6682 规定的一级水。

9.1　试剂

9.1.1　乙腈（CH_3CN），色谱纯。

9.1.2　冰乙酸（CH_3COOH）。

9.1.3　盐酸（HCl）。

9.1.4　无水碳酸钠（Na_2CO_3）。

9.1.5　乙酸钠（CH_3COONa）。

9.1.6　盐酸甲胺（甲胺盐酸盐）（$CH_3NH_2 \cdot HCl$）。

9.1.7　丹磺酰氯（5-二甲氨基萘-1-磺酰氯）（$C_{12}H_{12}ClNO_2S$），色谱纯。

注：丹磺酰氯对光和湿敏感不稳定，在干燥器中避光保存。

9.2　试剂配制

9.2.1　盐酸溶液（1mol/L）：吸取 9mL 盐酸，用水稀释并定容到 100mL。

9.2.2　碳酸钠缓冲液（pH 9.5）（80mmol/L）：称取 0.424g 无水碳酸钠，加 40mL 水溶解，用 1mol/L 盐酸调 pH 至 9.5，用水定容至 50mL。该溶液在室温下 3 个月内稳定。

9.2.3　丹磺酰氯溶液（1.5mg/mL）：称取 0.15g 丹磺酰氯，用乙腈溶解并定容至 100mL。临使用前配制。

9.2.4　盐酸甲胺溶液（20mg/mL）：称取 2.0g 盐酸甲胺，用水溶解并定容至 100mL。该溶液在 4℃ 下 3 个月内稳定。

9.2.5　乙酸钠缓冲液（10mmol/L，pH 4.2）：称取 0.820g 乙酸钠，加 800mL 水溶解，用冰乙酸调节 pH 至 4.2，用水定容至 1 000mL，经 0.45μm 微孔滤膜过滤。

9.3　标准品

牛磺酸标准品（$NH_2CH_2CH_2SO_3H$），纯度≥99%，CAS：107-35-7。

9.4　标准溶液配制

9.4.1　**牛磺酸标准储备溶液**（1mg/mL）

准确称取 0.100 0g 牛磺酸标准品，用水溶解并定容至 100mL。

9.4.2　**牛磺酸标准工作液**（紫外检测用）

将牛磺酸标准储备液用水稀释制备一系列标准溶液，标准系列浓度为：0μg/mL、5μg/mL、10μg/mL、15μg/mL、20μg/mL、25μg/mL。临用前配制。

9.4.3　**牛磺酸标准工作液**（荧光检测用）

将牛磺酸标准储备液用水稀释制备一系列标准溶液，标准系列浓度为：0μg/mL、0.5μg/mL、2.0μg/mL、5.0μg/mL、10.0μg/mL、20.0μg/mL。临用前配制。

10　仪器和设备

10.1　高效液相色谱仪，带紫外检测器或二极管阵列检测器或者荧光检测器。

10.2　涡旋振荡器。

10.3　超声波振荡器。

10.4　pH 计：精度为 0.01。

10.5　离心机：转速≥5 000r/min。

10.6　0.45μm 微孔滤膜。

10.7　天平：感量为 1mg，0.1mg。

11 分析步骤

11.1 试样制备

11.1.1 试液提取

准确称取固体样品 1～5g（精确至 0.01g）于锥形瓶中，加入 40℃左右温水 40mL，摇匀使试样溶解，放入超声波振荡器中超声提取 10min。冷却至室温，加 1.0mL 沉淀剂Ⅰ，涡旋混合，1.0mL 沉淀剂Ⅱ，涡旋混合，转入 100mL 容量瓶中，用水定容至刻度，充分混匀。样液于 5 000r/min 下离心 10min，取上清液备用。上清液在 4℃ 暗处保存放置 24h 内稳定。

谷类制品，称取试样 5g（精确至 0.01g）于锥形瓶中，加入 40℃左右温水 40mL，加入淀粉酶（酶活力≥1.5U/mg）0.5g，混匀后向三角瓶中充入氮气，盖上瓶塞，置于 50～60℃培养箱中培养 30min，取出冷却至室温。放入超声波振荡器中超声提取 10min。"冷却到室温，加 1.0mL 沉淀剂Ⅰ……"按固体样品步骤操作。

准确称取液体试样 5～30g（精确至 0.01g）于锥形瓶中，加 20mL 水，充分摇匀。"加 1.0mL 沉淀剂Ⅰ，涡旋混合，1.0mL 沉淀剂Ⅱ……"同上操作。

11.1.2 试液衍生化

准确吸取 1.00mL 上述上清液到 10mL 具塞玻璃试管中，加入 1.00mL 碳酸钠缓冲液，1.00mL 丹磺酰氯溶液，充分混合，室温避光衍生反应 2h（1h 后需摇晃 1 次），加入 0.10mL 盐酸甲胺溶液涡旋混合，以终止反应，避光静置至沉淀完全。取上清液经 0.45μm 微孔滤膜过滤，取滤液备用。衍生物在 4℃可避光保存 48h。

另取 1.00mL 标准工作液，与试液同步进行衍生。

11.2 仪器参考条件

a）色谱柱：C_{18} 反相色谱柱（250mm×4.6mm，5μm）或性能相当者。

b）流动相：10mmol/L 乙酸钠缓冲液：乙腈＝70＋30。

c）流速：1.0mL/min。

d）柱温：室温。

e）进样量：20μL。

f）检测波长：紫外检测器或二极管阵列检测器：254nm；

g）荧光检测器：激发波长为 330nm；发射波长为 530nm。

11.3 标准曲线绘制

将牛磺酸标准系列工作液（紫外检测用或荧光检测用）的衍生物依次按上述推荐色谱条件上机测定，记录色谱峰高或峰面积，色谱图见图 2-8 和图 2-9。以响应值（峰高或峰面积）为纵坐标、浓度为横坐标，绘制标准曲线。

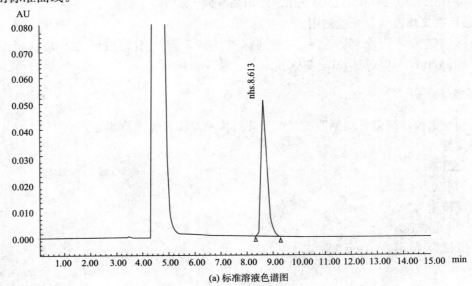

(a) 标准溶液色谱图

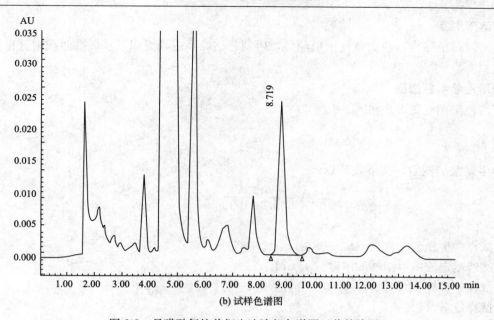

(b) 试样色谱图

图 2-8　丹磺酰氯柱前衍生法液相色谱图（紫外检测）

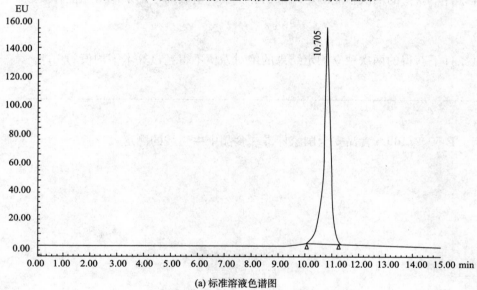

(a) 标准溶液色谱图

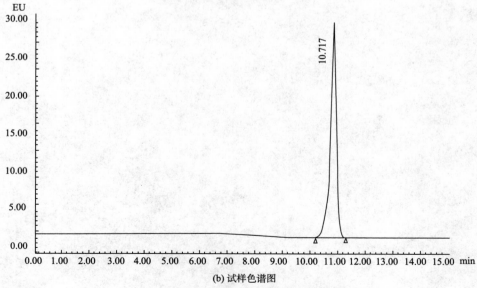

(b) 试样色谱图

图 2-9　丹磺酰氯柱前衍生法液相色谱图（荧光检测）

11.4 试液溶液测定

将试液溶液按上述推荐色谱条件上机测定，得到色谱峰高或峰面积，从标准曲线中查得试液相应的浓度。

11.5 标准溶液参考色谱图

标准溶液色谱图见图 2-8 和图 2-9。

12 结果计算

样品中牛磺酸的测定，按下式计算：

$$A = \frac{c \times V}{m \times 1000} \times 100$$

式中：

A——试样中牛磺酸的含量（mg/100g）；

c——试液测定液中牛磺酸的浓度（μg/mL）；

V——试样定容体积（mL）；

m——试样质量（g）。

以重复性条件下获得的两次独立测定结果的算术平均值表示，结果保留三位有效数字。

13 精密度

在重复性条件下获得的两次独立测定结果的绝对差值不得超过算术平均值的 10%。

附加说明：

本法参考 GB 5009.169《食品安全国家标准 食品中牛磺酸的测定》。

五、猪肉及鸡肉中羟脯氨酸的测定

1 范围

本法描述了采用液相色谱-串联质谱法测定猪肉及肌肉中羟脯氨酸的方法。

2 原理

用 6mol/L 盐酸于 110℃水解试样，过滤、稀释水解产物，反相高效液相色谱-串联质谱法检测。

3 试剂和材料

除另有说明外，本法所有试剂均为分析纯。水为 GB/T 6682 规定的一级水。

3.1 羟脯氨酸：标准品。

3.2 苯酚，色谱纯。

3.3 盐酸溶液：6.0mol/L，取浓盐酸（37%）与等体积水混合。

3.4 乙腈，色谱纯。

3.5 甲酸铵，色谱纯。

3.6 甲酸，色谱纯。

4 仪器和设备

4.1 分析天平，感量为 0.1mg。

4.2 涡旋振荡器。

4.3 恒温干燥箱。

4.4 真空干燥箱。

4.5 液相色谱-串联质谱仪，带电喷雾离子源（ESI）。

5 分析步骤

5.1 试样制备

将一定数量的样品按要求经过粉碎、均质、缩分后，储存于样品瓶中，避光冷藏。

5.2 试样处理

准确称取 0.1g（准确至 0.1mg）经均质处理的试样于 25mL 具塞离心管中，加入 6mol/L 盐酸 10.0mL，加入 0.2g 苯酚，用涡旋振荡器使样品充分分散并溶解，充氮气 2min，盖紧塞子，置于 110℃±1℃的恒温干燥箱内，水解 22h，取出冷却，过滤。用二次水冲洗离心管，将水解液全部转移到 50mL 容量瓶中，用二次水定容至刻度。取出 0.5mL 到 10mL 离心管中，置于真空干燥箱内，于 50～60℃减压干燥。残渣用 0.1%甲酸水溶液定容至 10mL，过 0.22μm 滤膜，即为供试样品液。

5.3 仪器测定条件

5.3.1 色谱参考条件

a）C18 柱或相当者（2.1mm×100mm，1.8μm）；

b）流速：0.4mL/min；

c）柱温：40℃；

d）进样量：10μL；

e）流动相 A：0.10mmol 甲酸铵水溶液（pH 3.5）；流动相 B：乙腈。流动相洗脱梯度见表 2-13。

表 2-13　流动相洗脱梯度

时间（min）	流动相 A（%）	流动相 B（%）	流速（mL/min）
0.0	90	10	0.4
5.0	75	25	0.4
5.1	90	10	0.4
9.0	90	10	0.4

注：不同仪器有差别。

5.3.2　质谱条件

电离模式：电喷雾电离源；鞘气温度：300 ℃；鞘气流速：12L/min；喷嘴电压：2 500V；雾化器压力：25psi；毛细管电压：4 500V；干燥气温度：160 ℃；干燥气流速：10L/min；检测方式：多反应检测（MRM）；定性离子对、定量离子对、碰撞能量及对应保留时间等参数见表 2-14。

表 2-14　MRM 离子选择条件

维生素	保留时间（min）	母离子（m/z）	子离子（m/z）	碰撞电压（eV）
羟脯氨酸	2.69	132.07	86.1	23
			68	29

注：不同仪器有差别。

5.4　标准曲线的制备

分别将羟脯氨酸标准系列工作液注入液相色谱-串联质谱仪，得到羟脯氨酸峰面积。以羟脯氨酸峰面积比为纵坐标，以羟脯氨酸工作液浓度为横坐标分别绘制羟脯氨酸标准曲线。

5.5　样品测定

吸取羟脯氨酸测定液 10μL 注入反相液相色谱仪中，得到待测物与内标物的峰高（或峰面积）比值，根据标准曲线得到测定液中羟脯氨酸的浓度。

6　分析结果的表述

试样中羟脯氨酸的量按下式计算：

$$X = \frac{c \times V}{m} \times 100$$

式中：

X——试样中羟脯氨酸的含量（μg/100g）；

c——根据标准曲线计算得到的试样中羟脯氨酸的浓度（μg/mL）；

V——定容体积（mL）；

m——试样的质量（g）。

计算结果保留三位有效数字。

7　精密度

在重复性条件下获得的两次独立测定结果的绝对差值不得超过算术平均值的 15%。

8　其他

胶原蛋白含量依据 1g 羟脯氨酸相当于 7.46g 胶原蛋白计算。

附加说明：

本法由农业部畜禽产品质量安全风险评估实验室（南昌）提供。

第三章　脂　肪　类

第一节　脂　　肪

一、食用农产品中脂肪的测定

1　范围

本法规定了食用农产品中脂肪含量的测定方法。

第一法适用于水果、蔬菜、粮食、肉、蛋、水产、焙烤食品、糖果等食品中游离态脂肪含量的测定。

第二法适用于水果、蔬菜、粮食、肉、蛋、水产、焙烤食品、糖果等食品中游离态脂肪及结合态脂肪总量的测定。

本法适用于肉制品、豆制品、坚果制品、谷物油炸制品等农产品中粗脂肪的测定。

第一法　索氏提取法

2　原理

脂肪易溶于有机溶剂。试样直接用无水乙醚或石油醚等溶剂抽提后，蒸发除去溶剂，干燥，得到游离态脂肪的含量。

3　试剂和材料

除另有说明外，本法所有试剂均为分析纯。

3.1　试剂

3.1.1　无水乙醚（$C_4H_{10}O$）。

3.1.2　石油醚（C_nH_{2n+2}）：沸程 30℃～60℃。

3.2　材料

3.2.1　石英砂。

3.2.2　脱脂棉。

4　仪器和设备

4.1　索氏抽提器。

4.2　恒温水浴锅。

4.3　分析天平：感量 0.001g 和 0.000 1g。

4.4　电热鼓风干燥箱。

4.5　干燥器：内装有效干燥剂，如硅胶。

4.6　滤纸筒。

4.7　蒸发皿。

5　分析步骤

5.1　试样的制备

5.1.1　固体样品：称取充分混匀后的试样 2～5g，准确至 0.001g，全部移入滤纸筒内。

5.1.2 液体或半固体试样：称取混匀后的试样 5～10g，准确至 0.001g，置于蒸发皿中，加入约 20g 石英砂，于沸水浴上蒸干后，在电热鼓风干燥箱中于 100℃±5℃ 干燥 30min 后，取出，研细，全部移入滤纸筒内。蒸发皿及粘有试样的玻璃棒，均用沾有乙醚的脱脂棉擦净，并将棉花放入滤纸筒内。

5.2 抽提

将滤纸筒放入索氏抽提器的抽提筒内，连接已干燥至恒重的接收瓶，由抽提器冷凝管上端加入无水乙醚或石油醚至瓶内容积的 2/3 处，于水浴上加热，使无水乙醚或石油醚不断回流抽提（6～8 次/h），一般抽提 6～10h。提取结束时，用磨砂玻璃棒接取 1 滴提取液，磨砂玻璃棒上无油斑表明提取完毕。

5.3 称量

取下接收瓶，回收无水乙醚或石油醚，待接收瓶内溶剂剩余 1～2mL 时在水浴上蒸干，再于 100℃±5℃ 干燥 1h，放至干燥器内冷却 0.5h 后称量。重复以上操作直至恒重（直至两次称量的差值不超过 2mg）。

6 结果计算

试样中脂肪含量按下式计算：

$$X = \frac{m_1 - m_0}{m_2} \times 100$$

式中：

X ——试样中脂肪的含量（g/100g）；

m_1 ——恒重后接收瓶和脂肪的含量（g）；

m_0 ——接收瓶的质量（g）；

m_2 ——试样的质量（g）；

100——换算系数。

计算结果表示到小数点后一位。

7 允许差

同一试样的两次测定值之差不得超过两次测定平均值的 5%。

第二法 酸水解法

8 原理

食品中的结合态脂肪必须用强酸使其游离出来，游离出的脂肪易溶于有机溶剂。试样经盐酸水解后用无水乙醚或石油醚提取，除去溶剂即得游离态和结合态脂肪的总含量。

9 试剂和材料

除另有说明外，本法所有试剂均为分析纯，水为 GB/T 6682 规定的三级水。

9.1 试剂

9.1.1 盐酸（HCl）。

9.1.2 乙醇（C_2H_5OH）。

9.1.3 无水乙醚（$C_4H_{10}O$）。

9.1.4 石油醚（C_nH_{2n+2}）：沸程为 30～60℃。

9.1.5 碘（I_2）。

9.1.6 碘化钾（KI）。

9.2 试剂的配制

9.2.1 盐酸溶液（2mol/L）：量取 50mL 盐酸，加入 250mL 水中，混匀。

9.2.2 碘液（0.05mol/L）：称取 6.5g 碘和 25g 碘化钾于少量水中溶解，稀释至 1L。

9.3 材料

9.3.1 蓝色石蕊试纸。

9.3.2 脱脂棉。

9.3.3 滤纸：中速。

10 仪器和设备

10.1 恒温水浴锅。

10.2 电热板：满足 200℃高温。

10.3 锥形瓶。

10.4 分析天平：感量为 0.1g 和 0.001g。

10.5 电热鼓风干燥箱。

11 分析步骤

11.1 试样酸水解

11.1.1 肉制品

称取混匀后的试样 3～5g，准确至 0.001g，置于锥形瓶（250mL）中，加入 50mL 2mol/L 盐酸溶液和数粒玻璃细珠，盖上表面皿，于电热板上加热至微沸，保持 1h，每 10min 旋转摇动 1 次。取下锥形瓶，加入 150mL 热水，混匀，过滤。锥形瓶和表面皿用热水洗净，热水一并过滤。沉淀用热水洗至中性（用蓝色石蕊试纸检验，中性时试纸不变色）。将沉淀和滤纸置于大表面皿上，于 100℃±5℃干燥箱内干燥 1h，冷却。

11.1.2 淀粉

根据总脂肪含量的估计值，称取混匀后的试样 25～50g，准确至 0.1g，倒入烧杯并加入 100mL 水。将 100mL 盐酸缓慢加到 200mL 水中，并将该溶液在电热板上煮沸后加入样品液中，加热此混合液至沸腾并维持 5min。停止加热后，取几滴混合液于试管中，待冷却后加入 1 滴碘液，若无蓝色出现，可进行下一步操作。若出现蓝色，应继续煮沸混合液，并用上述方法不断地进行检查，直至确定混合液中不含淀粉为止，再进行下一步操作。

将盛有混合液的烧杯置于水浴锅（70～80℃）中 30min，不停地搅拌，以确保温度均匀，使脂肪析出。用滤纸过滤冷却后的混合液，并用干滤纸片取出黏附于烧杯内壁的脂肪。为确保定量的准确性，应将冲洗烧杯的水进行过滤。在室温下用水冲洗沉淀和干滤纸片，直至滤液用蓝色石蕊试纸检验不变色。将含有沉淀的滤纸和干滤纸片折叠后，放于大表面皿上，在 100℃±5℃的电热恒温干燥箱内干燥 1h。

11.1.3 其他食品

11.1.3.1 固体试样： 称取 2～5g，准确至 0.001g，置于 50mL 试管内，加入 8mL 水，混匀后再加 10mL 盐酸。将试管放入 70～80℃水浴中，每隔 5～10min 以玻璃棒搅拌 1 次，至试样消化完全为止，进行 40～50min。

11.1.3.2 液体试样： 称取 10g，准确至 0.001g，置于 50mL 试管内，加 10mL 盐酸。其余操作同 11.1.3.1。

11.2 抽提

11.2.1 肉制品、淀粉

将干燥后的试样装入滤纸筒内，其余抽提步骤同 5.2。

11.2.2 其他食品

取出试管，加入 10mL 乙醇，混合。冷却后将混合物移入 100mL 具塞量筒中，以 25mL 无水乙醚分数次洗试管，一并倒入量筒中。待无水乙醚全部倒入量筒后，加塞振摇 1min，小心开塞，放出气体，再塞好，静置 12min，小心开塞，并用乙醚冲洗塞及量筒口附着的脂肪。静置 10～20min，待上部液体清晰，吸出上清液于已恒重的锥形瓶内，再加 5mL 无水乙醚于具塞量筒内，振摇，静置后，仍将上层乙醚吸出，放入原锥形瓶内。

11.3　称量

同 5.3。

12　分析结果的表述

同 6。

13　精密度

在重复性条件下获得的两次独立测定结果的绝对差值不得超过算术平均值的 10％。

附加说明：

本法参考 GB 5009.6《食品安全国家标准　食品中脂肪的测定》。

二、乳品中脂肪的测定

1 范围

第一法和第二法描述了巴氏杀菌乳、灭菌乳、生乳、发酵乳、调制乳、乳粉、炼乳、奶油、稀奶油、干酪等乳品中脂肪含量的提取测定。

第一法适用于巴氏杀菌乳、灭菌乳、生乳、发酵乳、调制乳、乳粉、炼乳、奶油、稀奶油、干酪等乳品中脂肪的测定；第二法适用于巴氏杀菌乳、灭菌乳、生乳等乳品中脂肪的测定。

第一法

2 原理

用乙醚和石油醚抽提样品的碱水解液，通过蒸馏或蒸发去除溶剂，测定溶于溶剂中的抽提物的质量。

3 试剂和材料

除另有说明外，本法所有试剂均为分析纯，水为 GB/T 6682 规定的三级水。

3.1 淀粉酶：酶活力≥1.5U/mg。

3.2 氨水（NH_4OH）：质量分数约 25%。

注：可使用比此浓度更高的氨水。

3.3 乙醇（C_2H_5OH）：体积分数至少为 95%。

3.4 乙醚（$C_4H_{10}O$）：不含过氧化物，不含抗氧化剂，并满足试验的要求。

3.5 石油醚（C_nH_{2n+2}）：沸程 30～60℃。

3.6 混合溶剂：等体积混合乙醚和石油醚，使用前制备。

3.7 碘溶液（I_2）：约 0.1mol/L。

3.8 刚果红溶液（$C_{32}H_{22}N_6Na_2O_6S_2$）：将 1g 刚果红溶于水中，稀释至 100mL。

注：可选择性地使用。刚果红溶液可使溶剂和水相界面清晰，也可使用其他能使水相染色而不影响测定结果的溶液。

3.9 盐酸（6mol/L）：量取 50mL 盐酸（12mol/L）缓慢倒入 40mL 水中，定容至 100mL，混匀。

4 仪器和设备

4.1 分析天平：感量为 0.1mg。

4.2 离心机：可用于放置抽脂瓶或管，转速为 500～600r/min，可在抽脂瓶外端产生 80～90g 的重力场。

4.3 烘箱。

4.4 水浴。

4.5 抽脂瓶：抽脂瓶应带有软木塞或其他不影响溶剂使用的瓶塞（如硅胶或聚四氟乙烯）。软木塞应先浸于乙醚中，后放入 60℃或 60℃以上的水中保持至少 15min，冷却后使用。不用时需浸泡在水中，浸泡用水每天更换一次。

注：也可使用带虹吸管或洗瓶的抽脂管（或烧瓶），但操作步骤有所不同，见操作注意事项中规定。接头的内部长支管下端可成勺状。

5 分析步骤

5.1 用于脂肪收集的容器（脂肪收集瓶）的准备

于干燥的脂肪收集瓶中加入几粒沸石，放入烘箱中干燥 1h。使脂肪收集瓶冷却至室温，称量，精确至 0.1mg。

注：脂肪收集瓶可根据实际需要自行选择。

5.2　空白试验

空白试验与样品检验同时进行，使用相同步骤和相同试剂，但用 10mL 水代替试样。

5.3　测定

5.3.1　巴氏杀菌乳、灭菌乳、生乳、发酵乳、调制乳

称取充分混匀试样 10g（精确至 0.000 1g）于抽脂瓶中。

5.3.1.1　加入 2.0mL 氨水，充分混合后立即将抽脂瓶放入 65℃±5℃ 的水浴中，加热 15～20min，不时取出振荡。取出后，冷却至室温。静止 30s 后可进行下一步骤。

5.3.1.2　加入 10mL 乙醇，缓和但彻底地进行混合，避免液体太接近瓶颈。如果需要，可加入两滴刚果红溶液。

5.3.1.3　加入 25mL 乙醚，塞上瓶塞，将抽脂瓶保持在水平位置，小球的延伸部分朝上夹到摇混器上，按约 100 次/min 振荡 1min，也可采用手动振摇方式。但均应注意避免形成持久乳化液。抽脂瓶冷却后小心地打开塞子，用少量的混合溶剂冲洗塞子和瓶颈，使冲洗液流入抽脂瓶。

5.3.1.4　加入 25mL 石油醚，塞上重新润湿的塞子，按本法 5.3.1.3 所述，轻轻振荡 30s。

5.3.1.5　将加塞的抽脂瓶放入离心机中，在 500～600r/min 下离心 5min。否则将抽脂瓶静止至少 30min，直到上层液澄清，并明显与水相分离。

5.3.1.6　小心地打开瓶塞，用少量的混合溶剂冲洗塞子和瓶颈内壁，使冲洗液流入抽脂瓶。

如果两相界面低于小球与瓶身相接处，则沿瓶壁边缘慢慢地加入水，使液面高于小球和瓶身相接处（图 3-1），以便于倾倒。

5.3.1.7　将上层液尽可能地倒入已准备好的加入沸石的脂肪收集瓶中，避免倒出水层（图 3-2）。

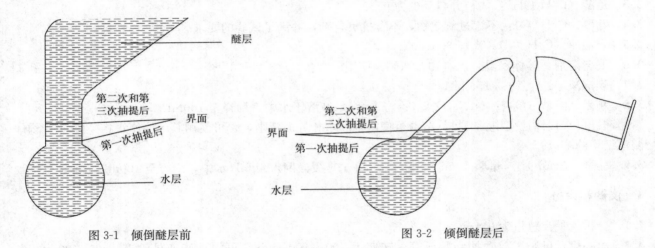

图 3-1　倾倒醚层前　　　　　　　　　　　　图 3-2　倾倒醚层后

5.3.1.8　用少量混合溶剂冲洗瓶颈外部，冲洗液收集在脂肪收集瓶中。要防止溶剂溅到抽脂瓶的外面。

5.3.1.9　向抽脂瓶中加入 5mL 乙醇，用乙醇冲洗瓶颈内壁，按本法 5.3.1.2 所述进行混合。重复本法 5.3.1.3～5.3.1.8 操作，再进行第二次抽提，但只用 15mL 乙醚和 15mL 石油醚。

5.3.1.10　重复本法 5.3.1.2～5.3.1.8 操作，再进行第三次抽提，但只用 15mL 乙醚和 15mL 石油醚。

注：如果产品中脂肪的质量分数低于 5%，可只进行两次抽提。

5.3.1.11　合并所有提取液，既可采用蒸馏的方法除去脂肪收集瓶中的溶剂，也可于沸水浴上蒸发至干来除掉溶剂。蒸馏前用少量混合溶剂冲洗瓶颈内部。

5.3.1.12　将脂肪收集瓶放入 102℃±2℃ 的烘箱中加热 1h，取出脂肪收集瓶，冷却至室温，称量，精确至 0.1mg。

5.3.1.13　重复本法 5.3.1.12 操作，直到脂肪收集瓶两次连续称量差值不超过 0.5mg，记录脂肪收集瓶和抽提物的最低质量。

5.3.1.14　为验证抽提物是否全部溶解，向脂肪收集瓶中加入 25mL 石油醚，微热，振摇，直到脂肪全

部溶解。如果抽提物全部溶于石油醚中，则含抽提物的脂肪收集瓶的最终质量和最初质量之差，即为脂肪含量。

5.3.1.15　若抽提物未全部溶于石油醚中，或怀疑抽提物是否全部为脂肪，则用热的石油醚洗提。小心地倒出石油醚，不要倒出任何不溶物，重复此操作3次以上，再用石油醚冲洗脂肪收集瓶口的内部。最后，用混合溶剂冲洗脂肪收集瓶口的外部，避免溶液溅到瓶的外壁。将脂肪收集瓶放入102℃±2℃的烘箱中，加热1h，按本法5.3.1.12和5.3.1.13所述操作。

5.3.1.16　取本法5.3.1.13中测得的质量和5.3.1.15测得的质量之差作为脂肪的质量。

注：选择带有虹吸管或洗瓶附件的抽脂管时，步骤如14.1～14.3所述。

5.3.2　乳粉和乳基婴幼儿食品

称取混匀后的试样，高脂乳粉、全脂乳粉、全脂加糖乳粉和乳基婴幼儿食品：1g（精确至0.000 1g）；脱脂乳粉、乳清粉、酪乳粉：1.5g（精确至0.000 1g）。

5.3.2.1　不含淀粉样品

加入10mL 65℃±5℃的水，将试样洗入抽脂瓶的小球中，充分混合，直到试样完全分散，放入流动水中冷却。

5.3.2.2　含淀粉样品

将试样放入抽脂瓶中，加入约0.1g的淀粉酶和一小磁性搅拌棒，混合均匀后，加入8～10mL 45℃的蒸馏水，注意液面不要太高。盖上瓶塞于搅拌状态下，置于65℃水浴中2h，每隔10min摇混一次。为检验淀粉是否水解完全可加入两滴约0.1mol/L的碘溶液，如无蓝色出现说明水解完全，否则将抽脂瓶重新置于水浴中，直至无蓝色产生。冷却抽脂瓶。

以下操作同本法5.3.1.1～5.3.1.16。

5.3.3　炼乳

脱脂炼乳、全脂炼乳和部分脱脂炼乳称取3～5g、高脂炼乳称取1.5g（精确至0.000 1g），用10mL蒸馏水，分次洗入抽脂瓶小球中，充分混合均匀。

以下操作同本法5.3.1.1～5.3.1.16。

5.3.4　奶油、稀奶油

先将奶油试样放入温水浴中溶解并混合均匀后，称取试样0.5g样品（精确至0.000 1g），稀奶油称取1g于抽脂瓶中，加入8～10mL 45℃的蒸馏水。加2mL氨水充分混匀。

以下操作同本法5.3.1.1～5.3.1.14。

5.3.5　干酪

称取2g研碎的试样（精确至0.000 1g）于抽脂瓶中，加10mL盐酸，混匀，加塞，于沸水中加热20～30min。以下操作按本法5.3.1.2～5.3.1.16操作。

6　分析结果表述

样品中脂肪含量按下式计算：

$$X = \frac{(m_1 - m_2) - (m_3 - m_4)}{m} \times 100$$

式中：

X ——样品中脂肪含量（g/100g）；

m ——样品的质量（g）；

m_1——本法5.3.1.13中测得的脂肪收集瓶和抽提物的质量（g）；

m_2——脂肪收集瓶的质量，或在有不溶物存在下，本法5.3.1.15中测得的脂肪收集瓶和不溶物的质量（g）；

m_3——空白试验中，脂肪收集瓶和本法5.3.1.13中测得的抽提物的质量（g）；

m_4——空白试验中脂肪收集瓶的质量，或在有不溶物存在时，本法5.3.1.15中测得的脂肪收集瓶和不溶物的质量（g）。

以重复性条件下获得的两次独立测定结果的算术平均值表示，结果保留三位有效数字。

7　精密度

在重复性条件下获得的两次独立测定结果之差应符合：

脂肪含量≥15％，≤0.3g/100g；

脂肪含量 5％～15％，≤0.2g/100g；

脂肪含量≤5％，≤0.1g/100g。

8　操作注意事项

8.1　空白试验检验试剂

要进行空白试验，以消除环境及温度对检验结果的影响。

进行空白试验时在脂肪收集瓶中放入 1g 新鲜的无水奶油。必要时，于每 100mL 溶剂中加入 1g 无水奶油后重新蒸馏，重新蒸馏后必须尽快使用。

8.2　空白试验与样品测定同时进行

对于存在非挥发性物质的试剂可用与样品测定同时进行的空白试验值进行校正。抽脂瓶与天平室之间的温差可对抽提物的质量产生影响。在理想的条件下（试剂空白值低，天平室温度相同，脂肪收集瓶充分冷却），该值通常小于 0.5mg。在常规测定中，可忽略不计。

如果全部试剂空白残余物大于 0.5mg，则分别蒸馏 100mL 乙醚和石油醚，测定溶剂残余物的含量。用空的控制瓶测得的量和每种溶剂的残余物的含量都不应超过 0.5mg。否则应更换不合格的试剂或对试剂进行提纯。

8.3　乙醚中过氧化物的检验

取一只玻璃小量筒，用乙醚冲洗，然后加入 10mL 乙醚，再加入 1mL 新制备的 100g/L 的碘化钾溶剂，振荡，静置 1min，两相中均不得有黄色。

也可使用其他适当的方法检验过氧化物。

在不加抗氧化剂的情况下，为长久保证乙醚中无过氧化物，使用前三天按下法处理：

将锌箔削成长条，长度至少为乙醚瓶的一半，每升乙醚用 80cm² 锌箔。

使用前，将锌片完全浸入每升中含有 10g 五水硫酸铜和 2mL 质量分数为 98％的硫酸中 1min，用水轻轻彻底地冲洗锌片，将湿的镀铜锌片放入乙醚瓶中即可。也可以使用其他方法，但不得影响检测结果。

第二法

9　原理

在乳中加入硫酸破坏乳胶质性和覆盖在脂肪球上的蛋白质外膜，离心分离脂肪后测量其体积。

10　试剂和材料

10.1　硫酸（H_2SO_4）：分析纯，ρ_{20} 约 1.84g/L。

10.2　异戊醇（$C_5H_{12}O$）：分析纯。

11　仪器和设备

11.1　乳脂离心机。

11.2　盖勃氏乳脂计：最小刻度值为 0.1％，见图 3-3。

11.3　10.75mL 单标乳吸管。

12　分析步骤

于盖勃氏乳脂计中先加入 10mL 硫酸，再沿着管壁小心准确加入 10.75mL 样品，使样品与硫酸不要混合，然后加 1mL 异戊醇，塞上橡皮塞，使瓶口向下，同时用布包裹以防冲出，用力振摇使呈均匀棕色液体，静置数分钟（瓶口向下），置于 65～70℃ 水浴中 5min，取出后置于乳脂离心机中以 1 100r/min 的转速离心 5min，再置于 65～70℃ 水浴水中保温 5min（注意水浴水面应高于乳脂计脂肪层）。取出，立即读数，即为脂肪的百分数。

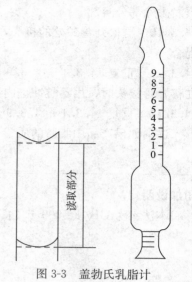

图 3-3　盖勃氏乳脂计

13　精密度

在重复性条件下获得的两次独立测定结果的绝对差值不得超过算术平均值的 5%。

14　使用带虹吸管或洗瓶的抽脂管的操作步骤

14.1　脂肪收集瓶的准备：见 6.1。

14.2　空白试验：见 6.2 和 9.2。

14.3　测定

巴氏杀菌、灭菌乳、生乳、发酵乳、调制乳：称取充分混匀样品 10g（精确至 0.001g）于抽脂管底部。

乳粉及乳基婴幼儿食品：称取混匀后的样品高脂乳粉、全脂乳粉、全脂加糖乳粉和乳基婴幼儿配方食品 1g，脱脂乳粉、乳清粉、酪乳粉 1.5g（精确至 0.001g），于抽脂管底部，加入 10mL 65℃±5℃ 的水，充分混合，直到样品完全分散，放入流动水中冷却。

炼乳：脱脂炼乳称取约 10g、全脂炼乳和部分脱脂炼乳称取 3～5g；高脂炼乳称取 1.5g（精确至 0.001g），于抽脂管底部。加入 10mL 水，充分混合均匀。

奶油、稀奶油：先将奶油样品放入温水浴中溶解并混合均匀后，奶油称取约 0.5g 样品，稀奶油称取 1g 于抽脂管底部（精确至 0.001g）。

上述样品接 14.3.1 开始操作。

干酪：称取 2g 研碎的样品（精确至 0.001g）。加水 9mL、氨水 2mL，用玻璃棒搅拌均匀后微微加热使酪蛋白溶解，用盐酸中和后再加盐酸 10mL，加海砂 0.5g，盖好玻璃盖，以文火煮沸 5min，冷却后将烧杯内容物移入抽脂管底部，用 25mL 乙醚冲洗烧杯，洗液并入抽脂管中，以下操作按 14.3.4 "加软木塞" 以后操作。

14.3.1　加入 2mL 氨水，与管底部已稀释的样品彻底混合。加入氨水后，应立即进行下步操作。

14.3.2　将抽脂管放入 65℃±5℃ 的水浴中，加热 15～20min，偶尔振荡样品管，然后冷却至室温。

14.3.3　加入 10mL 乙醇，在管底部轻轻彻底地混合，必要时加入两滴刚果红溶液。

14.3.4　加入 25mL 乙醚，加软木塞（已被水饱和），或用水浸湿的其他瓶塞，上下反转 1min，不要过度（避免形成持久性乳化液）。必要时，将管子放入流动的水中冷却，然后小心地打开软木塞，用少量的混合溶剂（使用洗瓶）冲洗塞子和管颈，使冲洗液流入管中。

14.3.5　加入 25mL 石油醚，加塞（塞子重新用水润湿），按 14.3.3 所述轻轻振荡 30s。

14.3.6　将加塞的管子放入离心机中，在 500～600r/min 下离心 1～5min。或静止至少 30min，直到上层液澄清，并明显地与水相分离，冷却。

14.3.7　小心地打开软木塞，用少量混合溶剂洗塞子和管颈，使冲洗液流入管中。

14.3.8　将虹吸管或洗瓶接头插入管中，向下压长支管，直到距两相界面的上方 4mm 处，内部长支管应与管轴平行。

小心地将上层液移入含有沸石的脂肪收集瓶中，也可用金属皿。避免移入任何水相。用少量混合溶剂冲洗长支管的出口，收集冲洗液于脂肪收集瓶中。

14.3.9　松开管颈处的接头，用少量的混合溶剂冲洗接头和内部长支管的较低部分，重新插好接头，将冲洗液移入脂肪收集瓶中。

用少量的混合溶剂冲洗出口，冲洗液收集于瓶中，必要时，按第一法 6.3.1.11 所述，通过蒸馏或蒸发去除部分溶剂。

14.3.10 再松开管颈处的接头，微微抬高接头，加入 5mL 乙醇，用乙醇冲洗长支管，如 14.3.3 所述混合。

14.3.11 重复 14.3.4～14.3.9 步骤进行第二次抽提，但仅用 15mL 乙醇和 15mL 石油醚，抽提之后，在移开管接头时，用乙醚冲洗内部长支管。

14.3.12 重复 14.3.4～14.3.9 步骤，不加乙醇，进行第三次抽提，仅用 15mL 乙醇和 15mL 石油醚。

  注：如果产品中脂肪的质量分数低于 5%，可省略第三次抽提。

附加说明：

  本法参考 GB/T 5009.6《食品安全国家标准 食品中脂肪的测定》。

第二节　脂　肪　酸

一、食用农产品中脂肪酸的测定

1　范围

本法描述了食用农产品中脂肪酸含量的测定方法。

本法适用于食用农产品中总脂肪、饱和脂肪（酸）、不饱和脂肪（酸）的测定。

本法中水解-提取法适用于食用农产品中脂肪酸含量的测定；酯交换法适用于游离脂肪酸含量不大于 2％ 的油脂样品中脂肪酸含量的测定；乙酰氯-甲醇法适用于含水量小于 5％ 的乳粉和无水奶油样品中脂肪酸含量的测定。

第一法　内　标　法

2　原理

2.1　水解-提取法：加入内标物的试样经水解-乙醚溶液提取其中的脂肪后，在碱性条件下皂化和甲酯化，生成脂肪酸甲酯，经毛细管柱气相色谱分析，内标法定量测定脂肪酸甲酯含量。依据各种脂肪酸甲酯含量和转换系数计算出总脂肪、饱和脂肪（酸）、单不饱和脂肪（酸）、多不饱和脂肪（酸）含量。

动植物油脂试样不经脂肪提取，加入内标物后直接进行皂化和脂肪酸甲酯化。

2.2　酯交换法（适用于游离脂肪酸含量不大于 2％ 的油脂）：将油脂溶解在异辛烷中，加入内标物后，加入氢氧化钾甲醇溶液通过酯交换甲酯化，反应完全后，用硫酸氢钠中和剩余氢氧化钾，以避免甲酯皂化。

3　试剂和材料

3.1　试剂

3.1.1　盐酸（HCl）。

3.1.2　氨水（$NH_3 \cdot H_2O$）。

3.1.3　焦性没食子酸（$C_6H_6O_3$）。

3.1.4　乙醚（$C_4H_{10}O$）。

3.1.5　石油醚：沸程 30℃～60℃。

3.1.6　乙醇（C_2H_6O）（95％）。

3.1.7　甲醇（CH_3OH）：色谱纯。

3.1.8　氢氧化钠（NaOH）。

3.1.9　正庚烷［$CH_3(CH_2)_5CH_3$］：色谱纯。

3.1.10　三氟化硼甲醇溶液，浓度为 15％。

3.1.11　无水硫酸钠（Na_2SO_4）。

3.1.12　氯化钠（NaCl）。

3.1.13　异辛烷［$(CH_3)_2CHCH_2C(CH_3)_3$］：色谱纯。

3.1.14　硫酸氢钠（$NaHSO_4$）。

3.1.15　氢氧化钾（KOH）。

3.2　试剂配制

3.2.1　盐酸溶液（8.3mol/L）：量取 250mL 盐酸，用 110mL 水稀释，混匀，室温下可放置 2 个月。

3.2.2 乙醚-石油醚混合液（1+1）：取等体积的乙醚和石油醚，混匀备用。

3.2.3 氢氧化钠甲醇溶液（2%）：取 2g 氢氧化钠溶解在 100mL 甲醇中，混匀。

3.2.4 饱和氯化钠溶液：称取 360g 氯化钠溶解于 1.0 L 水中，搅拌溶解，澄清备用。

3.2.5 氢氧化钾甲醇溶液（2mol/L）：将 13.1g 氢氧化钾溶于 100mL 无水甲醇中，可轻微加热，加入无水硫酸钠干燥，过滤，即得澄清溶液。

3.3 标准品

3.3.1 十一碳酸甘油三酯（$C_{36}H_{68}O_6$，CAS 号：13552-80-2）。

3.3.2 混合脂肪酸甲酯标准品。

3.3.3 单个脂肪酸甲酯标准品见表 3-1。

表 3-1 单个脂肪酸甲酯标准品的分子式及 CAS 号

序号	脂肪酸甲酯	脂肪酸简称	分子式	CAS 号
1	丁酸甲酯	C4：0	$C_5H_{10}O_2$	623-42-7
2	己酸甲酯	C6：0	$C_7H_{14}O_2$	106-70-7
3	辛酸甲酯	C8：0	$C_9H_{18}O_2$	111-11-5
4	葵酸甲酯	C10：0	$C_{11}H_{22}O_2$	110-42-9
5	十一碳酸甲酯	C11：0	$C_{12}H_{24}O_2$	1731-86-8
6	十二碳酸甲酯	C12：0	$C_{13}H_{26}O_2$	111-82-0
7	十三碳酸甲酯	C13：0	$C_{14}H_{28}O_2$	1731-88-0
8	十四碳酸甲酯	C14：0	$C_{15}H_{30}O_2$	124-10-7
9	顺-9-十四碳一烯酸甲酯	C14：1	$C_{15}H_{28}O_2$	56219-06-8
10	十五碳酸甲酯	C15：0	$C_{16}H_{32}O_2$	7132-64-1
11	顺-10-十五碳一烯酸甲酯	C15：1	$C_{16}H_{30}O_2$	90176-52-6
12	十六碳酸甲酯	C16：0	$C_{17}H_{34}O_2$	112-39-0
13	顺-9-十六碳一烯酸甲酯	C16：1	$C_{17}H_{32}O_2$	1120-25-8
14	十七碳酸甲酯	C17：0	$C_{18}H_{36}O_2$	1731-92-6
15	顺-10-十七碳一烯酸甲酯	C17：1	$C_{18}H_{34}O_2$	75190-82-8
16	十八碳酸甲酯	C18：0	$C_{19}H_{38}O_2$	112-61-8
17	反-9-十八碳一烯酸甲酯	C18：1n9t	$C_{19}H_{36}O_2$	1937-62-8
18	顺-9-十八碳一烯酸甲酯	C18：1n9c	$C_{19}H_{36}O_2$	112-62-9
19	反，反-9，12-十八碳二烯酸甲酯	C18：2n6t	$C_{19}H_{34}O_2$	2566-97-4
20	顺，顺-9，12-十八碳二烯酸甲酯	C18：2n6c	$C_{19}H_{34}O_2$	112-63-0
21	二十碳酸甲酯	C20：0	$C_{21}H_{42}O_2$	1120-28-1
22	顺，顺，顺-6，9，12-十八碳三烯酸甲酯	C18：3n6	$C_{19}H_{32}O_2$	16326-32-2
23	顺-11-二十碳一烯酸甲酯	C20：1	$C_{21}H_{40}O_2$	2390-09-2
24	顺，顺，顺-9，12，15-十八碳三烯酸甲酯	C18：3n3	$C_{19}H_{32}O_2$	301-00-8
25	二十一碳酸甲酯	C21：0	$C_{22}H_{44}O_2$	6064-90-0
26	顺，顺-11，14-二十碳二烯酸甲酯	C20：2	$C_{21}H_{38}O_2$	61012-46-2
27	二十二碳酸甲酯	C22：0	$C_{23}H_{46}O_2$	929-77-1
28	顺，顺，顺-8，11，14-二十碳三烯酸甲酯	C20：3n6	$C_{21}H_{36}O_2$	21061-10-9
29	顺-13-二十二碳一烯酸甲酯	C22：1n9	$C_{23}H_{44}O_2$	1120-34-9
30	顺 11，14，17-二十碳三烯酸甲酯	C20：3n3	$C_{21}H_{36}O_2$	55682-88-7
31	顺-5，8，11，14-二十碳四烯酸甲酯	C20：4n6	$C_{21}H_{34}O_2$	2566-89-4
32	二十三碳酸甲酯	C23：0	$C_{24}H_{48}O_2$	2433-97-8
33	顺 13，16-二十二碳二烯酸甲酯	C22：2	$C_{23}H_{42}O_2$	61012-47-3
34	二十四碳酸甲酯	C24：0	$C_{25}H_{50}O_2$	2442-49-1
35	顺-5，8，11，14，17-二十碳五烯酸甲酯	C20：5n3	$C_{21}H_{32}O_2$	2734-47-6
36	顺-15-二十四碳一烯酸甲酯	C24：1	$C_{25}H_{48}O_2$	2733-88-2
37	顺-4，7，10，13，16，19-二十二碳六烯酸甲酯	C22：6n3	$C_{23}H_{34}O_2$	2566-90-7

3.4 标准溶液配制

3.4.1 十一碳酸甘油三酯内标溶液（5.00mg/mL）：称取 2.5g（精确至 0.1mg）十一碳酸甘油三酯至烧杯中，加入甲醇溶解，移入 500mL 容量瓶后用甲醇定容，在冰箱中冷藏可保存 1 个月。

3.4.2 混合脂肪酸甲酯标准溶液：取出适量脂肪酸甲酯混合标准品移至 10mL 容量瓶中，用正庚烷稀释定容，储存于−10℃以下冰箱，有效期 3 个月。

3.4.3 单个脂肪酸甲酯标准溶液：将单个脂肪酸甲酯分别从安瓿瓶中取出转移到 10mL 容量瓶中，用正庚烷冲洗安瓿瓶，再用正庚烷定容，分别得到不同脂肪酸甲酯的单标溶液，储存于−10℃以下冰箱，有效期 3 个月。

4 仪器和设备

4.1 匀浆机或实验室用组织粉碎机或研磨机。

4.2 气相色谱仪：具有氢火焰离子检测器（FID）。

4.3 毛细管色谱柱：聚二氰丙基硅氧烷强极性固定相（0.25mm×100m，0.2μm）。

4.4 恒温水浴：控温范围 40～100℃，控温±1℃。

4.5 分析天平：感量 0.1mg。

4.6 旋转蒸发仪。

5 分析步骤

5.1 试样的制备

在采样和制备过程中，应避免试样污染。固体或半固体试样使用组织粉碎机或研磨机粉碎，液体试样用匀浆机打成匀浆于−18℃以下冷冻保存，分析时将其解冻后使用。

5.2 试样前处理

5.2.1 水解-提取法

5.2.1.1 试样的称取

称取均匀试样 0.1～10g（精确至 0.1mg，含脂肪 100～200mg）移入 250mL 平底烧瓶中，准确加入 2.0mL 十一碳酸甘油三酯内标溶液。加入约 100mg 焦性没食子酸，加入几粒沸石，再加入 2mL 95％乙醇和 4mL 水，混匀。根据试样的类别选取相应的水解方法，乳制品采用碱水解法；乳酪采用酸碱水解法；动植物油脂直接进行步骤 5.2.1.4；其余食品采用酸水解法。

注：根据实际工作需要选择内标，对于组分不确定的试样，第一次检测时不应加内标物。观察在内标物峰位置处是否有干扰峰出现，如果存在，可依次选择十三碳酸甘油三酯或十九碳酸甘油三酯或二十三碳酸甘油三酯作为内标。

5.2.1.2 试样的水解

酸水解法：向食品（除乳制品和乳酪外）中加入盐酸溶液 10mL，混匀。将烧瓶放入 70～80℃水浴中水解 40min。每隔 10min 振荡一下烧瓶，使黏附在烧瓶壁上的颗粒物混入溶液中。水解完成后，取出烧瓶冷却至室温。

碱水解法：向乳制品（乳粉及液态乳等试样）中加入氨水 5mL，混匀。将烧瓶放入 70～80℃水浴中水解 20min。每 5min 振荡一下烧瓶，使黏附在烧瓶壁上的颗粒物混入溶液中。水解完成后，取出烧瓶冷却至室温。

酸碱水解法：向乳酪中加入氨水 5mL，混匀。将烧瓶放入 70～80℃水浴中水解 20min。每隔 10min 振荡一下烧瓶，使黏附在烧瓶壁上的颗粒物混入溶液中。接着加入盐酸 10mL，继续水解 20min，每 10min 振荡一下烧瓶，使黏附在烧瓶壁上的颗粒物混入溶液中。水解完成后，取出烧瓶冷却至室温。

5.2.1.3 脂肪提取

水解后的试样，加入 10mL 95％乙醇，混匀。将烧瓶中的水解液转移到分液漏斗中，用50mL乙醚-石油醚混合液冲洗烧瓶和塞子，冲洗液并入分液漏斗中，加盖。振摇 5min，静置 10min。将醚层提取液收集至 250mL 烧瓶中。按照以上步骤重复提取水解液 3 次，最后用乙醚-石油醚混合液冲洗分液漏斗，并收集至 250mL 烧瓶中。旋转蒸发仪浓缩至干，残留物为脂肪提取物。

5.2.1.4 脂肪的皂化和脂肪酸的甲酯化

在脂肪提取物中加入 2％氢氧化钠甲醇溶液 8mL，连接回流冷凝器，80℃±1℃水浴上回流，直至油滴消失。从回流冷凝器上端加入 7mL 15％三氟化硼甲醇溶液，在 80℃±1℃水浴中继续回流 2min。用少量水冲洗回流冷凝器。停止加热，从水浴上取下烧瓶，迅速冷却至室温。

加入 10～30mL 正庚烷，振摇 2min，再加入饱和氯化钠水溶液，静置分层。吸取上层正庚烷提取溶液（大约 5mL）至 25mL 试管中，加入 3～5g 无水硫酸钠，振摇 1min，静置 5min，吸取上层溶液到进样瓶中待测定。

5.2.2 酯交换法

适用于游离脂肪酸含量不大于 2％的油脂样品。

5.2.2.1 试样称取

称取试样 60.0mg 至具塞试管中，精确至 0.1mg，加入 2.0mL 内标溶液。

5.2.2.2 甲酯制备

加入 4mL 异辛烷溶解试样，必要时可以微热使试样溶解后加入 200μL 氢氧化钾甲醇溶液，盖上玻璃塞猛烈振摇 30s 后静置至澄清。加入约 1g 硫酸氢钠，猛烈振摇，中和氢氧化钾。待盐沉淀后，将上层溶液移至上机瓶中，待测。

5.3 测定

5.3.1 色谱参考条件

取单个脂肪酸甲酯标准溶液和脂肪酸甲酯混合标准溶液分别注入气相色谱仪，对色谱峰进行定性。脂肪酸甲酯的保留时间和相对保留时间参考见表 3-2。

a）毛细管色谱柱：聚二氰丙基硅氧烷强极性固定相（0.25mm×100m，0.2μm）；

b）进样器温度：270℃；

c）检测器温度：280℃；

d）程序升温：初始温度 100℃，持续 13min；

　　　　　　100～180℃，升温速率 10 ℃/min，保持 6min；

　　　　　　180～200℃，升温速率 1 ℃/min，保持 20min；

　　　　　　200～230℃，升温速率 4 ℃/min，保持 10.5min；

e）载气：氮气；

f）分流比：100：1；

g）进样体积：1.0μL；

h）检测条件应满足理论塔板数（n）至少 2 000/m，分离度（R）至少 1.25。

表 3-2　脂肪酸甲酯的保留时间和相对保留时间参考

序号	脂肪酸甲酯	脂肪酸简称	保留时间（min）	相对保留时间（以 C11：0 为基准）
1	丁酸甲酯	C4：0	12.56	0.47
2	己酸甲酯	C6：0	15.54	0.59
3	辛酸甲酯	C8：0	19.83	0.75
4	癸酸甲酯	C10：0	24.32	0.92
5	十一碳酸甲酯	C11：0	26.46	1.00
6	十二碳酸甲酯	C12：0	28.49	1.08
7	十三碳酸甲酯	C13：0	30.46	1.15
8	十四碳酸甲酯	C14：0	32.45	1.23

（续）

序号	脂肪酸甲酯	脂肪酸简称	保留时间（min）	相对保留时间（以 C11：0 为基准）
9	顺-9-十四碳—烯酸甲酯	C14：1	34.31	1.30
10	十五碳酸甲酯	C15：0	34.56	1.31
11	顺-10-十五碳—烯酸甲酯	C15：1	36.62	1.38
12	十六碳酸甲酯	C16：0	36.87	1.39
13	顺-9-十六碳—烯酸甲酯	C16：1	38.81	1.47
14	十七碳酸甲酯	C17：0	39.42	1.49
15	顺-10-十七碳—烯酸甲酯	C17：1	41.59	1.57
16	十八碳酸甲酯	C18：0	42.27	1.60
17	反-9-十八碳—烯酸甲酯	C18：1n9t	43.73	1.65
18	顺-9-十八碳—烯酸甲酯	C18：1n9c	44.38	1.68
19	反，反-9，12-十八碳二烯酸甲酯	C18：2n6t	46.16	1.74
20	顺，顺-9，12-十八碳二烯酸甲酯	C18：2n6c	47.73	1.80
21	二十碳酸甲酯	C20：0	48.90	1.85
22	顺，顺，顺-6，9，12-十八碳三烯酸甲酯	C18：3n6	50.50	1.91
23	顺-11-二十碳—烯酸甲酯	C20：1	51.51	1.95
24	顺，顺，顺-9，12，15-十八碳三烯酸甲酯	C18：3n3	52.15	1.97
25	二十一碳酸甲酯	C21：0	52.95	2.00
26	顺，顺-11，14-二十碳二烯酸甲酯	C20：2	55.99	2.12
27	二十二碳酸甲酯	C22：0	57.75	2.18
28	顺，顺，顺-8，11，14-二十碳三烯酸甲酯	C20：3n6	59.78	2.26
29	顺-13-二十二碳—烯酸甲酯	C22：1n9	61.35	2.32
30	顺11，14，17-二十碳三烯酸甲酯	C20：3n3	62.12	2.35
31	顺-5，8，11，14-二十碳四烯酸甲酯	C20：4n6	63.04	2.38
32	二十三碳酸甲酯	C23：0	63.53	2.40
33	顺13，16-二十二碳二烯酸甲酯	C22：2	67.68	2.56
34	二十四碳酸甲酯	C24：0	69.99	2.64
35	顺-5，8，11，14，17-二十碳五烯酸甲酯	C20：5n3	70.36	2.66
36	顺-15-二十四碳—烯酸甲酯	C24：1	72.98	2.76
37	顺-4，7，10，13，16，19-二十二碳六烯酸甲酯	C22：6n3	81.72	3.09

5.3.2　试样溶液的测定

在上述色谱条件下将脂肪酸标准测定液及试样测定液分别注入气相色谱仪，以色谱峰峰面积定量。

5.3.3　37 种脂肪酸甲酯标准溶液参考色谱图

37 种脂肪酸甲酯标准溶液参考色谱图见图 3-4。

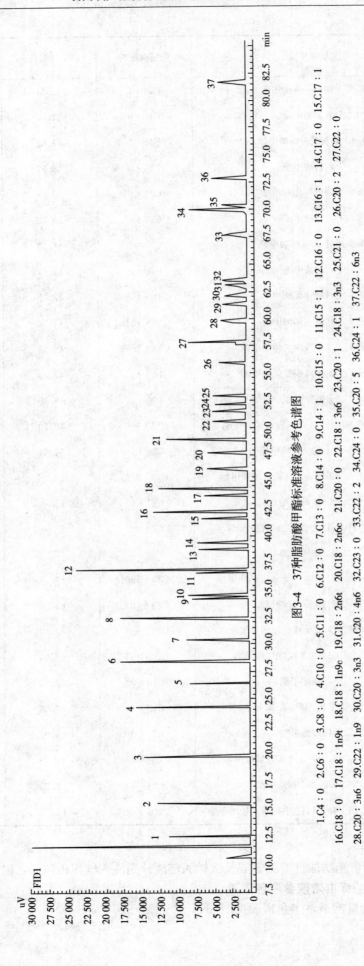

图3-4　37种脂肪酸甲酯标准溶液参考色谱图

1.C4：0　2.C6：0　3.C8：0　4.C10：0　5.C11：0　6.C12：0　7.C13：0　8.C14：0　9.C14：1　10.C15：0　11.C15：1　12.C16：0　13.C16：1　14.C17：0　15.C17：1

16.C18：0　17.C18：1n9t　18.C18：1n9c　19.C18：2n6t　20.C18：2n6c　21.C20：0　22.C18：3n6　23.C20：1　24.C18：3n3　25.C21：0　26.C20：2　27.C22：0

28.C20：3n6　29.C22：1n9　30.C20：3n3　31.C20：4n6　32.C23：0　33.C22：2　34.C24：0　35.C20：5　36.C24：1　37.C22：6n3

6 分析结果的表述

6.1 试样中单个脂肪酸甲酯含量

试样中单个脂肪酸甲酯含量按下式计算：

$$X_i = F_i \times \frac{A_i}{A_{C11}} \times \frac{\rho_{C11} \times V_{C11} \times 1.0067}{m} \times 100$$

式中：

X_i ——试样中脂肪酸甲酯 i 含量（g/100g）；

F_i ——脂肪酸甲酯 i 的响应因子；

A_i ——试样中脂肪酸甲酯 i 的峰面积；

A_{C11} ——试样中加入的内标物十一碳酸甲酯峰面积；

ρ_{C11} ——十一碳酸甘油三酯浓度（mg/mL）；

V_{C11} ——试样中加入十一碳酸甘油三酯体积（mL）；

1.0067——十一碳酸甘油三酯转化成十一碳酸甲酯的转换系数；

m ——试样的质量（mg）；

100 ——将含量转换为每 100g 试样中含量的系数。

脂肪酸甲酯 i 的响应因子 F_i 按下式计算：

$$F_i = \frac{\rho_{Si} \times A_{11}}{A_{Si} \times \rho_{11}}$$

式中：

F_i ——脂肪酸甲酯 i 的响应因子；

ρ_{Si} ——混标中各脂肪酸甲酯 i 的浓度（mg/mL）；

A_{11} ——十一碳酸甲酯峰面积；

A_{Si} ——脂肪酸甲酯 i 的峰面积；

ρ_{11} ——混标中十一碳酸甲酯浓度（mg/mL）。

6.2 试样中饱和脂肪（酸）含量

试样中饱和脂肪（酸）含量按第一式计算，试样中单饱和脂肪酸含量按下式计算：

$$X_{\text{Saturated Fat}} = \sum X_{\text{SFA}_i}$$

$$X_{\text{SFA}_i} = X_{\text{FAME}_i} \times F_{\text{FAME}_i\text{-FA}_i}$$

式中：

$X_{\text{Saturated Fat}}$ ——饱和脂肪（酸）含量（g/100g）；

X_{SFA_i} ——单饱和脂肪酸含量（g/100g）；

X_{FAME_i} ——单饱和脂肪酸甲酯含量（g/100g）；

$F_{\text{FAME}_i\text{-FA}_i}$ ——脂肪酸甲酯转化成脂肪酸的系数。

脂肪酸甲酯转换为脂肪酸的转换系数 $F_{\text{FAME}_i\text{-FA}_i}$ 参见表 3-3。脂肪酸甲酯 i 转化成脂肪酸的系数按下式计算：

$$F_{\text{FAME}_i\text{-FA}_i} = \frac{M_{\text{FA}_i}}{M_{\text{FAME}_i}}$$

式中：

$F_{\text{FAME}_i\text{-FA}_i}$ ——脂肪酸甲酯转化成脂肪酸的转换系数；

M_{FA_i} ——脂肪酸 i 的分子质量；

M_{FAME_i} ——脂肪酸甲酯 i 的分子质量。

表 3-3　脂肪酸甲酯、脂肪酸和脂肪酸甘油三酯之间的转化系数

序号	脂肪酸简称	$F_{FAME-FA}$	$F_{FAME-TG}$	F_{TG-FA}
1	C4：0	0.862 7	0.986 8	0.874 2
2	C6：0	0.892 3	0.989 7	0.901 6
3	C8：0	0.911 4	0.991 5	0.919 2
4	C10：0	0.924 7	0.992 8	0.931 4
5	C11：0	0.930 0	0.993 3	0.936 3
6	C12：0	0.934 6	0.993 7	0.940 5
7	C13：0	0.938 6	0.994 1	0.944 1
8	C14：0	0.942 1	0.994 5	0.947 4
9	C14：1n5	0.941 7	0.994 4	0.946 9
10	C15：0	0.945 3	0.994 8	0.950 3
11	C15：1n5	0.944 9	0.994 7	0.949 9
12	C16：0	0.948 1	0.995 0	0.952 9
13	C16：1n7	0.947 7	0.995 0	0.952 5
14	C17：0	0.950 7	0.995 3	0.955 2
15	C17：1n7	0.950 3	0.995 2	0.954 9
16	C18：0	0.953 0	0.995 5	0.957 3
17	C18：1n9t	0.952 7	0.995 5	0.957 0
18	C18：1n9c	0.952 7	0.995 5	0.957 0
19	C18：2n6t	0.952 4	0.995 4	0.956 7
20	C18：2n6c	0.952 4	0.995 4	0.956 7
21	C20：0	0.957 0	0.995 9	0.961 0
22	C18：3n6	0.952 0	0.995 4	0.956 4
23	C20：1	0.956 8	0.995 9	0.960 8
24	C18：3n3	0.952 0	0.995 4	0.956 4
25	C21：0	0.958 8	0.996 1	0.962 6
26	C20：2	0.956 5	0.995 8	0.960 5
27	C22：0	0.960 4	0.996 2	0.964 1
28	C20：3n6	0.956 2	0.995 8	0.960 3
29	C22：1n9	0.960 2	0.996 2	0.963 9
30	C20：3n3	0.956 2	0.995 8	0.960 3
31	C20：4n6	0.956 0	0.995 8	0.960 0
32	C23：0	0.961 9	0.996 4	0.965 5
33	C22：2n6	0.960 0	0.996 2	0.963 7
34	C24：0	0.963 3	0.996 5	0.966 7
35	C20：5n3	0.955 7	0.995 8	0.959 8
36	C24：1n9	0.963 2	0.996 5	0.966 6
37	C22：6n3	0.959 0	0.996 1	0.962 8

注：$F_{FAME-FA}$——脂肪酸甲酯转换成脂肪酸的转换系数；$F_{FAME-TG}$——脂肪酸甲酯转换成相当于单个脂肪酸甘油三酯（1/3）的转换系数；F_{TG-FA}——脂肪酸甘油三酯转换为脂肪酸的转换系数。

6.3　试样中单不饱和脂肪（酸）含量

试样中单不饱和脂肪（酸）含量（$X_{Mono-Unsaturated Fat}$）按第一式计算，试样中每种单不饱和脂肪酸甲酯含量按第二式计算：

$$X_{\text{Mono-Unsaturated Fat}} = \sum X_{\text{MUFA}_i}$$

$$X_{\text{MUFA}_i} = X_{\text{FAME}_i} \times F_{\text{FAME}_i\text{-FA}_i}$$

式中：

$X_{\text{Mono-Unsaturated Fat}}$ ——试样中单不饱和脂肪（酸）含量（g/100g）；

X_{MUFA_i} ——试样中每种单不饱和脂肪酸含量（g/100g）；

X_{FAME_i} ——每种单不饱和脂肪酸甲酯含量（g/100g）；

$F_{\text{FAME}_i\text{-FA}_i}$ ——脂肪酸甲酯 i 转化成脂肪酸的系数。

脂肪酸甲酯转化成脂肪酸的系数 $F_{\text{FAME}_i\text{-FA}_i}$ 参见表3-3。

6.4　试样中多不饱和脂肪（酸）含量

试样中多不饱和脂肪（酸）含量（$X_{\text{Poly-Unsaturated Fat}}$）按第一式计算，单个多不饱和脂肪酸含量按第二式计算：

$$X_{\text{Poly-Unsaturated Fat}} = \sum X_{\text{PUFA}_i}$$

$$X_{\text{PUFA}_i} = X_{\text{FAME}_i} \times F_{\text{FAME}_i\text{-FA}_i}$$

式中：

$X_{\text{Poly-Unsaturated Fat}}$ ——试样中多不饱和脂肪（酸）含量（g/100g）；

X_{PUFA_i} ——试样中单个多不饱和脂肪酸含量（g/100g）；

X_{FAME_i} ——单个多不饱和脂肪酸甲酯含量（g/100g）；

$F_{\text{FAME}_i\text{-FA}_i}$ ——脂肪酸甲酯转化成脂肪酸的系数。

脂肪酸甲酯转化成脂肪酸的系数 $F_{FAMEi\text{-}FAi}$ 参见表3-3。

6.5　试样中总脂肪含量

试样中总脂肪含量按下式计算：

$$X_{\text{Total Fat}} = \sum X_i \times F_{\text{FAME}_i\text{-TG}_i}$$

式中：

$X_{\text{Total Fat}}$ ——试样中总脂肪含量（g/100g）；

X_i ——试样中单个脂肪酸甲酯 i 含量（g/100g）；

$F_{\text{FAME}_i\text{-TG}_i}$ ——脂肪酸甲酯 i 转化成甘油三酯的系数。

各种脂肪酸甲酯转化成甘油三酯的系数参见表3-3。脂肪酸甲酯 i 转化成为脂肪酸甘油三酯的系数按下式计算：

$$F_{\text{FAME}_i\text{-TG}_i} = \frac{M_{\text{TG}_i}}{M_{\text{FAME}_i}}$$

式中：

$F_{\text{FAME}_i\text{-TG}_i}$ ——脂肪酸甲酯 i 转化成为脂肪酸甘油三酯的系数；

M_{TG_i} ——脂肪酸甘油三酯 i 的分子质量；

M_{FAME_i} ——脂肪酸甲酯 i 的分子质量。

结果保留三位有效数字。

第二法　外　标　法

7　原理

7.1　水解-提取法：试样经水解-乙醚溶液提取其中的脂肪后，在碱性条件下皂化和甲酯化，生成脂肪酸甲酯，经毛细管柱气相色谱分析，外标法定量测定脂肪酸的含量。

动植物纯油脂试样不经脂肪提取，直接进行皂化和脂肪酸甲酯化。

7.2　乙酰氯-甲醇法（适用于含水量小于5%的乳粉和无水奶油试样）：乙酰氯与甲醇反应得到的盐酸-甲醇，使其中的脂肪和游离脂肪酸甲酯化，用甲苯提取后，经气相色谱仪分离检测，外标法定量。

7.3　酯交换法（适用于游离脂肪酸含量不大于2%的油脂）：将油脂溶解在异辛烷中，加入氢氧化钾甲醇溶液通过酯交换甲酯化，反应完全后，用硫酸氢钠中和剩余氢氧化钾，外标法定量测定脂肪酸的含量。

8　试剂和材料

除另有说明外，本法所有试剂均为分析纯，水为 GB/T6682 规定的一级水。

8.1　试剂

8.1.1　盐酸（HCl）。

8.1.2　氨水（NH$_3$·H$_2$O）。

8.1.3　焦性没食子酸（C$_6$H$_6$O$_3$）。

8.1.4　乙醚（C$_4$H$_{10}$O）。

8.1.5　石油醚：沸程 30℃～60℃。

8.1.6　乙醇（C$_2$H$_6$O）（95％）。

8.1.7　甲醇（CH$_3$OH）：色谱纯。

8.1.8　氢氧化钠（NaOH）。

8.1.9　正庚烷[CH$_3$（CH$_2$）$_5$CH$_3$]：色谱纯。

8.1.10　三氟化硼甲醇溶液：浓度为 15％。

8.1.11　无水硫酸钠（Na$_2$SO$_4$）。

8.1.12　氯化钠（NaCl）。

8.1.13　无水碳酸钠（Na$_2$CO$_3$）。

8.1.14　甲苯（C$_7$H$_8$）：色谱纯。

8.1.15　乙酰氯（C$_2$H$_3$ClO）。

8.1.16　异辛烷[（CH$_3$）$_2$CHCH$_2$C（CH$_3$）$_3$]：色谱纯。

8.1.17　硫酸氢钠（NaHSO$_4$）。

8.1.18　氢氧化钾（KOH）。

8.2　试剂配制

8.2.1　盐酸溶液（8.3mol/L）：同 3.2.1。

8.2.2　乙醚-石油醚混合液（1+1）：同 3.2.2。

8.2.3　氢氧化钠甲醇溶液（2％）：同 3.2.3。

8.2.4　饱和氯化钠溶液：同 3.2.4。

8.2.5　乙酰氯甲醇溶液（体积分数为 10％）：量取 40mL 甲醇于 100mL 干燥的烧杯中，准确吸取 5.0mL 乙酰氯逐滴缓慢加入，不断搅拌，冷却至室温后转移并定容至 50mL 干燥的容量瓶中。临用前配制。

注：乙酰氯为刺激性试剂，配制乙酰氯甲醇溶液时应不断搅拌防止喷溅，注意防护。

8.2.6　碳酸钠溶液（6％）：称取 6g 无水碳酸钠于 100mL 烧杯中，加水溶解，转移并用水定容至 100mL 容量瓶中。

8.2.7　氢氧化钾甲醇溶液（2mol/L）：同 3.2.5。

8.3　标准品

8.3.1　混合脂肪酸甲酯标准：同 3.3.2。

8.3.2　单个脂肪酸甲酯标准：同 3.3.3。

8.3.3　脂肪酸甘油三酯标准品：纯度≥99％。

8.4　标准溶液配制

8.4.1　单个脂肪酸甲酯标准溶液：同 3.4.3。

8.4.2　脂肪酸甘油三酯标准工作液：根据试样中所要分析脂肪酸的种类选择相应甘油三酯标准品，用甲苯配制适当浓度的标准工作液，于－10℃以下的冰箱中保存，有效期 3 个月。

9 仪器设备

9.1 匀浆机或实验室用组织粉碎机或研磨机。

9.2 气相色谱仪：具有氢火焰离子检测器（FID）。

9.3 毛细管色谱柱：聚二氰丙基硅氧烷强极性固定相，柱长 100m，内径 0.25mm，膜厚 0.2μm。

9.4 恒温水浴：控温范围 40～100℃，控温±1℃。

9.5 分析天平：感量 0.1mg。

9.6 离心机：转速≥5 000r/min。

9.7 旋转蒸发仪。

9.8 螺口玻璃管（带有聚四氟乙烯做内垫的螺口盖）：15mL。

9.9 离心管：50mL。

10 分析步骤

10.1 试样的制备

操作步骤同 5.1。

10.2 试样前处理

10.2.1 水解-提取法

10.2.1.1 试样的称取

称取均匀试样 0.1～10g（精确至 0.1mg，含脂肪 100～200mg）移入 250mL 平底烧瓶中，加入约 100mg 焦性没食子酸，加入几粒沸石，再加入 2mL 95％乙醇，混匀。根据试样的类别选取不同的水解方法。

10.2.1.2 试样的水解

操作步骤同 5.2.1.2。

10.2.1.3 脂肪提取

操作步骤同 5.2.1.3。

10.2.1.4 脂肪的皂化和脂肪酸的甲酯化

操作步骤同 5.2.1.4。

动植物油脂试样不经脂肪提取，直接进行皂化和脂肪酸甲酯化（同 5.2.1.4）。

10.2.2 乙酰氯-甲醇法

10.2.2.1 试样称取

称取乳粉试样 0.5g 或无水奶油试样 0.2g（均精确到 0.1mg）于 15mL 干燥螺口玻璃管中，加入 5.0mL 甲苯。

10.2.2.2 试样测定液的制备

向试样中加入 10％乙酰氯甲醇溶液 6mL，充氮气后，旋紧螺旋盖。振荡混合后于 80℃±1℃水浴中放置 2h，期间每隔 20min 取出振摇 1 次，水浴后取出冷却至室温。将反应后的样液转移至 50mL 离心管中，分别用 3mL 碳酸钠溶液清洗玻璃管 3 次，合并碳酸钠溶液于 50mL 离心管中，混匀。5 000r/min 离心 5min。取上清液作为试液，气相色谱仪测定。

10.2.3 酯交换法

10.2.3.1 试样称取

称取试样 60.0mg 至具塞试管中，精确至 0.1mg。

10.2.3.2 甲酯制备

同 5.2.2.2。

10.3 标准测定液的制备

准确吸取脂肪酸甘油三酯标准工作液 0.5mL，按 5.2.2.2 相应步骤进行相同的前处理。

10.4 色谱测定

色谱参考条件同 5.3.1。

11 分析结果的表述

11.1 试样中各脂肪酸的含量

以色谱峰峰面积定量。试样中各脂肪酸的含量按下式计算：

$$X_i = \frac{A_i \times m_{Si} \times F_{\mathrm{TG}_i\text{-}\mathrm{FA}_i}}{A_{Si} \times m} \times 100$$

式中：

X_i ——试样中各脂肪酸的含量（g/100g）；

A_i ——试样测定液中各脂肪酸甲酯的峰面积；

m_{Si} ——在标准测定液的制备中吸取的脂肪酸甘油三酯标准工作液中所含有的标准品的质量（mg）；

$F_{\mathrm{TG}_i\text{-}\mathrm{FA}_i}$ ——各脂肪酸甘油三酯转化为脂肪酸的换算系数，参见表 3-3；

A_{Si} ——标准测定液中各脂肪酸的峰面积；

m ——试样的称样质量（mg）；

100 ——将含量转换为每 100g 试样中含量的系数。

11.2 试样中总脂肪酸的含量

试样中总脂肪酸的含量按下式计算：

$$X_{\mathrm{Total\ FA}} = \sum X_i$$

式中：

$X_{\mathrm{Total\ FA}}$——试样中总脂肪酸的含量（g/100g）；

X_i ——试样中各脂肪酸的含量（g/100g）。

结果保留三位有效数字。

第三法　归一化法

12 原理

12.1 水解-提取法：试样经水解-乙醚溶液提取其中的脂肪后，在碱性条件下皂化和甲酯化，生成脂肪酸甲酯，经毛细管柱气相色谱分析，面积归一化法定量测定脂肪酸百分含量。

动植物油脂试样不经脂肪提取，直接进行皂化和脂肪酸甲酯化。

12.2 酯交换法（适用于游离脂肪酸含量不大于 2% 的油脂）：将油脂试样溶解在异辛烷中，加入氢氧化钾甲醇溶液通过酯交换甲酯化，反应完全后，用硫酸氢钠中和剩余氢氧化钾，面积归一化法定量测定脂肪酸百分含量。

13 试剂和材料

除另有说明外，所用试剂均为分析纯，水为 GB/T6682 规定的一级水。

13.1 试剂

同 3.1。

13.2 试剂配制

同 3.2。

13.3 标准品

13.3.1 混合脂肪酸甲酯标准溶液：同 3.3.2。

13.3.2 单个脂肪酸甲酯标准：同 3.3.3。

13.4 标准溶液配制

单个脂肪酸甲酯标准溶液：同 3.4.3。

14 仪器和设备

仪器和设备同第 4 章。

15 分析步骤

15.1 试样的制备

操作步骤同 5.1。

15.2 水解-提取法

15.2.1 试样的称取

称取均匀试样 0.1~10g（精确至 0.1mg，含脂肪 100~200mg）移入 250mL 平底烧瓶中，加入约 100mg 焦性没食子酸，加入几粒沸石，再加入 2mL 95％乙醇，混匀。根据试样的类别选取不同的水解方法。

15.2.2 试样的水解

操作步骤同 5.2.1.2。

15.2.3 脂肪提取

操作步骤同 5.2.1.3。

15.2.4 脂肪的皂化和脂肪酸的甲酯化

操作步骤同 5.2.1.4。

15.2.5 色谱测定

色谱参考条件同 5.3.1。

15.3 酯交换法

15.3.1 试样称取

称取试样 60.0mg 至具塞试管中，精确至 0.1mg。

15.3.2 甲酯制备

同 5.2.2.2。

16 分析结果的表述

试样中某个脂肪酸占总脂肪酸的百分比 Y_i 按下式计算，通过测定相应峰面积对所有成分峰面积总和的百分数来计算给定组分 i 的含量：

$$Y_i = \frac{A_{Si} \times F_{\text{FAME}_i\text{-FA}_i}}{\sum A_{Si} \times F_{\text{FAME}_i\text{-FA}_i}} \times 100$$

式中：

Y_i ——试样中某个脂肪酸占总脂肪酸的比例（％）；

A_{Si} ——试样测定液中各脂肪酸甲酯的峰面积；

$F_{\text{FAME}_i\text{-FA}_i}$ ——脂肪酸甲酯 i 转化成脂肪酸的系数，参见表 3-3；

$\sum A_{Si}$ ——试样测定液中各脂肪酸甲酯的峰面积之和。

结果保留三位有效数字。

17 精密度

在重复性条件下获得的两次独立测定结果的绝对差值不得超过算术平均值的 10％。

18 定量限

各脂肪酸的定量限见表 3-4。

表 3-4 脂肪酸的定量限

单位: g/100g

序号	脂肪酸简称	定量限（固体类）	定量限（液体类）
1	C4 : 0	0.003 3	0.001 3
2	C6 : 0	0.003 3	0.001 3
3	C8 : 0	0.003 3	0.001 3
4	C10 : 0	0.006 6	0.002 6
5	C11 : 0	0.003 3	0.001 3
6	C12 : 0	0.006 6	0.002 6
7	C13 : 0	0.003 3	0.001 3
8	C14 : 0	0.003 3	0.001 3
9	C14 : 1n5	0.003 3	0.001 3
10	C15 : 0	0.003 3	0.001 3
11	C15 : 1n5	0.003 3	0.001 3
12	C16 : 0	0.006 6	0.002 6
13	C16 : 1n7	0.003 3	0.001 3
14	C17 : 0	0.006 6	0.002 6
15	C17 : 1n7	0.003 3	0.001 3
16	C18 : 0	0.006 6	0.002 6
17	C18 : 1n9t	0.003 3	0.001 3
18	C18 : 1n9c	0.006 6	0.002 6
19	C18 : 2n6t	0.003 3	0.001 3
20	C18 : 2n6c	0.003 3	0.001 3
21	C20 : 0	0.006 6	0.002 6
22	C18 : 3n6	0.006 6	0.002 6
23	C20 : 1	0.003 3	0.001 3
24	C18 : 3n3	0.003 3	0.001 3
25	C21 : 0	0.003 3	0.001 3
26	C20 : 2	0.003 3	0.001 3
27	C22 : 0	0.006 6	0.002 6
28	C20 : 3n6	0.003 3	0.001 3
29	C22 : 1n9	0.003 3	0.001 3
30	C20 : 3n3	0.003 3	0.001 3
31	C20 : 4n6	0.003 3	0.001 3
32	C23 : 0	0.003 3	0.001 3
33	C22 : 2n6	0.003 3	0.001 3
34	C24 : 0	0.006 6	0.002 6
35	C20 : 5n3	0.003 3	0.001 3
36	C24 : 1n9	0.003 3	0.001 3
37	C22 : 6n3	0.003 3	0.001 3

附加说明:

本法参考 GB 5009.168《食品安全国家标准 食品中脂肪酸的测定》。

二、食用农产品中 α-亚麻酸、二十碳五烯酸、二十二碳五烯酸和二十二碳六烯酸的测定

1　范围

本法描述了食用农产品中 α-亚麻酸、二十碳五烯酸（以下简称 EPA）、二十二碳五烯酸（以下简称 DPA）和二十二碳六烯酸（以下简称 DHA）的气相色谱测定。

本法适用于农产品中 α-亚麻酸、EPA、DPA、DHA 的测定，不适用于以脂肪酸乙酯为有效成分的农产品中 α-亚麻酸、EPA、DPA、DHA 的测定。

当试样量为 0.5g，定容体积为 25mL，各脂肪酸的定量限分别为 α-亚麻酸 0.010g/100g，EPA 0.018g/100g，DPA 0.024g/100g，DHA 0.018g/100g。

2　原理

试样经酸水解后提取脂肪，其中 α-亚麻酸、EPA、DPA、DHA 经酯交换生成甲酯后，通过气相色谱分离检测，以保留时间定性，外标法定量。

3　试剂和材料

除另有说明外，本法所有试剂均为分析纯，水为 GB/T 6682 规定的一级水。

3.1　试剂

3.1.1　氢氧化钾（KOH）。

3.1.2　盐酸（HCl）。

3.1.3　无水乙醚（$C_2H_5OC_2H_5$）。

3.1.4　乙醇（CH_3CH_2OH）：体积分数≥95%。

3.1.5　石油醚：沸程 30～60℃。

3.1.6　正己烷 [$CH_3(CH_2)_4CH_3$]：色谱纯。

3.1.7　甲醇（CH_3OH）：色谱纯。

3.1.8　无水硫酸钠（Na_2SO_4）。

3.2　试剂配制

氢氧化钾甲醇溶液（0.5mol/L）：称取 2.8g 氢氧化钾，用甲醇溶解并定容至 100mL，混匀。

3.3　标准品

3.3.1　α-亚麻酸甲酯（$C_{19}H_{32}O_2$）：纯度≥99.0%，CAS 号 301008。

3.3.2　EPA 甲酯（$C_{21}H_{32}O_2$）：纯度≥98.5%，CAS 号 2734476。

3.3.3　DPA 甲酯（$C_{23}H_{36}O_2$）：纯度≥98.0%，CAS 号 108698028。

3.3.4　DHA 甲酯（$C_{23}H_{34}O_2$）：纯度≥98.5%，CAS 号 28061463。

3.4　标准溶液的配制

3.4.1　单个脂肪酸甲酯标准储备液（4.0mg/mL）：称取 100.0mg α-亚麻酸甲酯、EPA 甲酯、DPA 甲酯、DHA 甲酯标准物质于 25.0mL 容量瓶中，分别用正己烷溶解并定容至刻度，摇匀。此溶液应储存于-18℃冰箱中。

3.4.2　脂肪酸甲酯混合标准中间液（1.0mg/mL）：分别吸取脂肪酸甲酯标准储备液 2.50mL 于 10.0mL 容量瓶中，摇匀，亦为标准曲线最高浓度，临用时配制。

3.4.3　脂肪酸甲酯标准工作液：分别吸取脂肪酸甲酯中间液 0.40mL、0.80mL、1.0mL、2.0mL、4.0mL 于 10.0mL 容量瓶中，用正己烷定容，此浓度即为 0.040mg/mL、0.080mg/mL、0.10mg/mL、0.20mg/mL、0.40mg/mL 的标准工作液，临用时配制。

4　仪器和设备

4.1　分析天平：感量为 1mg 和 0.1mg。

4.2　气相色谱仪：配有氢火焰离子化检测器（FID）或相当者。

4.3　旋转蒸发仪。

4.4　离心机：转速 ≥4 000r/min。

4.5　涡旋振荡器。

4.6　恒温水浴锅。

5　分析步骤

5.1　试样制备

5.1.1　试样处理

5.1.1.1　固体试样

称取已粉碎混合均匀的待测试样 0.5～2g（精确到 0.001g）（含待测组分 5～10mg/g）加入 50mL 比色管中，加 8mL 水，混匀后再加 10mL 盐酸。将比色管放入 70～80℃ 水浴中，每隔 5～10min 以涡旋振荡器混合一次，至试样水解完全为止，需 40～50min。取出比色管，加入 10mL 乙醇，混合。冷却至室温后将混合物移入 100mL 具塞量筒中，以 25mL 无水乙醚分次洗比色管，一并倒入量筒中。密塞振摇 1min。加入 25mL 石油醚，密塞振摇 1min，静置 30min，分层，将吸出的有机层过无水硫酸钠（约 5g）滤入浓缩瓶中。再加入 25mL 无水乙醚密塞振摇 1min，25mL 石油醚，密塞振摇 1min，静置、分层，将吸出的有机层经过无水硫酸钠（约 5g）滤入浓缩瓶中，按"再加入 25mL 无水乙醚……静置、分层、过无水硫酸钠"重复操作一次，将全部提取液用旋转蒸发仪于 45℃ 减压浓缩近干。用正己烷少量多次溶解浓缩物，转移至 25mL 容量瓶并定容，摇匀。按本法 5.1.2 步骤甲酯化处理。

5.1.1.2　油类制品

称取混合均匀的油类制品 0.2～1g（精确到 0.001g）（含待测组分 10～20mg/g）至 25mL 容量瓶中，加入 5mL 正己烷轻摇溶解，并用正己烷定容至刻度，摇匀。按本法 5.1.2 步骤甲酯化处理，脂肪酸乙酯型油类制品的物理鉴别参见本法 8。

5.1.2　甲酯化

吸取待测液 2.0mL 至 10mL 具塞刻度试管中，加入 2.0mL 氢氧化钾甲醇溶液，立即移至涡旋振荡器上振荡混合 5min，静置 5min，加入 6mL 蒸馏水，上下振摇 0.5min，静置分层后，吸取下层液体，弃去后再反复用少量蒸馏水进行洗涤，并用吸管弃去水层，直至洗至中性（若有机相有乳化现象，以 4 000r/min 离心 10min），吸取正己烷层待上机测试用。

注：如使用塑料离心管或塑料刻度试管进行试样处理须同步进行空白对照试验。

5.2　气相色谱参考条件

a）色谱柱：键合交联聚乙二醇固定相，柱长 30m，内径 0.32mm，膜厚 0.5μm 或同等性能的色谱柱。

b）柱温箱温度：起始温度 180℃，10℃/min 升温至 220℃，再以 8℃/min 升温至 250℃，保持 13min。进样口温度：250℃；进样量 1μL，分流比 20∶1。

c）FID 检测器温度：270℃。

d）载气：高纯氮气，流量 1.0mL/min，尾吹 25mL/min。

e）氢气：40mL/min；空气 450mL/min。

5.3　标准曲线的绘制

将 1μL 的标准系列各浓度溶液，注入气相色谱仪中，测得相应的峰面积或峰高，以标准工作液的浓度为横坐标，以峰面积或峰高为纵坐标，绘制标准曲线。

5.4　试验溶液的测定

将 1μL 的试样待测液注入气相色谱仪中，以保留时间定性，测得峰面积或峰高，根据标准曲线得到待测液中各脂肪酸甲酯的组分浓度。

6　分析结果的表述

试样中 α-亚麻酸、EPA、DPA、DHA 含量按下式计算：

$$X_i = \frac{C_i \times V \times F \times 100}{m \times 1000}$$

式中：

X_i ——试样中 α-亚麻酸、EPA、DPA、DHA 的含量（g/100g）；

C_i ——由标准曲线查得测定样液中各脂肪酸甲酯的浓度（mg/mL）；

V ——被测定样液的最终定容体积（mL）；

m ——试样的称样质量（g）；

F ——各脂肪酸甲酯转化为脂肪酸的换算系数。其中：α-亚麻酸甲酯转化为 α-亚麻酸的转换系数为 0.9520；EPA 甲酯转化为 EPA 脂肪酸的转换系数为 0.9557；DPA 甲酯转化为 DPA 脂肪酸的换系数为 0.9592；DHA 甲酯转化为 DHA 脂肪酸的转换系数为 0.9590；

100 ——单位转换；

1000——单位转换。

计算结果以重复条件下获得的两次独立测定结果的算术平均值表示，保留两位有效数字。

7　精密度

在重复性条件下获得的两次独立测定结果的绝对差值不得超过算术平均值的 10%。

8　脂肪酸乙酯型油类制品的物理鉴别

称取 1g 样品，加入 1.0mL 无水乙醇，于涡旋振荡器（2 000r/min）中混匀 30s，静置，观察油在乙醇中的溶解情况。如果油样不溶于乙醇，出现明显的油和乙醇分层的现象，则判断此产品为脂肪酸甘油酯型油类制品，可采用本标准进行分析；若静置后，看不见油状液滴，溶解完全且溶液清澈透明，可判断此产品为脂肪酸乙酯型油类制品，不能使用本标准进行分析。

9　标准溶液和试样溶液典型气相色谱图

标准溶液和试样溶液典型气相色谱图见图 3-5 和图 3-6。

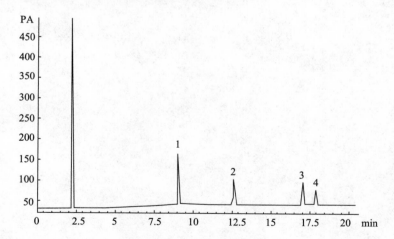

图 3-5　α-亚麻酸甲酯、EPA 甲酯、DPA 甲酯、DHA 甲酯标准溶液色谱图

1. α-亚麻酸甲酯　2. EPA 甲酯　3. DPA 甲酯　4. DHA 甲酯

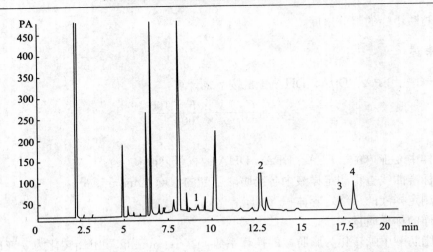

图 3-6 含有 α-亚麻酸甲酯、EPA 甲酯、DPA 甲酯、DHA 甲酯试样溶液色谱图
1. α-亚麻酸甲酯 2. EPA 甲酯 3. DPA 甲酯 4. DHA 甲酯

附加说明：

本法参考 GB/T 28404《食品安全国家标准 保健食品中 α-亚麻酸、二十碳五烯酸、二十二碳五烯酸和二十二碳六烯酸的测定》。

三、糙米中多种脂肪酸的测定

1 范围

本法规定了糙米中脂肪酸组成及含量的气相色谱测定方法。本法适用于糙米中脂肪酸组成及含量的测定。

本法检出限为 1.0mg/100g。

2 原理

乙酰氯与甲醇反应得到的盐酸-甲醇使试样中的脂肪和游离脂肪酸甲酯化，用甲苯提取后，经气相色谱仪分离检测，外标法定量。

3 试剂和材料

除另有说明外，本法所有试剂均为分析纯，水为 GB/T 6682 规定的一级水。

3.1 试剂

3.1.1 无水碳酸钠（Na_2CO_3）。

3.1.2 甲苯（C_7H_8）。

3.1.3 正己烷（C_6H_{14}），色谱纯。

3.1.4 乙酰氯（C_2H_3ClO）。

3.2 试剂配制

3.2.1 乙酰氯甲醇溶液（体积分数为 10%）：量取 40mL 甲醇于 100mL 干燥的烧杯中，准确吸取 5.0mL 乙酰氯逐滴缓慢加入，不断搅拌，冷却后转移并定容至 50mL 干燥的容量瓶中。临用前配制。

注：乙酰氯为刺激性试剂，配制乙酰氯甲醇溶液时应不断搅拌防止喷溅，注意防护。

3.2.2 碳酸钠溶液：准确称取 6g 无水碳酸钠于 100mL 烧杯中，加水溶解，转移并用水定容至 100mL 容量瓶中。

3.2.3 脂肪酸甘油三酯标准品：纯度≥99%。

3.2.4 脂肪酸甘油三酯标准工作液：按试样中各脂肪酸含量及所要分析脂肪酸的种类配制适当浓度的标准工作液，用甲苯定容并分别保存于−10℃以下的冰箱中，有效期三个月。

4 仪器和设备

4.1 分析天平：感量为 0.01g 和 0.1mg。

4.2 恒温热水浴槽。

4.3 离心机：转速≥5 000r/min。

4.4 气相色谱仪：带 FID 检测器。

4.5 冷冻干燥仪。

4.6 氮吹仪。

4.7 螺口玻璃管：50mL。

5 分析步骤

5.1 试样处理

称取试样 0.5g（精确到 0.1mg）于 15mL 干燥螺口玻璃罐管中，加入 5.0mL 甲苯。

5.2 试样测定液的制备

在试样中加入 10%乙酰氯甲醇溶液 6.0mL，充氮气后，旋紧螺旋盖，振荡混合后于 80℃±1℃水浴锅中放置 2h，期间每隔 20min 取出振摇一次，水浴后取出冷却至室温。将反应后的样液转移至 50mL

离心管中，分别用 3.0mL 碳酸钠溶液清洗玻璃管三次，合并碳酸钠溶液于 50mL 离心管中，混匀，5 000r/min离心约5min。取上清液作为试液，气相色谱仪测定。

5.3　准确吸取脂肪酸甘油三酯标准工作液 0.5mL 于 15mL 螺口玻璃管中，加入 4.5mL 甲苯，其他操作同本法 5.2。

5.4　色谱参考条件

a）色谱柱：固定液 100％二氰丙基聚硅氧烷（100m×0.25mm，0.20μm）或相当者。

b）载气：氮气；载气流速：1.0mL/min。

c）进样口温度：260℃。

d）分流比：30：1。

e）检测器温度：280℃。

f）柱温箱温度：初始温度140℃，保持 5min，以 4℃/min升温至240℃，保持 15min。

g）进样量：1.0μL。

5.5　标准曲线制作

分别将标准溶液测定液注入气相色谱仪中，以测得的峰面积（或峰高）为纵坐标，以脂肪酸甘油三酯标准测定液中脂肪酸甘油三酯的含量为横坐标制作标准曲线。

5.6　试样溶液的测定

分别将试样测定液注入气相色谱仪中得到峰面积（或峰高），从标准曲线中获得试样测定液中脂肪酸甘油三酯的含量。

6　分析结果表述

试样中脂肪酸含量按下式计算：

$$X_i = \frac{A_{si} \times m_{stdi} \times f_i}{A_{stdi} \times m} \times 100$$

式中：

X_i ——试样中各脂肪酸的含量（mg/100g）；

A_{si} ——试样测定液中各脂肪酸的峰面积（或峰高）；

m_{stdi} ——在标准测定液的制备中吸取的脂肪酸甘油三酯标准工作液中所含有的标准品的质量（mg）；

f_i ——各脂肪酸甘油三酯转化为脂肪酸的换算系数；

A_{stdi} ——标准测定液中各脂肪酸的峰面积（或峰高）；

m ——试样的称样质量（g）。

以重复性条件下获得的两次独立测定结果的算术平均值表示，结果保留三位有效数字。

7　精密度

在重复性条件下获得的两次独立测定结果的绝对差值不得超过算术平均值的10％。

附加说明：

本法由农业部稻米产品质量安全风险评估实验室（杭州）提供。

四、油菜籽中游离脂肪酸的测定

1 范围

本法描述了滴定法测定油菜籽中游离脂肪酸的滴定法测定。

本法适用于油菜籽中游离脂肪酸的测定。

2 原理

油菜籽经过粉碎后，于索氏抽提器中用无水乙醚做溶剂提取油脂，提取出来的油脂用碱标准溶液滴定，用浸出油中油酸的质量百分含量表示油菜籽中游离脂肪酸的含量。

3 试剂和材料

除另有说明外，本法所有试剂均为分析纯，水为 GB/T 6682 规定的二级水。

3.1 试剂

3.1.1 无水乙醚（$C_4H_{10}O$）。

3.1.2 酚酞（$C_{20}H_{14}O_4$）-乙醇（C_2H_6O）溶液（1%）。

3.1.3 乙醚（$C_4H_{10}O$）-乙醇（C_2H_6O）混合溶液（1+1）（V/V）。

3.2 试剂配制

乙醚（$C_4H_{10}O$）-乙醇（C_2H_6O）混合溶液（1+1）（V/V）：称取 2.8g 氢氧化钾，用 95%乙醇溶解，定容至 1 L，提前 5d 配制，使用前过滤，用邻苯二甲酸（C_8H_2KO）标定。

3.3 标准品

氢氧化钾（KOH）-乙醇（C_2H_6O）标准溶液（0.05mol/L）。

3.4 标准溶液配制

氢氧化钾（KOH）-乙醇（C_2H_6O）标准溶液（0.05mol/L）：称取 0.5g 酚酞，用 95%乙醇溶液溶解，定容至 50mL。

注：氢氧化钾-乙醇标准溶液的标定，称取在 103℃±2℃ 干燥至恒重的邻苯二甲酸氢钾基准试剂 0.080g～0.100 0g，用 50mL 新制备的二级水溶液，加入 2 滴酚酞-乙醇溶液，用配制好的氢氧化钾-乙醇标准溶液滴定至溶液呈粉红色（持续 5s 不褪色），同时做空白试验。

氢氧化钾-乙醇标准溶液浓度按照下式计算：

$$G(KOH) = \frac{m \times 1000}{M \times (V_1 - V_0)}$$

式中：

G（KOH）——氢氧化钾-乙醇标准溶液浓度（mol/L）；

m ——邻苯二甲酸氢钾质量（g）；

M ——邻苯二甲酸氢钾的摩尔质量（g/mol）[M（$KHC_8H_4O_4$）=204.22]；

V_1 ——滴定邻苯二甲酸用氢氧化钾-乙醇标准溶液的体积（mL）；

V_2 ——滴定空白试验用氢氧化钾-乙醇标准溶液的体积（mL）。

4 仪器和设备

4.1 天平：感量为 0.1mg 和感量 1mg。

4.2 旋风式粉碎磨：转速 10 000r/min。

4.3 电热干燥箱。

4.4 索氏提取器：带 250mL 接收瓶。

4.5 恒温水浴锅。

4.6　冷却回流装置：与索氏提取器配套。

4.7　滤纸筒：与所示提取器配套。

4.8　干燥器：装有有效干燥剂。

4.9　10mL 碱式滴定管：最小分度值为 0.05mL。

5　分析步骤

5.1　试样制备

5.1.1　取样：按 GB 5491 进行取样和分样，分取去除杂质的净试样 50g 装入具塞试剂瓶备用。

5.1.2　研碎：用粉碎机将试样粉碎，当试样含水量高于 10％时，在 103℃±2℃干燥箱内干燥，使试样含水量在 10％以下，再进行试样的粉碎。

5.1.3　保存：试样与常温下保存。

5.2　试样处理

5.2.1　提取

预先将接收瓶在 103℃±2℃干燥箱内干燥恒重，记下质量 m_0，两次称量结果之差不得超过 5mg。准确称取粉碎试料 12.5g，装入滤纸筒中，用脱脂棉封号后放入索氏提取器内，立即进行油的浸出。用无水乙醚在水温为 75℃±2℃的水浴上抽提 4h，回收乙醚，取下接收瓶擦干瓶外水迹，于 103℃±2℃干燥箱内干燥至恒重，记下质量 m_1，两次称量结果之差不得超过 5mg。

5.2.2　滴定

用 100mL 乙醚-乙醇混合溶液分 5 次洗涤接收瓶，将浸出油全部转移至 200mL 锥形瓶中，加入酚酞试剂 2～3 滴，用已知浓度为 C 的标准碱液滴定至溶液呈粉红色（持续 15s 不褪色），记录所用标准碱液的体积为 V。

6　分析结果的表述

试样中游离脂肪酸含量以 ω 表示，按下式计算：

$$\omega = \frac{V \times C \times 282}{1000 \times (m_1 - m_0)} \times 100$$

式中：

ω ——试料中游离脂肪酸含量，以油酸计，单位为百分率（％）；

V ——标准碱液的体积（mL）；

C ——标准碱液的浓度（mol/L）；

282——油酸的摩尔质量（g/mol）；

m_1 ——接收瓶和浸出油质量（g）；

m_0 ——接收瓶质量（g）；

测定结果取两次测定的算术平均值，保留到小数点后 1 位。

7　精密度

7.1　试样处理

在重复性条件下，获得的两次独立测定结果的绝对差值不超过 0.2％。

7.2　再现性

在再现性条件下，获得的两次独立测定结果的绝对差值不超过 0.3％。

附加说明：

本法参考 NY/T 1797《油菜籽中游离脂肪酸的测定　滴定法》。

五、乳品中共轭亚油酸（CLA）的测定

1 范围

本法描述了乳品中共轭亚油酸*（CLA）含量的气相色谱测定方法。

本法适用于乳品中 CLA 含量的测定。

本法中，顺式 9，反式 11 共轭亚油酸酸（cis9，trans11 CLA）和反式 10，顺式 12 共轭亚油酸（trans10，cis12 CLA）的最低检出量分别为 9.0ng 和 13.8ng。

2 原理

乳品经有机溶剂提取粗脂肪后，经碱皂化和酸醋化处理生成共轭亚油酸甲醋，再经正己烷干取，气相色谱柱分离，用氢火焰离子化检测器测定，用外标法定量。

3 试剂

除另有说明外，本法所有试剂均为分析纯，水为 GB/T 6682 规定的一级水。

3.1 无水硫酸钠（Na_2SO_4）。

3.2 正己烷 [$CH_3（CH_2）_4CH_3$]：色谱纯。

3.3 异丙醇 [$（CH_3）_2CHOH$]。

3.4 氢氧化钠甲醇溶液：称 2.0g 氢氧化钠溶于 100mL 无水甲醇中，混合均匀，其浓度为 20g/L。现用现配。

3.5 100mL/L 盐酸甲醇溶液：取 10mL 氯乙酰 CH_3COCl 缓慢注入盛有 100mL 无水甲醇的 250mL 三角瓶中，混合均匀，其体积分数为 100mL/L。现用现配。

警告：氯乙酰注入甲醇时，应在通风橱中进行，以防外溅。

3.6 硫酸钠溶液：称取 6.67g 无水硫酸钠溶于 100mL 水中，其浓度为 66.7g/L。

3.7 正己烷异丙醇混合液（3+2）：将 3 体积正己烷和 2 体积异丙醇混合均匀。

3.8 共轭亚油酸（CLA）标准溶液：分别称取顺式 9，反式 11 共轭亚油酸（cis9，trans 11 CLA）甲酯和反式 10，顺式 12 共轭亚油酸（trans10，cis12 CLA）甲酯标准品各 10.0mg，置于 100mL 棕色容量瓶中，正己烷溶解并定容至刻度，混匀。顺式 9，反式 11 共轭亚油酸（cis9，trans11 CLA）和反式 10，顺式 12 共轭亚油酸（trans 10，cis 12 CLA）的浓度均为 95.2μg/mL。

4 仪器

4.1 冷冻离心机：工作温度可在 0～8℃之间调节，离心力应大于 2 500g。

4.2 气相色谱仪：带 FID 检测器或相当者。

4.3 色谱柱：100%聚甲基硅氧烷涂层毛细管柱，长 100m，内径 0.32mm，膜厚 0.25μm。

4.4 分析天平：感量 0.000 1g。

4.5 带盖离心管：10mL。

4.6 恒温水浴锅：40～90℃，精度±0.50℃。

4.7 带盖耐高温试管。

4.8 涡旋振荡器。

---

* 具有共轭双键的亚油酸统称为共轭亚油酸（conjugated linolcic acid，CLA）。本法特指顺式 9，反式 11 共轭亚油酸（cis 9，trans11 CLA）和反式 10，顺式 12 共轭亚油酸（trans10，cis12 CLA）两种异构体。

5 分析步骤

5.1 试样称取

做两份试料的平行测定。称取含粗脂肪 50～100mg 的均匀试样，精确到 0.1mg，置于带盖离心管中。

5.2 粗脂肪的提取

在试样中加入正己烷异丙醇混合液 4mL，涡旋振荡 2min。加入 2mL 硫酸钠溶液，涡旋振荡 2min 后，于 4℃，2 500g 离心 10min。

5.3 皂化与酯化

将上层正己烷相移至带盖耐高温试管中，加入 2mL 氢氧化钠甲醇溶液，拧紧试管盖，摇匀，于 50℃水浴皂化 15min。冷却至室温后，加入 2mL 盐酸甲醇溶液，于 90℃水浴酯化 2.5h。

5.4 试液的制备

冷却至室温后，在酯化后的溶液中加入 2mL 水，分别用 2mL 正己烷浸提 3 次，合并正己烷层转移至 10mL 棕色容量瓶中，用正己烷定容。加入约 0.5g 无水硫酸钠，涡旋振荡 20～30s，静置 10～20min。取上清液作为试液。

5.5 气相色谱参考条件

a）具有 100％聚甲基硅氧烷涂层的毛细管柱，结合二阶程序升温分离检测。

b）升温程序：120℃维持 10min，然后以 3.2℃/min 升温至 230℃，维持 35min。

c）进样口温度：250℃。

d）检测器温度：300℃。

e）载气：氮气。

f）柱前压：190kPa。

g）分流比：1∶50。

h）氢气和空气流速：分别为 30mL/min 和 400mL/min。

5.6 测定

取共轭亚油酸（CLA）标准溶液及试液各 2μL 进样，以色谱峰面积定量。

6 结果计算

试样中 CLA 含量以质量分数 X_i 计，单位以毫克每千克（mg/kg）表示，按下式计算：

$$X_i = \frac{A_i \times C_i \times V}{A_0 \times m}$$

式中：

A_i——试液中第 i 种 CLA 峰面积；

A_0——标准溶液中第 i 种 CLA 峰面积；

C_i——标准溶液中第 i 种 CLA 浓度（μg/mL）；

V ——试液总体积（mL）；

m ——试样质量（g）。

试样中 CLA 总量以质量分数 X 计，单位以毫克每千克（mg/kg）表示，按下式计算：

$$X = X_1 + X_2$$

测定结果用平行测定的算术平均值表示，保留三位有效数字。

7 精密度

在重复性条件下获得的两次独立测定结果的绝对差值不得超过算术平均值的 10％。

在再现性条件下获得的两次独立测定结果的绝对差值不得超过算术平均值的 20％。

8 标准溶液图谱和试液图谱

标准溶液图谱和试液图谱见图 3-7 和图 3-8。

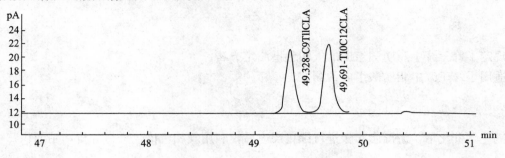

图 3-7 气相色谱法测定 CLA 甲酯标准溶液图谱

（出峰顺序依次为：顺式 9，反式 11 共轭亚油酸甲酯；反式 10，顺式 12 共轭亚油酸甲酯）

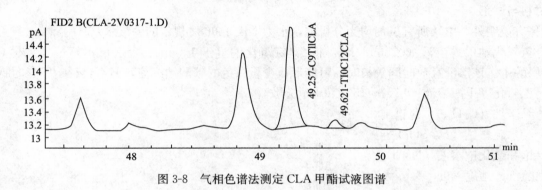

图 3-8 气相色谱法测定 CLA 甲酯试液图谱

附加说明：

本法参考 NY/T 1671《乳及乳制品中共轭亚油酸（CLA）含量测定 气相色谱法》。

六、蜂王浆中脂肪酸组成的测定

1 范围

本法规定了蜂王浆中脂肪酸组成的气相色谱测定方法。

本法适用于蜂王浆中脂肪酸组成的测定。

2 原理

在三氟化硼催化下，游离脂肪酸进行酯化反应后，利用气相色谱仪进行分析，用面积归一化法测定其组成。

3 材料试剂与仪器设备

3.1 材料与试剂

除另有说明外，本法所有试剂均为分析纯，水为 GB/T 6682 规定的一级水。

3.1.1 氢氧化钠甲醇溶液（0.5mol/L）：将 2g 氢氧化钠溶于 100mL、含水量不超过 0.5％（质量分数）的甲醇中。该溶液存放时间较长时，可能形成少量白色的碳酸钠沉淀，但不会影响甲酯的制备。

3.1.2 三氟化硼甲醇溶液：12％～15％（质量分数）。

3.1.3 异辛烷（C_8H_{18}）：色谱纯。

3.1.4 无水硫酸钠（Na_2SO_4）。

3.1.5 饱和氯化钠溶液（NaCl）。

3.1.6 氢气：纯度≥99.9％，无有机杂质。

3.1.7 氮气：完全干燥，纯度≥99.999％。

3.1.8 空气：无有机杂质。

3.1.9 参照标准物：纯脂肪酸甲酯的混合物或已知油脂组成的甲酯，其组分与待分析脂类相似。

3.2 仪器与设备

3.2.1 LGJ-18S 立式冷冻干燥机或相当者。

3.2.2 HZQ-F160 全温双层振荡培养箱或相当者。

3.2.3 GC-FID 气相色谱仪或相当者。

3.2.4 恒温水浴锅。

3.2.5 离心机。

3.2.6 天平：感量 1mg 和 0.1mg。

4 方法

4.1 蜂王浆脂类的提取

采用冷冻干燥机将新鲜蜂王浆冻干，粉碎，过 40 目筛，称取冻干粉 100g，然后用甲醇-三氯甲烷（1∶3，V/V）混合溶剂 400mL 在 30℃条件下振荡提取 24h，过滤，重复三次后合并滤液，经减压脱除溶剂后得到蜂王浆脂类物质。

4.2 脂肪酸甲酯化

采用硫酸-甲醇甲酯化方法，取提取物 100mg 置于具塞试管中，加入 5mL 1％硫酸-甲醇溶液摇匀，在 70℃水浴中反应 30min 后，取出冷却后再加入 2mL 正己烷，然后加入蒸馏水至顶部，取出有机相层，再向水层加入 1mL 正己烷洗涤一次，取有机相层合并，经 0.45μm 滤膜过滤后待测。

4.3 气相色谱参考条件

a）色谱柱为 DB-5MS（30m × 0.32mm，0.25μm）或相当者；

b）载气：氦气，1mL/min；

c）进样口温度 280℃；

d）分流进样量：1.0μL；分流比：1：20；

e）柱温升温程序：初始 80℃，保持 1min，以 10℃/min 升温至 180℃，保持 1min；以 5℃/min 升温至 320℃，保持 10min；

f）检测器温度：等于或高于柱温；

g）进样量：0.1～1μL，如果是检测痕量组分，试样量可以增大（至 10 倍）；

h）空气流速：350mL/min；氢气流速：30mL/min。

5 结果计算

通过测定相应峰面积总和的百分数来计算给定组分 i（癸酸、2-十二碳烯二酸、10-羟基癸酸、3-羟基癸酸、9-十四烯酸、9-十六烯酸、琥珀酸、十三烷酸、棕榈酸、亚油酸、花生酸、月桂酸、亚麻酸等）的含量，用甲酯的质量分数表示，公式见下式：

$$X_i = \frac{A_i}{\sum A_i} \times 100$$

式中：

X_i ——甲酯的质量分数（%）；

A_i ——成分 i 的峰面积；

$\sum A_i$ ——全部成分峰面积之和。

计算结果保留至小数点后一位。

6 精密度

统一分析者用同一仪器对同一试样连续进行两次测定的误差，对于含量大于 5%（质量分数）的组分，相对偏差应不大于 3%，绝对误差应不超过 1%（质量分数）；对于含量小于 5% 的组分，绝对误差应不大于 0.2%（质量分数）。

附加说明：

本法由农业部农产品质量安全风险评估实验室（杭州）提供。

第三节　磷　　脂

一、植物油脂中磷脂的测定

1　范围

　　第一法描述了植物油脂中磷脂含量的钼蓝比色法测定。第二法描述了植物油脂中磷脂含量的重量法测定。第三法描述了大豆油、菜籽油、花生油、葵花籽油中磷脂组分和含量的高效液相色谱法测定。

　　第一法和第二法均适用于植物原油、脱胶油及成品油。第一法、第二法和第三法均适用于大豆油、菜籽油、花生油、葵花籽油中磷脂酰胆碱（PC），磷脂酰乙醇胺（PE）和磷脂酰肌醇（PI）的测定。

　　第三法中磷脂酰胆碱（PC），磷脂酰乙醇胺（PE）和磷脂酰肌醇（PI）方法检出限和定量限见表3-5和表3-6。

表 3-5　检出限和定量限（大豆磷脂类）

磷脂化合物	检出限（mg/g）	定量限（mg/g）
PE	4.7	14.0
PC	1.2	3.6
PI	0.8	2.4

注：按取样量50mg计。

表 3-6　检出限和定量限（植物油类）

磷脂化合物	检出限（mg/g）	定量限（mg/g）
PE	0.38	1.14
PC	0.12	0.36
PI	0.75	2.25

注：按取样量50mg计。

第一法　钼蓝比色法

2　原理

　　植物油中的磷脂经灼烧成为五氧化二磷，被热盐酸变成磷酸，遇钼酸钠生成磷钼酸钠，用硫酸联氨还原成钼蓝，用分光光度计在波长650nm处，测定钼蓝的吸光度，与标准曲线比较，计算其含量。

3　仪器和用具

3.1　分光光度计：具1cm比色皿。

3.2　分析天平：分度值0.000 1g。

3.3　马弗炉：可控制温度，主要使用温度在550～600℃。

3.4　封闭电炉：可调温。

3.5　沸水浴。

3.6　瓷坩埚或石英坩埚：50mL、100mL能承受的最低温度为600℃。

3.7　容量瓶：100mL、500mL、1 000mL。

3.8　移液管：1mL、2mL、5mL、10mL。

3.9　比色管：50mL。

4 试剂和溶液

警告：使用本法的人员应有正规实验室工作的实际经验，本法并未指出所有可能的安全问题。使用者有责任采取适当的安全和健康措施，并保证符合国家有关法律规定的条件。

所用试剂均为分析纯，水为蒸馏水。

4.1 盐酸（HCl）：1.19g/mL。

4.2 氧化锌（ZnO）。

4.3 氢氧化钾（KOH）。

4.4 浓硫酸（H_2SO_4）：1.84g/mL。

4.5 钼酸钠（Na_2MoO_4）。

4.6 硫酸联氨（$H_4N_2 \cdot H_2SO_4$）。

4.7 磷酸二氢钾（KH_2PO_4）：使用前在101℃下干燥2h。

4.8 2.5%钼酸钠稀硫酸溶液：量取140mL浓硫酸，注入300mL水中。冷却至室温，加入12.5g钼酸钠，溶解后用水定容至500mL，充分摇匀，静置24h备用。

4.9 0.015%硫酸联氨溶液：将0.15g硫酸联氨溶解在1L水中。

4.10 50%氢氧化钾溶液：将50g氢氧化钾溶解在50mL水中。

4.11 1∶1盐酸溶液：将盐酸溶解在等体积的水中。

4.12 磷酸盐标准储备液：称取干燥的磷酸二氢钾0.4387g，用水溶解并稀释定容至1000mL，此溶液含磷0.1mg/mL。

4.13 标准曲线用磷酸盐标准溶液：用移液管吸取标准储备液10mL至100mL容量瓶中，加水稀释并定容。此溶液含磷0.01mg/mL。

5 操作步骤

5.1 扦样

按GB/T 5524的规定执行。

5.2 试样的制备

按GB/T 15687的规定执行。

5.3 绘制标准曲线

取六支比色管，编成0、1、2、4、6、8六个号码。按号码顺序分别注入标准溶液0mL、1mL、2mL、4mL、6mL、8mL，再按顺序分别加水10mL、9mL、8mL、6mL、4mL、2mL。接着向六支比色管中分别加入硫酸联氨溶液8mL，钼酸钠溶液2mL。加塞，振摇3～4次，去塞，将比色管放入沸水浴中加热10min，取出，冷却至室温。用水稀释至刻度，充分摇匀，静置10min。移取该溶液至干燥、洁净的比色皿中，用分光光度计在650nm处，用试剂空白调整零点，分别测定吸光度。以吸光度为纵坐标、含磷量（0.01mg、0.02mg、0.04mg、0.06mg、0.08mg）为横坐标绘制标准曲线。

5.4 制备试液

根据试样的磷脂含量，用坩埚称取制备好的试样，成品油试样称量10g，原油及脱胶油称量3.0～3.2g（精确至0.001g）。加氧化锌0.5g，先在电炉上缓慢加热至样品变稠，逐渐加热至全部炭化，将坩埚送至550～600℃的马弗炉中灼烧至完全灰化（白色），时间约2h。取出坩埚冷却至室温，用10mL盐酸溶液溶解灰分并加热至微沸，5min后停止加热，待溶解液温度降至室温，将溶解液过滤注入100mL容量瓶中，每次用大约5mL热水冲洗坩埚和滤纸共3～4次。待滤液冷却到室温后，用氢氧化钾溶液中和至出现混浊，缓慢滴加盐酸溶液使氧化锌沉淀全部溶解，再加2滴。最后用水稀释定容至刻度，摇匀。制备被测液时同时制备一份样品空白。

5.5 比色

用移液管吸取被测液10mL，注入50mL比色管中。加入硫酸联氨溶液8mL，钼酸钠溶液2mL。加塞，振摇3～4次，去塞，将比色管放入沸水浴中加热10min，取出，冷却至室温。用水稀释至刻度，充分摇匀，静置10min。移取该溶液至干燥、洁净的比色皿中，用分光光度计在650nm下，用试样空白调整零点，测定其吸光度。

6 结果计算

试样中磷脂含量按下式计算：

$$X = \frac{P}{m} \times \frac{V_1}{V_2} \times 26.31$$

式中：

X —— 磷脂含量（mg/g）；

P —— 标准曲线查得的被测液的含磷量（mg）；

m —— 试样质量（g）；

V_1 —— 样品灰化后稀释的体积（mL）；

V_2 —— 比色时所取的被测液的体积（mL）；

26.31 —— 每毫克磷相当于磷脂的毫克数。

当被测液的消光值大于0.8时，需适当减少吸取被测液的体积，以保证被测液的消光值在0.8以下。

每份样品应平行测试两次，平行试样测定的结果符合精密度要求时，取其算术平均值作为结果，计算结果保留小数点后三位。

7 重复性

在重复条件下获得的两次独立测定结果的绝对差值不得超过算术平均值的10%。

第二法 重量法

8 原理

植物油中的磷脂吸水膨胀，密度增大，使其由絮状悬浮物转变为沉淀物。将试样水化后，用丙酮反复洗涤过滤，由于磷脂不溶于丙酮，油溶于丙酮，从而可使得磷脂与油分离。称量磷脂的质量，计算其含量。该法所得到的沉淀过滤物不完全是磷脂，还有其他不溶于丙酮的类脂物质。

9 仪器和用具

9.1 玻璃漏斗、漏斗架。

9.2 分析天平：分度值0.0001g。

9.3 电烘箱：可控制在103℃±2℃。

9.4 200mL烧杯。

9.5 抽滤瓶。

9.6 锥形瓶。

9.7 定量滤纸。

10 试剂

丙酮：分析纯。

11 操作步骤

11.1 按5.1～5.2制备试样。

11.2 取均匀的样品约100mL置于锥形瓶中，加热至90℃左右时进行过滤。用烧杯称取试样25g（m_0），加热至80℃，加水2.0～2.5mL，充分搅拌使之水化，在室温下静置过夜，或进行离心沉淀。倾出上层清液，用已知恒重的滤纸（m_1）（或抽滤）进行过滤，待滤液全部滤出后，用冷的丙酮把杯内残留的沉淀冲洗入滤纸中，继续用丙酮洗涤滤纸和沉淀，洗至无油迹为止。待滤纸和沉淀上的丙酮挥发完全后，送入 105℃烘箱中烘至恒重并准确称量（m_2）。

12　结果计算

试样中磷脂含量按下式计算：

$$Y = \frac{m_2 - m_1}{m_0} \times 1000$$

式中：

Y ——磷脂含量（mg/g）；

m_2 ——沉淀物和滤纸的质量（g）；

m_1 ——滤纸质量（g）；

m_0 ——试样质量（g）。

每份样品应平行测试两次，当平行试样测定的结果符合精密度要求时，取其算术平均值作为结果，计算结果保留小数点后三位。

13　重复性

在重复条件下获得的两次独立测定结果的绝对差值不得超过算术平均值的 10%。

第三法　高效液相色谱法

14　原理

油脂试料用氯仿溶解提取，氨基固相萃取柱纯化，高效液相色谱分离，外标法定量。

15　试剂

除另有说明外，本法所有试剂均为分析纯，水为 GB/T 6682 规定的一级水。

15.1　氯仿（$CHCl_3$）。

15.2　乙酸（CH_3OOH）。

15.3　乙酸铵（CH_3COONH_4）。

15.4　乙醚（$CH_3CH_2OCH_2CH_3$）。

15.5　甲醇（CH_3OH）：色谱纯。

15.6　正己烷（C_6H_{14}）：色谱纯。

15.7　异丙醇［$(CH_3)_2CHOH$］：色谱纯。

15.8　乙酸-乙醚混合溶液（2+144=V+V）：取乙酸和乙醚混合。

15.9　氯仿-异丙醇混合溶液（2+1=V+V）：取氯仿和异丙醇混合。

15.10　乙酸水溶液（1mL/100mL）：吸取 1mL 乙酸加入适量水中，用水定容至 100mL。

15.11　正己烷-异丙醇-乙酸水溶液混合溶液（8+8+1）：取正己烷 80mL，异丙醇 80mL，乙酸水溶液 10mL，混匀。

15.12　**标准品**

15.12.1　磷脂酰胆碱（CAS 号：8002-43-5）：纯度大于 95%。

15.12.2　磷脂酰乙醇胺（CAS 号：39382-08-6）：纯度大于 95%。

15.12.3　磷脂酰肌醇（CAS 号：97281-52-2）：纯度大于 95%。

15.13　磷脂标准混合溶液：分别准确称取 20mg 磷脂酰胆碱、20mg 磷脂酰乙醇胺与 10mg 磷脂酰肌醇（精确至 0.1mg），用正己烷-异丙醇-乙酸水溶液混合溶液溶解并定容到 10mL，此时磷脂酰胆碱、磷脂酰乙醇胺、磷脂酰肌醇浓度分别为 2mg/mL、2mg/mL、1mg/mL。分别吸取此溶液 0.25mL、1.25mL、2.50mL、3.75mL，并用正己烷-异丙醇-乙酸水溶液混合溶液定容到 5mL。配制的混合标准液中磷脂酰胆碱、磷脂酰乙醇胺浓度分别为 0.10mg/mL、0.5mg/mL、1.0mg/mL、1.5mg/mL、

2.0mg/mL，磷脂酰肌醇浓度分别为 0.05mg/mL、0.25mg/mL、0.50mg/mL、0.75mg/mL、1.0mg/mL。密封后低于－16℃保存备用。

16 仪器设备

16.1 分析天平：感量 1mg 和 0.1mg。

16.2 具塞离心管：100mL。

16.3 涡旋振荡器。

16.4 真空旋转蒸发仪：转速为 10～120r/min。

16.5 氨基固相萃取柱：1 000mg/6mL，或性能相当者。

16.6 离心机：转速至少为 5 000r/min。

16.7 液相色谱仪：带有紫外检测器。

16.8 氮气浓缩装置。

17 试样制备

17.1 大豆磷脂试样制备及前处理

试样应避光放在密闭和防潮的容器内。样品在使用前充分混匀。

依据样品中磷脂酰胆碱、磷脂酰乙醇胺、磷脂酰肌醇含量，称取样品 15～50mg（精确至 0.1mg），用正己烷-异丙醇-乙酸水溶液混合溶液溶解并定容至 5mL，经 0.45μm 微孔滤膜过滤。密封后低于－16℃保存备用。

17.2 油脂试样制备及前处理

试样按 GB/T5524 进行扦样和分样，分取 50g，装入样品瓶备用。

准确称取油脂试样 4g（精确至 1mg），置于 100mL 具塞试管中，加入 50.0mL 三氯甲烷，涡旋混合。先用 1.0mL 三氯甲烷活化氨基固相萃取柱，将 10.0mL 油脂三氯甲烷溶液移入氨基固相萃取柱中，然后依次用 2.0mL 三氯甲烷-异丙醇混合溶液和 3.0mL 乙酸-乙醚混合溶液淋洗小柱，然后用 3.0mL 甲醇洗脱出磷脂，再重复 4 次，收集洗脱液。洗脱液用旋转蒸发仪，在 45℃蒸至近干，转为氮吹，吹干后加入 10.0mL 正己烷-异丙醇-乙酸水溶液混合溶液溶解，在 4 000r/min 下离心 5min，取上清液用于液相色谱分析。

17.3 色谱分析

　　a）色谱柱：正相硅胶柱 Si 60（4.6 mm×250 mm，5μm）或相当者；

　　b）流动相：正己烷＋异丙醇＋乙酸水溶液混合溶液，8＋8＋1（V/V）；

　　c）检测波长：205nm；

　　d）流速：1mL/min；

　　e）柱温：30℃；

　　f）进样量：10μL。

17.4 标准曲线的制作

将标准系列工作液分别注入液相色谱仪中，测定相应的峰面积，以标准工作溶液的浓度为横坐标，以峰面积为纵坐标，绘制标准曲线。磷脂酰胆碱、磷脂酰乙醇胺、磷脂酰肌醇液相色谱图见图 3-9。

17.5 试样溶液的测定

将试样溶液注入液相色谱仪中，得到峰面积，根据标准曲线得到待测液中磷脂酰胆碱、磷脂酰乙醇胺和磷脂酰肌醇的浓度。

18 结果计算

试样中磷脂酰胆碱、磷脂酰乙醇胺和磷脂酰肌醇含量按下式计算：

$$\omega = \frac{\rho \times V}{m} \times K$$

式中：

ω ——试样中磷脂酰胆碱（或磷脂酰乙醇胺、磷脂酰肌醇）的含量（mg/g）；

ρ ——从标准工作曲线上得到的被测组分（磷脂酰胆碱、磷脂酰乙醇胺、磷脂酰肌醇）的浓度（mg/mL）；

V ——试样溶液的体积（mL）；

m ——试样的质量（g）；

K ——稀释倍数，大豆磷脂为 1、植物油类为 5。

大豆磷脂试样计算结果保留至小数点后一位，植物油类试样计算结果保留至小数点后两位。

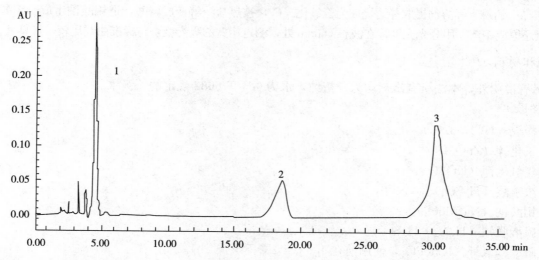

图 3-9　磷脂酰胆碱（PC）（2mg/mL）、磷脂酰乙醇胺（PE）（2mg/mL）和磷脂酰肌醇（PI）（1mg/mL）
混合标准溶液的液相色谱图
1. 磷脂酰乙醇胺（PE）　2. 磷脂酰肌醇（PI）　3. 磷脂酰胆碱（PC）

19　精密度

大豆磷脂类样品：在重复性条件下获得的两次独立测定结果的绝对差值不得超过算术平均值的 5%。

植物油类样品：在重复性条件下获得的两次独立测定结果的绝对差值不得超过算术平均值的 10%。

附加说明：

第一法和第二法参考 GB/T 5537《粮油检验　磷脂含量的测定》；

第三法参考 GB 5009.272《食品安全国家标准　食品中磷脂酰胆碱、磷脂酰乙醇胺、磷脂酰肌醇的测定》。

二、动物源性食用农产品中磷脂的测定

1 范围

本法描述了动物源性农产品中磷脂含量的钼蓝比色法测定方法。

本法适用于肉制品、鸡蛋等中磷脂含量的测定。

2 原理

农产品中的磷脂经溶剂提取并灼烧成为五氧化二磷，被热盐溶解变成磷酸，遇钼酸钠生成磷钼酸钠，用硫酸联氨还原成钼蓝，用分光光度计在波长 650nm 处，测定钼蓝的吸光度，与标准曲线比较，计算其含量。

3 试剂和材料

除另有说明外，本法所有试剂均为分析纯，水为 GB/T 6682 规定的一级水。

3.1 试剂

3.1.1 盐酸（HCl，37%）。

3.1.2 氧化锌（ZnO）。

3.1.3 氢氧化钾（KOH）。

3.1.4 浓硫酸（H_2SO_4）。

3.1.5 钼酸钠（Na_2MoO_4）。

3.1.6 硫酸联氨（$H_4N_2 \cdot H_2SO_4$）。

3.1.7 磷酸二氢钾（KH_2PO_4，使用前在 105℃±2℃ 下干燥 2h）。

3.1.8 三氯甲烷（$CHCl_3$）。

3.1.9 甲醇（CH_4O）。

3.2 试剂的配制

3.2.1 2.5%钼酸钠稀硫酸溶液：量取 140mL 浓硫酸，注入 300mL 水中，冷却至室温，加入 12.5g 钼酸钠，溶解后用水定容至 500mL。充分摇匀，静置 24h 备用。

3.2.2 三氯甲烷-甲醇溶液：将 2 倍体积的三氯甲烷与 1 倍体积的甲醇混合。

3.2.3 0.015%硫酸联氨溶液：将 0.15g 硫酸联氨溶解在 1 L 水中。

3.2.4 50%氢氧化钾溶液：将 50g 氢氧化钾溶解在 50mL 水中。

3.2.5 盐酸溶液：将盐酸溶解在等体积水中。

3.2.6 磷酸盐标准储备液：称取干燥的磷酸二氢钾 0.438 7g，用水溶解并稀释定容至 1 000mL，此溶液含磷 0.1mg/mL。

3.2.7 磷酸盐标准溶液：用移液管吸取标准储备液 10mL 至 100mL 容量瓶中，加水稀释并定容。

3.3 仪器设备

3.3.1 分光光度计：配 1cm 比色皿。

3.3.2 离心机：5 000r/min。

3.3.3 超声波清洗器。

3.3.4 分析天平：感量 0.1mg。

3.3.5 马弗炉：温度可控制在 550~600℃。

3.3.6 封闭电炉：可调温。

3.3.7 瓷坩埚或石英坩埚：100mL，能承受的最低温度600℃。

3.3.8 G3 玻璃砂芯坩埚。

4 分析步骤

4.1 试样制备与保存

取肌肉约 200g 代表性样品，用组织捣碎机充分捣碎，鸡蛋样品去壳后充分混匀，均分成两份分别装入洁净容器中，密封，并标明标记，−20℃保存。

4.2　试样的分析

准确称取试样 2～5g（精确至 0.01g），置于 50mL 具离心管中，加入 30mL 三氯甲烷-甲醇溶液，涡旋后超声 30min，离心 5min（5 000r/min），经 G3 玻璃砂芯坩埚过滤，用 10mL 三氯甲烷-甲醇溶液分两次冲洗 G3 玻璃砂芯坩埚，滤液合并于坩埚中，将此坩埚放在 60～80℃的水浴中蒸干，得到的提取物用于后续的分析测试。

在得到的提取物中加氧化锌 0.5g，先在电炉上缓慢加热至近干，逐渐加热至全部炭化，将坩埚送至 550～600℃的马弗炉中灼烧至完全灰化（白色），时间为 2h。取出坩埚冷却至室温，用 10mL 盐酸溶液溶解灰分并加热至微沸，5min 后停止加热，待溶解液温度降至室温，将溶解液过滤注入 100mL 容量瓶中，每次用大约 5mL 热水冲洗坩埚和过滤器共 3～4 次，待滤液冷却到室温后，用氢氧化钾溶液中和至出现混浊，缓慢滴加盐酸溶液使氧化锌沉淀全部溶解，再加 2 滴。最后用水稀释定容至刻度，摇匀。

空白试验：除不加入样品提取物外，均按上述步骤进行。

4.3　测定

分别取六支 50mL 比色管，编号。按号码顺序分别注入标准溶液 0mL、1mL、2mL、4mL、6mL、8mL，再按顺序分别加水至 10mL，分别加入硫酸联氨溶液 8mL、钼酸钠溶液 2mL。加塞，振摇 3～4 次，去塞，将比色管放入沸水浴中加热 10min，取出，冷却至室温。用水稀释至刻度，充分摇匀，静置 10min。移取该溶液至干燥、洁净的比色皿中，用分光光度计在波长 650nm 处，用试剂空白调整零点，分别测定吸光度。以吸光度为纵坐标，含磷量（0.01mg、0.02mg、0.04mg、0.06mg、0.08mg）为横坐标绘制标准曲线。

用移液管吸取被测试液 10mL，注入 50mL 比色管中。加入硫酸联氨溶液 8mL、钼酸钠溶液 2mL。加塞，振摇 3～4 次，去塞，将比色管放入沸水浴中加热 10min，取出，冷却至室温。用水稀释至刻度，充分摇匀，静置 10min。移取该溶液至干燥、洁净的比色皿中，用分光光度计在波长 650nm 处，用试剂空白调整零点，测定其吸光度。

4.4　结果计算

试样中磷脂的含量按下式进行计算：

$$X = \frac{c}{m} \times \frac{V_1}{V_2} \times 26.31$$

式中：

X　——试样中磷脂的含量（mg/g）；

c　——标准曲线查得的被测液的含磷量（mg）；

m　——试样质量（g）；

V_1　——样品灰化后稀释的体积（mL）；

V_2　——比色时所取的被测液的体积（mL）；

26.31 ——每毫克磷相当于磷脂的毫克数。

当被测液的吸光度大于 0.8 时，需适当减少吸取被测液的体积，以保证被测液的吸光度在 0.8 以下。

每份样品应平行测试两次，平行试样测定的结果符合精密度要求时，取其算术平均值作为结果。

4.5　重复性

在重复性条件下获得的两次独立测定结果的绝对差值不得超过算术平均值的 10％。

附加说明：

本法由农业部畜禽产品质量安全风险评估实验室（南昌）提供。

第四章　维生素类

第一节　水溶性维生素

一、食用农产品中维生素 B_1 的测定

1　范围

本法描述了食用农产品中维生素 B_1 的测定。

本法适用于各类食用农产品中维生素 B_1 的测定。

第一法检出限和定量限：当取样量为 10.0g，定容 10mL 时，食品中维生素 B_1 的检出限为 0.03mg/100g，定量限为 0.10mg/100g。

第二法检出限和定量限：检出限为 0.04mg/100g，定量限为 0.12mg/100g。

第一法　高效液相色谱法

2　原理

样品在稀盐酸介质中恒温水解、中和，再酶解，水解液用碱性铁氰化钾溶液衍生，正丁醇萃取后，经 C_{18} 反相色谱柱分离，用高效液相色谱-荧光检测器检测，外标法定量。

3　试剂和材料

除另有说明外，本法所有试剂均为分析纯，水为 GB/T 6682 规定的一级水。

3.1　试剂

3.1.1　正丁醇（$CH_3CH_2CH_2CH_2OH$）。

3.1.2　铁氰化钾［$K_3Fe(CN)_6$］。

3.1.3　氢氧化钾（NaOH）。

3.1.4　盐酸（HCl）。

3.1.5　乙酸钠（$CH_3COONa \cdot 3H_2O$）。

3.1.6　冰乙酸（CH_3COOH）。

3.1.7　甲醇（CH_3OH）：色谱纯。

3.1.8　五氧化二磷（P_2O_5）或者氯化钙（$CaCl_2$）。

3.1.9　木瓜蛋白酶：应不含维生素 B_1，活力单位≥600U/g。

3.1.10　淀粉酶：应不含维生素 B_1，活力单位≥4 000U/g。

3.2　试剂配制

3.2.1　铁氰化钾溶液（20g/L）：称取 2g 铁氰化钾，加水溶解并定容至 100mL，摇匀，临用前配制。

3.2.2　氢氧化钠溶液（100g/L）：称取 25g 氢氧化钠，加水溶解并定容至 250mL，混匀。

3.2.3　碱性铁氰化钾溶液：将 5mL 铁氰化钾溶液与 200mL 氢氧化钠溶液混合，摇匀，临用前配制。

3.2.4　盐酸溶液（0.1mol/L）：移取 8.5mL 盐酸，加水稀释至 1 000mL，摇匀。

3.2.5　盐酸溶液（0.01mol/L）：量取 0.1mol/L 盐酸溶液 50mL，用水稀释并定容至 500mL，摇匀。

3.2.6 乙酸钠溶液（0.05mol/L）：称取 6.80 乙酸钠，加 900mL 水溶解，用冰乙酸调 pH4.0～5.0 之间，加水定容至 1 000mL。经 0.45μm 微孔滤膜过滤后使用。

3.2.7 乙酸钠溶液（2.0mol/L）：称取 27.2g 乙酸钠，用水溶解并定容至 100mL，摇匀。

3.2.8 混合酶溶液：称取 2.345g 木瓜蛋白酶（活力单位≥600U/g）、1.175g 淀粉酶（活力单位≥4 000U/g），加水定容至 50mL，涡旋，使呈混悬状液体，冷藏保存。临用前再次摇匀后使用。

3.3 标准品

维生素 B₁ 标准品：盐酸硫胺素（C₁₂H₁₇C1N₄OS•HCl，纯度≥99.0％，CAS：67-03-8）。

3.4 标准溶液配制

3.4.1 维生素 B₁ 标准储备液（500μg/mL）：准确称取相当于经五氧化二磷或者氯化钙干燥 24h 的盐酸硫胺素标准品 56.1mg（精确至 0.1mg），相当于 50mg 硫胺素、用 0.01mol/L 盐酸溶液溶解并定容至 100mL，摇匀。置于 0～4℃ 冰箱中，保存期为 3 个月。

3.4.2 维生素 B₁ 标准中间液（10.0μg/mL）：准确移取 2.00mL、标准储备液，用水稀释并定容至 100mL，摇匀。临用前配制。

3.4.3 维生素 B₁ 标准系列工作液：吸取维生素 B₁ 标准中间液 0μL、50.0μL、100μL、200μL、400μL、800μL、1 000μL，用水定容至 10mL，标准系列工作液中维生素 B₁ 的浓度分别为 0μg/mL、0.050 0 μg/mL、0.100μg/mL、0.200μg/mL、0.400μg/mL、0.800μg/mL、1.00μg/mL。临用时配制。

4 仪器和设备

4.1 高效液相色谱仪，配置荧光检测器。

4.2 分析天平：感量为 0.01g 和 0.1mg。

4.3 离心机：转速≥1 000r/min。

4.4 pH 计：精度 0.01。

4.5 组织捣碎机（最大转速不低于 10 000r/min）。

4.6 电热恒温干燥箱或高压灭菌锅。

5 分析步骤

5.1 试样的制备

5.1.1 液体或固体粉末样品：将样品混合均匀后，立即测定或于冰箱中冷藏。

5.1.2 新鲜水果、蔬菜和肉类：取 500g 左右样品（肉类取 250g），用匀浆机或者粉碎机将样品均质后制得均匀性一致的匀浆，立即测定或者于冰箱中冷冻保存。

5.1.3 其他含水量较低的固体样品：如含水量在 15％ 左右的谷物；取 100g 左右样品，用粉碎机将样品粉碎后，制得均匀性一致的粉末，立即测定或者于冰箱中冷藏保存。

5.2 试样处理

5.2.1 试液提取

称取 5～10g（精确至 0.01g）固体试样或者 10～20g 液体试样于 100mL 三角瓶中（带有软质塞子），加 60mL 0.1mol/L 盐酸溶液，充分摇匀，塞上软质塞子，高压灭菌锅中 121℃保持 30min。水解结束待冷却至 40℃以下取出，轻摇数次；用 pH 计指示，用 2.0mol/L 乙酸钠溶液调节 pH 至 4.0 左右，加入 1.0mL（可根据酶活力不同适当调整用量）混合酶溶液，摇匀后，置于培养箱中 37℃过夜（约 16h）；将酶解液全部转移至 100mL 容量瓶中，用水定容至刻度，摇匀，离心或者过滤，取上清液备用。

5.2.2 试液衍生化

准确移取上述上清液或者滤液 2.0mL 于 10mL 试管中，加入 1.0mL 碱性铁氰化钾溶液，涡旋混匀后，准确加入 2.0mL 正丁醇，再次涡旋混匀 1.5min 后静置约 10min 或者离心，待充分分层后，吸取正丁醇相（上层）经 0.45μm 有机微孔滤膜过滤，取滤液于 2mL 棕色进样瓶中，供分析用。若试液中维生素 B₁ 浓度超出线性范围的最高浓度值，应取上清液稀释适宜倍数后，重新衍生后进样。

另取 2.0mL 标准系列工作液，与试液同步进行衍生化。

注 1：室温条件下衍生产物在 1h 内稳定。

注 2：本法 5.2.1 和 5.2.2 操作过程应在避免强光照射的环境下进行。

注 3：辣椒干等样品，提取液直接衍生后测定时，维生素 B₁ 的回收率偏低。提取液经人造沸石净化后，再衍生时维生素 B₁ 的回收率满足要求。故对于个别特殊样品，当回收率偏低时，样品提取液应净化后再衍生，具体操作步骤见第二法 12.1.3 部分。

5.3 仪器参考条件

a) 色谱柱：C18 反相色谱柱（4.6mm×250mm，5μm）或相当者。

b) 流动相：0.05mol/L 乙酸钠溶液＋甲醇（pH＝4.5）＝65＋35（体积比）。

c) 流速：0.8mL/min。

d) 检测波长：激发波长 375nm，发射波长 435nm。

e) 进样量：20μL。

5.4 标准曲线的制作

将标准系列工作液衍生物注入高效液相色谱仪中，测定相应的维生素 B₁ 峰面积，以标准工作液的浓度（μg/mL）为横坐标，以峰面积为纵坐标，绘制标准曲线。

5.5 试样溶液的测定

按照参考色谱条件，将试样衍生物溶液注入高效液相色谱仪中，得到维生素 B₁ 的峰面积，根据标准曲线计算得到待测液中维生素 B₁ 的浓度。

6 高效液相色谱参考图

维生素 B₁ 标准衍生物的 HPLC 谱图见图 4-1。

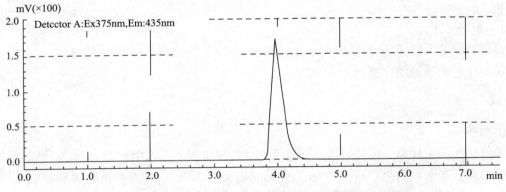

图 4-1　维生素 B₁ 标准衍生物的高效液相色谱参考图

7 分析结果的表述

试样中维生素 B₁（以硫胺素计）含量按下式计算：

$$X = \frac{c \times V \times f}{m \times 1000} \times 100$$

式中：

X ——试样中维生素 B₁（以硫胺素计）的含量（mg/100g）；

c ——根据标准曲线计算得到的试液（提取液）中维生素 B₁ 的浓度（μg/mL）；

V ——试液（提取液）的定容体积（mL）；

f ——试液（上清液）衍生前的稀释倍数；

m ——试样的质量（g）。

计算结果以重复性条件下获得的两次独立测定结果的算术平均值表示，结果保留三位有效数字。

注：试样中测定的硫胺素含量乘以换算系数 1.121 即得盐酸硫胺素的含量。

8　精密度

在重复性条件下获得的两次独立测定结果的绝对差值不得超过算术平均值的 10%。

第二法　荧光分光光度法

9　原理

硫胺素在碱性铁氰化钾溶液中被氧化成噻嘧色素，在紫外线照射下，噻嘧色素发出荧光。在给定的条件下，以及没有其他荧光物质干扰时，此荧光之强度与噻嘧色素量成正比，即与溶液中硫胺素量成正比。如试样中含杂质过多，应经过离子交换剂处理，使硫胺素与杂质分离，然后以所得溶液用于测定。

10　试剂和材料

除另有说明外，本法所有试剂均为分析纯，水为 GB/T 6682 规定的二级水。

10.1　试剂

10.1.1　正丁醇（$CH_3CH_2CH_2CH_2OH$）。

10.1.2　无水硫酸钠（Na_2SO_4）：560℃烘烤 6h 后使用。

10.1.3　铁氰化钾 $[K_3Fe(CN)_6]$。

10.1.4　氢氧化钠（NaOH）。

10.1.5　盐酸（HCl）。

10.1.6　乙酸钠（$CH_3COONa \cdot 3H_2O$）。

10.1.7　冰乙酸（CH_3COOH）。

10.1.8　人造沸石。

10.1.9　硝酸银（$AgNO_3$）。

10.1.10　溴甲酚绿（$C_{21}H_{14}Br_4O_5S$）。

10.1.11　五氧化二磷（P_2O_5）或者氯化钙（$CaCl_2$）。

10.1.12　氯化钾（KCl）。

10.1.13　淀粉酶：应不含维生素 B_1，活力单位≥4 000U/g。

10.1.14　木瓜蛋白酶：应不含维生素 B_1，活力单位≥600U/g。

10.2　试剂配制

10.2.1　0.1mol/L 盐酸溶液：移取 8.5mL 盐酸，用水稀释并定容至 1 000mL，摇匀。

10.2.2　0.01mol/L 盐酸溶液：量取 0.1mol/L 盐酸溶液 50mL，用水稀释并定容至 500mL，摇匀。

10.2.3　2mol/L 乙酸钠溶液：称取 272g 乙酸钠，用水溶解并定容至 1 000mL，摇匀。

10.2.4　混合酶液：称取 2.0mg 木瓜蛋白酶（活力单位≥600U/g）、3.0mg 淀粉酶（活力单位≥4 000U/g），加水定容至 50mL，涡旋，使呈混悬状液体，冷藏保存。临用前再次摇匀后使用。

10.2.5　氯化钾溶液（250g/L）：称取 250g 氯化钾，用水溶解并定容至 1 000mL，摇匀。

10.2.6　酸性氯化钾（250g/L）：移取 8.5mL 盐酸，用 250g/L 氯化钾溶液稀释并定容至 1 000mL，摇匀。

10.2.7　氢氧化钠溶液（150g/L）：称取 150g 氢氧化钠，用水溶解并定容至 1 000mL，摇匀。

10.2.8　铁氰化钾溶液（10g/L）：称取 1g 铁氰化钾，用水溶解并定容至 100mL，摇匀，于棕色瓶内保存。

10.2.9　碱性铁氰化钾溶液：移取 4mL 10g/L 铁氰化钾溶液，用 150g/L 氢氧化钠溶液稀释至 60mL，摇匀。用时现配，避光使用。

10.2.10　乙酸溶液：量取 30mL 冰乙酸，用水稀释并定容至 1 000mL，摇匀。

10.2.11　0.01mol/L 硝酸银溶液：称取 0.17g 硝酸银，用 100mL 水溶解后，于棕色瓶中保存。

10.2.12　0.1mol/L 氢氧化钠溶液：称取 0.4g 氢氧化钠，用水溶解并定容至 100mL，摇匀。

10.2.13 溴甲酚绿溶液（0.4g/L）：称取 0.1g 溴甲酚绿，置于小研钵中，加入 1.4mL 0.1mol/L 氢氧化钠溶液研磨片刻，再加入少许水继续研磨至完全溶解，用水稀释至 250mL。

10.2.14 活性人造沸石：称取 200g 0.26～0.42mm（40～60 目）的人造沸石于 2 000mL 试剂瓶中，加入 10 倍于其体积的接近沸腾的热乙酸溶液，振荡 10min，静置后，弃去上清液，再加入热乙酸溶液，重复一次；再加入 5 倍于其体积的接近沸腾的热 250g/L 氯化钾溶液，振荡 15min，倒出上清液；再加入乙酸溶液，振荡 10min，倒出上清液；反复洗涤，最后用水洗直至不含氯离子。

氯离子的定性鉴别方法：取 1mL 上述上清液（洗涤液）于 5mL 试管中，加入几滴 0.01mol/L 硝酸银溶液，振荡，观察是否有浑浊产生，如果有浑浊说明还含有氯离子，继续用水洗涤，直至不含氯离子为止。将此活性人造沸石于水中冷藏保存备用。使用时，倒入适量于铺有滤纸的漏斗中，沥干水后称取约 8.0g 倒入充满水的层析柱中。

10.3　标准品

盐酸硫胺素（$C_{12}H_{17}ClN_4OS \cdot HCl$，纯度≥99.0%，CAS：67-03-8）。

10.4　标准溶液配制

10.4.1 维生素 B_1 标准储备液（100μg/mL）：准确称取经氯化钙或者五氧化二磷干燥 24h 的盐酸硫胺素 112.1mg（精确至 0.1mg），相当于硫胺素为 100mg，用 0.01mol/L 盐酸溶液溶解，并稀释至 1 000mL，摇匀。于 0～4℃ 冰箱避光保存，保存期为 3 个月。

10.4.2 维生素 B_1 标准中间液（10.0μg/mL）：将标准储备液用 0.01mol/L 盐酸溶液稀释 10 倍，摇匀，在冰箱中避光保存。

10.4.3 维生素 B_1 标准使用液（0.100μg/mL）：准确移取维生素 B_1 标准中间液 1.00mL，用水稀释、定容至 100mL，摇匀。临用前配制。

11　仪器和设备

11.1 荧光分光光度计。

11.2 离心机：转速≥4 000r/min。

11.3 pH 计：精度 0.01。

11.4 电热恒温箱。

11.5 盐基交换管或层析柱（60mL，300mm×10mm 内径）。

11.6 天平：感量为 0.01g 和 0.01mg。

11.7 高效液相色谱仪，带荧光检测器或紫外检测器。

12　分析步骤

12.1　试样制备

12.1.1　试样预处理

用匀浆机将样品均质成匀浆，于冰箱中冷冻保存，用时将其解冻混匀使用。干燥试样取不少于 150g，将其全部充分粉碎后备用。

12.1.2　提取

准确称取适量试样（硫胺素含量为 10～30μg，一般称取 2～10g 试样），置于 100mL 锥形瓶中，加入 50mL 0.1mol/L 盐酸溶液，使得样品分散开，将样品放入恒温箱中于 121℃ 水解 30min，结束后，凉至室温后取出。用 2mol/L 乙酸钠溶液调 pH 为 4.0～5.0 或者用 0.4g/L 溴甲酚绿溶液为指示剂，滴定至溶液由黄色转变为蓝绿色。

酶解：于水解液中加入 5mL 混合酶液，使得每克试样加入淀粉酶和蛋白酶分别为 20mg、40mg 左右，于 45～50℃ 温箱中保温过夜（16h）。待溶液凉至室温后，转移至 100mL 容量瓶中，用水定容至刻度，混匀，过滤，即得提取液。

12.1.3　净化

装柱：根据待测样品的数量，取适量处理好的活性人造沸石，经滤纸过滤后，放在烧杯中。用少许脱脂棉铺于盐基交换管柱（或层析柱）的底部，加水将棉纤维中的气泡排出，关闭柱塞，加入约 20mL 水，再加入约 8.0g（以湿重计，相当于干重 1.0～1.2g）经预先处理的活性人造沸石，要求保持盐基交换管中液面始终高过活性人造沸石。活性人造沸石柱床的高度对维生素 B₁ 测定结果有影响，高度不低于 45mm。

样品提取液的净化：准确加入 20mL 上述提取液于上述盐基交换管柱（或层析柱）中，使通过活性人造沸石的硫胺素总量为 2～5μg，流速约为 1 滴/s。加入 10mL 近沸腾的热水冲洗盐基交换柱，流速约为 1 滴/s，弃去淋洗液，如此重复三次。于交换管下放置 25mL 刻度试管用于收集洗脱液，分两次加入 20mL 温度约为 90℃ 的酸性氯化钾溶液，每次 10mL，流速为 1 滴/s。待洗脱液凉至室温后，用 250g/L 酸性氯化钾定容，摇匀，即为试样净化液。

标准溶液的处理：重复上述操作，取 20mL 维生素 B₁ 标准使用液（0.1μg/mL）代替试样提取液，同上用盐基交换管（或层析柱）净化，即得到标准净化液。

12.1.4　氧化

将 5mL 试样净化液分别加入 A、B 两支已标记的 50mL 离心管中。在避光条件下将 3mL 150g/L 氢氧化钠溶液加入离心管 A，将 3mL 碱性铁氰化钾溶液加入离心管 B，涡旋 15s；然后各加入 10mL 正丁醇，将 A、B 管同时涡旋 90s。静置分层后吸取上层有机相于另一套离心管中，加入 2～3g 无水硫酸钠，涡旋 20s，使溶液充分脱水，待测定。

用标准的净化液代替试样净化液重复本法 12.1.4 的操作。

12.2　测定

12.2.1　荧光测定条件

激发波长：365nm；发射波长：435nm；狭缝宽度：5nm。

12.2.2　依次测定下列荧光强度

a）试样空白荧光强度（试样反应管 A）；

b）标准空白荧光强度（标准反应管 A）；

c）试样荧光强度（试样反应管 B）；

d）标准荧光强度（标准反应管 B）。

13　分析结果的表述

试样中维生素 B₁ 含量按下式计算：

$$X = \frac{(U - U_b) \times c \times V}{(S - S_b)} \times \frac{V_1 \times f}{V_2 \times m} \times \frac{100}{1000}$$

式中：

X ——试样中维生素 B₁（以硫胺素计）的含量，（mg/100g）；

U ——试样荧光强度；

U_b ——试样空白荧光强度；

S ——标准管荧光强度；

S_b ——标准管空白荧光强度；

c ——硫胺素标准使用液的浓度（μg/mL）；

V ——用于净化的硫胺素标准使用液体积（mL）；

V_1 ——试样水解后定容得到的提取液之体积（mL）；

V_2 ——试样用于净化的提取液体积（mL）；

f ——试样提取液的稀释倍数；

m ——试样的称样量（g）。

注：试样中测定的硫胺素含量乘以换算系数 1.121，即得盐酸硫胺素的含量。

维生素 B₁ 标准在 0.2～10μg 之间呈线性关系，可以用单点法计算结果，否则用标准工作曲线法。以重复性条件下获得的两次独立测定结果的算术平均值表示，结果保留三位有效数字。

14　精密度

在重复性条件下获得的两次独立测定结果的绝对差值不得超过算术平均值的 10%。

附加说明：

本法参考 GB 5009.84《食品安全国家标准　食品中维生素 B_1 的测定》。

二、食用农产品中维生素 B_2 的测定

1 范围

本法描述了食用农产品中维生素 B_2 的测定。

本法适用于各类食用农产品中维生素 B_2 的测定。

第一法检出限和定量限：当取样量为 10.00g 时，检出限为 0.02mg/100g，定量限为 0.05mg/100g。

第二法检出限和定量限：当取样量为 10.00g 时，检出限为 0.006mg/100g，定量限为 0.02mg/100g。

第一法　高效液相色谱法

2 原理

试样在稀盐酸环境中恒温水解，调 pH 至 6.0～6.5，用木瓜蛋白酶和高峰淀粉酶酶解，定容过滤后滤液经反相色谱柱分离，高效液相色谱荧光检测器检测，外标法定量。

3 试剂和材料

除另有说明外，本法所有试剂均为分析纯，水为 GB/T 6682 规定的一级水。

3.1 试剂

3.1.1 盐酸（HCl）：浓度 36%～38%。

3.1.2 冰乙酸（CH_3COOH）。

3.1.3 氢氧化钠（NaOH）。

3.1.4 三水乙酸钠（$CH_3COONa \cdot 3H_2O$）。

3.1.5 甲醇（CH_3OH）：色谱纯。

3.1.6 木瓜蛋白酶：活力单位≥10U/mg。

3.1.7 高峰淀粉酶：活力单位≥100U/mg，或性能相当者。

3.2 试剂配制

3.2.1 盐酸溶液（0.1mol/L）：移取 9mL 盐酸，加水稀释并定容至 1 000mL。

3.2.2 盐酸溶液（1＋1）：量取 100mL 盐酸，缓慢倒入 100mL 水中，混匀。

3.2.3 氢氧化钠溶液（1mol/L）：称取 4g 氢氧化钠，加 90mL 水溶解，冷却后定容至 100mL。

3.2.4 乙酸钠溶液（0.1mol/L）：准确称取 13.60g 三水乙酸钠，加 900mL 水溶解，用水定容至 1 000mL。

3.2.5 乙酸钠溶液（0.05mol/L）：准确称取 6.80g 三水乙酸钠，加 900mL 水溶解，用冰乙酸调 pH 至 4.0～5.0，用水定容至 1 000mL。

3.2.6 混合酶溶液：称取 2.345g 木瓜蛋白酶和 1.175g 淀粉酶，加水定容至 50mL，临用前配制。

3.2.7 盐酸溶液（0.012mol/L）：吸取 1mL 盐酸，用水稀释并定容至 1 000mL。

3.3 标准品

维生素 B_2（$C_{17}H_{20}N_4O_6$，纯度≥98%，CAS：83-88-5）。

3.4 标准溶液配制

3.4.1 维生素 B_2 标准储备液（100μg/mL）：将维生素标准品置于真空干燥器或装有五氧化二磷的干燥器中干燥处理 24h 后，准确称取 10mg 维生素 B_2 标准品，加入 2mL 盐酸溶液（1＋1）超声溶解后，立即用水转移并定容至 100mL。混匀后转移入棕色玻璃容器中，在 4℃冰箱中储存，保存期 2 个月。标准储备液在使用前需要进行浓度校正，校正方法参见 23。

3.4.2 维生素 B_2 标准中间液（2.00μg/mL）：准确吸取 2.00mL 维生素 B_2 标准储备液，用水稀释并定容至 100mL。临用前配制。

3.4.3 维生素 B_2 标准系列工作液：吸取维生素 B_2 标准中间液 0.25mL、0.50mL、1.00mL、2.50mL、5.00mL，用水定容至 10mL，标准系列浓度分别为 $0.05\mu g/mL$、$0.10\mu g/mL$、$0.20\mu g/mL$、$0.50\mu g/mL$、$1.00\mu g/mL$。临用时配制。

4　仪器和设备

4.1　高效液相色谱仪：带荧光检测器。

4.2　天平：感量为 1mg 和 0.01mg。

4.3　高压灭菌锅。

4.4　pH 计：精度 0.01。

4.5　涡旋振荡器。

4.6　组织捣碎机。

4.7　恒温水浴锅。

4.8　干燥器。

4.9　分光光度计。

5　分析步骤

5.1　试样的制备

取样品约 500g，用组织捣碎机充分打匀均质，分装入洁净棕色磨口瓶中，密封，并做好标记，避光存放备用。

称取 2～10g（精确至 0.01g）均质后的试样（试样中维生素 B_2 的含量大于 $5\mu g$）于 100mL 具塞锥形瓶中，加入 60mL 的 0.1mol/L 盐酸溶液，充分摇匀，塞好瓶塞。将锥形瓶放入高压灭菌锅内，在 121℃ 下保持 30min，冷却至室温后取出。用 1mol/L 氢氧化钠溶液调 pH 至 6.0～6.5，加入 2mL 混合酶溶液，摇匀后，置于 37℃ 培养箱或恒温水浴锅中过夜酶解。将酶解液转移至 100mL 容量瓶中，加水定容至刻度，用滤纸过滤或离心，取滤液或上清液，过 $0.45\mu m$ 水相滤膜作为待测液。

注：操作过程应避免强光照射。

按同一操作方法做空白试验。

5.2　色谱参考条件

a）色谱柱：C_{18} 柱（4.6mm×150mm，$5\mu m$）或相当者；

b）流动相：0.05mol/L 乙酸钠溶液＋甲醇（pH＝4.5）＝65＋35（体积比）；

c）流速：1mL/min；

d）柱温：30℃；

e）检测波长：激发波长 462nm，发射波长 522nm；

f）进样体积：$20\mu L$。

5.3　标准曲线的制作

将标准系列工作液注入高效液相色谱仪中，测定相应的峰面积，以标准工作液的浓度为横坐标，以峰面积为纵坐标，绘制标准曲线。

5.4　试样溶液的测定

将试样溶液注入高效液相色谱仪中，得到相应的峰面积，根据标准曲线计算得到待测液中维生素 B_2 的浓度。

5.5　空白试验要求

空白试验溶液色谱图中应不含待测组分峰或其他干扰峰。

6　高效液相色谱参考图

维生素 B_2 标准溶液的高效液相色谱图见图 4-2。

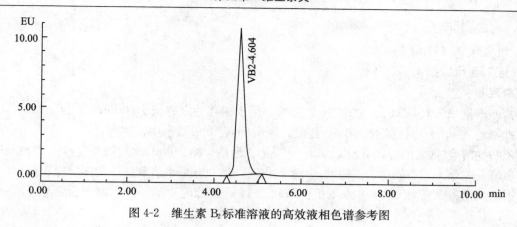

图 4-2　维生素 B_2 标准溶液的高效液相色谱参考图

7　分析结果的表述

试样中维生素 B_2 含量按下式计算：

$$X = \frac{c \times V}{m} \times \frac{100}{1000}$$

式中：

X ——试样中维生素 B_2（以核黄素计）的含量（mg/100g）；

c ——根据标准曲线计算得到的试样中维生素 B_2 的浓度（μg/mL）；

V ——试样溶液的最终定容体积（mL）；

m ——试样的质量（g）；

100 ——换算为 100g 样品中含量的换算系数；

1000——将浓度单位 μg/mL 换算为 mg/mL 的换算系数。

结果保留三位有效数字。

8　精密度

在重复性条件下获得的两次独立测定结果的绝对差值不得超过算术平均值的 10%。

第二法　荧光分光光度法

9　原理

维生素 B_2 在 440～500nm 波长光照射下发生黄绿色荧光。在稀溶液中其荧光强度与维生素 B_2 的浓度成正比。在波长 525nm 下测定其荧光强度。试液再加入连二亚硫酸钠，将维生素 B_2 还原为无荧光的物质，然后再测定试液中残余荧光杂质的荧光强度，两者之差即为试样中维生素 B_2 所产生的荧光强度。

10　试剂和材料

除另有说明外，本法所有试剂均为分析纯，水为 GB/T 6682 规定的一级水。

10.1　试剂

10.1.1　盐酸（HCl）：浓度 36%～38%。

10.1.2　冰乙酸（CH_3COOH）。

10.1.3　氢氧化钠（NaOH）。

10.1.4　三水乙酸钠（$CH_3COONa \cdot 3H_2O$）。

10.1.5　木瓜蛋白酶：活力单位≥10U/mg。

10.1.6　高峰淀粉酶：活力单位≥100U/mg，或性能相当者。

10.1.7　硅镁吸附剂：50～150μm。

10.1.8　丙酮（CH_3COCH_3）。

10.1.9　高锰酸钾（$KMnO_4$）。

10.1.10　过氧化氢（H_2O_2）：30％。

10.1.11　连二亚硫酸钠（$Na_2S_2O_4$）。

10.2　试剂配制

10.2.1　盐酸溶液（0.1mol/L）：移取 9mL 盐酸，用水稀释并定容至 1 000mL。

10.2.2　盐酸溶液（1+1）：量取 100mL 盐酸，缓慢倒入 100mL 水中，摇匀。

10.2.3　乙酸钠溶液（0.1mol/L）：称取 13.60g 三水乙酸钠，加 900mL 水溶解并定容至 1 000mL，摇匀。

10.2.4　氢氧化钠溶液（1mol/L）：称取 4g 氢氧化钠，加 90mL 水溶解并冷却定容至 100mL。

10.2.5　混合酶溶液：称取 2.345g 木瓜蛋白酶和 1.175g 高峰淀粉酶，加水溶解后定容至 50mL，临用前配制。

10.2.6　洗脱液：丙酮＋冰乙酸＋水＝5＋2＋9（体积比）。

10.2.7　高锰酸钾溶液（30g/L）：准确称取 3g 高锰酸钾，用水溶解后定容至 100mL。

10.2.8　过氧化氢溶液（3％）：吸取 10mL 30％过氧化氢，用水溶解并定容至 100mL。

10.2.9　连二亚硫酸钠溶液（200g/L）：准确称取 20g 连二亚硫酸钠，用水溶解后定容至 100mL。此溶液用前配制，保存在冰水浴中，4h 内有效。

10.3　标准品

维生素 B_2（$C_{17}H_{20}N_4O_6$，纯度≥98％，CAS：83-88-5）。

10.4　标准溶液配制

10.4.1　维生素 B_2 标准储备液（100μg/mL）：将维生素标准品置于真空干燥器或装有五氧化二磷的干燥器中干燥处理 24h 后，准确称取 10mg 维生素 B_2 标准品，加入 2mL 盐酸溶液（1+1）超声溶解后，立即用水转移并定容至 100mL。混匀后转移入棕色玻璃容器中，在 4℃冰箱中储存，保存期 2 个月。标准储备液在使用前需要进行浓度校正，校正方法参见 23。

10.4.2　维生素 B_2 标准中间液（10μg/mL）：准确吸取 10mL 维生素 B_2 标准储备液，用水稀释并定容至 100mL。在 4℃冰箱中避光储存，保存期 1 个月。

10.4.3　维生素 B_2 标准使用溶液（1μg/mL）：准确吸取 10mL 维生素 B_2 标准中间液，用水定容至 100mL。此溶液每毫升相当于 1.00μg 维生素 B_2。在 4℃冰箱中避光储存，保存期 1 周。

11　仪器和设备

11.1　荧光分光光度计。

11.2　天平：感量为 1mg 和 0.01mg。

11.3　高压灭菌锅。

11.4　pH 计：精度 0.01。

11.5　涡旋振荡器。

11.6　组织捣碎机。

11.7　恒温水浴锅。

11.8　干燥器。

11.9　维生素 B_2 吸附柱。

12　分析步骤

12.1　试样制备

12.1.1　试样的水解

取样品约 500g，用组织捣碎机充分打匀均质，分装入洁净棕色磨口瓶中，密封，并做好标记，避光存放备用。

称取 2～10g（精确至 0.01g，含 10～200μg 维生素 B_2）均质后的试样于 100mL 具塞锥形瓶中，加入 60mL 0.1mol/L 的盐酸溶液，充分摇匀，塞好瓶塞。将锥形瓶放入高压灭菌锅内，在 121℃下保持

30min，冷却至室温后取出。用氢氧化钠溶液调 pH 至 6.0～6.5。

12.1.2　试样的酶解

加入 2mL 混合酶液，摇匀后，置于 37℃培养箱或恒温水浴锅中过夜酶解。

12.1.3　过滤

将上述酶解液转移至 100mL 容量瓶中，加水定容至刻度，用干滤纸过滤备用。此提取液在 4℃冰箱中可保存一周。

注：操作过程应避免强光照射。

12.2　氧化去杂质

视试样中核黄素的含量取一定体积的试样提取液（含 1～10μg 维生素 B_2）及维生素 B_2 标准使用溶液分别置于 20mL 的带盖刻度试管中，加水至 15mL。各管加 0.5mL 冰乙酸，混匀。加 0.5mL 30g/L 高锰酸钾溶液，摇匀，放置 2min，使氧化去杂质。滴加 3% 过氧化氢溶液数滴，直至高锰酸钾的颜色褪去。剧烈振摇试管，使多余的氧气逸出。

12.3　维生素 B_2 的吸附和洗脱

12.3.1　维生素 B_2 的吸附柱

硅镁吸附剂约 1g 用湿法装入柱，占柱长 1/2～2/3（约 5cm）为宜（吸附柱下端用一小团脱脂棉垫上），勿使柱内产生气泡，调节流速约为 60 滴/min。

注：可使用等效商品柱。

12.3.2　过柱与洗脱

将全部氧化后的样液及标准液通过吸附柱后，用约 20mL 热水淋洗样液中的杂质。然后用 5mL 洗脱液将试样中维生素 B_2 洗脱至 10mL 容量瓶中，再用 3～4mL 水洗吸附柱，洗出液合并至容量瓶中，并用水定容至刻度，混匀后待测定。

12.4　标准曲线的制备

分别精确吸取维生素 B_2 标准使用液 0.3mL、0.6mL、0.9mL、1.25mL、2.5mL、5.0mL、10.0mL、20.0mL（相当于 0.3μg、0.6μg、0.9μg、1.25μg、2.5μg、5.0μg、10.0μg、20.0μg 维生素 B_2）或取与试样含量相近的单点标准按本法 12.2 和 12.3 操作。

12.5　试样溶液的测定

于激发光波长 440nm，发射光波长 525nm，测量试样管及标准管的荧光值。待试样管及标准管的荧光值测量后，在各管的剩余液（5～7mL）中加 0.1mL 20% 连二亚硫酸钠溶液，立即混匀，在 20s 内测出各管的荧光值，作为各自的空白值。

13　分析结果的表述

试样中维生素 B_2 含量按下式计算：

$$X = \frac{(A-B) \times S}{(C-D) \times m} \times f \times \frac{100}{1000}$$

式中：

X ——试样中维生素 B_2（以核黄素计）的含量（mg/100g）；

A ——试样荧光强度；

B ——试样空白荧光强度；

S ——标准管中维生素 B_2 的质量（μg）；

C ——标准管的荧光值；

D ——标准管空白荧光值；

m ——试样质量（g）；

f ——稀释倍数；

100 ——换算为 100g 样品中含量的换算系数；

1000——将浓度单位 μg/100g 换算为 mg/100g 的换算系数。

计算结果保留至小数点后两位。

14　精密度

在重复性条件下获得的两次独立测定结果的绝对差值不得超过算术平均值的 10%。

15　其他

当取样量为 10.00g，方法检出限为 0.006mg/100g，定量限为 0.02mg/100g。

附加说明：

本法参考 GB 5009.85《食品安全国家标准　食品中维生素 B_2 的测定》。

三、食用农产品中烟酸和烟酰胺的测定

1 范围

第一法描述了食用农产品中烟酸和烟酰胺的微生物法测定，适用于各类食用农产品包括以天然农产品为基质的强化食用农产品中烟酸和烟酰胺总量的测定；

第一法的检出限和定量限：线性范围为 50～500ng/mL；天然类等含量较低的食品试样称样量为 5g 时，检出限为 0.05mg/100g，定量限为 0.1mg/100g；强化食品等含量较高的食品试样称样量为 1g 时，检出限为 0.25mg/100g，定量限为 0.5mg/100g。

第二法描述了乳品中烟酸和烟酰胺的高效液相色谱法测定，适用于强化食用农产品中烟酸和烟酰胺的测定。

第二法的检出限：当称样量为 5g 时，烟酸为 30μg/100g，烟酰胺为 40μg/100g。

第一法 微生物法

2 原理

烟酸（烟酰胺）是植物乳杆菌 *Lactobacillus plantarum*（ATCC8014）生长所必需的营养素，在一定控制条件下，利用植物乳杆菌对烟酸和烟酰胺的特异性，在含有烟酸和烟酰胺的样品中生长形成的光密度来测定烟酸和烟酰胺的含量。

3 试剂和材料

除另有说明外，本法所有试剂均为分析纯，水为 GB/T 6682 规定的二级水。培养基可购买符合测试要求的商品化培养基。

3.1 菌种

植物乳杆菌 *Lactobacillus plantarum*（ATCC8014），或其他有效标准菌株。

3.2 试剂

3.2.1 盐酸（HCl）。

3.2.2 氢氧化钠（NaOH）。

3.2.3 氯化钠（NaCl）。

3.2.4 浓硫酸（H_2SO_4）。

3.2.5 乙醇（C_2H_5OH）。

3.3 试剂配制

3.3.1 盐酸溶液（1mol/L）：吸取 83mL 盐酸，于 1 000mL 烧杯中，加 917mL 水，混匀。

3.3.2 盐酸溶液（0.1mol/L）：吸取 1mol/L 的盐酸溶液 10mL，加水溶解至 100mL。

3.3.3 氢氧化钠溶液（1mol/L）：称取 40g 氢氧化钠于 1 000mL 烧杯中，加水溶解并稀释至 1 000mL，混匀。

3.3.4 氢氧化钠溶液（0.1mol/L）：吸取 1mol/L 的氢氧化钠溶液 10mL，加水溶解至 100mL。

3.3.5 生理盐水（0.9%）：称取 9g 氯化钠，溶解于 1 000mL 水中，分装 10mL 于试管中，121℃灭菌 15min，备用。

3.3.6 乙醇溶液（25%）：量取 200mL 无水乙醇与 800mL 水混匀。

3.3.7 硫酸溶液（1mol/L）：于 2 000mL 烧杯中先注入 700mL 水，吸取 56mL 硫酸沿烧杯壁倒入水中，用水稀释至 1 000mL。

3.4 培养基

3.4.1 乳酸杆菌琼脂培养基：可按操作注意事项配制。

3.4.2 乳酸杆菌肉汤培养基：可按操作注意事项配制。

3.4.3 烟酸测定用培养基：可按操作注意事项配制。

　　注：一些商品化合成培养基效果良好，商品化合成培养基按标签说明进行配制。

3.5　标准品

　　烟酸（$C_6H_5NO_2$）：纯度 ≥ 99.5％，CAS 号：59-67-6。

3.6　标准溶液配制

3.6.1　烟酸标准储备液（0.1mg/mL）：精确称取 50.0mg 烟酸标准品，用乙醇溶液溶解并移至 500mL 容量瓶中，定容，混匀于 2～4 ℃冷藏。此溶液每毫升相当于 100μg 烟酸。

3.6.2　烟酸标准中间液（1μg/mL）：准确吸取 1.0mL 烟酸标准储备液置于 100mL 棕色容量瓶中，用乙醇溶液稀释并定容至刻度，混匀于 2～4 ℃冷藏。此溶液每毫升相当于 1μg 烟酸。

3.6.3　烟酸标准工作液（100ng/mL）：准确吸取 5.00mL 烟酸标准中间液置于 50mL 容量瓶中，用水稀释定容至刻度，混匀于 2～4 ℃冷藏。此溶液每毫升相当于 100ng 烟酸。

4　仪器和设备

4.1　天平：感量分别为 0.01g 和 0.1mg。

4.2　均质设备：用于试样的均质化。

4.3　恒温培养箱：36℃±1℃。

4.4　涡旋振荡器。

4.5　压力蒸汽消毒器：121℃（0.10～0.12MPa）。

4.6　离心机：转速 ≥ 2 000r/min。

4.7　pH 计：精度±0.01。

4.8　分光光度计。

4.9　超净工作台。

4.10　超声波振荡器。

　　注：玻璃仪器使用前，用活性剂（月桂磺酸钠或家用洗涤剂加入到洗涤用水中即可）对硬玻璃测定管及其他必要的玻璃器皿进行清洗，清洗之后烘干，于 170 ℃干热 3h 后使用。

5　分析步骤

5.1　储备菌种的制备

　　将菌种植物乳杆菌转接至乳酸杆菌琼脂培养基中，在 36℃±1℃恒温培养箱中培养 20～24h，取出后放入 2～4℃冰箱中保存。每月至少传种一次，作为储备菌株保存。

　　实验前将储备菌株接种至乳酸杆菌琼脂培养基中，在 36℃±1℃恒温培养箱中培养 20～24h 以活化菌株，用于接种液的制备。保存数周以上的储备菌种，不能立即用作接种液制备，实验前宜连续传种 2～3 代以保证菌株活力。

5.2　接种液的制备

　　试验前一天，从乳酸杆菌琼脂培养基移取部分菌种于灭菌的 10mL 乳酸杆菌肉汤培养基中，于 36℃±1℃恒温培养箱中培养 6～18h。在无菌条件下离心该培养液 15min，倾去上清液。加入 10mL 已灭菌的生理盐水重新分散细胞，于涡旋振荡器上快速混合均匀，离心 15min，倾去上清液。重复离心和清洗步骤三次。以第三次细胞分散液中吸取 1mL 加入 10mL 已灭菌的生理盐水，使其充分混合均匀制成混悬液，备用。用 721 分光光度计，在 550nm 波长下，以 0.9％生理盐水为参比，读取该菌悬液的透光值，用 0.9％生理盐水或第三次细胞分散液调整透光值，使其范围在 60％～80％之间。立即使用。

5.3　试样制备

　　谷薯类、豆类、坚果（去壳）等试样需粉碎、研磨、过筛（筛板孔径 0.3～0.5mm）；乳粉、米粉等试样混匀；肉、蛋、鱼、动物内脏等用打碎机制成食糜；果蔬、半固体食用农产品等试样需匀浆混匀；液体试样用前振摇混合。如不能马上检测，于 4 ℃冰箱保存。

5.4　试样提取

准确称取烟酸试样，一般乳类、新鲜果蔬试样 2～5g（精确至 0.01g）；谷类、豆类、坚果类、内脏、生肉、干制试样 0.2～1g（精确至 0.01g），液态试样 5g；乳粉、米粉等准确称取适量试样 2g（精确至 0.01g）；食用农产品 0.2～1g；液体饮料或流质、半流质试样 5～10g 于 100mL 锥形瓶中，加入被检验物质干重 10 倍的硫酸溶液。在 121 ℃下，水解 30min 后冷却至室温。用 0.1mol/L 氢氧化钠溶液调 pH 至 6.0～6.5，再用 0.1mol/L 盐酸调 pH 至 4.5±0.1，用水定容至 100mL，用无灰滤纸过滤，滤液备用。

5.5　稀释

根据试样中烟酸含量用水对试样提取液进行适当稀释，使稀释后试样提取液中烟酸含量在 50.0～500.0ng 范围内。

5.6　测定系列管制备

5.6.1　标准系列管

取试管分别加入烟酸标准工作液 0.00mL、0.5mL、1.0mL、1.5mL、2.0mL、2.5mL、3.0mL、4.0mL 和 5.00mL，补水至 5.0mL，相当于标准系列管中烟酸含量为 0.0ng、50ng、100ng、150ng、200ng、250ng、300ng、400ng、500ng。加 5.0mL 烟酸测定用培养基（见表 4-1），混匀。每个标准点应制备 3 管。

表 4-1　标准曲线管的制作

试管号（NO.）	1	2	3	4	5	6	7	8	9	10
蒸馏水（mL）	5	5	4.5	4	3.5	3	2.5	2	1	0
标准溶液*（mL）	0	0	0.5	1	1.5	2	2.5	3	4	5
培养基（mL）	5	5	5	5	5	5	5	5	5	5

* 试管 NO.1～2 中不添加标准溶液；2 中添加菌液；NO.3～10 中添加标准品溶液的浓度依次增高。3 个重复。

5.6.2　试样系列管

取 4 支试管，分别加入 1.0mL、2.0mL、3.0mL、4.0mL 试样提取液，补水至 5.0mL，加入 5.0mL 烟酸测定用培养液（见表 4-2），混匀。每个浓度做 3 个重复。

表 4-2　试样管的制作

试管号（NO.）	1	2	3	4
蒸馏水（mL）	4	3	2	1
样品（mL）	1	2	3	4
培养基（mL）	5	5	5	5

5.6.3　灭菌

将所有的标准系列管和试样系列管测定管塞好棉塞，于 121℃（0.10～0.12MPa）高压灭菌 5min。灭菌完成后，迅速冷却，备用。

5.7　培养

接种：在无菌操作条件下，将接种液转入无菌滴管，向每支测定管接种一滴。

培养：将加完菌液的试管置于 36℃±1℃恒温培养箱中培养 16～24h，直至获得最大浊度，即再培养 2h 浊度无明显变化。另准备一支标准 0 管（含 0.0ng 烟酸）不接种作为 0 对照管。

5.8　测定

用厚度为 1cm 比色杯，在波长 550nm 条件下读取光密度值，将培养好的测定管用涡旋振荡器混匀。以未接种 0 对照管调节透光率为 100%，然后依次测定标准系列管、试样系列管的透光率。取出最高浓度标准曲线管振荡 5s，测定光密度值，放回重新培养。2h 后同等条件重新测该管的光密度，如果两次光密度的绝对差结果≤2%，则取出全部检验管测定标准溶液和试样的光密度。

5.9　标准曲线的制作

以标准系列管烟酸含量为横坐标，光密度值为纵坐标，绘制标准曲线，也可对各个标准点做拟合曲线。各个标准点 3 管之间的光密度值的相对标准偏差应小于 10%，如果某一标准点 3 支试样管中有 2 支烟酸含量落在 50～500ng 范围内，且该两管之间折合为每毫升试样提取液中烟酸含量的偏差小于 10%，则该结果可用；如果 3 支试样管中烟酸含量的相对标准偏差大于 10%，则该点舍去，不参与标准曲线的绘制。

6 分析结果的表述

试样结果计算：从标准曲线查得试样系列管中烟酸的相应含量（x），按下式进行结果计算：

$$X = \frac{\bar{\rho} \times V_1 \times f}{m} \times \frac{100}{1000}$$

式中：

X ——试样中烟酸的含量（$\mu g/100g$）；

$\bar{\rho}$ ——试样系列管折合为试样提取液中烟酸浓度平均值（ng/mL）；

V_1 ——试样提取液定容体积（mL）；

f ——试样提取液稀释倍数；

m ——试样的称样量（g）；

$\frac{100}{1000}$ ——折算成每百克试样中烟酸毫克数的换算系数。

结果保留两位有效数字。

7 精密度

普通食用农产品在重复性条件下获得的两次独立测定结果的绝对差值不得超过算术平均值的 15%；强化食用农产品在重复性条件下获得的两次独立测定结果的绝对差值不得超过算术平均值的 5%。

8 其他

按样品种类将待测试样稀释到线性范围内再对样品进行测试。

本标准试管法线性范围为 50～500ng/mL；天然类等含量较低的食用农产品试样称样量为 5g 时，检出限为 0.05mg/100g，定量限为 0.1mg/100g；强化食用农产品等含量较高的食用农产品试样称样量为 1g 时，检出限为 0.25mg/100g，定量限为 0.5mg/100g。

9 操作注意事项

9.1 乳酸杆菌琼脂培养基
9.1.1 成分

光解胨	15g
葡萄糖	10g
磷酸氢二钾	2g
聚山梨糖单油酸酯	1g
番茄汁	100mL
琼脂	10g
蒸馏水	1 000mL

9.1.2 制法

先将除琼脂以外的其他成分溶解于蒸馏水中，调节 pH 至 6.8±0.2（20～25℃），再加入琼脂，加热煮沸，使琼脂融化。混合均匀后分装于试管中，每管 10mL。121℃高压灭菌 15min，备用。

9.2 乳酸杆菌肉汤培养基
9.2.1 成分

光解胨	15g
葡萄糖	10g

磷酸氢二钾	2g
聚山梨糖单油酸酯	1g
番茄汁	100mL
蒸馏水	1 000mL

9.2.2　制法

将上述成分溶解于水中，调节 pH 至 6.8±0.2（20～25℃），混合均匀后分装于试管中，每管 10mL，121℃高压灭菌 15min，备用。

9.3　烟酸测定用培养基

9.3.1　成分

酪蛋白氨基酸	12g
葡萄糖	40g
乙酸钠	20g
L-胱氨酸	0.4g
DL-色氨酸	0.2g
烟酸腺嘌呤	20mg
烟酸鸟嘌呤	20mg
尿嘧啶	20mg
盐酸硫胺素	200μg
泛酸钙	200μg
盐酸吡哆醇	400μg
核黄素	400μg
p-氨基苯甲酸	100μg
生物素	0.8μg
磷酸氢二钾	1g
磷酸二氢钾	1g
硫酸镁	0.4g
氯化钠	20mg
硫酸亚铁	20mg
硫酸锰	20mg
蒸馏水	1 000mL

9.3.2　制法

将上述成分溶解于水中，调 pH 至 6.7±0.2（20～25℃），备用。

第二法　高效液相色谱法

10　原理

高蛋白样品经沉淀蛋白质，高淀粉样品经淀粉酶酶解，在弱酸性环境下超声波振荡提取，以 C_{18} 色谱柱分离，在紫外检测器检测 261nm 波长处检测，根据色谱峰的保留时间定性，外标法定量，计算试样中烟酸和烟酰胺含量。

11　试剂和材料

除另有说明外，本法所有试剂均为分析纯，水为 GB/T 6682 规定的一级水。

11.1　试剂

11.1.1　盐酸（HCl）：优级纯。

11.1.2　氢氧化钠（NaOH）：优级纯。

11.1.3 高氯酸（$HClO_4$）：体积分数为 60％，优级纯。

11.1.4 甲醇（CH_3OH）：色谱纯。

11.1.5 异丙醇（C_3H_8O）：色谱纯。

11.1.6 庚烷磺酸钠（$C_7H_{15}NaO_3S$）：色谱纯。

11.1.7 淀粉酶：酶活力 $\geqslant 1.5U/mg$。

11.2 试剂配制

11.2.1 盐酸（5.0mol/L）：用量筒量取 415mL 盐酸，于 1 000mL 烧杯中，加 585mL 水，混匀。

11.2.2 盐酸（0.1mol/L）：用量筒量取 8.3mL 盐酸，于 1 000mL 烧杯中，加 991.7mL 水，混匀。

11.2.3 氢氧化钠（5.0mol/L）：称取 200g 氢氧化钠至 1 000mL 容量瓶中，加水溶解并稀释至 1 000mL，混匀。

11.2.4 氢氧化钠（0.1mol/L）：称取 4.0g 氢氧化钠至 1 000mL 容量瓶中，加水稀释定容至刻度，混匀。

11.2.5 流动相：甲醇 70mL、异丙醇 20mL、庚烷磺酸钠 1g，用 910mL 水溶解并混匀后，用高氯酸调 pH 至 2.1 ± 0.1，经 $0.45\mu m$ 膜过滤。

11.3 标准品

烟酸（$C_6H_5NO_2$）：纯度＞99％，CAS 号：59-67-6；

烟酰胺（$C_6H_6N_2O$）：纯度＞99％，CAS 号：98-92-0。

11.4 标准溶液配制

11.4.1 烟酸和烟酰胺标准储备液（1.000mg/mL）：准确称取烟酸及烟酰胺标准品各 0.05g（精确到 0.1mg），分别置于 100mL 容量瓶中，用 0.1mol/L 盐酸溶解，定容至刻度，混匀（4 ℃冰箱中可保存 1 个月）。

注：标准储备液配制完以后，需要进行浓度校正，校正方法见 18。

11.4.2 烟酸和烟酰胺标准混合中间液（100.0μg/mL）：准确吸取烟酸和烟酰胺标准储备液各 10.0mL 于 100mL 容量瓶中，加水定容至刻度，混匀。临用前配制。

11.4.3 烟酸和烟酰胺标准混合工作液：分别准确吸取标准混合中间液 1.0mL、2.0mL、5.0mL、10.0mL、20.0mL 于 100mL 容量瓶中，加水定容至刻度，混匀，得到浓度分别为 1.0μg/mL、2.0μg/mL、5.0μg/mL、10.0μg/mL、20.0μg/mL 的标准混合工作液，临用前配制。

12 仪器和设备

12.1 天平：感量 0.1mg。

12.2 恒温培养箱：30～80 ℃。

12.3 超声波振荡器。

12.4 pH 计：精度 ±0.01。

12.5 高效液相色谱仪：带紫外检测器。

12.6 一次性微孔滤头：带 $0.45\mu m$ 微孔滤膜。

13 分析步骤

13.1 试样制备

非粉状固态试样粉碎并混合均匀；液态试样摇匀。

13.1.1 淀粉类和含淀粉的食用农产品（即食谷物、面包、饼干、面条、小麦粉和杂粮粉等制品）

称取混合均匀固体试样 5.0g（精确到 0.01g），加入 25mL 45～50℃的水，称取混合均匀液体试样 20.0g（精确到 0.01g）于 150mL 锥形瓶中，加入约 0.5g 淀粉酶，摇匀后向锥形瓶中充氮，盖上塞，置于 50～60℃的培养箱内培养约 30min，取出冷却至室温。

注：如果条件允许，建议酶解时采用 55 ℃±5 ℃水浴振摇。

13.1.2 不含淀粉的食用农产品（调制乳、调制乳粉、饮料类、固体饮料类、豆粉和豆浆粉等制品）

称取混合均匀固体试样约 5.0g（精确到 0.01g），加入 25mL 45～50℃的水，称取混合均匀液体试样 20.0g（精确到 0.01g）于 150mL 锥形瓶中，置于超声波振荡器中振荡约 10min 以上充分溶解，静置 5～10min，并冷却至室温。

13.1.3 提取

待试样溶液降至室温后，用 5.0mol/L 盐酸溶液和 0.1mol/L 盐酸溶液调节试样溶液的 pH 至 1.7± 0.1，放置约 2min 后，再用 5.0mol/L 氢氧化钠溶液和 0.1mol/L 氢氧化钠溶液调节试样溶液的 pH 至 4.5±0.1，置于 50℃水浴超声波振荡器中振荡 10min 以上充分提取，冷却至室温后转至 100mL 容量瓶中，用水反复冲洗锥形瓶，洗液合并于 100mL 容量瓶中，用水定容至刻度后混匀，经滤纸过滤。滤液再经 0.45μm 微孔滤膜加压过滤，用样品瓶收集，即为试样测定液。

注：必要时，试样测定液用水进行适当的稀释，使试样测定液中烟酸和烟酰胺浓度在 1～20μg/mL 范围内。

13.2 色谱参考条件

液相色谱参考条件如下：

a）色谱柱：C_{18}（4.6mm×150mm，5μm）或柱效相当的色谱柱；

b）柱温：25℃±0.5℃；

c）紫外检测器：检测波长为 261nm；

d）流动相：甲醇 70mL、异丙醇 20mL、庚烷磺酸钠 1g，用 910mL 水溶解并混匀后，用高氯酸调 pH 至 2.1±0.1，经 0.45μm 膜过滤；

e）流速：1.0mL/min；

f）进样量：10μL 或 20μL。

13.3 测定

13.3.1 标准曲线的制作

按照已经确立的色谱条件，将烟酸及烟酰胺混合标准系列测定液依次按上述推荐色谱条件进行测定。记录各组分的色谱峰面积或峰高，以峰面积或峰高为纵坐标，以标准测定液的浓度为横坐标，绘制标准曲线。

13.3.2 试样溶液的测定

将试样测定液按上述推荐色谱条件进样测定。记录各组分色谱峰面积或峰高，根据标准曲线计算出试样测定液中烟酸及烟酰胺各组分的浓度 ρ。

13.4 烟酸和烟酰胺标准溶液的参考液相色谱图

烟酸和烟酰胺标准溶液的参考液相色谱图见图 4-3。

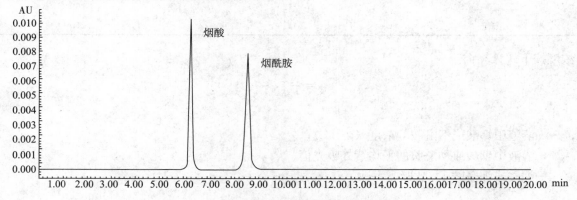

图 4-3 烟酸和烟酰胺标准溶液的液相参考色谱图

14 分析结果的表述

14.1 试样烟酸和烟酰胺含量计算

试样中烟酸或烟酰胺的含量，按下式计算：

$$X_{1或2} = \frac{\rho_i \times V \times 100}{m}$$

式中：

$X_{1或2}$——试样中烟酸或烟酰胺的含量（μg/100g）；

ρ_i　　——试样待测液中烟酸或烟酰胺的浓度（μg/mL）；

V　　——试样溶液的体积（mL）；

m　　——试样的质量（g）。

注：液态试样中烟酸或烟酰胺含量也可以 μg/100mL 为单位。

14.2 试样维生素 PP 的总含量

试样中维生素 PP 的总含量 X，按下式计算：

$$X = X_1 + X_2 \times 1.008$$

式中：

X　　——试样中维生素 PP 的总含量（μg/100g）；

X_1　　——试样中烟酸的含量（μg/100g）；

X_2　　——试样中烟酰胺的含量（μg/100g）；

1.008——烟酰胺转化成烟酸的系数。

15 精密度

在重复性条件下获得的两次独立测定结果的绝对差值不得超过算术平均值的 10%。

16 其他

当称样量为 5g 时，烟酸检出限为 30μg/100g，定量限为 100μg/100g，烟酰胺检出限为 40μg/100g，定量限为 120μg/100g。

17 操作注意事项

烟酸或烟酰胺标准储备溶液配制后需要对浓度进行校正，具体操作如下：

烟酸或烟酰胺标准浓度的标定：准确吸取烟酸或烟酰胺标准储备液 1.0mL 于 100mL 容量瓶中，用 0.1mol/L 盐酸定容至刻度，混匀，按给定波长测定溶液的吸光值，用比吸光系数计算出该溶液中烟酸或烟酰胺的浓度。测定条件见表 4-3。

表 4-3　烟酸和烟酰胺吸光值的测定条件

标准	比吸光系数 E_{cm}^{1}（%）	波长 λ（nm）
烟酸	420	260
烟酰胺	410	260

浓度按下式计算：

$$c_1 = \frac{A}{E} \times \frac{1}{100}$$

式中：

c_1——溶液中烟酸或烟酰胺的浓度（g/mL）；

A——溶液中烟酸或烟酰胺的平均紫外吸光值；

E——烟酸或烟酰胺 1% 比吸光系数。

附加说明：

本法参考 GB 5009.89《食品安全国家标准　食品中烟酸和烟酰胺的测定》。

四、食用农产品中泛酸的测定

1 范围

本法描述了食用农产品中泛酸和泛酸钙的测定方法。本法适用于食用农产品中泛酸的测定。

一般食品称样量为 5g 时,检出限为 0.03mg/100g,定量限为 0.06mg/100g。

2 原理

泛酸是植物乳杆菌 *Lactobacillus plantarum*(ATCC8014)生长所必需的营养素,在一定控制条件下,将植物乳杆菌液接种至含有试样液的培养液中,培养一段时间后测定透光率(或吸光度值),根据泛酸含量与透光率(或吸光度值)的标准曲线计算出试样中泛酸的含量。

3 试剂和材料

除另有说明外,本法所有试剂均为分析纯,水为 GB/T 6682 规定的二级水。

3.1 试剂

3.1.1 冰乙酸($C_2H_4O_2$)。

3.1.2 盐酸(HCl)。

3.1.3 氢氧化钠(NaOH)。

3.1.4 氯化钠(NaCl)。

3.1.5 碳酸钠(Na_2CO_3)。

3.1.6 碳酸氢钾($KHCO_3$)。

3.1.7 磷酸氢二钾(K_2HPO_4)。

3.1.8 三水合乙酸钠($C_2H_3O_2Na \cdot 3H_2O$)。

3.1.9 三水合磷酸二氢钾($KH_2PO_4 \cdot 3H_2O$)。

3.1.10 七水合硫酸镁($MgSO_4 \cdot 7H_2O$)。

3.1.11 七水合硫酸亚铁($PeSO_4 \cdot 7H_2O$)。

3.1.12 一水合硫酸锰($MnSO_4 \cdot H_2O$)。

3.1.13 三羟甲基氨基甲烷[$C_4H_{11}NO_3$]。

3.1.14 葡萄糖($C_5H_{12}O_5$)。

3.1.15 甲苯(C_7H_8)。

3.1.16 无水乙醇(C_2H_6O)。

3.1.17 阴离子交换树脂 Dowex1×8,粒度 38~75μm。

3.1.18 碱性磷酸酶:酶活力≥23U/g。

3.1.19 鸽子肝脏丙酮提取物:酶活力≥0.1U/g。

3.1.20 蛋白胨:含氮量≥10%。

3.1.21 酵母提取物:含氮量≥10%。

3.1.22 琼脂。

3.2 试剂配制

3.2.1 乙酸溶液(0.2mol/L):吸取 11.8mL 冰乙酸,加水稀释至 1 000mL,混匀。

3.2.2 乙酸钠溶液(0.2mol/L):称取 27.2g 三水合乙酸钠,加水溶解并稀释至 1 000mL,混匀。

3.2.3 盐酸溶液(1mol/L):吸取 83mL 盐酸,用水稀释至 1 000mL。

3.2.4 盐酸浸泡液:吸取 100mL 盐酸与 50 倍水混合。

3.2.5 氢氧化钠溶液(1mol/L):称取 40g 氢氧化钠,加水溶解并稀释至 1 000mL,混匀。

3.2.6 氢氧化钠溶液(0.1mol/L):称取 4g 氢氧化钠,加水溶解并稀释至 1 000mL,混匀。

3.2.7　Tris 缓冲液：称取 121.0g 三羟甲基氨基甲烷溶于 500mL 水中，用冰乙酸调 pH 至 8.1±0.1，加水至 1 000mL，混匀。储存于 2～4℃冰箱中，可保存两周。

3.2.8　生理盐水：称取 9g 氯化钠，加水溶解并稀释至 1 000mL，混匀。临用前预先灭菌，于 121℃高压灭菌 10min 后备用。

3.2.9　乙醇溶液（20%）：量取 200mL 无水乙醇与 800mL 水混匀。

3.2.10　碳酸钠溶液（0.08mol/L）：称取 8.5g 碳酸钠，加水溶解并稀释至 1 000mL，混匀。

3.2.11　碳酸氢钾溶液（0.02mol/L）：称取 2g 碳酸氢钾加水溶解并稀释至 1 000mL，混匀。

3.2.12　碱性磷酸酶溶液：称取 2g 碱性磷酸酶，加水溶解并稀释至 100mL。临用现配，2～4℃冰箱预冷。

3.2.13　鸽子肝脏提取液

3.2.13.1　活化 Dowex1×8：称取 100gDowex1×8 于锥形瓶中，加入 1 L 盐酸溶液，置于振荡器上充分振摇 10min，用铺有滤纸的布氏漏斗过滤。Dowex1×8 转回锥形瓶，再加入 1 L 盐酸溶液重复振摇、过滤。Dowex1×8 加入 1 L 水振摇 10min，过滤，重复用水洗涤 10 次。逐滴加入 Tris 缓冲液调节 Dowex1×8 pH 至 8.0±0.1。2～4℃冰箱保存，2 天内用完。

3.2.13.2　鸽子肝脏提取液：配制此试剂前一天将所用容器放入 2～4℃冰箱中冷藏过夜。称取 30g 鸽子肝脏丙酮提取物干粉，放入研钵中，冰浴条件下分两次加入 300mL 碳酸氢钾溶液研磨至匀浆，转入具塞离心管中，盖好塞后充分振摇，－20℃冷冻 10min 后以 3 000r/min 离心 5min，将上清液转至 500mL 广口瓶中。加 150g 活化 Dowex1×8，放入冰浴中混匀 5min，将混合液倒入离心管中，3 000r/min离心 5min。将上清液移入另一 500mL 预冷的广口瓶中，－20℃冷冻 10min，再加150g 活化 Dowex1×8，放入冰浴中混匀 5min，将混合液倒入离心管中，3 000r/min 离心，将上清液分装于具塞试管中（每管大约 3mL），－20℃冷冻保存。用前于 2～4℃冰箱内化冻并保存至用时。

3.3　培养基

3.3.1　甲盐溶液：分别称取 25g 磷酸氢二钾和 25g 三水合磷酸二氢钾，加水溶解并稀释至 500mL，混匀。加入 1mL 甲苯，2～4℃冰箱可保存 1 年。

3.3.2　乙盐溶液：分别称取 10g 七水合硫酸镁、0.5g 氯化钠、0.5g 七水合硫酸亚铁和 0.5g 一水合硫酸锰，加水溶解并稀释至 500mL。加 5 滴盐酸，2～4℃冰箱保存 1 年。

3.3.3　琼脂培养基：琼脂培养基配制见表 4-4。

表 4-4　菌种储备用琼脂培养基配制一览表

试剂	用量
葡萄糖	1.0g
蛋白陈	0.8g
酵母提取物	0.2g
三水合乙酸钠	1.7g
甲盐溶液	0.2mL
乙盐溶液	0.2mL
琼脂	1.2g

按表 4-4 称取或吸取各试剂，加水至 100mL，沸水浴加热至琼脂完全溶化。趁热用 1mol/L 盐酸溶液和 1mol/L 氢氧化钠溶液调节 pH 6.8±0.1。尽快分装，根据试管内径粗细每管加入 3～5mL，液面高度不得低于 2cm。塞上棉塞，121℃高压灭菌 15min，取出后试管直立放置，待冷却后于冰箱内保存，备用。

3.3.4　泛酸测定用培养液：可按 8 操作配制泛酸测定用培养液。也可直接由试剂公司购买效力相当的泛酸测定用培养基，用前按说明书配制。

3.4　标准品

D-泛酸钙（$C_{18}H_{32}CaN_2O_{10}$）：纯度≥99%。

3.5 标准溶液的配制

3.5.1 泛酸标准储备液（40.0μg/mL）：精确称取 43.5mg 预干燥至恒重的 D-泛酸钙，加水溶解并转移至 1 000mL 容量瓶中，加入 10mL 乙酸溶液，100mL 乙酸钠溶液，用水定容至刻度。储存于棕色瓶中，加入 3～5 滴甲苯，于 2～4℃冰箱中储存两年。

3.5.2 泛酸标准中间液（1.00μg/mL）：准确吸取 25.0mL 泛酸标准储备液置于 1 000mL 容量瓶中，加入 10mL 乙酸溶液，100mL 乙酸钠溶液，用水定容至刻度。加入 3～5 滴甲苯于 2～4℃冰箱中储存一年。

3.5.3 泛酸标准工作液（0.020μg/mL）：准确吸取 2.00mL 泛酸标准中间液置于 100mL 容量瓶中，用水定容至刻度，混匀。此标准工作液现用现配。

4 仪器和设备

4.1 天平，感量 0.1mg。

4.2 电热恒温培养箱：37℃±1℃。

4.3 压力蒸汽消毒器：121℃。

4.4 涡旋振荡器。

4.5 离心机：转速≥3 000r/min。

4.6 接种针和接种环。

4.7 pH 计：精度±0.01。

4.8 紫外-分光光度计。

4.9 超净工作台。

4.10 超声振荡器。

5 菌种的制备与保存

5.1 菌种：植物乳杆菌。

5.2 储备菌种的制备：将植物乳杆菌菌种转接至琼脂培养基中，在 37℃±1℃恒温箱中培养 20～24h，连续传种 2～3 次。取出后放入 2～4℃冰箱作为储备菌种保存。每月至少传代一次，不宜超过 25 代。

试验前将储备菌株接种至琼脂培养基中，37℃±1℃恒温箱中培养 20～24h 以活化菌株，用于接种液的制备。

注：保存数周以上的储备菌株，不能立即用做接种液制备，试验前宜连续传种 2～3 代以保证细菌活力。

5.3 接种液的制备：试验前一天，取 2mL 泛酸标准工作液和 4mL 泛酸测定用培养液混匀，分装于两支 5mL 离心管中，塞好棉塞，于 121℃高压灭菌 15min 后即为种子培养液。冷却后用接种环将活化的菌株转种至 2 支子培养液中，于 37℃±1℃恒温箱中培养 20～24h。取出后 3 000r/min 离心 10min，弃上清液，无菌操作下用已灭菌的生理盐水淋洗 2 次，3 000r/min 离心 10min，弃上清液。再加入 3mL 灭菌生理盐水，混匀后制成接种液，立即使用。

6 测定步骤

注：所有操作均需避光进行。

6.1 试样制备

谷薯类、豆类、乳粉等试样需粉碎、研磨、过筛（筛板孔径 0.3～0.5mm）；肉、蛋、坚果等用匀质器制成食糜；果蔬、半固体食品等试样需匀浆混匀；液体试样用前振摇混合。4℃冰箱可保存 1 周。

6.2 试样提取

一般谷薯类、肉蛋乳类、果蔬菌藻类、豆及坚果类等食品试样宜采用酶解提取法。

6.2.1 水解：准确称取适量试样（m，含 0.02～0.2mg 泛酸），精确至 0.001g。一般谷薯类、肉类、蛋类、豆类及其制品称取 1～5g；新鲜果蔬、乳及其制品称取 5～10g。转入 100mL 锥形瓶中，加 10mL

Tris 缓冲液、40mL 水，振荡混匀。于 121℃高压条件下水解 15min。冷却至室温，转移至 100mL 容量瓶中，用水定容至刻度（V_1），过滤。

6.2.2　酶解：准确吸取适量试样滤液（1.0～10.0mL，V_2）至 25mL 具塞刻度试管底部，补水至 10mL，加 5mL Tris 缓冲液。在冰浴条件下，依次小心加入预冷的 0.1mL 碳酸氢钠溶液、0.4mL 碱性磷酸酶溶液、0.2mL 鸽子肝脏提取液和 0.4mL 水。小心混匀试管，避免混合物黏附于试管壁，加 1 滴甲苯，37℃±1℃温育过夜（8h 以上）。加水至 20mL，用冰乙酸调节 pH 至 4.5±0.1，加水定容至 25.0mL（V_3），过滤。调节 pH：吸取适量的试样酶解液（2.0～20.0mL，V_4）于 25mL 具塞刻度试管中，加水至 20mL，用 0.1mol/L 氢氧化钠溶液调节 pH 至 6.8±0.1，用水定容至 25.0mL（V_5）。

另取一试管加入 5mL Tris 缓冲液和 10mL 水，同法加入碳酸氢钠溶液、碱性磷酸酶溶液、鸽子肝脏提取液酶液及温育过夜，并调节 pH 至 6.8±0.1，用水定容至 25.0mL 作为酶空白液。

注：以谷物、乳粉等为基质的配方食品如需计量基质本底泛酸含量，可采用酶解法提取。

6.3　稀释

根据试样中泛酸含量用水对试样提取液进行适当稀释（F），使稀释后试样提取液中泛酸浓度约为 20ng/mL。

6.4　测定系列管制备

所用试管使用前洗刷干净，用水煮沸 30min，沥干后放入盐酸浸泡液中浸泡 2h，经 170℃烘 3h 后使用。

6.4.1　试样和酶空白系列管

取 4 支试管，分别加入 1.0mL、2.0mL、3.0mL、4.0mL 试样提取液（Vx），补水至 5.0mL，加入 5.0mL 泛酸测定用培养液，混匀。另取 4 支试管分别加入 1.0mL、2.0mL、3.0mL、4.0mL 酶空白液。

6.4.2　标准系列管

取试管分别加入泛酸标准工作溶液 0.00mL、0.50mL、1.00mL、1.50mL、2.00mL、2.50mL、3.00mL、3.50mL、4.00mL、4.50mL、5.00mL 于试管中，补水至 5.0mL，相当于标准系列管中泛酸含量为 0ng、10ng、20ng、30ng、40ng、50ng、60ng、70ng、80ng、90ng、100ng 泛酸，再加入 5.0mL 泛酸测定用培养液，混匀。为保证标准曲线的线性关系，应制备 2～3 套标准系列管，绘制标准曲线时，以每个标准点的均值计算。

6.5　灭菌

将所有测定管塞好棉塞，于 121℃高压灭菌 15min。

6.6　接种和培养

待测定系列管冷却至室温后，在无菌操作条件下向每支测定管滴加接种液 50μL。塞好棉塞，置于 37℃±1℃恒温培养箱中培养 16～20h，直至达到最大混浊度，即再培养 2h 后透光率（或吸光度值）无明显变化。另准备一支标准 0 管（含 0ng 泛酸）不接种作为 0 对照管。

6.7　测定

将培养好的标准系列管、试样和酶空白系列管用涡旋振荡器混匀。用厚度为 1cm 比色杯，于 550nm 处，以未接种的 0 对照管调节透光率为 100%（或吸光度值为 0），依次测定标准系列管、试样和酶空白系列管的透光率（或吸光度值）。如果 0 对照管有明显的细菌增长，或者与 0 对照管相比，标准 0 管透光率在 90% 以下（或吸光度值在 0.2 以上）；或标准系列管透光率最大变化量＜40%（或吸光度值变化量＜0.4），说明可能有杂菌或不明来源的泛酸混入，需重做试验。

注：泛酸测定适宜的光谱范围 540～660nm。

6.8　分析结果表述

6.8.1　标准曲线：以标准系列管泛酸含量为横坐标，每个标准点透光率（或吸光度值）均值为纵坐标，绘制标准曲线。

6.8.2　试样结果计算：从标准曲线查得试样和酶空白系列管中泛酸的相应含量（ρ_x），如果每个试样的 4 支试样系列管中有 3 支以上泛酸含量在 10～80ng 范围内，且按照下式计算每毫升试样稀释液中泛酸浓度（ρ），各管之间相对偏差小于15%，则可继续按下式进行结果计算，否则需重新取样测定。

试样稀释液中泛酸浓度按下式计算：

$$\rho = \frac{\rho_x}{V_x}$$

式中：

ρ ——试样稀释液中泛酸浓度（ng/mL）；

ρ_x ——从标准曲线上查得测定系列管中泛酸含量（ng）；

V_x ——制备试样系列管时吸取的试样稀释液体积（mL）。

采用酶解法的试样中泛酸含量按下式计算：

$$m_0 = \overline{\rho_0} \times 25$$

$$m_x = \frac{\overline{\rho} \times V_5 \times V_3 \times F}{V_4}$$

$$X = \frac{(m_x - m_0) \times V_1}{m \times V_2} \times \frac{100}{10^6}$$

式中：

m_0 ——酶空白液中泛酸含量（ng）；

ρ_0 ——酶空白液中泛酸浓度平均值（ng/mL）；

25 ——酶空白液总体积（mL）；

m_x ——试样酶解液中泛酸含量（ng）；

ρ ——试样稀释液泛酸浓度平均值（ng/mL）；

V_5 ——试样调 pH 后的定容体积（mL）；

V_3 ——试样酶解液的定容体积（mL）；

F ——试样提取液稀释倍数；

V_4 ——试样调 pH 时吸取的酶解液体积（mL）；

X ——试样中泛酸含量，固态试样单位为 mg/100g，液态试样单位为 mg/100mL；

V_1 ——试样水解液的定容体积（mL）；

m ——试样质量（g）；

V_2 ——试样酶解时吸取的水解液体积（mL）；

$\frac{100}{10^6}$ ——换算系数。

结果如以泛酸钙计量，应乘以 1.087。

计算结果以重复性条件下获得的两次独立测定结果的算术平均值表示，结果保留三位有效数字。

7 精密度

一般食品在重复性条件下获得的两次独立测定结果的绝对差值不得超过算术平均值的 15%。

8 泛酸测定用培养液的配制方法

8.1 试剂

8.1.1 盐酸（HCl）。

8.1.2 氢氧化钠（NaOH）溶液。

8.1.3 活性炭：粒度为 0.05～0.074mm。

8.1.4 甲苯（C_7H_8）。

8.1.5 硫酸腺嘌呤（$C_{10}H_{10}N_{10} \cdot H_2SO_4$）。

8.1.6 盐酸鸟嘌呤（$C_5H_5N_5O_5 \cdot HCl$）。

8.1.7 尿嘧啶（$C_4H_4N_2O_2$）。

8.1.8 L-胱氨酸（$C_6H_{32}N_2O_4S_2$）。

8.1.9 L-色氨酸或 DL-色氨酸（$C_{11}H_{12}N_2O_2$）。

8.1.10 核黄素（$C_{17}H_{20}N_4O_6$）。

8.1.11 盐酸硫胺素（$C_{12}H_{17}ClN_4OS \cdot HCl$）。

8.1.12 生物素（$C_{10}H_{16}N_2O_3S$）。

8.1.13 乙酸（$C_2H_4O_2$）溶液：0.02mol/L。

8.1.14 对氨基苯甲酸（$C_7H_7NO_2$）。

8.1.15 尼克酸（$C_6H_5NO_2$）。

8.1.16 盐酸吡哆醇（$C_8H_{11}NO_3 \cdot HCl$）。

8.1.17 无水乙醇（C_2H_6O）。

8.1.18 乙醇溶液（1+3）。

8.1.19 聚山梨酯-80（吐温-80）。

8.1.20 无水葡萄糖（$C_6H_{12}O_6$）。

8.1.21 三水合乙酸钠（$C_2H_3O_2Na \cdot 3H_2O$）。

8.1.22 无维生素的酪蛋白。

8.2　试剂配制

8.2.1 氢氧化钠溶液（10mol/L）：称取 40g 氢氧化钠，用 100mL 水溶解。

8.2.2 氢氧化钠溶液（1mol/L）：称取 4g 氢氧化钠，用 100mL 水溶解。

8.2.3 盐酸溶液（3mol/L）：吸取 250mL 盐酸，用水稀释至 1 000mL，混匀。

8.2.4 盐酸溶液（1mol/L）。

8.2.5 酪蛋白液：称取 50g 无维生素酪蛋白于 500mL 烧杯中，加 200mL 盐酸溶液（3mol/L），于 121℃高压水解 6h。将水解物转移至蒸发皿内，在沸水浴上蒸发至膏状。加 200mL 水使之溶解后再蒸发至膏状，如此反复 3 次，以除去盐酸。用 10mol/L 氢氧化钠溶液调节 pH 至 3.5±0.1。加 20g 活性炭，振摇约 20min，过滤。重复活性炭处理 2～4 次，直至滤液呈淡黄色或无色。滤液加水稀释至 1 000mL，加 3mL 甲苯，置于 2～4℃冰箱中可保存 1 年。

　　注：每次蒸发时不可蒸干或焦煳，以避免所含营养素破坏。可直接由试剂公司购买效力相当的酸水解无维生素酪蛋白。

8.2.6 腺嘌呤-鸟嘌呤-尿嘧啶溶液：分别称取硫酸腺嘌呤、盐酸鸟嘌呤和尿嘧啶各 0.1g 于 250mL 烧杯中，加 75mL 水和 2mL 盐酸，加热使其完全溶解后冷却。若有沉淀产生，再加盐酸数滴，加热，如此反复直至冷却后无沉淀产生为止。用水稀释至 100mL。加 3～5 滴甲苯，储存于棕色试剂瓶中，置于 2～4℃冰箱中可保存一年。

8.2.7 胱氨酸-色氨酸溶液：分别称取 4g L-胱氨酸和 1g L-色氨酸或 2g DL-色氨酸于 800mL 水中，加热至 70～80℃，逐滴加入 3mol/L 盐酸溶液，不断搅拌，直至完全溶解为止。冷却至室温后加水稀释至 1 000mL。加 3～5 滴甲苯，储存于棕色试剂瓶中，于 2～4℃冰箱中可保存一年。

8.2.8 维生素液 I：分别称取 20mg 核黄素和 10mg 盐酸硫胺素，加入 1.0mL 生物素溶液（40μg/mL），用 0.02mol/L 乙酸溶液溶解并定容至 1 000mL。加入 3～5 滴甲苯，储存于棕色试剂瓶中，2～4℃冰箱可保存一年。

8.2.9 维生素液 II：分别称取 10mg 对氨基苯甲酸、50mg 尼克酸和 40mg 盐酸吡哆醇，溶于 1 000mL 乙醇溶液中。加入 3～5 滴甲苯，储存于棕色试剂瓶中，2～4℃冰箱可保存一年。

8.2.10 聚山梨酯-80 溶液：将 25g 聚山梨酯-80 用乙醇溶解并稀释至 250mL。2～4℃冰箱可保存一年。

8.2.11 泛酸测定用培养液：配制 1 000mL 培养液，按表 4-5 吸取液体试剂，混合后加水 300mL，依次加入固体试剂，煮沸搅拌 2min。用 1mol/L 氢氧化钠溶液、1mol/L 盐酸溶液调节基础培养液 pH 至 6.8±0.1。加入甲盐溶液 20mL，用水补至 1 000mL。配制时可根据培养液用量按比例增减。临用现配。

表 4-5　泛酸测定用基础培养液配置一览表

试剂		用量
液体试剂	酪蛋白液	100mL
	腺嘌呤-鸟嘌呤-尿嘧啶溶液	20mL
	维生素溶液 I	20mL
	维生素液 II	20mL
	胱氨酸-色氨酸溶液	100mL
	聚山梨酯-80 溶液	1mL
	甲盐溶液	20mL
固体试剂	无水葡萄糖	40g
	三水合乙酸钠	33g

附加说明：

本法参考 GB 5009.210《食品安全国家标准　食品中泛酸的测定》。

五、食用农产品中维生素 B_6 的测定

1 范围

第一法描述了食用农产品中维生素 B_6 的微生物法测定,适用于各类食用农产品中维生素 B_6 的测定。

第二法描述了食用农产品中维生素 B_6 的高效液相色谱法测定,适用于添加了维生素 B_6 的食用农产品测定。

第二法的检出限:当取样量为 5.00g 时,吡哆醇的检出限为 0.02mg/100g,吡哆醛的检出限为 0.02mg/100g,吡哆胺的检出限为 0.02mg/100g。

第二法的定量限:当取样量为 5.00g 时,吡哆醇的定量限为 0.05mg/100g,吡哆醛的定量限为 0.05mg/100g,吡哆胺的定量限为 0.05mg/100g。

第一法 食用农产品中维生素 B_6 的测定 微生物法

2 原理

农产品中某一种细菌的生长必须要有某一种维生素的存在,卡尔斯伯(*Saccharomyces Carlsbrgensis*)酵母菌在有维生素 B_6 存在的条件下才能生长,在一定条件下维生素 B_6 的量与其生长呈正比关系。用比浊法测定该菌在试样液中生长的浑浊度,与标准曲线相比较得出试样中维生素 B_6 的含量。

3 试剂和材料

除另有说明外,本法所有试剂均为分析纯,水为 GB/T 6682 规定的二级水。培养基可使用符合测试要求的商品化的培养基。

3.1 试剂

3.1.1 盐酸(HCl)。

3.1.2 硫酸(H_2SO_4)。

3.1.3 氢氧化钠(NaOH)。

3.1.4 吡哆醇 Y 培养基:不得含维生素 B_6 生长因子。

3.1.5 琼脂 $[(C_{12}H_{18}O_9)_n]$ 。

3.1.6 氯化钠(NaCl)。

3.1.7 溴甲酚绿($C_{21}H_{14}Br_4O_5S$)。

3.2 试剂配制

3.2.1 盐酸溶液(0.01mol/L):吸取 0.9mL 盐酸,用水稀释并定容至 1 000mL。

3.2.2 硫酸溶液(0.22mol/L):于 2 000mL 烧杯中加入 700mL 水、12.32mL 硫酸,用水稀释至 1 000mL。

3.2.3 硫酸溶液(0.5mol/L):于 2 000mL 烧杯中加入 700mL 水、28mL 硫酸,用水稀释至 1 000mL。

3.2.4 氧化钠溶液(10mol/L):称取 40g 氢氧化钠,加 40mL 水定容至 100mL。

3.2.5 氢氧化钠溶液(0.1mol/L):移取 10mol/L 氢氧化钠 1mL,加水定容至 100mL。

3.2.6 生理盐水(9g/L):称取 9g 氯化钠,用水溶解后定容至 1 000mL,于 121℃下高压灭菌 15min,冷却后备用。

3.2.7 溴甲酚绿溶液(0.4g/L):准确称取 0.1g 溴甲酚绿于研钵中,加 1.4mL 0.1mol/L 氢氧化钠溶液研磨,加少许水继续研磨,直至完全溶解,用水稀释到 250mL。

3.3 培养基

3.3.1 吡哆醇 Y 培养基。

3.3.2 吡哆醇 Y 琼脂培养基。

3.3.3　麦芽浸粉琼脂培养基。

3.3.4　YM 肉汤培养基。

3.3.5　YM 肉汤琼脂培养基。

3.4　标准品

盐酸吡哆醇（$C_8H_{12}ClNO_3$）：纯度≥99%，CAS 号：58-56-0。

3.5　标准溶液配制

3.5.1　吡哆醇标准储备液（100μg/mL）：准确称取 122mg 盐酸吡哆醇标准品，用 0.01mol/L 的盐酸溶液溶解并定容至 1 000mL。于 4℃下避光保存，有效期 1 个月。

5.5.2　吡哆醇标准中间液（1μg/mL）：准确吸取 1mL 吡哆醇标准储备液，用水稀释并定容至 100mL。

5.5.3　吡哆醇标准工作液（50ng/mL）：准确吸取 5mL 吡哆醇标准中间液，用水定容至 100mL。

4　仪器和设备

4.1　光栅分光光度计。

4.2　天平：感量为 1mg 和 0.1mg。

4.3　电热恒温培养箱，或性能相当者。

4.4　高压釜，或性能相当者。

4.5　涡旋振荡器。

4.6　离心机。

4.7　超净工作台，或性能相当者。

5　分析步骤

注：预包埋了菌种的商业化维生素 B_6 检测试剂盒，其检测原理相同，检测效果相当，实际使用时按试剂盒中的操作指南进行操作。

5.1　菌种的制备及保存（避光处理）

5.1.1　菌种复壮：卡尔斯伯酵母 *Saccharomyces carlsbergensis*（ATCC 9080）菌种或等效菌种冻干品，加入约 0.5mL YM 肉汤培养基或生理盐水复溶，取几滴复溶的菌液分别接种 2 支装有 10mL YM 肉汤培养基的试管中，于 30℃水浴振荡培养 20～24h。

5.1.2　月储备菌种制备：将菌种复壮培养液划线接种于 YM 肉汤琼脂培养基（传代培养基）斜面上，于 30℃培养 20～24h，于 2～8℃冰箱内保存，此菌种为第一代月储备菌种；以后每月将上一代的月储备菌种划线接种于 YM 肉汤琼脂培养基（传代培养基）斜面，于 30℃培养 20～24h，于 2～8℃冰箱内保存，有效期一个月，此菌种为当月储备菌种。

5.1.3　周储备菌种制备：每周从当月储备菌种接种于 YM 肉汤琼脂培养基（传代培养基）斜面，于 30℃培养 20～24h，于 2～8℃冰箱内保存，有效期 7d。保存数星期以上的菌种，不能立即用做制备接种液之用，一定要在使用前每天移种一次，连续 2～3d，方可使用，否则生长不好。

5.1.4　接种菌悬液制备：在维生素 B_6 测定实验前一天，将周储备菌种转接于 10mL YM 肉汤培养基（种子培养液）中，可同时制备 2 管，于 30℃振荡培养 20～24h，得到测定用的种子培养液，从月储备菌种到种子培养液总代数不超过 5 代。将该种子培养液于 3 000r/min 下离心 10min，倾去上清液；用 10mL 生理盐水洗涤，离心，倾去上清液，用生理盐水重复洗涤 2 次；再加 10mL 消毒过的生理盐水，将离心管置于涡旋振荡器上充分混合，使菌种成为混悬液，将此菌悬液倒入已消毒的注射器内，立即使用。

5.2　试样处理

5.2.1　称取试样 0.5～10g（精确至 0.01g，其中维生素 B_6 含量不超过 10ng）放入 100mL 锥形瓶中，加 72mL 0.22mol/L 硫酸溶液。放入高压釜 121℃下水解 5h，取出冷却，用 10.0mol/L 氢氧化钠溶液和 0.5mol/L 硫酸溶液调 pH 至 4.5，用溴甲酚绿做指示剂（指示剂由黄色变为黄绿色），将锥形瓶内的溶液转移到 100mL 容量瓶中，用蒸馏水定容至 100mL，滤纸过滤，保存滤液于冰箱内备用（有效期不超过 36h）。

注： 整个试样处理过程需要注意避光操作。

5.2.2 标准曲线的制备：3 组试管各加 0.00mL、0.02mL、0.04mL、0.08mL、0.12mI、和 0.16mL 吡哆醇工作液，再加吡哆醇 Y 培养基补至 5.00mL，混匀，加棉塞。

5.2.3 试样管的制备：在试管中分别加入 0.05mL、0.10mL、0.20mL 样液，再加入吡哆醇 Y 培养基补至 5.00mL，用棉塞塞住试管，将制备好的标准曲线和试样测定管放入高压釜 121℃下高压灭菌 10min，冷至室温备用。

5.2.4 接种和培养：每管种一滴接种液，于 30℃±0.5℃恒温箱中培养 18～22h。

5.3 测定

将培养后的标准管和试样管从恒温箱中取出后，用分光光度计于 550nm 波长下，以标准管的零管调零，测定各管的吸光度值。以标准管维生素 B₆ 所含的浓度为横坐标，吸光度值为纵坐标，绘制维生素 B₆ 标准工作曲线，用试样管得到的吸光度值，在标准曲线上查到试样管维生素 B₆ 的含量。

6 分析结果的表述

试样中维生素 B₆ 含量按下式计算：

$$\rho = \frac{\rho_1 + \rho_2 + \rho_3}{3}$$

式中：

ρ ——试样提取液中维生素 B₆ 的浓度（ng/mL）；

ρ_1、ρ_2、ρ_3——各试样提取液中维生素 B₆ 的浓度（ng/mL）。

试样中维生素 B₆ 的含量按下式计算：

$$X = \frac{\rho \times V \times 100}{m \times 10^6}$$

式中：

X ——试样中维生素 B₆（以吡哆醇计）的含量（mg/100g）；

ρ ——试样提取液中维生素 B₆ 的浓度（ng/mL）；

V ——试样提取液的定容体积与稀释体积总和（mL）；

m ——试样的质量（g）；

$\frac{100}{10^6}$——换算成每 100g 样品中维生素 B₆ 的毫克数。

计算结果保留至小数点后两位。

7 精密度

在重复性条件下获得的两次独立测定结果的绝对差值不得超过算术平均值的 15%。

8 其他

当取样量为 1.00g，定量限为 0.002mg/100g。

9 培养基组分与配制方法

9.1 吡哆醇 Y 培养基

每升溶液成分：葡萄糖 40.0g，L-天冬酰胺 4.0g，硫氨酸 4.0g，磷酸二氢钾 3.0g，硫酸镁 1.0g，氯化钙 0.49g，DL-蛋氨酸 40.0g，DL-色氨酸 40.0g，DL-异亮氨酸 40.0g，DL-缬氨酸 40.0g，盐酸组氨酸 20.0g，核黄素 20.0g，生物素 8.0g，肌醇 5.0g，硫酸亚铁 500.0μg，盐酸硫胺素 400.0μg，泛酸钙 400.0μg，胆碱酸 400.0μg，硼酸 200.0μg，碘化钾 200.0μg，钼酸铵 40.0μg，硫酸锰 80.0μg，硫酸铜 90.0μg，硫酸锌 80.0μg，蒸馏水 1 000mL。

称量 5.3g 上述吡哆醇 Y 培养基，溶解于 100mL 蒸馏水中，调 pH 至 4.1±0.05，121℃灭菌

15min，备用。

9.2　吡哆醇 Y 琼脂培养基

称量 5.3g 上述吡哆醇 Y 培养基，溶解于 100mL 蒸馏水中，调 pH 至 4.1±0.05，加入 1.2g 琼脂，加热煮沸使琼脂融化，混合均匀后分装于试管中，每管 10mL，121℃灭菌 15min，摆成斜面备用。

9.3　麦芽浸粉琼脂培养基

称取麦芽糖 12.75g、糊精 2.75g、丙三醇 2.35g、蛋白胨 0.78g，溶解于 1 000mL 蒸馏水中，调 pH 至 4.7±0.2，加入 15.0g 琼脂，加热煮沸使琼脂融化，混合均匀后分装于试管中，每管 10mL，121℃灭菌 15min，摆成斜面备用。

9.4　YM 肉汤培养基

每升溶液成分：酵母浸膏 3.0g，麦芽浸膏 3.0g，蛋白胨 5.0g，葡萄糖 10.0g，蒸馏水 1 000mL。按 2.1g/100mL 水的比例称量培养基，加入对应体积的蒸馏水，搅拌均匀，调 pH 至 6.2±0.2，分装于试管中，每管 10mL，121℃灭菌 15min，冷却后放入冰箱 4℃保存，有效期一个月，作为卡尔斯伯酵母菌种复苏培养液和日常检测种子培养液培养基。

9.5　YM 肉汤琼脂培养基

按 2.1g/100mL 水的比例称量上述 YM 肉汤培养基，并按 1.3g/100mL 的比例加入琼脂后，加入对应体积的蒸馏水，加热至沸腾，分装于试管中，每管 10mL，121℃灭菌 15min，摆成斜面，放入冰箱 4℃保存，有效期一个月，作为卡尔斯伯酵母的每月和每周传代菌种培养基。

第二法　食用农产品中维生素 B₆ 的测定　高效液相色谱法

10　原理

试样经提取等前处理后，经 C_{18} 色谱柱分离，高效液相色谱-荧光检测器检测，外标法定量测定维生素 B_6（吡哆醇、吡哆醛、吡哆胺）的含量。

11　试剂和材料

除另有说明外，本法所有试剂均为分析纯，水为 GB/T 6682 规定的一级水。

11.1　试剂

11.1.1　辛烷磺酸钠（$C_8H_{17}NaO_3S$）。

11.1.2　冰乙酸（CH_3COOH）。

11.1.3　三乙胺（$C_6H_{15}N$）：色谱纯。

11.1.4　甲醇（CH_3OH）：色谱纯。

11.1.5　盐酸（HCl）。

11.1.6　氢氧化钠（NaOH）。

11.1.7　淀粉酶：酶活力≥1.5U/mg。

11.2　试剂配制

11.2.1　盐酸溶液（5.0mol/L）：量取 45mL 盐酸，加水稀释并定容至 1 000mL。

11.2.2　盐酸溶液（0.1mol/L）：量取 9mL 盐酸，加水稀释并定容至 1 000mL。

11.2.3　氢氧化钠溶液（5.0mol/L）：称取 20g 氢氧化钠，加 50mL 水溶解，冷却后定容至 100mL。

11.2.4　氢氧化钠溶液（0.1mol/L）：称取 0.4g 氢氧化钠，加 50mL 水溶解，冷却后定容至 100mL。

11.3　标准品

11.3.1　盐酸吡哆醇（$C_8H_{12}ClNO_3$）：纯度≥98%，CAS 号：58-56-0。

11.3.2　盐酸吡哆醛（$C_8H_{10}ClNO_3$）：纯度≥99%，CAS 号：65-22-5。

11.3.3　双盐酸吡哆胺（$C_8H_{14}ClNO_3$）：纯度≥99%，CAS 号：524-36-7。

11.4　标准溶液配制

11.4.1　吡哆醇标准储备液（1mg/mL）：准确称取 60.8mg 盐酸吡哆醇标准品，用 0.1mol/L 盐酸溶液溶解后定容到 50mL，在－20℃下避光保存，有效期 1 个月。

11.4.2 吡哆醛标准储备液（1mg/mL）：准确称取 60.9mg 盐酸吡哆醛标准品，用 0.1mol/L 盐酸溶液溶解后定容到 50mL，在－20℃下避光保存，有效期 1 个月。

11.4.3 吡哆胺标准储备液（1mg/mL）：准确称取 71.7mg 双盐酸吡哆胺标准品，用 0.1mol/L 盐酸溶液溶解后定容到 50mL，在－20℃下避光保存，有效期 1 个月。

11.4.4 维生素 B₆ 混合标准中间液（20μg/mL）：分别准确吸取吡哆醇、吡哆醛、吡哆胺的标准储备液各 1.00mL，用 0.1mol/L 盐酸溶液稀释并定容至 50mL。临用前配制。

11.4.5 维生素 B₆ 混合标准系列工作液：分别准确吸取维生素 B₆ 混合标准中间液 0.5mL、1.0mL、2.0mL、3.0mL、5.0mL 至 100mL 容量瓶中，用水定容。该标准系列浓度分别为 0.10μg/mL、0.20μg/mL、0.40μg/mL、0.60μg/mL、1.00μg/mL。临用前配制。

注：标准储备液在使用前需要进行浓度校正。

12　仪器和设备

12.1 高效液相色谱仪：带荧光检测器。

12.2 天平：感量为 1mg 和 0.01mg。

12.3 pH 计：精度 0.01。

12.4 涡旋振荡器。

12.5 超声波振荡器。

12.6 分光光度计。

12.7 恒温培养箱，或性能相当者。

12.8 干燥器。

12.9 分光光度计。

13　分析步骤

13.1　试样的制备

13.1.1　含淀粉的试样

13.1.1.1　固体试样：称取混合均匀的固体试样约 5g（精确至 0.01g），于 150mL 锥形瓶中，加入约 25mL 45～50℃的水，混匀。加入约 0.5g 淀粉酶，混匀后向锥形瓶中充氮，盖上瓶塞，置于 50～60℃ 培养箱内约 30min。取出冷却至室温。

13.1.1.2　液体试样：称取混合均匀的液体试样约 20g（精确至 0.01g）于 150mL 锥形瓶中，混匀。加入约 0.5g 淀粉酶，混匀后向锥形瓶中充氮，盖上瓶塞，置于 50～60℃培养箱内约 30min。取出冷却至室温。

13.1.2　不含淀粉的试样

13.1.2.1　固体试样：称取混合均匀的固体试样 5g（精确至 0.01g），于 150mL 锥形瓶中，加入约 25mL 45～50℃的水，混匀。静置 5～10min，冷却至室温。

13.1.2.2　液体试样：称取混合均匀的液体试样 20g（精确至 0.01g）于 150mL 锥形瓶中。静置 5～10min。

13.1.3　待测液的制备

　　用盐酸溶液，调节上述试样溶液的 pH 至 1.7±0.1，放置约 1min。再用氢氧化钠溶液调节试样溶液的 pH 至 4.5±0.1。把上述锥形瓶放入超声波振荡器中，超声振荡约 10min。将试样溶液转移至 50mL 容量瓶中，用水冲洗锥形瓶。洗液合并于 50mL 容量瓶中，用水定容至 50mL。另取 50mL 锥形瓶，上面放入漏斗和滤纸，把定容后的试样溶液倒入其中，自然过滤。滤液再经 0.45μm 微孔滤膜过滤，用试管收集，转移 1mL 滤液至进样瓶作为试样待测液。

　　注：操作过程应避免强光照射。

13.2　仪器参考条件

　　仪器参考条件如下：

a) 色谱柱：C$_{18}$柱（4.6mm×150mm，5μm）或柱效相当的色谱柱；

b) 流动相：甲醇 50mL、辛烷磺酸钠 2.0g、三乙胺 2.5mL，用水溶解并定容到 1 000mL 后，用冰乙酸调 pH 至 3.0±0.1，过 0.45μm 微孔滤膜过滤；

c) 流速：1mL/min；

d) 柱温：30℃；

e) 检测波长：激发波长 293nm，发射波长 395nm；

f) 进样体积：10μL。

13.3 标准曲线的制作

将维生素 B$_6$ 混合标准系列工作液分别注入高效液相色谱仪中，测定各组分的峰面积，以相应标准工作液的浓度为横坐标，以峰面积为纵坐标，绘制标准曲线。

13.4 试样溶液的测定

将试样溶液注入高效液相色谱仪中，得到各组分相应的峰面积，根据标准曲线计算得到待测液中维生素 B$_6$ 的浓度。

14 分析结果的表述

试样中维生素 B$_6$ 含量按下式计算：

$$X_i = \frac{\rho \times V}{m} \times \frac{100}{1000}$$

式中：

X_i ——试样中维生素 B$_6$ 各组分的含量（mg/100g）；

ρ ——根据标准曲线计算得到的试样中维生素 B$_6$ 各组分的浓度（μg/mL）；

V ——试样溶液的最终定容体积（mL）；

m ——试样的质量（g）；

100 ——换算为 100g 样品中含量的换算系数；

1000 ——将浓度单位 μg/mL 换算为 mg/mL 的换算系数。

结果保留三位有效数字。

试样中维生素 B$_6$ 的含量按下式计算：

$$X = X_{醇} + X_{醛} \times 1.012 + X_{胺} \times 1.006$$

式中：

X ——试样中维生素 B$_6$（以吡哆醇计）的含量（mg/100g）；

$X_{醇}$ ——试样中吡哆醇的含量（mg/100g）；

$X_{醛}$ ——试样中吡哆醛的含量（mg/100g）；

1.012——吡哆醛的含量换算成吡哆醇的系数；

$X_{胺}$ ——试样中吡哆胺的含量（mg/100g）；

1.006——吡哆胺的含量换算成吡哆醇的系数。

结果保留三位有效数字。

15 精密度

在重复性条件下获得的两次独立测定结果的绝对差值不得超过算术平均值的 15%。

16 其他

当取样量为 5.00g 时，方法检出限为吡哆醇 0.02mg/100g、吡哆醛 0.02mg/100g、吡哆胺 0.02mg/100g；方法定量限为吡哆醇 0.05mg/100g、吡哆醛 0.05mg/100g、吡哆胺 0.05mg/100g。

17 维生素 B$_6$ 标准溶液的液相参考色谱图

维生素 B$_6$ 标准溶液的液相参考色谱图见图 4-4。

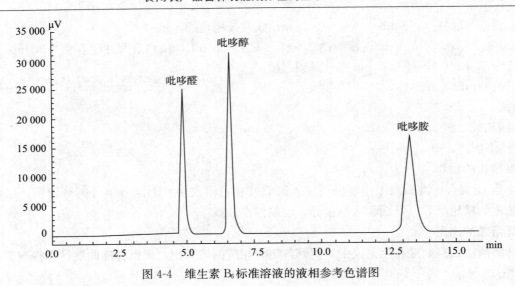

图 4-4　维生素 B₆ 标准溶液的液相参考色谱图

18　维生素 B₆ 各组分标准溶液的浓度校正方法

18.1　标准校正溶液的配制

分别准确吸取 1.00mL 吡哆醇、吡哆醛、吡哆胺标准储备液，用 0.1mol/L 盐酸溶液定容到 100mL，作为标准校正液。

18.2　对照溶液的配制

以 0.1mol/L 盐酸溶液作为对照溶液。

18.3　吸收值的测定

用 1cm 比色杯于相应最大吸收波长下，以对照溶液为空白对照，测定各标准校正溶液的吸收值。

18.4　标准溶液的浓度计算

标准储备液的质量浓度按下式计算：

$$\rho_i = \frac{A_i \times M_i}{\varepsilon_i} \times V \times F_i$$

式中：

ρ_i ——维生素 B₆ 各组分（吡哆醇、吡哆醛、吡哆胺）标准储备液的质量浓度（μg/mL）；

A_i ——维生素 B₆ 各组分（吡哆醇、吡哆醛、吡哆胺）标准测试液在各自最大吸收波长 λ_{max} 下的吸收值（见表 4-6）；

M_i ——维生素 B₆ 各组分（吡哆醇、吡哆醛、吡哆胺）标准品的分子量（见表 4-6）；

ε_i ——维生素 B₆ 各组分（吡哆醇、吡哆醛、吡哆胺）在 0.1mol/L 盐酸溶液中的吸收系数（见表 4-6）；

V ——稀释因子；

F_i ——无维生素 B₆ 各组分（吡哆醇、吡哆醛、吡哆胺）对照溶液的换算因子（见表 4-6）。

表 4-6　维生素 B₆ 各组分标准溶溶液浓度校正的相关参数

化合物	溶剂	λ_{max}	M_i（g/mol）	ε_i（mmol⁻¹·cm⁻¹）	F_i
盐酸吡哆醇（pyridoxine-hydrochloride）	0.1mol/L HCl（pH≈1）	291	205.6	8.6	0.823
盐酸吡哆醛（pyridoxal-hydrochloride）	0.1mol/L HCl（pH≈1）	288	203.6	9.0	0.821
双盐酸吡哆胺（pyridoxamin-dihydrochloride）	0.1mol/L HCl（pH≈1）	292	241.1	8.2	0.698

附加说明：

本法参考 GB 5009.154《食品安全国家标准　食品中维生素 B₆ 的测定》。

六、食用农产品中生物素的测定

1 范围

本法描述了食用农产品中生物素的测定方法，适用于食用农产品中生物素的测定。

本法线性范围为 $0.01 \sim 0.1 \mu g/mL$，检出限为 $2.0 \mu g/100g$，定量限为 $4.0 \mu g/100g$。

2 原理

生物素是植物乳杆菌（*Lactobacillus plantarum*）生长所必需的营养素。在生物素测定培养基中，植物乳杆菌的生长与待测试样中生物素含量呈线性关系，根据透光率与标准工作曲线进行比较，即可计算出试样中待测物质的含量。

3 试剂和材料

除另有说明外，本法所有试剂均为分析纯，水为 GB/T6682 规定的二级水。

3.1 试剂

3.1.1 无水乙醇（C_2H_6O）。

3.1.2 氢氧化钠（NaOH）。

3.1.3 盐酸（HCl）。

3.1.4 柠檬酸盐。

3.1.5 α-淀粉酶：$\geqslant 1.5U/mg$。

3.1.6 木瓜蛋白酶：$\geqslant 5U/mg$。

3.1.7 硫酸（H_2SO_4）。

3.2 试剂配制

3.2.1 乙醇溶液（50%）：量取 500mL 无水乙醇与 500mL 水混匀。

3.2.2 氢氧化钠溶液（0.5mol/L）：称取 20g 氢氧化钠，溶于 1 000mL 水中，混匀。

3.2.3 氯化钠溶液（0.85%）：称取 8.5g 氯化钠，加水溶解并稀释至 1 000mL，混匀。

3.2.4 盐酸溶液（1mol/L）：吸取 83mL 盐酸，用水稀释至 1 000mL，混匀。

3.2.5 柠檬酸盐缓冲液（pH 4.5）：称取 1.5g 柠檬酸至一个 100mL 带磁力搅拌器的烧杯中，加入约 50mL 蒸馏水至溶解，再加入 12mL 的 NaOH（1mol/L），调节 pH 至 4.5（用 0.1mol/L HCl），将溶液转入 100mL 容量瓶中，并用蒸馏水定容。该缓冲液可在 $2 \sim 8 ℃$ 储存 3d。

3.2.6 蛋白酶-淀粉酶液：分别称取 200mg 木瓜蛋白酶和 α-淀粉酶，加入 20mL 水研磨至匀浆，3 000r/min 离心 $5 \sim 10min$。现用现配。

3.2.7 硫酸溶液（3%）：量取 30mL 硫酸加入到 1 000mL 水中并混匀。

3.3 标准品

生物素（d-Biotin 或 Vitamin H）标准品（$C_{10}H_{16}N_2O_3S$）：纯度 $\geqslant 99\%$。

3.4 标准溶液配制

3.4.1 生物素标准储备液（$100 \mu g/mL$）：精确称取 100mg 生物素标准品，用乙醇溶液（50%）溶解并转移至 1 000mL 容量瓶中，定容至刻度。储存于棕色瓶中，于 $2 \sim 4 ℃$ 冰箱中保存 12 个月。

3.4.2 生物素标准中间液（$1.0 \mu g/mL$）：准确吸取 1.00mL 生物素标准储备液置于 100mL 棕色容量瓶中，用乙醇溶液（50%）稀释并定容至刻度，混匀后储存于瓶中，于 $2 \sim 4 ℃$ 冰箱中保存 6 个月。

3.4.3 生物素标准工作液（10ng/mL）：准确吸取 1.00mL 生物素标准中间液置于 100mL 容量瓶中，用水稀释定容至刻度，混匀。临用前现配。

3.4.4 标准使用工作液（10ng/mL）：分两个浓度，高浓度溶液的浓度为 0.2ng/mL；低浓度溶液的浓度为 0.1ng/mL。从工作液中吸取两次各 5mL，用水分别定容到 250mL 和 500mL。

3.5　培养基

3.5.1　乳酸杆菌琼脂培养基：可按操作注意事项配制。

3.5.2　乳酸杆菌肉汤培养基：可按操作注意事项配制。

3.5.3　生物素测定用培养基：可按操作注意事项配制。

注：一些商品化合成培养基效果良好，商品化合成培养基按标签说明进行配制。

4　仪器和设备

4.1　天平：感量 0.1mg。

4.2　恒温培养箱：37℃±1℃。

4.3　压力蒸汽消毒器：121℃（0.10～0.12MPa）。

4.4　涡旋振荡器。

4.5　离心机：转速≥2 000r/min。

4.6　分液器：0～10mL。

4.7　可调式电炉。

4.8　pH 计：精度±0.01。

4.9　分光光度计。

4.10　超净工作台。

注：玻璃仪器使用前，用活性剂（月桂磺酸钠或家用洗涤剂加入到洗涤用水中即可）对硬玻璃测定管及其他必要的玻璃器皿进行清洗，清洗之后 200℃干热 2h。

5　菌种的制备与保存

5.1　菌种

植物乳杆菌 *Lactobacillus plantarum*（ATCC 8014）。

5.2　储备菌种的制备

5.2.1　将菌种植物乳杆菌转接至乳酸杆菌琼脂培养基中，在 37℃±1℃恒温培养箱中培养 20～24h，取出后放入 2～4℃冰箱中保存。每月至少传种一次，作为储备菌株保存。

5.2.2　将储备菌株接种至乳酸杆菌琼脂培养基中，在 37℃±1℃恒温培养箱中培养 20～24h 以活化菌株，用于接种液的制备。保存数周以上的储备菌种，不能立即用做接种液制备，试验前应连续传种 2～3 代以保证细菌活力。

5.3　接种液的制备

用接种环将活化的菌株转种至已灭菌的乳酸杆菌肉汤中，于 37℃±1℃恒温培养箱中培养 16～20h。取出后将菌悬液离心弃去上清液，再用氯化钠溶液（0.85%）振匀并离心弃去上清液，如此三次。最后用氯化钠溶液（0.85%）稀释至透光率 80%。

6　分析步骤

6.1　试样制备

谷薯类、豆类、乳粉等试样需粉碎、研磨、过筛（筛板孔径 0.3～0.5mm）；肉、蛋、鱼、坚果等用打碎机制成食糜；果蔬、半固体食品等试样需匀浆混匀；液体试样用前振摇混合。4 ℃冰箱保存，1 周内测定。

6.2　试样提取

6.2.1　薯类、肉类、乳类、新鲜果蔬、藻类试样、蛋类、豆类、坚果类、动物内脏等天然食品。

准确称取适量均质样品（m）（约含 0.2～0.5μg 生物素），精确至 0.001g，至一个 50mL 锥形瓶中，加入 30mL 柠檬酸缓冲液振摇后于 121℃高压下水解 15min。样品取出后迅速冷却至室温，加入 1mL 蛋白酶-淀粉酶溶液置于 36℃±1℃恒温培养箱内温育酶解 16～20h，95℃水浴中加热 30min，然后迅速冷却至室温，转至 100mL 容量瓶中，用水定容至刻度（V_1）。

6.2.2　婴幼儿配方食品、谷物类等制品（包括原生和添加的生物素）

准确称取适量样品（m）（含 $0.2\sim0.5\mu g$ 生物素），精确至 $0.001g$，至一个 250mL 锥形瓶中加入硫酸溶液 100mL，121℃水解 30min，冷却后用氢氧化钠溶液调节 pH 至 4.5 ± 0.2，转到 250mL 容量瓶中，用水定容，充分混合。用滤纸过滤，弃去最初的几毫升。吸取滤液 5mL，加入约 20mL 水，用氢氧化钠溶液调 pH 为 6.8 ± 0.2，转至 100mL 容量瓶中，用水定容至刻度（V_1）。

6.3　稀释

根据试样中生物素含量用水对试样提取液进行适当稀释，使稀释后试样提取液中生物素含量在 $0.01\sim0.1ng/mL$ 范围内。

6.4　测定系列管制备

6.4.1　试样系列管

取 4 支试管，分别加入 1.0mL、2.0mL、3.0mL、4.0mL 试样提取液，补水至 5.0mL，加入 5.0mL 生物素测定用培养液，混匀。每个梯度做 3 个平行。

6.4.2　标准系列管

取试管分别加入标准使用工作液低浓度 0.0mL（未接种空白）、0.0mL（接种空白）、1.0mL、2.0mL、3.0mL、4.0mL、5.0mL 和高浓度 3.0mL、4.0mL、5.0mL，补水至 5.00mL，相当于标准系列管中生物素含量为 0.00ng、0.00ng、0.1ng、0.2ng、0.3ng、0.4ng、0.5ng、0.6ng、0.8ng、1.00ng。加 5.0mL 生物素测定用培养液，混匀。每个梯度做 3 个平行，绘制标准曲线时，以每点均值计算。

6.5　培养

6.5.1　灭菌：所有的试管盖上试管帽，放入灭菌釜内，121℃（$0.10\sim0.12MPa$）灭菌 5min。

6.5.2　接种和培养：试管快速冷却至室温，在无菌操作条件下，将接种液转入无菌针管，向每支测定管接种一滴（约 $50\mu L$），其中，标准曲线管中未接种空白和样品空白除外。置于 37℃$\pm$1℃恒温培养箱中培养 $19\sim20h$，直至获得最大混浊度，即再培养 2h 透光率无明显变化。

6.6　测定

将培养好的测定管用涡旋振荡器混匀。用厚度为 1cm 比色杯，于 550nm 处，以接种空白管调节透光率为 100%，然后依次测定标准系列管、试样系列管吸光值。如果未接种空白对照管有明显的细菌增长，说明可能有杂菌混入，需重做试验。

注：试样提取液也可采用预先包埋了菌种的微生物法生物素试剂盒测定，效果相当。

6.7　分析结果表述

6.7.1　标准曲线：以标准系列管生物素含量为横坐标，吸光值为纵坐标，绘制标准曲线。

6.7.2　结果计算：从标准曲线查得样液相应含量（c_x），如果每个试样的 3 个测试管中有 2 个值落在 $0.01\sim0.10ng$ 范围内，且每个测试管之间吸光值偏差小于 10%，则按下式进行结果计算。

测定液浓度按下式计算：

$$c = \frac{c_x}{V_x}$$

式中：

c　——样液生物素浓度（ng/mL）；

c_x　——从标准曲线上查得待测样液生物素含量（ng）；

V_x　——制备系列管时吸取的试样提取液体积（mL）。

样品中生物素含量按下式计算：

$$X = \frac{\bar{c} \times f}{m} \times \frac{100}{1000}$$

式中：

X　——样品中生物素含量（$\mu g/100g$ 或 mL）；

$\bar{c}$　——有效测试管试样中生物素浓度平均值（ng/mL）；

f　——样液稀释倍数；

m ——样品质量（g）；

100 ——换算系数；

1000——换算系数。

计算结果以重复性条件下获得的两次独立测定结果的算术平均值表示，结果保留三位有效数字。

7　精密度

在重复性条件下获得的两次独立测定结果的绝对差值不得超过算术平均值的 10％。

8　操作注意事项

8.1　乳酸杆菌琼脂培养基

8.1.1　成分

陈化乳 15.0g，酵母浸膏 5.0g，葡萄糖 10.0g，番茄汁 100mL，磷酸二氢钾 2.0g，聚山梨糖单油酸酯 1.0g，加水至 1 000mL，调节 pH 至 6.8±0.2（25℃±5℃）。

8.1.2　制法

在 8.1.1 中加入 10.0g 琼脂，加热煮沸，使琼脂溶化。混合均匀后分装试管，每管 10mL。121℃高压灭菌 15min，备用。

8.2　乳酸杆菌肉汤培养基

8.2.1　成分

陈化乳 15.0g，酵母浸膏 5.0g，葡萄糖 10.0g，番茄汁 100mL，磷酸二氢钾 2.0g，聚山梨糖单油酸酯 1.0g，加水至 1 000mL，调节 pH 至 6.8±0.2（25℃±5℃）。

8.2.2　制法

将 8.2.1 成分加热煮沸，混合均匀后分装试管，每管 10mL。121℃高压灭菌 15min。

8.3　生物素测定用培养基

8.3.1　成分

维生素测定用酪蛋白氨基酸 12.0g，葡萄糖 40.0g，乙酸钠 20.0g，L-胱氨酸 0.2g，DL-色氨酸 0.2g，硫酸腺嘌呤 20.0mg，盐酸鸟嘌呤 20.0mg，尿嘧啶 20.0mg，盐酸硫胺素 2.0mg，核黄素 2.0mg，烟酸 2.0mg，泛酸钙 2.0mg，盐酸吡哆醇 4.0mg，ρ-氨基苯甲酸 200.0μg，磷酸氢二钾 1.0g，磷酸二氢钾 1.0g，硫酸镁 0.4g，氯化钠 20.0mg，硫酸亚铁 20.0mg，硫酸锰 20.0mg，加水至 1 000mL，pH 6.8±0.2（25℃±5℃）。

8.3.2　制法

将 8.3.1 的成分溶解于水中，调节 pH，备用。

附加说明：

本法参考 GB 5009.259《食品安全国家标准　食品中生物素的测定》。

七、食用农产品中叶酸的测定

1 范围

第一法描述了食用农产品中叶酸的干酪乳杆菌法测定，适用于各类食用农产品中叶酸（叶酸盐活性）的测定。

本方法检出限为2μg/100g。

2 原理

利用干酪乳杆菌*Lactobacillus casei*（ATCC 7469）对叶酸的特异性，在含有叶酸的样品中生长产生的酸度和形成的光密度来测定叶酸的含量。

3 试剂和材料

除另有说明外，本法所有试剂均为分析纯，水为GB/T 6682规定的二级水。

3.1 试剂

3.1.1 氨水（10.8%）。

3.1.2 甲苯（C_7H_8）。

3.1.3 抗坏血酸（$C_6H_8O_6$）。

3.2 试剂配制

3.2.1 鸡胰腺：称取100mg干燥的鸡胰腺，加20mL蒸馏水，搅拌15min，离心10min（3 000r/min），取上清液，临用前配制。

3.2.2 0.9%生理盐水：称取9.0g氯化钠溶解于1 000mL水中，分装于具塞试管中，每管10mL，121℃灭菌15min。每周准备一次。

3.2.3 氢氧化钾溶液（4mol/L）：称取224g氢氧化钾于1 000mL烧杯中，用400mL水溶解，冷却至室温后，转移至1 000mL容量瓶中，用水定容。

3.2.4 木瓜蛋白酶溶液：1g蛋白酶（活力≥6 000U/mg，pH 6.0±0.1，40℃）溶于100mL磷酸盐缓冲液I中。临用前配制。

3.2.5 α-淀粉酶溶液：1g α-淀粉酶（1.5U/mg）溶于100mL磷酸盐缓冲液I中。临用前配制。

3.2.6 氢氧化钠溶液A（4mol/L）：称取160g氢氧化钠于1 000mL烧杯中，用400mL水溶解，冷却至室温后，转移至1 000mL容量瓶中，用水定容。

3.2.7 氢氧化钠溶液B（0.1mol/L）：吸取2.5mL氢氧化钠溶液A转移至100mL容量瓶中用水定容。

3.2.8 酚酞溶液：取0.5g酚酞溶于75mL体积分数为95%的乙醇中，加入20mL水，再加入氢氧化钠溶液，直至加入一滴立即变成粉红色，再用水定容至100mL。

3.2.9 溴麝香草酚蓝指示剂：称取0.1g溴麝香草酚蓝于研钵中，加入1.6mL氢氧化钠溶液B研磨，加少许水至完全溶解，转移至250mL容量瓶中用水定容。

3.2.10 盐酸（1mol/L）：量取83.0mL盐酸溶于水中，冷却后定容至1 000mL。

3.3 磷酸盐缓冲液

3.3.1 磷酸盐缓冲液I（0.05mol/L）：称取5.85g磷酸二氢钾，1.22g磷酸氢二钾，用1 000mL水溶解。临用前按0.5g/100mL加入抗坏血酸。

3.3.2 磷酸盐缓冲液II（用于谷物及谷物制品前处理）：称取14.2g磷酸氢二钠，用1 000mL水溶解。临用前按1.0g/100mL加入抗坏血酸，用氢氧化钠溶液A调pH至7.8±0.1。

3.3.3 磷酸盐缓冲液III（用于谷物及谷物制品测试）：称取14.2g磷酸氢二钠，用1 000mL水溶解。临用前按1.0g/100mL加入抗坏血酸，用氢氧化钠溶液A调pH至6.8±0.1。

3.3.4 磷酸盐缓冲液IV（0.1mol/L）（用于谷物及谷物制品标准溶液制备）：溶解13.61g磷酸二氢钾

于水中稀释到 1 000mL。用氢氧化钾溶液调 pH 至 7.0±0.1。

3.4 培养基

3.4.1 乳酸杆菌琼脂培养基：胨化乳 15g，酵母浸膏 5g，葡萄糖 10g，番茄汁 100mL，磷酸二氢 2g，聚山梨糖单油酸酯 1g，琼脂 10g，加蒸馏水至 1 000mL，调 pH 至 6.8 ± 0.2（20～25℃）。121℃高压灭菌 15min，备用。

3.4.2 乳酸杆菌肉汤培养基：胨化乳 15g，酵母浸膏 5g，葡萄糖 10g，番茄汁 100mL，磷酸二氢 2g，聚山梨糖单油酸酯 1g，加蒸馏水至 1 000mL，调 pH 至 6.8 ± 0.2（20～25℃）。121℃ 高压灭菌 15min，备用。

3.4.3 叶酸测定用培养基：酪蛋白胨 10g，葡萄糖 40g，乙酸钠 40g，磷酸氢二钾 1g，磷酸二氢钾 1g，DL-色氨酸 0.2g，L-天门冬氨酸 0.6g，L-半胱氨酸盐酸盐 0.5g，硫酸腺嘌呤 10mg，盐酸鸟嘌呤 10mg，尿嘧啶 10mg，黄嘌呤 20mg，聚山梨糖 0.1g，谷胱甘肽 5mg，硫酸镁 0.4g，氯化钠 20mg，硫酸亚铁 20mg，硫酸锰 15mg，核黄素 1mg，p-氨基苯甲酸 2mg，维生素 B_6 4mg，盐酸硫胺素 400μg，泛酸钙 800μg，烟酸 800μg，生物素 20μg，加蒸馏水至 1 000mL，调 pH 至 6.7 ± 0.1（20～25℃）。

注：市售商业化合成培养基效果更稳定。

3.5 标准品

叶酸标准品（$C_{19}H_{19}N_7O_6$）：纯度≥95％，CAS 号：59-30-3。

3.6 标准溶液的制备

3.6.1 叶酸标准储备液（500μg/mL）：称取 55～56mg（精确至 0.1mg）叶酸标准品，用 50mL 蒸馏水转入 100mL 容量瓶中，加 2mL 氨水。溶液制备后，按下式计算溶液的体积，要求储备液中叶酸盐的浓度为 500μg/mL：

$$储备液体积（mL）= \frac{m \times 1000 \times c}{100 \times 500}$$

或简化为：

$$储备液体积（mL）= \frac{m \times c}{500}$$

式中：

m——叶酸标准品的质量（mg）；

c ——叶酸标准品的纯度（g/100g）。

3.6.2 用水稀释溶液至刻度，用吸管加水至计算要求的体积，充分混合，放入棕色试剂瓶中 2～4℃冰箱冷藏，保存期为 4 个月。

3.6.3 叶酸标准中间液（50μg/mL）：吸取 10mL 叶酸标准储备液于 100mL 棕色容量瓶中，用水定容至刻度，充分混匀，2～4℃冰箱冷藏，保存期为 1 个月。

3.6.4 叶酸标准工作液（0.05ng/mL，0.1ng/mL）：吸取 1mL 叶酸标准中间液于 100mL 棕色容量瓶中，用水定容至刻度，混合。再吸该液 1mL 于 100mL 棕色容量瓶中，定容混合。从上液中分别吸取 5mL 于 250mL 和 500mL 棕色容量瓶中，用磷酸盐缓冲液Ⅰ定容到刻度，混匀，即为高浓度标准工作液（0.1ng/mL）和低浓度标准工作液（0.05ng/mL）。临用前配制。

3.6.5 氢氧化钠标准滴定溶液（0.1mol/L ± 0.000 2mol/L）：称取 4g（精确至 0.000 1g）氢氧化钠用水稀释至 1 000mL，用邻苯二甲酸氢钾标定。保存此溶液的容器要密封，以防二氧化碳渗入。

3.6.6 氧化钠标准溶液的标定：称取 0.18g（精确至 0.000 1g）于 105～110℃烘至恒重的邻苯二甲酸氢钾，用 50mL 除二氧化碳的水溶于锥形瓶中，加两滴 5g/L 的酚酞指示剂，用配好的氢氧化钠溶液滴定至粉红色，同时做空白实验。按下式计算氢氧化钠标准溶液的浓度：

$$c = \frac{m}{(V_1 - V_2) \times 0.2042}$$

式中：

c ——氢氧化钠的浓度（mol/L）；

m ——称取的邻苯二甲酸氢钾的质量（g）；

V_1——氢氧化钠溶液的用量（mL）；

V_2——空白试验氢氧化钠溶液的用量（mL）。

3.7　菌株

干酪乳杆菌 Lactobacillus casei （ATCC 7469）。

4　仪器和设备

4.1　pH 计：精度为 0.01。

4.2　离心机：转速≥2 000r/min。

4.3　分光光度仪。天平：感量为 0.1mg。

4.4　生化培养箱：36℃±1℃。

4.5　滴定管：分刻度值为 0.1mL。

4.6　涡旋振荡器。

5　分析步骤

5.1　测试菌液的制备

5.1.1　干酪乳杆菌冻干菌粉转入乳酸杆菌肉汤培养基中，36℃±1℃培养 24h 后，转接至乳酸杆菌琼脂培养基试管中，再 36℃±1℃培养 24h。培养好的乳酸杆菌琼脂培养基试管的培养物作为储备菌种。

5.1.2　从储备菌种培养基上分别转接到三个乳酸杆菌琼脂培养基试管中，放入培养箱中 36℃±1℃培养 24h。每月转接一次，作为月接种管储于冰箱中。每月定期从月接种管中重新接种 3 个转接管保存新菌株。

5.1.3　从月接种的培养管中的一支再接种一支乳酸杆菌琼脂培养基试管，36℃±1℃培养 24h，作为日接种管每日测定用。

5.1.4　从日接种管中接种一管乳酸杆菌肉汤培养基，36℃±1℃培养 24h。在无菌条件下离心该培养液 10min（2 000r/min），弃去上清液。用 10mL 生理盐水振荡洗涤菌体，离心 10min（2 000r/min），弃去上清液，用 10mL 生理盐水振荡清洗。如前离心操作，弃去上清液。再加 10mL 生理盐水，混匀。吸 1mL 该菌悬液于 10mL 生理盐水中，混匀制成测试菌液。

5.1.5　以生理盐水做对照，用分光光度计，于 550nm 波长下，测试菌液的光密度值，此值应在60%～80%之间。

5.2　试样的制备

5.2.1　乳制品

称取 2g（精确至 0.000 1g）试样（约含叶酸 5μg）于 100mL 烧杯中，用 25～30mL 水复原样品，转入 100mL 容量瓶中，用水定容至刻度，溶液中叶酸的质量浓度大约为 0.05μg/mL。吸取 1mL 该样液和 1mL 鸡胰腺于一个 180mm×15mm 的带螺旋盖的试管中，充分混合。加 18mL 含抗坏血酸的磷酸缓冲液Ⅰ，再加 1mL 甲苯。同时制备空白对照管，吸 1mL 蒸馏水和 1mL 鸡胰腺于空白管中，加 18mL 含抗坏血酸的磷酸缓冲液Ⅰ及 1mL 甲苯。在 37℃ 下，样品管和空白管保温 16h 后，于 100℃ 水浴加热 5min。用磷酸盐缓冲液Ⅰ做适当稀释，得到浓度约为 0.1ng/mL 的叶酸盐溶液。

若确定样品中强化叶酸与原生叶酸相比所占比例很大，则可以用 1mL 样液加 19mL 含抗坏血酸的磷酸缓冲液Ⅰ于 100℃ 水浴加热 5min，再用磷酸盐缓冲液Ⅰ稀释，得到浓度约为 0.1ng/mL 的叶酸盐溶液。

5.2.2　谷物及谷物制品

称取大约含 1μg 叶酸的试样于 150mL 三角烧瓶中。加 20mL pH 7.8 磷酸缓冲溶液Ⅱ，混匀后加 50mL 水和 1.0mL 甲苯。加盖后 121℃ 灭菌 15min，然后迅速冷却。加 1mL 木瓜蛋白酶溶液，于 36℃±1℃保温 3h 后 100℃加热 3min，冷却。加 1mLα-淀粉酶溶液，36℃±1℃保温 2h 后加 4mL 鸡胰腺，加盖，36℃±1℃保温 16h 后 100℃加热 3min，冷却。用 1mol/L 盐酸调 pH 至 4.5，用水稀释定容到 100mL。过滤得到澄清滤液，然后吸取 1mL 澄清滤液用磷酸盐缓冲液Ⅲ定容至 100mL，得到浓度约为 0.1ng/mL 的叶酸盐溶液。

若确定样品中强化叶酸与原生叶酸相比所占比例很大则可以直接在样品中加 20mL 0.05mol/L 含抗坏血酸的磷酸缓冲液Ⅱ和 50mL 水，于 121℃灭菌 15min，然后吸取 1mL 澄清滤液，再用 0.05mol/L 磷酸盐缓冲液Ⅲ稀释，得到浓度约为 0.1ng/mL 的叶酸盐溶液。

5.3 标准曲线管的制作

按表 4-7 顺序加入蒸馏水、标准工作液（测定谷物及谷物制品的标准溶液用磷酸盐缓冲液Ⅳ代替磷酸盐缓冲液Ⅰ和叶酸测定用培养基于培养管中。表 4-7 中每一编号需制作 3 管。试管 S2～S10 中，相当叶酸含量为 0.00ng、0.05ng、0.10ng、0.15ng、0.20ng、0.25ng、0.30ng、0.40ng、0.50ng。

表 4-7 标准曲线管的制作　　　　　　　　　　　单位：mL

试管号	S1	S2	S3	S4	S5	S6	S7	S8	S9	S10
蒸馏水	5	5	4	3	2	1	0	2	1	0
标准溶液	0	0	1	2	3	4	5	3	4	5
培养基	5	5	5	5	5	5	5	5	5	5

注：试管 S3～S7 中加低浓度标准工作液，试管 S8～S10 中加高浓度标准工作液。

5.4 试样管的制作

按表 4-8 顺序加入蒸馏水、试样和叶酸测定用培养基于试管中，表中每一编号需制作 3 管。

表 4-8 试样管的制作　　　　　　　　　　　单位：mL

试管号	1	2	3	4
蒸馏水	4	3	2	1
样品	1	2	3	4
培养基	5	5	5	5

5.5 灭菌

将标准曲线管和试样管 121℃灭菌 5min，迅速冷却到室温（商品化培养基按标签说明进行灭菌）。

注：保证加热和冷却过程中条件均匀，灭菌管数过多或距离太近，在灭菌锅中都可产生不良影响。

5.6 接种

无菌条件下每管中均加入一滴（约 50μL）菌悬液，加盖，充分振荡混匀所有试管（标准曲线未接种空白管 S1 除外）。

5.7 培养

5.7.1 酸度法：36℃±1℃培养 72h。对每支试管进行目测检查，未接种管内培养液应是澄清的，标准曲线管和试样管中培养液的浊度应有梯度。未接种管中若出现混浊，则测定无效。

5.7.2 光密度法：在 36℃±1℃，培养 16～24h。

5.8 测定

5.8.1 酸度法

5.8.1.1 用 10mL 水将未接种空白管 S1 和接种空白管 S2 的培养物转至三角烧瓶中，以溴麝香草酚蓝做指示剂，或用 pH 计以 pH 6.8±0.2 为滴定终点用氢氧化钠标准滴定溶液滴定标准曲线未接种空白管 S1 和接种空白管 S2。记录下消耗的氢氧化钠标准滴定溶液体积。

注：如果接种空白滴定反应消耗的氢氧化钠标准滴定溶液体积数等于或高于未接种空白水平的 1.5mL，则测定结果无效。

5.8.2.2 用 10mL 水将标准曲线管和试样管中的培养物转至三角烧瓶中，以溴麝香草酚蓝做指示剂，或用 pH 计以 pH 6.8±0.2 为滴定终点用氢氧化钠标准滴定溶液滴定标准曲线管和试样管的培养物。记录下消耗的氢氧化钠标准滴定溶液体积。

注：通常标准曲线管 S7 消耗的 0.1mol/L 的氢氧化钠标准滴定溶液体积数在 8～12mL 之间。

5.8.2 光密度法

以接种空白管（表 4-7 中试管号 S2）做对照，取出最高浓度标准曲线管 S7，振荡 5s，在波长

550nm 下读取光密度值，放回重新培养。2h 后同等条件重新测该管的光密度，如果两次光密度的绝对差结果 ≤2％，则取出全部检验管测定标准溶液和试样的光密度。

5.9　标准曲线的绘制

以标准曲线管叶酸含量为横坐标，以消耗氢氧化钠标准滴定溶液的毫升数或光密度值为纵坐标绘制标准曲线。

5.10　试样管中叶酸含量的计算

按照每个试样管测定的消耗氢氧化钠标准滴定溶液的毫升数或光密度值，从标准曲线中查得对应的叶酸含量。每一编号的三个试样管应计算管中每毫升测定液叶酸的含量，并与其平均值相比较。相对偏差小于 15％的试管为有效试管，无效试样管应舍去，有效试样管总数应大于所有试样管总数的 2/3。重新计算每一编号的有效试样管中每毫升测定液叶酸含量的平均值，以此平均值计算全部编号试样管的总平均值 C_x。

注：样品管中叶酸含量低于 0.05ng，高于 0.5ng 的值应舍去。

6　分析结果的表述

试样中叶酸含量按下式计算：

$$c = \left[(C_x \times D) - EB \right] \frac{100}{1000m}$$

式中：

X　——试样中叶酸含量（$\mu g/100g$）；

C_x　——全部编号试样管叶酸含量的总平均值（ng）；

D　——样品在处理后的稀释因子；

EB　——鸡胰腺空白管中叶酸含量（ng/mL）；

m　——样品的质量或体积（g）。

以重复性条件下获得的两次独立测定结果的算术平均值表示，结果保留三位有效数字。

7　精密度

在重复性条件下获得的两次独立测试结果的绝对差值不超过算术平均值的 10％。

附加说明：

本法参考 GB 5009.211《食品安全国家标准　食品中叶酸的测定》、GB 5413.16《食品安全国家标准　婴幼儿食品和乳品中叶酸（叶酸盐活性）的测定》。

八、蜂王浆中叶酸的测定

1 范围

本法描述了蜂王浆中叶酸的高效液相色谱测定方法。

2 原理

试样中的烟酸、叶酸用水-甲醇-乙酸混合溶液提取，将滤液注入高效液相色谱反相柱上进行分离，用紫外检测器在 280nm 波长处定量测定。

3 试剂和材料

除另有说明外，本法所有试剂均为分析纯。水为蒸馏水，色谱用水为去离子水，应符合 GB/T 6682 的规定。

3.1 试剂

3.1.1 甲醇：优级纯。

3.1.2 三乙胺。

3.1.3 冰乙酸。

3.1.4 己烷磺酸钠（PICB$_6$）：$c[CH_3(CH_2)_5SO_3Na] = 0.005mol/L$ 或 $\rho[CH_3(CH_2)_5SO_3Na] = 941mg/L$。

3.2 试剂配制

3.2.1 提取液：取 500mL 去离子水，加 10mL 冰乙酸，1.3mL 三乙胺，用去离子水定容至 1 L，此时 pH 为 3.2，过 0.45μm 滤膜，取上述溶液 850mL 与 150mL 甲醇混合。

3.2.2 磷酸缓冲液：称取 4.84g 的磷酸氢二钾（K_2HPO_4），9.82g 磷酸二氢钾（KH_2PO_4），溶于去离子水中，加 20mL 乙腈，用去离子水定容至 1 L，混匀后用 20% 氢氧化钾调节 pH 至 6.5。

3.2.3 碳酸钠溶液：$c(Na_2CO_3) = 0.1mol/L$。

3.3 标准品

叶酸标准品（$C_{19}H_{19}N_7O_6$）：纯度≥95%，CAS 号：59-30-3。

3.4 标准溶液配制

3.4.1 叶酸标准储备液：称取经过干燥的叶酸标准纯品 25.0mg，置于 250mL 容量瓶中，用碳酸钠溶液溶解，调至 pH7.0 定容至刻度，于冰箱保存。

3.4.2 叶酸标准工作液：准确吸取 10mL，用流动相稀释至 100mL，将该标准溶液置于带盖小瓶中储存，供液相色谱仪分析用，当日使用。

4 仪器、设备

4.1 实验室常用仪器设备。

4.2 超声波水浴。

4.3 超纯水装置（Millipore 或全磨口玻璃蒸馏器）。

4.4 离心机：3 000r/min。

4.5 高效液相色谱仪：带自动进样器、紫外可调波长检验器。

5 分析步骤

5.1 试验溶液的制备

称取试样 1~5g，精确至 0.000 1g，置于 100mL 棕色容量瓶中，加 10mL 碳酸钠溶液，浸湿试样加 70mL 提取液混匀，于超声波水浴上振荡提取 15min，用提取液定容至刻度，混合均匀，过滤或离心。

再经 $0.45\mu m$ 过滤膜过滤至带盖小瓶中，供高效液相色谱分析用。

5.2　测定

5.2.1　色谱条件

5.2.1.1　反相离子对色谱参考条件

a）柱长：25cm、内径 4.0mm 不锈钢柱；

b）固定相：ODS（C_{18}），粒度 $5\mu m$；

c）流动相：取 500mL 去离子水，加 10mL 冰乙酸，1.3mL 三乙胺，一小瓶 20mL 己烷磺酸钠，用去离子水定容至 1 L，调节 pH 为 3.2，过 $0.45\mu m$ 滤膜，取上述溶液 850mL 与 150mL 甲醇混合，脱气；

d）流速：1.0mL/min；

e）温度：30℃；

f）进样量：$20\mu L$；

g）检测器：紫外检测器，使用波长 275nm。

5.2.1.2　反相色谱

a）柱长：25cm，内径 4.0mm，不锈钢柱；

b）固定相：Lichrospher CH-8/11，粒度 $5\mu m$；

c）移动相：2％乙腈磷酸缓冲液；

d）流速：1.4mL/min；

e）温度：室温；

f）进样体积：$20\mu L$；

g）检测器：紫外检测器，使用波长 280nm。

5.2.2　定量测定

按高效液相色谱仪说明书调整仪器操作参数和灵敏度（AUFS），色谱峰分离度符合要求用两次以上相应标准工作液对系统进行校正。向色谱柱注入相应的叶酸标准工作液和试验溶液得到色谱峰面积响应值，用外标法定量测定。

6　结果的计算与表述

结果按下式计算：

$$X = \frac{A_s \times V \times \rho}{m \times A}$$

式中：

X ——样品中叶酸的含量（mg/kg）；

A_s ——试样溶液峰面积值；

V ——试样稀释的体积（mL）；

ρ ——标准溶液浓度（$\mu g/mL$）；

m ——试样质量（g）；

A ——标准溶液峰面积平均值。

平行测定结果用算术平均值表示，保留三位有效数字。

7　允许差

同一分析者对同一试样同时两次平行测定所得结果相对偏差≤10％。

附加说明：

本法由农业部农产品质量安全风险评估实验室（杭州）提供。

九、食用农产品中维生素 B₁₂的测定

1 范围

本法描述了食用农产品中维生素 B₁₂ 的莱士曼氏乳酸杆菌法测定，适用于食用农产品中维生素 B₁₂ 的测定。

本法检出限：0.1μg/100g。

2 原理

利用莱士曼氏乳酸杆菌 *Lactobacillus leichmannii*（ATCC 7830）对维生素 B₁₂ 的特异性和灵敏性，定量测定出试样中维生素 B₁₂ 的含量。在测定用培养基中供给除维生素 B₁₂ 以外的所有营养成分，这样微生物生长产生的透光率就会同标准曲线工作液及未知待测溶液中维生素 B₁₂ 的含量相对应。以不同浓度标准溶液的透光率相对于各浓度水平标准物质的浓度绘制标准曲线，根据标准曲线即可计算出试样中维生素 B₁₂ 的含量。

3 试剂和材料

除另有说明外，本法所有试剂均为分析纯，水为 GB/T 6682 规定的二级水。

3.1 试剂

3.1.1 乙醇溶液：体积分数为 25%。

3.1.2 无水磷酸氢二钠（Na_2HPO_4）。

3.1.3 无水偏重亚硫酸钠（$Na_2S_2O_5$）。

3.1.4 柠檬酸（含一个结晶水）（$C_6H_8O_7 \cdot H_2O$）。

3.2 试剂配制

9g/L 氯化钠溶液（生理盐水）：称取 9.0g 氯化钠溶解于 1 000mL 水中，分装于具塞试管，每管 10mL。121℃灭菌 15min。

3.3 培养基

3.3.1 乳酸杆菌琼脂培养基：见操作注意事项。

3.3.2 乳酸杆菌肉汤培养基：见操作注意事项。

3.3.3 维生素 B₁₂ 测定用培养基：见操作注意事项。

注：一些商品化合成培养基效果良好，商品化合成培养基按标签说明进行配制。

3.4 标准品

维生素 B₁₂（$C_{63}H_{88}CoN_{14}O_{14}P$），纯度≥99%，CAS 号：68-19-9。

3.5 标准溶液配制

3.5.1 维生素 B₁₂ 储备液（10μg/mL）：精确称取维生素 B₁₂ 标准品，用乙醇溶液定容至维生素 B₁₂ 浓度为 10μg/mL。

3.5.2 维生素 B₁₂ 中间液（100ng/mL）：用乙醇溶液将 5.0mL 维生素 B₁₂ 储备液定容至 500mL。

3.5.3 维生素 B₁₂ 工作液（1ng/mL）：用乙醇溶液将 5.0mL 维生素 B₁₂ 中间液定容至 500mL。

3.5.4 标准曲线工作液：分别吸取两个 5mL 维生素 B₁₂ 工作液于 250mL 和 500mL 容量瓶中，用水定容至刻度。高浓度溶液的浓度为 0.02ng/mL；低浓度溶液的浓度为 0.01ng/mL。

注：所有标准溶液要储存于冰箱内。维生素 B₁₂ 储备液（10μg/mL）、维生素 B₁₂ 中间液（100ng/mL）和维生素 B₁₂ 工作液（1ng/mL）保存期三个月，标准曲线工作液临用前配制。

3.6 菌株

莱士曼氏乳酸杆菌 *Lactobacillus leichmannii*（ATCC 7830）。

4　仪器和设备

除微生物实验室常规灭菌及培养设备外，其他设备和材料如下：

4.1　天平：感量为 0.1mg。

4.2　pH 计：精度≤0.01。

4.3　分光光度计。

4.4　涡旋振荡器。

4.5　离心机：转速≥2 000r/min。

4.6　恒温培养箱：36℃±1℃。

4.7　冰箱：2～5℃。

4.8　无菌吸管：10mL（具 0.1mL 刻度）或微量移液器和吸头。

4.9　瓶口分液器：0～10mL。

4.10　锥形瓶：200mL。

4.11　容量瓶（A 类）：100mL、250mL、500mL。

4.12　单刻度移液管（A 类）：容量 5mL。

4.13　漏斗：直径 90mm。

4.14　定量滤纸：直径 90mm。

4.15　试管：18mm×180mm。

注：准备玻璃仪器时，使用活性剂对硬玻璃测定管及其他必要的玻璃器皿进行清洗，清洗之后要求在 200℃干热 2h。

5　分析步骤

5.1　测试菌液的制备

5.1.1　将莱士曼氏乳酸杆菌的冻干菌株活化后，接种到乳酸杆菌琼脂培养基上，36℃±1℃培养 24h。再转种 2～3 代来增强活力。置于 2～5℃冰箱中保存备用。每 15d 转种一次。

5.1.2　将活化后的菌株接种到乳酸杆菌肉汤培养基中，36℃±1℃培养 18～24h，以 2 000r/min 离心 2～3min，弃去上清液，加入 10mL 生理盐水，混匀，再离心 2～3min，弃去上清液，再加入 10mL 生理盐水，混匀。如前离心操作，弃去上清液。再加 10mL 生理盐水，混匀。吸适量该菌悬液于 10mL 生理盐水中，混匀制成测试菌液。

5.1.3　用分光光度计，以生理盐水做空白，于 550nm 波长下测试菌液的透光率，使其透光率在60%～80%之间。

5.2　试样的处理

5.2.1　称取无水磷酸氢二钠 1.3g，无水偏重亚硫酸钠 1.0g，柠檬酸（含一个结晶水）1.2g，用 100mL 水溶解。

5.2.2　称一定量的样品（精确到 0.000 1g），含维生素 B_{12} 50～100ng，用 10mL 的上述溶液混合后，再加 150mL 水，于 121℃水解 10min，冷却后调 pH 至 4.5±0.2，再用水定容至 250mL，过滤。移取滤液 5mL，加入水 20～30mL，调 pH 至 6.8±0.2，用水定容至 100mL。最终溶液中维生素 B_{12} 的质量浓度约为 0.01～0.02ng/mL，偏重亚硫酸钠的质量浓度小于 0.03mg/mL。

5.3　标准曲线的制作

按表 4-9 顺序加入水、标准曲线工作液和维生素 B_{12} 测定用培养基于培养管中，一式三份。

表 4-9　标准曲线的制作　　　　　　　　　　　　　单位：mL

试管号	S1	S2	S3	S4	S5	S6	S7	S8	S9	S10
水	5	5	4	3	2	1	0	2	1	0
0.01ng/mL 标准曲线工作液	0	0	1	2	3	4	5	0	0	0
0.02ng/mL 标准曲线工作液	0	0	0	0	0	0	0	3	4	5
培养基	5	5	5	5	5	5	5	5	5	5

5.4　待测液的制作

按表 4-10 顺序加水、样品溶液和维生素 B$_{12}$ 测定用培养基于培养管内，一式三份。

表 4-10　待测液的制作　　　　　　　　　　　　　　　　　　　　单位：mL

试管号	1	2	3	4
水	4	3	2	1
待测液	1	2	3	4
培养基	5	5	5	5

5.5　灭菌

将所有的试管盖上试管帽，121℃灭菌 5min（商品培养基按标签说明进行灭菌）。

5.6　接种

将上述试管迅速冷却至 30℃以下。用滴管或移液器向上述试管中各滴加 1 滴（约 $50\mu L$）测试菌液（其中，标准曲线管中空白 S1 除外）。

5.7　培养

将试管放入恒温培养箱内，36℃±1℃培养 19～20h。

5.8　测定

培养结束后，对每支试管进行目测检查，未接种试管 S1 内培养液应是澄清的，如果出现浑浊，则测定无效。

5.8.1　以接种空白管做对照，测定最高浓度标准曲线试管的透光率，2h 后重新测定。两次结果透光率差值若小于 2％，则取出全部检验管测其透光率。

5.8.2　用未接种空白试管（S1）做空白，将分光光度计透光率调到 100％（或吸光度为 0），读出接种空白试管（S2）的读数。再以接种空白试管（S2）为空白，调节透光率为 100％（或吸光度为 0），依次读出其他每支试管的透光率（或吸光度）。

5.8.3　用涡旋振荡器充分混合每一支试管（也可以加一滴消泡剂）后，立即将培养液移入比色皿内进行测定，波长为 550nm，待读数稳定 30s 后，读出透光率，每支试管稳定时间要相同。以维生素 B$_{12}$ 标准品的含量为横坐标、透光率为纵坐标做标准曲线。

5.8.4　根据待测液的透光率，从标准曲线中查得该待测液中维生素 B$_{12}$ 的浓度，再根据稀释因子和称样量计算出试样中维生素 B$_{12}$ 的含量。透光率超出标准曲线管 S 3～S 10 范围的试样管要舍去。

5.8.5　对每个编号的待测液的试管，用每支试管的透光率计算每毫升该编号待测液维生素 B$_{12}$ 的浓度，并计算该编号待测液的维生素 B$_{12}$ 浓度平均值，每支试管测得的该浓度不得超过该平均值的±15％，超过者要舍去。如果符合该要求的管数少于所有的四个编号的待测液的总管数的 2/3，用于计算试样含量的数据是不充分的，需要重新检验。如果符合要求的管数超过原来管数的 2/3，重新计算每一编号的有效试样管中每毫升测定液中维生素 B$_{12}$ 含量的平均值，以此平均值计算全部编号试样管的总平均值为 Cx。用于计算试样中的维生素 B$_{12}$ 含量。

注：绘制标准曲线，既可读取透光率（T，％），也可读取吸光度（A）。

6　分析结果的表述

试样中维生素 B$_{12}$ 的含量按下式计算：

$$x = \frac{C_x}{m} \times \frac{f}{1000} \times 100$$

式中：

X ——试样中维生素 B$_{12}$ 的含量（$\mu g/100g$）；

C_x ——全部编号试样管维生素 B$_{12}$ 含量的总平均值（ng）；

m ——试样的质量（g）；

f ——稀释倍数。

以重复性条件下获得的两次独立测定结果的算术平均值表示，结果保留两位有效数字。

7　精密度

在重复性条件下获得的两次独立测定结果的绝对差值不得超过算术平均值的 10％。

8　操作注意事项

8.1　乳酸杆菌琼脂培养基

8.1.1　成分

番茄汁 100mL，三号蛋白胨 7.5g，酵母浸膏 7.5g，葡萄糖 10.0g，磷酸二氢钾 2.0g，聚山梨糖单油酸酯 1.0g，琼脂 14.0g，水 1 000mL，pH 6.8 ±0.1 （25℃±5℃）。

8.1.2　制法

先将除琼脂以外的其他成分溶解于蒸馏水中，调节 pH，再加入琼脂，加热煮沸至完全溶解。混合均匀后分装试管，每管 10mL。121℃高压灭菌 15min，备用。

8.2　乳酸杆菌肉汤培养基

8.2.1　成分

番茄汁 100mL，三号蛋白胨 7.5g，酵母浸膏 7.5g，葡萄糖 10.0g，磷酸二氢钾 2.0g，聚山梨糖单油酸酯 1.0g，水 1 000mL，pH 6.8 ± 0.1 （25℃ ± 5℃）。

8.2.2　制法

先将上述成分溶解于水中，调节 pH，加热煮沸，混合均匀后分装试管，每管 10mL。121℃高压灭菌 15min，备用。

8.3　维生素 B_{12} 测定用培养基

8.3.1　成分

无维生素酸水解酪蛋白 15.0g，葡萄糖 40.0g，天门冬酰胺 0.2g，醋酸钠 20.0g，抗坏血酸 4.0g，L-胱氨酸 0.4g，DL-色氨酸 0.4g，硫酸腺嘌呤 20.0mg，盐酸鸟嘌呤 20.0mg，尿嘧啶 20.0mg，黄嘌呤 20.0mg，核黄素 1.0mg，盐酸硫胺素 1.0mg，生物素 10.0μg，烟酸 2.0mg，p-氨基苯甲酸 2.0mg，泛酸钙 1.0mg，盐酸吡哆醇 4.0mg，盐酸吡哆醛 4.0mg，盐酸吡哆胺 800.0μg，叶酸 200.0μg，磷酸二氢钾 1.0g，磷酸氢二钾 1.0g，硫酸镁 0.4g，氯化钠 20.0mg，硫酸亚铁 20.0mg，硫酸锰 20.0mg，聚山梨糖单油酸酯（吐温 80）2.0g，水 1 000mL，pH 6.0 ± 0.1 （25℃± 5℃）。

8.3.2　制法

将上述成分溶解于水中，调节 pH，备用。

附加说明：

本法参考 GB 5413.14 《食品安全国家标准　婴幼儿食品和乳品中维生素 B_{12} 的测定》。

十、蜂王浆中维生素 B₁₂的测定

1 范围

本方法描述了蜂王浆中维生素 B₁₂的高效液相色谱法测定方法，适用于蜂王浆中维生素 B₁₂的测定。

2 原理

试样中维生素 B₁₂用水提取，经高效液相色谱反相柱分离，其峰面积与维生素 B₁₂的含量成正比。

3 试剂和材料

除另有说明外，本法所有试剂均为优级纯，水为去离子水。

3.1 试剂

3.1.1 乙腈：色谱纯。

3.1.2 正磷酸溶液。

3.1.3 25％乙醇溶液。

3.2 标准溶液配制

3.2.1 维生素 B₁₂标准储备溶液：准确称取 0.100 0g 维生素 B₁₂纯品（符合 USP），溶解于 100mL 乙醇溶液中，并稀释定容至刻度，摇匀。该标准储备液每毫升含维生素 B₁₂ 1.0mg。

3.2.2 维生素 B₁₂标准工作液：准确吸取维生素 B₁₂标准储备液 1.0mL 于 50mL 容量瓶中，用流动相稀释定容刻度，摇匀。该标准工作液 1mL 含维生素 B₁₂ 20μg。

4 仪器、设备

4.1 实验室常用设备。

4.2 超声波水浴。

4.3 高效液相色谱仪，带自动进样器，紫外可调波长检测器。

4.4 超纯水装置。

4.5 离心机：3 000r/min。

5 分析步骤

5.1 提取

称取试样 2～3g（精确至 0.000 1g），置于 100mL 棕色容量瓶中，加约 60mL 去离子水，在超声波水浴中超声提取 15min，取出，用去离子水定容至刻度，混匀，过滤，滤液过 0.45μm 滤膜，供高效液相色谱仪分析。

5.2 测定步骤

5.2.1 色谱参考条件

  a）色谱柱：μ-Bondpak NH₂（3.9mm×300mm，5μm）或柱效相当的色谱柱；

  b）柱温：30℃；

  c）流动相：3％正磷酸水溶液 260mL 与 700mL 乙腈混合，超声脱气；

  d）流速：1.7mL/min；

  e）检测波长：361nm。

5.2.2 定量测定

按高效液相色谱仪说明书调整仪器操作参数，用两次以上相应标准工作液，对系统进行校正。将通过 0.45μm 滤膜的样液依次分装于自动进样小瓶中，依外标法上液相色谱仪测定。

6　测定结果的计算

测定结果按下式计算：

$$X = \frac{A_s \times V \times \rho}{m \times A}$$

式中：

X ——样品中维生素 B$_{12}$ 的含量（mg/kg）；

m ——试样质量（g）；

A_s ——试样溶液峰面积值；

V ——试样稀释的体积（mL）；

ρ ——标准溶液浓度（μg/mL）；

A ——标准溶液峰面积平均值。

每个试样取两份试料进行平行测定，以其算术平均值为测定结果。结果精确到每千克样品中维生素 B$_{12}$ 含量 0.01mg。

7　允许差

同一分析者对同一试样同时两次平行测定结果的相对偏差应不大于 15％。

附加说明：

本法由农业部农产品质量安全风险评估实验室（杭州）提供。

十一、食用农产品中维生素 C 的测定

1 范围

本法描述了食用农产品中维生素 C 的测定。

第一法适用于乳粉、谷物、蔬菜、水果及其制品、肉制品、维生素类补充剂中的 L（＋）-抗坏血酸、D（＋）-抗坏血酸和 L（＋）-抗坏血酸总量的测定。

第一法的检出限和定量限：固体样品取样量为 2g 时，L（＋）-抗坏血酸和 D（＋）-抗坏血酸的检出限均为 0.5mg/100g，定量限均为 2.0mg/100g。液体样品取样量为 10g（或 10mL）时，L（＋）-抗坏血酸和 D（＋）-抗坏血酸的检出限均为 0.1mg/100g，定量限均为 0.4mg/100g（或 0.4mg/100mL）。

第二法适用于蔬菜、水果、乳、肉及其制品、婴幼儿制品中 L（＋）-抗坏血酸总量的测定。

第二法 L（＋）-抗坏血酸总量的检出限浓度为 0.022μg/mL。

第三法适用于乳粉、水果、蔬菜及其制品中 L（＋）-抗坏血酸的测定。

2 定义

2.1 抗坏血酸：是一种具有抗氧化性质的有机化合物，又称为维生素 C，是人体必需的营养素之一。

2.2 L（＋）-抗坏血酸：即左式右旋光抗坏血酸。具有强还原性，对人体具有生物活性。

2.3 D（＋）-抗坏血酸：又称异抗坏血酸。具有强还原性，但对人体基本无生物活性。

2.4 L（＋）-脱氢抗坏血酸：L（＋）-抗坏血酸极易被氧化为 L（＋）-脱氢抗坏血酸，L（＋）-脱氢抗坏血酸亦可被还原为 L（＋）-抗坏血酸。通常称为脱氢抗坏血酸。

2.5 L（＋）-脱氢抗坏血酸总量：试样中原有 L（＋）-抗坏血酸和 L（＋）-脱氢抗坏血酸被还原成的 L（＋）-脱氢抗坏血酸总量。试样中 L（＋）-脱氢抗坏血酸和 L（＋）-抗坏血酸被氧化成的 L（＋）-脱氢抗坏血酸总量。

第一法 高效液相色谱法

3 原理

试样中的抗坏血酸用偏磷酸溶液超声提取后，其中 L（＋）-抗坏血酸和 D（＋）-抗坏血酸直接用配有紫外检测器的液相色谱仪（波长 245nm）测定；试样中的 L（＋）-脱氢抗坏血酸经还原剂 L-半胱氨酸溶液进行还原后，用配有紫外检测器的液相色谱仪（波长 245nm）测定 L（＋）-抗坏血酸总量，以色谱峰的保留时间定性，外标法定量。

4 试剂和材料

除另有说明外，本法所有试剂均为分析纯，水为 GB/T 6682 规定的一级水。

4.1 试剂

4.1.1 偏磷酸（HPO_3）$_n$：纯度≥38％。

4.1.2 磷酸三钠（$Na_3PO_4 \cdot 12H_2O$）。

4.1.3 磷酸二氢钾（KH_2PO_4）。

4.1.4 磷酸（H_3PO_4）：85％。

4.1.5 L-半胱氨酸（$C_3H_7NO_2S$）：优级纯。

4.1.6 十六烷基三甲基溴化铵（$C_{19}H_{42}BrN$）：色谱纯。

4.1.7 甲醇（CH_3OH）：色谱纯。

4.2 试剂配制

4.2.1 偏磷酸溶液（200g/L）：称取 200g（精确至 0.1g）偏磷酸，溶于水并稀释至 1 L，此溶液保存

于 4℃的环境下可保存一个月。

4.2.2 偏磷酸溶液（20g/L）：吸取 50mL 200g/L 偏磷酸溶液，用水稀释至 500mL。

4.2.3 磷酸三钠溶液（100g/L）：称取 100g（精确至 0.1g）磷酸三钠，溶于水并稀释至 1 L。

4.2.4 L-半胱氨酸溶液（40g/L）：称取 20g L-半胱氨酸，溶于水并稀释至 500mL。临用时配制。

4.3 标准品

4.3.1 L（+）-抗坏血酸标准品（$C_6H_8O_6$，纯度≥99%，CAS：50-81-7）。

4.3.2 D（+）-抗坏血酸（异抗坏血酸）标准品（$C_6H_8O_6$，纯度≥99%，CAS：89-65-6）。

4.4 标准溶液配制

4.4.1 L（+）-抗坏血酸标准储备溶液（1.0mg/mL）：准确称取 L（+）-抗坏血酸标准品 0.01g（精确至 0.01mg），用 20g/L 的偏磷酸溶液定容至 10mL。该储备液在 2～8℃避光条件下可保存一周。

4.4.2 D（+）-抗坏血酸标准储备溶液（1.0mg/mL）：准确称取 D（+）-抗坏血酸标准品 0.01g（精确至 0.01mg），用 20g/L 的偏磷酸溶液定容至 10mL。该储备液在 2～8℃避光条件下可保存一周。

4.4.3 抗坏血酸混合标准系列工作液：分别吸取 L（+）-抗坏血酸和 D（+）-抗坏血酸标准储备液 0mL、0.05mL、0.50mL、1.0mL、2.5mL、5.0mL，用 20g/L 的偏磷酸溶液定容至 100mL。标准系列工作液中 L（+）-抗坏血酸和 D（+）-抗坏血酸的浓度分别为 0μg/mL、0.5μg/mL、5.0μg/mL、10.0μg/mL、25.0μg/mL、50.0μg/mL。临用时配制。

5 仪器和设备

5.1 液相色谱仪：配有二极管阵列检测器或紫外检测器。

5.2 pH 计：精度为 0.01。

5.3 天平：感量为 0.1g、1mg、0.01mg。

5.4 超声波清洗器。

5.5 离心机：转速≥4 000r/min。

5.6 均质机。

5.7 滤膜：0.45μm 水相膜。

5.8 振荡器。

6 分析步骤

6.1 试样制备

6.1.1 液体或固体粉末样品：混合均匀后，应立即测定。

6.1.2 水果、蔬菜及其制品或其他固体样品：取 100g 左右样品加入等量 20g/L 的偏磷酸溶液，经均质机均质并混合均匀后，应立即测定。

6.2 试样溶液的制备

称取相对于样品 0.5～2g（精确至 0.001g）混合均匀的固体试样或匀浆试样，或吸取 2～10mL 液体试样［使所取试样含 L（+）-抗坏血酸 0.03～6mg］于烧杯中，用 20g/L 的偏磷酸溶液将试样转移至 50mL 容量瓶中，振摇溶解并定容。摇匀，全部转移至 50mL 离心管中，振荡，超声提取 5min 后，于 4 000r/min 离心 5min，过 0.45μm 水相滤膜，滤液待测［此溶液可直接测定试样中 L（+）-抗坏血酸和 D（+）-抗坏血酸的含量］。

6.3 试样溶液的还原

准确吸取 20mL 上述离心后的上清液于 50mL 离心管中，加入 10mL 40g/L 的 L-半胱氨酸溶液，用 100g/L 磷酸三钠溶液调节 pH 至 7.0～7.2，以 200 次/min 振荡 5min。再用磷酸调节 pH 至 2.5～2.8，用水定量转移还原后试液至 50mL 容量瓶中，并定容至刻度。该溶液过 0.45μm 水相滤膜后待测［此溶液可测定试样中 L（+）-抗坏血酸总量］。

若试样含有增稠剂，可准确吸取 4mL 的试样还原溶液，再准确加入 1mL 甲醇，混匀，再过 0.45μm 滤膜后待测。

6.4　色谱参考条件

a）色谱柱：C18 柱（4.6mm×250mm，5μm），或相当者；

b）检测器：二极管阵列检测器或紫外检测器；

c）流动相：A——6.8g 磷酸二氢钾和 0.91g 十六烷基三甲基溴化铵，用水溶解并定容至 1L（用磷酸调 pH 至 2.5～2.8）；B——100％甲醇。按 A：B＝98：2 混合，过 0.45μm 滤膜，超声脱气；

d）流速：0.7mL/min；

e）检测波长：245nm；

f）柱温：25℃；

g）进样量：20μL。

6.5　标准曲线的制作

分别对抗坏血酸混合标准系列工作溶液进行测定，以 L（＋）-抗坏血酸［或 D（＋）-抗坏血酸］标准溶液的浓度（μg/mL）为横坐标，L（＋）-抗坏血酸［或 D（＋）-抗坏血酸］的峰高或峰面积为纵坐标，绘制标准曲线或计算回归方程。

6.6　样品测定

对试样溶液进行测定，根据标准曲线得到测定液中 L（＋）-抗坏血酸［或 D（＋）-抗坏血酸］的浓度（μg/mL），平行测定次数不少于两次。

6.7　空白实验

空白试验系指除不加试样外，采用完全相同的分析步骤、试剂和用量，进行平行操作。

注：整个检测过程尽可能在避光条件下进行。

7　色谱参考图

L（＋）-抗坏血酸、D（＋）-抗坏血酸标准色谱参考图见图 4-5。

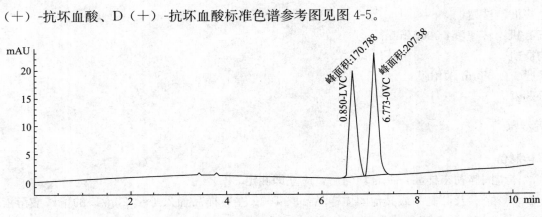

图 4-5　L（＋）-抗坏血酸、D（＋）-抗坏血酸标准色谱参考图

8　分析结果的表述

试样中 L（＋）-抗坏血酸［或 D（＋）-抗坏血酸］的含量和 L（＋）-抗坏血酸的总量以毫克每百克表示，按下式计算：

$$X = \frac{(C_1 - C_0) \times V}{m \times 1000} F \times K \times 100$$

式中：

X　——试样中 L（＋）-抗坏血酸［或 D（＋）-抗坏血酸、L（＋）-抗坏血酸总量］的含量（mg/100g）；

C_1　——样液中 L（＋）-抗坏血酸［或 D（＋）-抗坏血酸］的测定值（μg/mL）；

C_0　——样品空白液中 L（＋）-抗坏血酸［或 D（＋）-抗坏血酸］的测定值（μg/mL）；

V　——试样的最后定容体积（mL）；

m　——试样质量（g）；

F ——稀释倍数（若使用 6.3 还原步骤时，即为 2.5）；

K ——若使用 6.3 中甲醇沉淀步骤时，即为 1.25；

1000——由 $\mu g/mL$ 换算成 mg/mL 的换算因子；

100 ——由 mg/g 换算成 $mg/100g$ 的换算因子。

计算结果以重复性条件下获得的两次独立测定结果的算术平均值表示，结果保留三位有效数字。

9　精密度

在重复性条件下获得的两次独立测定结果的绝对差值不得超过算术平均值的 10%。

第二法　荧　光　法

10　原理

试样中 L（+）-抗坏血酸经活性炭氧化为 L（+）-脱氢抗坏血酸后，与邻苯二胺（OPDA）反应生成有荧光的喹唔啉（quinoxaline），其荧光强度与 L（+）-抗坏血酸的浓度在一定条件下成正比，以此测定试样中 L（+）-抗坏血酸总量。

注：脱氢抗坏血酸与硼酸可形成复合物而不与 OPDA 反应，以此排除试样中荧光杂质产生的干扰。

11　试剂和材料

除另有说明外，本法所有试剂均为分析纯，水为 GB/T 6682 规定的三级水。

11.1　试剂

11.1.1 偏磷酸 $(HPO_3)_n$：含量（以 HPO_3 计）$\geqslant 38\%$。

11.1.2 冰乙酸 (CH_3COOH)：浓度约为 30%。

11.1.3 硫酸 (H_2SO_4)：浓度约为 98%。

11.1.4 乙酸钠 (CH_3COONa)。

11.1.5 硼酸 (H_3BO_3)。

11.1.6 邻苯二胺 $(C_6H_8N_2)$。

11.1.7 百里酚蓝 $(C_{27}H_{30}O_5S)$。

11.1.8 活性炭粉。

11.1.9 淀粉酶：酶活力 1.5U/mg，根据活力单位大小调整用量。

11.2　试剂配制

11.2.1 偏磷酸-乙酸溶液：称取 15g 偏磷酸，加入 40mL 冰乙酸及 250mL 水，加温，搅拌，使之逐渐溶解，冷却后加水至 500mL。于 4℃冰箱可保存 7～10d。

11.2.2 硫酸溶液（0.15mol/L）：取 8.3mL 硫酸，小心加入水中，再加水稀释至 1 000mL。

11.2.3 偏磷酸-乙酸-硫酸溶液：称取 15g 偏磷酸，加入 40mL 冰乙酸，用适量 0.15mol/L 硫酸溶液溶解，并稀释至 500mL。

11.2.4 乙酸钠溶液（500g/L）：称取 500g 乙酸钠，加水至 1 000mL。

11.2.5 硼酸-乙酸钠溶液：称取 3g 硼酸，用 500g/L 乙酸钠溶液溶解并稀释至 100mL。临用时配制。

11.2.6 邻苯二胺溶液（200mg/L）：称取 20mg 邻苯二胺，用水溶解并稀释至 100mL，临用时配制。

11.2.7 酸性活性炭：称取约 200g 活性炭粉（75～177μm），加入 1 L 盐酸（1+9，体积比），加热回流 1～2h，过滤，用水洗至滤液中无铁离子为止，置于 110～120℃烘箱中干燥 10h，备用。检验铁离子方法：利用普鲁士蓝反应。将 20g/L 亚铁氰化钾与 1% 盐酸等量混合，将上述洗出滤液滴入，如有铁离子则产生蓝色沉淀。

11.2.8 百里酚蓝指示剂溶液（0.4mg/mL）：称取 0.1g 百里酚蓝，加入 0.02mol/L 氢氧化钠溶液约 10.75mL，在玻璃研钵中研磨至溶解，用水稀释至 250mL。（变色范围：pH 等于 1.2 时呈红色；pH 等于 2.8 时呈黄色；pH 大于 4 时呈蓝色）。

11.3 标准品

L（＋）-抗坏血酸标准品（$C_6H_8O_6$，纯度≥99％，CAS：50-81-7）。

11.4 标准溶液配制

11.4.1 L（＋）-抗坏血酸标准溶液（1mg/mL）：称取 L（＋）-抗坏血酸 0.05g（精确至 0.01mg），用偏磷酸-乙酸溶液溶解并稀释至 50mL，该储备液在 2~8℃避光条件下可保存一周。

11.4.2 L（＋）-抗坏血酸标准工作液（100μg/mL）：吸取 L（＋）-抗坏血酸标准液 10.00mL，用偏磷酸-乙酸溶液稀释至 100mL，临用时配制。

12 仪器和设备

荧光分光光度计：具有激发波长 338nm 及发射波长 420nm。

13 分析步骤

13.1 试液的制备

13.1.1 乳品试样制备

含淀粉的试样：称取 5g（精确至 0.1g）混合均匀的固体试样或 20g（精确至 0.1g）液体试样（含维生素 C 约 2mg）于 150mL 三角瓶中，加入 0.1g 淀粉酶，固体试样加入 50mL 45~50 ℃的蒸馏水，液体试样加入 30mL 45~50 ℃的蒸馏水，混合均匀后，用氮气排除瓶中空气，盖上瓶塞，置于 45 ℃ ± 1 ℃培养箱内 30min，取出冷却至室温，用偏磷酸-乙酸溶液转至 100mL 容量瓶中定容。

不含淀粉的试样：称取混合均匀的固体试样 5g（精确至 0.01g），用偏磷酸-乙酸溶液溶解，定容至 100mL。或称取混合均匀的液体试样 50g（精确至 0.01g），用偏磷酸-乙酸溶液溶解，定容至 100mL。

13.1.2 蔬菜、水果及其制品试样制备

称取 100g（精确至 0.1g）试样，加 100mL 偏磷酸-乙酸溶液，倒入捣碎机内打成匀浆，用百里酚蓝指示剂测试匀浆的酸碱度。如呈红色，即称取适量匀浆用偏磷酸-乙酸溶液稀释；若呈黄色或蓝色，则称取适量匀浆用偏磷酸-乙酸-硫酸溶液稀释，使其 pH 为 1.2。匀浆的取用量根据试样中抗坏血酸的含量而定。当试样液中抗坏血酸含量在 40~100μg/mL 之间，一般称取 20g（精确至 0.01g）匀浆，用相应溶液稀释至 100mL，过滤，滤液备用。

13.2 测定

13.2.1 氧化处理：分别准确吸取 100mL 试样滤液及抗坏血酸标准工作液于 200mL 具塞锥形瓶中，加入 2g 活性炭，用力振摇 1min，过滤，弃去最初数毫升滤液，分别收集其余全部滤液，即为试样氧化液和标准氧化液，待测定。

13.2.2 分别准确吸取 10mL 试样氧化液于两个 100mL 容量瓶中，作为试样液和试样空白液。

13.2.3 分别准确吸取 10mL 标准氧化液于两个 100mL 容量瓶中，作为标准液和标准空白液。

13.2.4 于试样空白液和标准空白液中各加 5mL 硼酸-乙酸钠溶液，混合摇动 15min，用水稀释至 100mL，在 4℃冰箱中放置 2~3h，取出待测。

13.2.5 于试样液和标准液中各加 5mL 的 500g/L 乙酸钠溶液，用水稀释至 100mL，待测。

13.3 标准曲线的制备

准确吸取上述标准液［L（＋）-抗坏血酸含量 10μg/mL］0.5mL、1.0mL、1.5mL、2.0mL，分别置于 10mL 具塞刻度试管中，用水补充至 2.0mL。另准确吸取标准空白液 2mL 于 10mL 带盖刻度试管中。在暗室迅速向各管中加入 5mL 邻苯二胺溶液，振摇混合，在室温下反应 35min，于激发波长 338nm、发射波长 420nm 处测定荧光强度。以标准液系列荧光强度分别减去标准空白液荧光强度的差值为纵坐标，对应的 L（＋）-抗坏血酸含量为横坐标，绘制标准曲线或计算直线回归方程。

13.4 试样测定

分别准确吸取 2mL 试样液和试样空白液于 10mL 具塞刻度试管中，在暗室迅速向各管中加入 5mL 邻苯二胺溶液，振摇混合，在室温下反应 35min，于激发波长 338nm、发射波长 420nm 处测定荧光强度。以试样液荧光强度减去试样空白液的荧光强度的差值于标准曲线上查得或回归方程计算测定试样溶

液中 L（＋）-抗坏血酸总量。

14　结果计算

试样中 L（＋）-抗坏血酸总量，结果以毫克每百克表示，按下式计算：

$$X = \frac{c \times V}{m} \times F \times \frac{100}{1000}$$

式中：

X——试样中 L（＋）-抗坏血酸的总量（mg/100g）；

c——由标准曲线查得或回归方程计算的进样液中 L（＋）-抗坏血酸的浓度（μg/mL）；

V——荧光反应所用试样体积（mL）；

m——试样质量（g）；

F——试样溶液的稀释倍数。

计算结果以重复性条件下获得的两次独立测定结果的算术平均值表示，结果保留三位有效数字。

15　精密度

在重复性条件下获得的两次独立测定结果的绝对差值不得超过算术平均值的 10％。

第三法　2，6-二氯靛酚滴定法

16　原理

用蓝色的碱性染料 2，6-二氯靛酚标准溶液对含 L（＋）-抗坏血酸的试样酸性浸出液进行氧化还原滴定，2，6-二氯靛酚被还原为无色，当到达滴定终点时，多余的 2，6-二氯靛酚在酸性介质中显浅红色，由 2，6-二氯靛酚的消耗量计算样品中 L（＋）-抗坏血酸的含量。

17　试剂和材料

除另有说明外，本法所有试剂均为分析纯，水为 GB/T 6682 规定的一级水。

17.1　试剂

17.1.1　偏磷酸（HPO_3）$_n$：含量（以 HPO_3 计）≥38％。

17.1.2　草酸。

17.1.3　2，6-二氯靛酚（2，6-二氯靛酚钠盐）。

17.1.4　白陶土（或高岭土）：对抗坏血酸无吸附性。

17.2　试剂配制

17.2.1　偏磷酸溶液（20g/L）：称取 20g 偏磷酸，用水溶解并定容至 1 L。

17.2.2　草酸溶液（20g/L）：称取 20g 草酸，用水溶解并定容至 1 L。

17.2.3　2，6-二氯靛酚（2，6-二氯靛酚钠盐）溶液：称取碳酸氢钠 52mg 溶解在 200mL 热蒸馏水中，然后称取 2，6-二氯靛酚 50mg 溶解在上述碳酸氢钠溶液中。冷却并用水定容至 250mL，过滤至棕色瓶内保存在冰箱中。每次使用前，用标准抗坏血酸溶液标定其滴定度。

标定方法：准确吸取 1mL 抗坏血酸标准溶液于 50mL 锥形瓶中，加入 10mL 偏磷酸溶液或草酸溶液，摇匀，用 2，6-二氯靛酚溶液滴定至粉红色，保持 15 秒不褪色为止。同时，另取 10mL 偏磷酸溶液或草酸溶液做空白试验。2，6-二氯靛酚溶液的滴定度按下式计算：

$$T = \frac{c \times V}{V_1 - V_0}$$

式中：

T——每毫升 2，6-二氯靛酚溶液相当于抗坏血酸的毫克数（mg/mL）；

c——抗坏血酸标准溶液的浓度（mg/mL）；

V——吸取抗坏血酸标准溶液的体积（mL）；

V_1——滴定抗坏血酸标准溶液所消耗 2，6-二氯靛酚溶液的体积（mL）；

V_0——滴定空白所消耗 2，6-二氯靛酚溶液的体积（mL）。

17.3 标准品

L（＋）-抗坏血酸标准品（$C_6H_8O_6$，纯度≥99％，CAS：50-81-7）。

17.4 标准溶液配制

L（＋）-抗坏血酸标准溶液（1mg/mL）：称取 100mg（精确至 0.1mg）L（＋）-抗坏血酸标准品，溶于偏磷酸溶液或草酸溶液并定容至 100mL。该储备液在 2～8℃避光条件下可保存一周。

18 仪器和设备

18.1 高速组织捣碎机：8 000～12 000r/min。

18.2 分析天平。

18.3 滴定管：25mL、10mL。

18.4 容量瓶：100mL。

18.5 锥形瓶：100mL、50mL。

18.6 吸管：10mL、5mL、2mL、1mL。

18.7 烧杯：250mL、50mL。

18.8 漏斗。

19 测定

19.1 试液制备：称取具有代表性样品的可食部分 100g，放入粉碎机中，加入 100mL 偏磷酸溶液或草酸溶液，迅速捣成匀浆。准确称取 10～40g 匀浆样品（精确至 0.01g）于烧杯中，用偏磷酸溶液或草酸溶液将样品转移至 100mL 容量瓶中，并稀释至刻度，摇匀后过滤。若滤液有颜色，可按每克样品加 0.4g 白陶土脱色后再过滤。

19.2 滴定：准确吸取 10mL 滤液于 50mL 锥形瓶中，用标定过的 2，6-二氯靛酚溶液滴定，直至溶液呈粉红色 15 秒不褪色为止。同时做空白试验。

20 结果计算

试样中 L（＋）-抗坏血酸含量按下式计算：

$$X = \frac{(V - V_0) \times T \times A}{m} \times 100$$

式中：

X——试样中 L（＋）-抗坏血酸含量（mg/100g）；

T——每毫升 2，6-二氯靛酚溶液相当于抗坏血酸的毫克数（mg/mL）；

V——滴定试样所消耗 2，6-二氯靛酚溶液的体积（mL）；

V_0——滴定空白所消耗 2，6-二氯靛酚溶液的体积（mL）；

A——稀释倍数；

m——试样质量（g）。

计算结果以重复性条件下获得的两次独立测定结果的算术平均值表示，结果保留三位有效数字。

21 精密度

在重复性条件下获得的两次独立测定结果的绝对差值，在 L（＋）-抗坏血酸含量大于 20mg/100g 时不得超过算术平均值的 2％。在 L（＋）-抗坏血酸含量小于或等于 20mg/100g 时不得超过算术平均值的 5％。

附加说明：

本法参考 GB 5009.86《食品安全国家标准 食品中抗坏血酸的测定》。

十二、茶叶中维生素 C 的测定

1 范围

本法描述了维生素 C 的测定，适用于茶叶中维生素 C 的测定。

当取样量为 3g 时，维生素 C 的检出限为 $0.09\mu g/mL$，定量限为 $0.40\mu g/mL$。

2 原理

茶叶磨碎试验样经沸水浴浸提定容后，维生素 C 的含量用高效液相色谱（HPLC）进行测定；方法为利用 C_{18} 反相柱，以磷酸盐（磷酸调 pH 至酸性）和甲醇溶液的混合液为流动相进行洗脱，在 254nm 波长条件下检测，并利用维生素 C 标准品，直接外标法定量。

3 试剂和材料

除另有说明外，本法所有试剂均为分析纯，水为超纯水。

3.1 试剂

3.1.1 磷酸二氢钾（KH_2PO_4）。

3.1.2 磷酸（H_3PO_4）：色谱纯。

3.1.3 甲醇（CH_3OH）：一级色谱纯。

3.1.4 pH 计或精密 pH 试纸（范围 $0.5\sim5$）。

3.2 试剂配制

3.2.1 流动相 A（0.05mol/L KH_2PO_4 溶液）：准确称取 6.804 5g 的 KH_2PO_4，溶于 1 L 容量瓶中，溶解定容后用少量 H_3PO_4 调节 pH 至 2.7 左右，即得酸性 0.05mol/L KH_2PO_4 溶液。

3.2.2 流动相 B（纯甲醇）：将纯甲醇超声脱气处理 $20\sim30min$，超声结束所得纯甲醇即为流动相 B。

3.3 标准品

维生素 C（$C_6H_8O_6$，纯度 $\geqslant98\%$，CAS：50-81-7）。

3.4 标准溶液配制

3.4.1 维生素 C 标准储备液（1.0mg/mL）：准确称取维生素 C 标准品 25.0mg，用超纯水溶解并定容至 25mL，使其浓度为 1.0mg/mL，转移至离心管中，于 $-20℃$ 冰箱中密封保存；配制标准系列溶液时再解冻配制（宜立即配制标准系列溶液）。

3.4.2 1.0mg/mL 标准工作液：分别准确吸取维生素 C 标品母液 0.1mL、0.5mL、1.0mL、1.5mL、2.0mL、2.5mL 于 10mL 容量瓶中，并用超纯水定容，摇匀。此标准系列溶液浓度分别为 $10\mu g/mL$、$50\mu g/mL$、$100\mu g/mL$、$150\mu g/mL$、$200\mu g/mL$、$250\mu g/mL$。

4 仪器和设备

4.1 分析天平，感量为 0.1mg。

4.2 高速中草药粉碎机。

4.3 恒温水浴锅。

4.4 不同规格容量瓶若干。

4.5 离心管。

4.6 500mL 锥形瓶若干。

4.7 抽滤装置。

4.8 滤膜（$0.45\mu m$）。

4.9 40 目筛。

4.10 色谱柱（Hypersil BDS C_{18} 柱）。

4.11 岛津高效液相色谱仪或性能相当者。

5 分析步骤

5.1 试样制备

不同类型的茶叶按 GB/T 8302—2013 进行取样，并利用粉碎机将茶叶粉碎，过 40 目筛，即得磨碎茶叶试样；磨碎试样置于自封袋中冷藏避光保存，待用。

5.2 试样处理

5.2.1 浸提

准确称取磨碎试样 3.00g，并转入 500mL 锥形瓶中，加入 450mL 沸蒸馏水，置于恒温沸水浴中浸提 45min，浸提时每隔 10min 摇一次，确保浸提充分。

5.2.2 过滤

完成后，迅速将锥形瓶中的浸提液转入抽滤装置中进行抽滤，并用热水洗涤茶渣 2～3 次，滤液冷却后定容至 500mL，待用。

5.2.3 检测样品制备

将浸提液摇匀，利用一次性注射器吸取适量过 0.45μm 膜，装入 1.5mL 液相瓶中（装入量在 1.0～1.5mL 之间为宜），待测。

5.3 色谱参考条件

a) 色谱柱：Hypersil BDS C$_{18}$柱（250mm×4.6mm，5μm）或相当者；

b) 流速：0.6mL/min；

c) 柱温：30 ℃；

d) 进样量：10μL；

e) 流动相 A（0.05mol/L 的 KH$_2$PO$_4$ 溶液），流动相 B（纯甲醇）；

f) 洗脱程序：按流动相 A：流动相 B＝97：3 进行洗脱；

g) 检测波长：254nm；

h) 时间：30min。

5.4 标准曲线的制备

待压力、柱温稳定后，分别取 10μL 维生素 C 标准系列工作液进高效液相色谱仪检测，得到不同浓度的维生素 C 对应的峰面积。以维生素 C 标准系列溶液浓度为横坐标，对应的峰面积为纵坐标绘制标准曲线。

5.5 样品测定

取制备的样品液 10μL 进高效液相色谱仪检测，以标准品保留时间确定样品中维生素 C 的对应峰及其峰面积，再根据标准曲线计算样品中维生素 C 的浓度。

6 维生素 C 的标准色谱图

维生素 C 的标准色谱图见图 4-6。

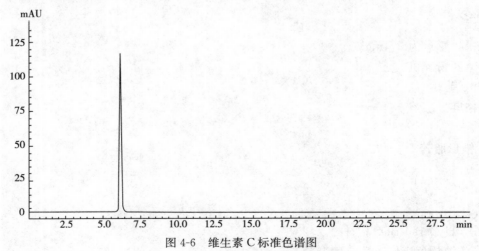

图 4-6 维生素 C 标准色谱图

7　分析结果表述

样品中维生素 C 的含量按下式计算：

$$X = \frac{c}{m} \times V$$

式中：

X——样品中维生素 C 的含量（μg/g）；

c ——根据标准曲线计算得到的样品中维生素 C 的浓度（μg/mL）；

m——样品称样量干重（g）；

V——定容体积（mL）。

计算结果保留至小数点后三位。

8　精密度

在重复性条件下获得的两次独立测定结果的绝对差值不得超过算术平均值的 15％。

附加说明：

本法由农业部农产品贮藏保鲜质量安全风险评估实验室（重庆）提供。

第二节　脂溶性维生素

一、食用农产品中维生素 A、维生素 D、维生素 E 的测定

1　范围

本法描述了食用农产品中维生素 A、维生素 E 和维生素 D 的测定。

第一法适用于食用农产品中维生素 A 和维生素 E 的测定。

第二法适用于食用油、坚果、豆类等食用农产品中维生素 E 的测定。

第三法适用于食用农产品中维生素 D_2 和维生素 D_3 的测定。

第四法适用于食用农产品中维生素 D_2 或维生素 D_3 的测定。

第一法检出限和定量限：当取样量为 5g，定容 10mL 时，维生素 A 的紫外检出限为 $10\mu g/100g$，定量限为 $30\mu g/100g$；生育酚的紫外检出限为 $40\mu g/100g$，定量限为 $120\mu g/100g$。

第二法检出限和定量限：当取样量为 2g，定容 25mL 时，各生育酚的检出限为 $50\mu g/100g$，定量限为 $150\mu g/100g$。

第三法检出限和定量限：当取样量为 2g 时，维生素 D_2 的检出限为 $1\mu g/100g$，定量限为 $3\mu g/100g$；维生素 D_3 的检出限为 $0.2\mu g/100g$；定量限为 $0.6\mu g/100g$。

第四法检出限和定量限：当取样量为 10g 时，维生素 D_2 或维生素 D_3 的检出限为 $0.7\mu g/100g$；定量限为 $2\mu g/100g$。

第一法　食用农产品中维生素 A 和维生素 E 的测定　反相高效液相色谱法

2　原理

试样中的维生素 A 及维生素 E 经皂化（含淀粉先用淀粉酶酶解）、提取、净化、浓缩后，C_{30} 或 PFP 反相液相色谱柱分离，紫外检测器或荧光检测器检测，外标法定量。

3　试剂和材料

除另有说明外，本法所有试剂均为分析纯，水为 GB/T 6682 规定的一级水。

3.1　试剂

3.1.1　无水乙醇（C_2H_5OH）：经检查不含醛类物质，检查方法参见 29.1。

3.1.2　抗坏血酸（$C_6H_8O_6$）。

3.1.3　氢氧化钾（KOH）。

3.1.4　乙醚 [$(CH_3CH_2)_2O$]：经检查不含过氧化物，检查方法参见 29.2。

3.1.5　石油醚（$C_5H_{12}O_2$）：沸程为 30～60℃。

3.1.6　无水硫酸钠（Na_2SO_4）。

3.1.7　pH 试纸（范围 1～14）。

3.1.8　甲醇（CH_3OH）：色谱纯。

3.1.9　淀粉酶：活力单位≥100U/mg。

3.1.10　2，6-二叔丁基对甲酚（$C_{15}H_{24}O$）：简称 BHT。

3.1.11　有机系滤头（孔径为 $0.22\mu m$）。

3.2　试剂配制

3.2.1　氢氧化钾溶液（50g/100g）：称取 50g 氢氧化钾，加入 50mL 水溶解，冷却后，储存于聚乙烯瓶中。

3.2.2 石油醚-乙醚溶液（1+1）：量取 200mL 石油醚，加入 200mL 乙醚，混匀。

3.3　标准品

3.3.1　维生素 A 标准品

视黄醇（$C_{20}H_{30}O$，纯度≥95%，CAS 号：68-26-8），或经国家认证并授予标准物质证书的标准物质。

3.3.2　维生素 E 标准品

3.3.2.1 α-生育酚（$C_{29}H_{50}O_2$，纯度≥95%，CAS 号：10191-41-0），或经国家认证并授予标准物质证书的标准物质。

3.3.2.2 β-生育酚（$C_{28}H_{48}O_2$，纯度≥95%，CAS 号：148-03-8），或经国家认证并授予标准物质证书的标准物质。

3.3.2.3 γ-生育酚（$C_{28}H_{48}O_2$，纯度≥95%，CAS 号：54-28-4），或经国家认证并授予标准物质证书的标准物质。

3.3.2.4 δ-生育酚（$C_{27}H_{46}O_2$，纯度≥95%，CAS 号：119-13-1），或经国家认证并授予标准物质证书的标准物质。

3.4　标准溶液配制

3.4.1　维生素 A 标准储备溶液（0.500mg/mL）

称取 25.0mg 维生素 A 标准品，用无水乙醇溶解后，转移入 50mL 容量瓶中，定容至刻度，此溶液浓度约为 0.500mg/mL。将溶液转移至棕色试剂瓶中，密封后，在-20℃下避光保存，有效期 1 个月。临用前将溶液回温至 20℃，并进行浓度校正（校正方法参见 29.3）。

3.4.2　维生素 E 标准储备溶液（1.00mg/mL）

分别称取 α-生育酚、β-生育酚、γ-生育酚和 δ-生育酚各 50.0mg，用无水乙醇溶解后，转移入 50mL 容量瓶中，定容至刻度，此溶液浓度约为 1.00mg/mL。将溶液转移至棕色试剂瓶中，密封后，在-20℃下避光保存，有效期 6 个月。临用前将溶液回温至 20℃，并进行浓度校正（校正方法参见 29.3）。

3.4.3　维生素 A 和维生素 E 混合标准溶液中间液

吸取维生素 A 标准储备溶液 1.00mL 和维生素 E 标准储备溶液各 5.00mL 于同一 50mL 容量瓶中，用甲醇定容至刻度，此溶液中维生素 A 浓度为 10.0μg/mL，维生素 E 各生育酚浓度为 100μg/mL。在-20℃下避光保存，有效期半个月。

3.4.4　维生素 A 和维生素 E 标准系列工作溶液

分别准确吸取维生素 A 和维生素 E 混合标准溶液中间液 0.20mL、0.50mL、1.00mL、2.00mL、4.00mL、6.00mL 于 10mL 棕色容量瓶中，用甲醇定容至刻度，该标准系列中维生素 A 浓度为 0.20μg/mL、0.50μg/mL、1.00μg/mL、2.00μg/mL、4.00μg/mL、6.00μg/mL，维生素 E 浓度为 2.00μg/mL、5.00μg/mL、10.0μg/mL、20.0μg/mL、40.0μg/mL、60.0μg/mL。临用前配制。

4　仪器和设备

4.1 分析天平：感量为 0.01mg。

4.2 恒温水浴振荡器。

4.3 旋转蒸发仪。

4.4 氮吹仪。

4.5 紫外分光光度计。

4.6 分液漏斗萃取净化振荡器。

4.7 高效液相色谱仪：带紫外检测器或二极管阵列检测器或荧光检测器。

5　分析步骤

5.1　试样制备

将一定数量的样品按要求经过缩分、粉碎均质后，储存于样品瓶中，避光冷藏，尽快测定。

5.2 试样处理

警示：使用的所有器皿不得含有氧化性物质；分液漏斗活塞玻璃表面不得涂油；处理过程应避免紫外光照，尽可能避光操作；提取过程应在通风柜中操作。

5.2.1 皂化

5.2.1.1 不含淀粉样品

称取 2~5g（精确至 0.01g）经均质处理的固体试样或 50g（精确至 0.01g）液体试样于 150mL 平底烧瓶中，固体试样需加入约 20mL 温水，混匀，再加入 1.0g 抗坏血酸和 0.1g BHT，混匀，加入 30mL 无水乙醇，加入 10~20mL 氢氧化钾溶液，边加边振摇，混匀后于 80℃ 恒温水浴震荡皂化 30min，皂化后立即用冷水冷却至室温。

注：皂化时间一般为 30min，如皂化液冷却后，液面有浮油，需要加入适量氢氧化钾溶液，并适当延长皂化时间。

5.2.1.2 含淀粉样品

称取 2~5g（精确至 0.01g）经均质处理的固体试样或 50g（精确至 0.01g）液体样品于 150mL 平底烧瓶中，固体试样需用约 20mL 温水混匀，加入 0.5~1g 淀粉酶，放入 60℃ 水浴避光恒温振荡 30min 后，取出，向酶解液中加入 1.0g 抗坏血酸和 0.1g BHT，混匀，加入 30mL 无水乙醇，10~20mL 氢氧化钾溶液，边加边振摇，混匀后于 80℃ 恒温水浴振荡皂化 30min，皂化后立即用冷水冷却至室温。

5.2.2 提取

将皂化液用 30mL 水转入 250mL 的分液漏斗中，加入 50mL 石油醚-乙醚混合液，振荡萃取 5min，将下层溶液转移至另一 250mL 的分液漏斗中，加入 50mL 的混合醚液再次萃取，合并醚层。

注：如只测维生素 A 与 α-生育酚，可用石油醚做提取剂。

5.2.3 洗涤

用约 100mL 水洗涤醚层，约需重复 3 次，直至将醚层洗至中性（可用 pH 试纸检测下层溶液 pH 值），去除下层水相。

5.2.4 浓缩

将洗涤后的醚层经无水硫酸钠（约 3g）滤入 250mL 旋转蒸发瓶或氮气浓缩管中，用约 15mL 石油醚冲洗分液漏斗及无水硫酸钠 2 次，并入蒸发瓶内，并将其接在旋转蒸发仪或气体浓缩仪上，于 40℃ 水浴中减压蒸馏或气流浓缩，待瓶中醚液剩下约 2mL 时，取下蒸发瓶，立即用氮气吹干。用甲醇分次将蒸发瓶中残留物溶解并转移至 10mL 容量瓶中，定容至刻度。溶液过 0.22μm 有机系滤膜后供高效液相色谱测定。

5.3 色谱参考条件

a）色谱柱：C_{30} 柱（4.6mm×250mm，3μm），或相当者；

b）柱温：20℃；

c）流动相 A：水；流动相 B：甲醇。洗脱梯度见表 4-11；

d）流速：0.8mL/min；

e）紫外检测波长：维生素 A 为 325nm；维生素 E 为 294nm；

f）进样量：10μL。

注 1：如难以将柱温控制在 20℃±2℃。可改用 PFP 柱分离异构体，流动相为水和甲醇梯度洗脱。

注 2：如样品中只含 α-生育酚，不需分离 β-生育酚和 γ-生育酚，可选用 C_{18} 柱，流动相为甲醇。

注 3：如有荧光检测器，可选用荧光检测器检测，对生育酚的检测有更高的灵敏度和选择性。可按以下检测波长检测：维生素 A 激发波长 328nm，发射波长 440nm；维生素 E 激发波长 294nm，发射波长 328nm。

表 4-11 C₃₀色谱柱-反相高效液相色谱法洗脱梯度参考条件

时间（min）	流动相 A（%）	流动相 B（%）	流速（mL/min）
0.0	4	96	0.8
13.0	4	96	0.8
20.0	0	100	0.8
24.0	0	100	0.8
24.5	4	96	0.8
30.0	4	96	0.8

5.4 标准曲线的制作

本法采用外标法定量。将维生素 E 和维生素 E 标准系列工作溶液分别注入高效液相色谱仪中，测定相应的峰面积，以峰面积为纵坐标，以标准测定液浓度为横坐标绘制标准曲线，计算直线回归方程。

5.5 样品测定

试样液经高效液相色谱仪分析，测得峰面积，采用外标法通过上述标准曲线计算其浓度。在测定过程中，建议每测定 10 个样品用同一份标准溶液或标准物质检查仪器的稳定性。

6 色谱参考图

6.1 维生素 E 标准溶液 C₃₀柱反相色谱图

见图 4-7。

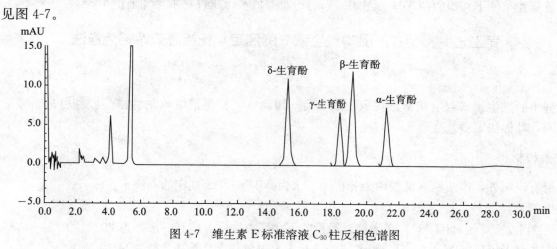

图 4-7 维生素 E 标准溶液 C₃₀柱反相色谱图

6.2 维生素 A 标准溶液 C₃₀柱反相色谱图

见图 4-8。

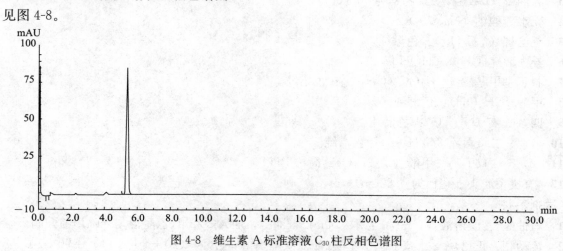

图 4-8 维生素 A 标准溶液 C₃₀柱反相色谱图

7 分析结果的表述

试样中维生素 A 或维生素 E 的含量按下式计算：

$$X = \frac{\rho \times V \times f \times 100}{m}$$

式中：

X ——试样中维生素 A 或维生素 E 的含量，维生素 A 单位为 μg/100g，维生素 E 单位为 mg/100g；

ρ ——根据标准曲线计算得到的试样中维生素 A 或 E 的浓度（μg/mL）；

V ——定容体积（mL）；

f ——换算因子（维生素 A：$f=1$；维生素 E：$f'=0.001$）；

100 ——换算系数；

m ——试样的称样量 g。

计算结果保留三位有效数字。

注：如维生素 E 的测定结果要用 α-生育酚当量（α-TE）表示，可按下式计算：维生素 E（mg α-TE/100g）＝ α-生育酚（mg/100g）＋β-生育酚（mg/100g）×0.5＋γ-生育酚（mg/100g）×0.1＋δ-生育酚（mg/100g）×0.01。

8 精密度

在重复性条件下获得的两次独立测定结果的绝对差值不得超过算术平均值的 10%。

第二法 食用农产品中维生素 E 的测定 正相高效液相色谱法

9 原理

试样中的维生素 E 经有机溶剂提取、浓缩后，用高效液相色谱酰氨基柱或硅胶柱分离，经荧光检测器检测，外标法定量。

10 试剂和材料

除另有说明外，本法所有试剂均为分析纯，水为 GB/T 6682 规定的一级水。

10.1 试剂

10.1.1 无水乙醇（C_2H_5OH）：色谱纯，经检验不含醛类物质，检查方法参见 29.1。

10.1.2 乙醚 [$(CH_3CH_2)_2O$]：分析纯，经检验不含过氧化物，检查方法参见 29.2。

10.1.3 石油醚（$C_5H_{12}O_2$）：沸程为 30～60℃。

10.1.4 无水硫酸钠（Na_2SO_4）。

10.1.5 正己烷（n-C_6H_{14}）：色谱纯。

10.1.6 异丙醇 [$(CH_3)_2CHOH$]

10.1.7 叔丁基甲基醚 [$CH_3OC(CH_3)_3$]：色谱纯。

10.1.8 甲醇（CH_3OH）：色谱纯。

10.1.9 四氢呋喃（C_4H_8O）：色谱纯。

10.1.10 1，4-二氧六环（$C_4H_8O_2$）：色谱纯。

10.1.11 2，6-二叔丁基对甲酚（$C_{15}H_{24}O$）：简称 BHT。

10.1.12 有机系滤头（孔径为 0.22μm）。

10.2 试剂配制

10.2.1 石油醚-乙醚溶液（1＋1）：量取 200mL 石油醚，加入 200mL 乙醚混匀，临用前配制。

10.2.2 流动相：正己烷＋[叔丁基甲基醚-四氢呋喃-甲醇混合液（20＋1＋0.1）]＝90＋10，临用前配制。

10.3 标准品

10.3.1 α-生育酚（$C_{29}H_{50}O_2$，纯度≥95%，CAS 号：10191-41-0），或经国家认证并授予标准物质证书的标准物质。

10.3.2 β-生育酚（$C_{28}H_{48}O_2$，纯度≥95%，CAS 号：148-03-8），或经国家认证并授予标准物质证书的标准物质。

10.3.3 γ-生育酚（$C_{28}H_{48}O_2$，纯度≥95%，CAS 号：54-28-4），或经国家认证并授予标准物质证书的标准物质。

10.3.4 δ-生育酚（$C_{27}H_{46}O_2$，纯度≥95%，CAS 号：119-13-1），或经国家认证并授予标准物质证书的标准物质。

10.4 标准溶液配制

10.4.1 维生素 E 标准储备溶液（1.00mg/mL）：分别称取 4 种生育酚异构体标准品各 50.0mg（准确至 0.1mg），用无水乙醇溶解于 50mL 容量瓶中，定容至刻度，此溶液浓度约为 1.00mg/mL。将溶液转移至棕色试剂瓶中，密封后，在−20℃下避光保存，有效期 6 个月。临用前将溶液回温至 20℃，并进行浓度校正（校正方法参见 29.3）。

10.4.2 维生素 E 标准溶液中间液：准确吸取维生素 E 标准储备溶液各 1.00mL 于同一 100mL 容量瓶中，用氮气吹除乙醇后，用流动相定容至刻度，此溶液中维生素 E 各生育酚浓度为 10.00μg/mL 密封后，在−20℃下避光保存，有效期半个月。

10.4.3 维生素 E 标准系列工作溶液：分别准确吸取维生素 E 混合标准溶液中间液 0.20mL、0.50mL、1.00mL、2.00mL、4.00mL、6.00mL 于 10mL 棕色容量瓶中，用流动相定容至刻度，该标准系列中 4 种生育酚浓度分别为 0.20μg/mL、0.50μg/mL、1.00μg/mL、2.00μg/mL、4.00μg/mL、6.00μg/mL。

11 仪器和设备

11.1 分析天平：感量为 0.1mg。

11.2 恒温水浴振荡器。

11.3 旋转蒸发仪。

11.4 氮吹仪。

11.5 紫外分光光度计。

11.6 索氏脂肪抽提仪或加速溶剂萃取仪。

11.7 高效液相色谱仪，带荧光检测器或紫外检测器。

12 分析步骤

12.1 试样制备

将一定数量的样品按要求经过缩分、粉碎、均质后，储存于样品瓶中，避光冷藏，尽快测定。

12.2 试样处理

警告：使用的所有器皿不得含有氧化性物质；分液漏斗活塞玻璃表面不得涂油；处理过程应避免紫外光照，尽可能避光操作。

12.2.1 植物油脂

称取 0.5～2g 油样（准确至 0.01g）于 25mL 的棕色容量瓶中，加入 0.1g BHT，加入 10mL 流动相超声或涡旋振荡溶解后，用流动相定容至刻度，摇匀。过孔径为 0.22μm 有机系滤头于棕色进样瓶中，待进样。

12.2.2 坚果、豆类等干基植物样品

称取 2～5g 样品（准确至 0.01g），用索氏提取仪或加速溶剂萃取仪提取其中的植物油脂，将含油脂的提取溶剂转移至 250mL 蒸发瓶内，于 40℃水浴中减压蒸馏或气流浓缩至干，取下蒸发瓶，用 10mL 流动相将油脂转移至 25mL 容量瓶中，加入 0.1g BHT，超声或涡旋振荡溶解后，用流动相定容至刻度摇匀。过 0.22μm 有机系滤头于棕色进样瓶中，待进样。

12.3　色谱参考条件

a) 色谱柱：酰氨基柱（3.0mm×150mm，1.7μm），或相当者；

b) 柱温：30℃；

c) 流动相：正己烷＋［叔丁基甲基醚-四氢呋喃-甲醇混合液（20＋1＋0.1）］＝90＋10；

d) 流速：0.8mL/min；

e) 荧光检测波长：激发波长 294nm，发射波长 328nm；

f) 进样量：10μL。

注：可用 Si 60 硅胶柱（1.6mm×250mm，5μm）分离 4 种生育酚异构体，推荐流动相为正己烷与 1，4-二氧六环按（95＋5）的比例混合。

12.4　标准曲线的制作

本法采用外标法定量。将维生素 E 标准系列工作溶液从低浓度到高浓度分别注入高效液相色谱仪中，测定相应的峰面积。以峰面积为纵坐标，标准溶液浓度为横坐标绘制标准曲线，计算直线回归方程。

12.5　样品测定

试样液经高效液相色谱仪分析，测得峰面积，采用外标法通过上述标准曲线计算其浓度。在测定过程中，建议每测定 10 个样品用同一份标准溶液或标准物质检查仪器的稳定性。

13　色谱参考图

维生素 E 标准溶液酰氨基柱色谱图见图 4-9。

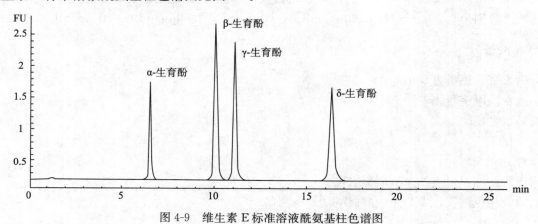

图 4-9　维生素 E 标准溶液酰氨基柱色谱图

14　分析结果的表述

试样中维生素 A 或维生素 E 的含量按下式计算：

$$X = \frac{\rho \times V \times f \times 100}{m}$$

式中：

X　——试样中 α-生育酚、β-生育酚、γ-生育酚或 δ-生育酚的含量（mg/100g）；

ρ　——根据标准曲线计算得到的试样中 α-生育酚、β-生育酚、γ-生育酚或 δ-生育酚的浓度（μg/mL）；

V　——定容体积（mL）；

f　——换算因子（$f'=0.001$）；

100——试样量中以每百克计算的换算系数；

m　——试样的称样量（g）。

计算结果保留三位有效数字。

注：如维生素 E 的测定结果要用 α-生育酚当量（α-TE）表示，可按下式计算：

维生素 E（mg α-TE/100g）＝ α-生育酚（mg/100g）＋β-生育酚（mg/100g）×0.5＋γ-生育酚（mg/100g）×0.1＋δ-生育酚（mg/100g）×0.01。

15　精密度

在重复性条件下获得的两次独立测定结果的绝对差值不得超过算术平均值的 10％。

第三法　食用农产品中维生素 D 的测定　液相色谱-串联质谱法

16　原理

试样中加入维生素 D$_2$ 和维生素 D$_3$ 的同位素内标后，经氢氧化钾乙醇溶液皂化（含淀粉先用淀粉酶酶解）、提取、硅胶固相萃取柱净化、浓缩后，反相高效液相色谱 C$_{18}$ 柱分离，串联质谱法检测，内标法定量。

17　试剂和材料

除另有说明外，本法所有试剂均为分析纯。水为 GB/T 6682 规定的一级水。

17.1　试剂

17.1.1　无水乙醇（C$_2$H$_5$OH）：色谱纯，经检验不含醛类物质，检查方法参见 29.1。

17.1.2　抗坏血酸（C$_6$H$_8$O$_6$）。

17.1.3　2，6-二叔丁基对甲酚（C$_{15}$H$_{24}$O）：简称 BHT。

17.1.4　淀粉酶：活力单位≥100U/mg。

17.1.5　氢氧化钾（KOH）

17.1.6　乙酸乙酯（C$_4$H$_8$O$_2$）：色谱纯。

17.1.7　正己烷（n-C$_6$H$_{14}$）：色谱纯。

17.1.8　无水硫酸钠（Na$_2$SO$_4$）。

17.1.9　pH 试纸（范围 1～14）。

17.1.10　固相萃取柱（硅胶）：6mL，500mg。

17.1.11　甲醇（CH$_3$OH）：色谱纯。

17.1.12　甲酸（HCOOH）：色谱纯。

17.1.13　甲酸铵（HCOONH$_4$）：色谱纯。

17.2　试剂配制

17.2.1　氢氧化钾溶液（50g/100g）：50g 氢氧化钾，加入 50mL 水溶液，冷却后储存于聚乙烯瓶中。

17.2.2　乙酸乙酯-正己烷溶液（5＋95）：量取 5mL 乙酸乙酯加入到 95mL 正己烷中，混匀。

17.2.3　乙酸乙酯-正己烷溶液（15＋85）：量取 15mL 乙酸乙酯加入到 85mL 正己烷中混匀。

17.2.4　0.05％甲酸- 5mmol/L 甲酸铵水溶液：称取 0.315g 甲酸铵，加入 0.5mL 甲酸、1 000mL 水溶解，超声混匀。

17.2.5　0.05％甲酸- 5mmol/L 甲酸铵甲醇溶液：称取 0.315g 甲酸铵，加入 0.5mL 甲酸、1 000mL 甲醇溶解，超声混匀。

17.3　标准品

17.3.1　维生素 D$_2$ 标准物质：钙化醇（C$_{28}$H$_{44}$O，纯度＞98％，CAS：50-14-6），或经国家认证并授予标准物质证书的标准物质。

17.3.2　维生素 D$_3$ 标准物质：胆钙化醇（C$_{27}$H$_{44}$O，纯度＞98％，CAS：511-28-4），或经国家认证并授予标准物质证书的标准物质。

17.3.3　维生素 D$_2$-d$_3$ 内标溶液（C$_{28}$H$_{44}$O-d$_3$）：100μg/mL。

17.3.4　维生素 D$_3$-d$_3$ 内标溶液（C$_{27}$H$_{44}$O-d$_3$）：100μg/mL。

17.4　标准溶液配制

17.4.1　维生素 D$_2$ 标准储备溶液：准确称取维生素 D$_2$ 标准品 10.0mg，用色谱纯无水乙醇溶解并定容至

100mL，使其浓度约为 $100\mu g/mL$，转移至棕色试剂瓶中，于－20℃冰箱中密封保存，有效期 3 个月。临用前用紫外分光光度法校正其浓度（校正方法参见 29.3）。

17.4.2 维生素 D_3 标准储备溶液：准确称取维生素 D_2 标准品 10.0mg，用色谱纯无水乙醇溶解并定容至 10mL，使其浓度约为 $100\mu g/mL$，转移至 100mL 的棕色试剂瓶中，于－20 ℃冰箱中密封保存。临用前用紫外分光光度法校正其浓度（校正方法参见 29.3）。

17.4.3 维生素 D_2 标准中间使用液：准确吸取维生素 D_2 标准储备溶液 10.00mL，用流动相稀释并定容至 100mL，浓度约为 $10.0\mu g/mL$，准确浓度按校正后的浓度折算。

17.4.4 维生素 D_3 标准中间使用液：准确吸取维生素 D_2 标准储备溶液 10.00mL，用流动相稀释并定容至 100mL 棕色容量瓶中，浓度约为 $10.0\mu g/mL$，有效期 1 个月。准确浓度按校正后的浓度折算。

17.4.5 维生素 D_2 和维生素 D_3 混合标准使用液：准确吸取维生素 D_2 和维生素 D_3 标准中间使用液各 10.00mL，用流动相稀释并定容至 100mL，浓度为 $1.00\mu g/mL$。有效期 1 个月。

17.4.6 维生素 D_2-d_3 和维生素 D_3-d_3 内标混合溶液：分别量取 $100\mu L$ 浓度为 $100\mu g/mL$ 的维生素 D_2-d_3 和维生素 D_3-d_3 标准储备液加入 10mL 容量瓶中，用甲醇定容，配制成 $1\mu g/mL$ 混合内标。有效期 1 个月。

17.5 标准系列溶液的配制

分别准确吸取维生素 D_2 和 D_3 混合标准使用液 0.10mL、0.20mL、0.50mL、1.00mL、1.50mL、2.00mL 于 10mL 棕色容量瓶中，各加入维生素 D_2-d_3 和维生素 D_3-d_3 内标混合溶液 1.00mL，用甲醇定容至刻度，混匀。此标准系列工作液浓度分别为 $10.0\mu g/L$、$20.0\mu g/L$、$50.0\mu g/L$、$100\mu g/L$、$150\mu g/L$、$200\mu g/L$。

18 仪器和设备

注：使用的所有器皿不得含有氧化性物质。分液漏斗活塞玻璃表面不得涂油。

18.1 分析天平，感量为 0.1mg。

18.2 带加热、控温功能的磁力搅拌器或恒温振荡水浴。

18.3 旋转蒸发仪。

18.4 氮吹仪。

18.5 紫外分光光度计。

18.6 萃取净化振荡器。

18.7 多功能涡旋振荡器。

18.8 高速冷冻离心机：转速≥6 000r/min。

18.9 高效液相色谱-串联质谱仪，带电喷雾离子源。

19 分析步骤

19.1 试样制备

将一定数量的样品按要求经过缩分、粉碎、均质后，储存于样品瓶中，避光冷藏，尽快测定。

19.2 试样处理

注：处理过程应避免紫外光照，尽可能避光操作。

19.2.1 皂化

19.2.1.1 不含淀粉样品

准确称取 2g（准确至 0.01mg）经均质处理的试样于 50mL 具塞离心管中，加入 $100\mu L$ 维生素 D_2-d_3 和维生素 D_3-d_3 混合内标和 0.4g 抗坏血酸，加入 6mL 约 40 ℃温水，涡旋 1min，，加入 12mL 乙醇，涡旋 30s，再加入 6mL 氢氧化钾溶液，涡旋 30s 后放入恒温振荡器中，80 ℃避光恒温水浴振荡 30min（如样品组织较为紧密，可每隔 5～10min 取出涡旋 0.5min），取出放入冷水浴降温。

注：一般为 30min，如皂化液冷却后，液面有浮油，需要加入适量氢氧化钾乙醇溶液，并适当延长皂化时间。

19.2.1.2 含淀粉样品

准确称取 2g（准确至 0.01g）经均质处理的试样于 50mL 具塞离心管中，加入 $100\mu L$ 维生素 D_2-d_3

和维生素 D_3-d_3 混合内标和 0.4g 淀粉酶，加入 10mL 约 40℃ 温水，放入恒温振荡器中，60℃ 避光恒温振荡 30min 后，取出放入冷水浴降温，向冷却后的酶解液中加入 0.4g 抗坏血酸，12mL 乙醇，涡旋30s，再加入 6mL 氢氧化钾溶液，涡旋 30s 后放入恒温振荡器中，同 19.2.1.1 皂化 30min。

19.2.2　提取

向冷却后的皂化液中加入 20mL 正己烷，涡旋提取 3min，6 000r/min 条件下离心 3min。转移上层清液到 50mL 离心管，加入 25mL 纯水中，轻微晃动 30 次，使用离心机在 6 000r/min 条件下离心 3min，取上层有机相备用。

19.2.3　净化

将硅胶固相萃取柱依次用 8mL 乙酸乙酯活化，8mL 正己烷平衡，取备用液全部过柱，再用 6mL 含乙酸乙酯-正己烷溶液（5+95）淋洗，用 6mL 含乙酸乙酯-正己烷溶液（15+85）洗脱。洗脱液在 40℃ 下氮气吹干，加入 1.00mL 甲醇，涡旋 30 秒，过 0.22μm 有机系滤膜供仪器测定。

19.3　仪器测定条件

19.3.1　色谱参考条件

a）C_{18} 柱（2.1mm×100mm，1.8μm）或相当者；

b）柱温：45℃；

c）流动相 A：0.05% 甲酸-5mmol 甲酸铵溶液；流动相 B：0.05% 甲酸-5mmol 甲酸铵甲醇溶液。流动相洗脱梯度见表 4-12；

d）流速：0.4mL/min；

e）进样量：10μL。

表 4-12　流动相洗脱梯度

时间（min）	流动相 A（%）	流动相 B（%）	流速（mL/min）
0.0	12	88	0.4
1.0	12	88	0.4
4.0	10	90	0.4
5.0	7	93	0.4
5.1	6	94	0.4
5.8	6	94	0.4
6.0	0	100	0.4
17.0	0	100	0.4
17.5	12	88	0.4
20.0	12	88	0.4

19.3.2　质谱参考条件

电离模式：电喷雾电离源；鞘气温度：375℃；鞘气流速：12L/min；喷嘴电压：500V；雾化器压力：172 kPa；毛细管电压：4 500V；干燥气温度：325℃；干燥气流速：10L/min；检测方式：多反应检测（MRM）；定性离子对、定量离子对、碰撞能量及对应保留时间等参数见表 4-13。

表 4-13　维生素 D_2 和维生素 D_3 质谱参考条件

维生素	保留时间（min）	母离子（m/z）	定性子离子（m/z）	碰撞电压（eV）	定量子离子（m/z）	碰撞电压（eV）
维生素 D_2	6.04	397	379 147	5 25	107	29
维生素 D_2-d_3	6.03	400	382 271	4 6	110	22
维生素 D_3	6.33	385	367 259	7 8	107	25
维生素 D_3-d_3	6.33	388	370 259	3 6	107	19

19.4　标准曲线的制备

分别将维生素 D₂ 和 D₃ 标准系列工作液由低浓度到高浓度依次注入液相色谱-串联质谱仪，以维生素 D₂、D₃ 与相应的同位素内标峰面积比为纵坐标，以维生素 D₂、D₃ 标准系列工作液浓度为横坐标分别绘制维生素 D₂、D₃ 标准曲线。

19.5　样品测定

将待测样液依次进样，得到待测物与内标物的峰面积比值，根据标准曲线得到测定液中维生素 D₂（或 D₃）的浓度。待测样液中的响应值应在标准曲线线性范围内，超过线性范围则应减少取样量重新按 19.2 进行处理后再进样分析。

20　质谱参考图

维生素 D 和维生素 D-d₃ 混合标准溶液 100μg/L 的 MRM 质谱图见图 4-10。

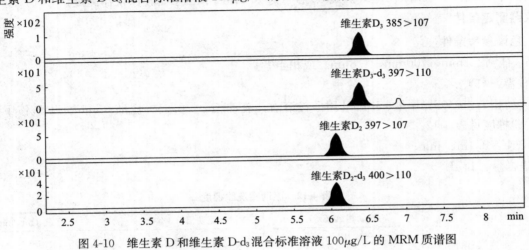

图 4-10　维生素 D 和维生素 D-d₃ 混合标准溶液 100μg/L 的 MRM 质谱图

21　分析结果的表述

试样中维生素 D₂（或 D₃）的量按下式计算：

$$X = \frac{\rho \times V \times f \times 100}{m}$$

式中：

X ——试样中维生素 D₂（或 D₃）的含量（μg/100g）；

ρ ——根据标准曲线计算得到的试样中维生素 D₂（或 D₃）的浓度（μg/mL）；

V ——定容体积（mL）；

f ——稀释倍数；

100——换算系数；

m ——试样的称样量（g）。

计算结果保留三位有效数字。

注：如试样中同时含有维生素 D₂ 和 D₃，维生素 D 的测定结果为维生素 D₂ 和 D₃ 的含量之和。

22　精密度

在重复性条件下获得的两次独立测定结果的绝对差值不得超过算术平均值的 15%。

第四法　食用农产品中维生素 D 的测定　高效液相色谱法

23　原理

试样中加入维生素 D₂ 或维生素 D₃ 经氢氧化钾乙醇溶液皂化（含淀粉先用淀粉酶酶解）、提取、净化、浓缩后，用正相高效液相色谱半制备，反相高效液相色谱 C_{18} 柱色谱分离，经紫外或二极管阵列检测器检测，内标法（或外标法）定量。如测定维生素 D_2，可用维生素 D_3 做内标；如测定维生素 D_3，可用维生素 D_2 做内标。

24 试剂和材料

除另有说明外，本法所有试剂均为分析纯。水为 GB/T 6682 规定的一级水。

24.1 试剂

24.1.1 无水乙醇（C_2H_5OH）：色谱纯，经检验不含醛类物质，检查方法参见 29.1。

24.1.2 抗坏血酸（$C_6H_8O_6$）。

24.1.3 2，6-二叔丁基对甲酚（$C_{15}H_{24}O$）：简称 BHT。

24.1.4 淀粉酶：活力单位≥100U/mg。

24.1.5 氢氧化钾（KOH）

24.1.6 石油醚（$C_5H_{12}O_2$）：沸程为 30～60 ℃。

24.1.7 正己烷（$n\text{-}C_6H_{14}$）：色谱纯。

24.1.8 无水硫酸钠（Na_2SO_4）。

24.1.9 pH 试纸（范围 1～14）。

24.1.10 甲醇（CH_3OH）：色谱纯。

24.1.11 环己烷（C_6H_{12}）：色谱纯。

24.1.12 异丙醇（C_3H_8O）：色谱纯。

24.2 试剂配制

24.2.1 氢氧化钾溶液（50g/100g）：50g 氢氧化钾，加入 50mL 水溶液，冷却后储存于聚乙烯瓶中，临用前配置。

24.2.2 环己烷-正己烷溶液（1＋1）：量取 4mL 环己烷溶液和 4mL 正己烷溶液加入到 992mL 异丙醇中，混匀，超声脱气，备用。

24.3 标准品

24.3.1 维生素 D_2 标准物质：钙化醇（$C_{28}H_{44}O$，纯度＞98％，CAS：50-14-6），或经国家认证并授予标准物质证书的标准物质。

24.3.2 维生素 D_3 标准物质：胆钙化醇（$C_{27}H_{44}O$，纯度＞98％，CAS：511-28-4），或经国家认证并授予标准物质证书的标准物质。

24.4 标准溶液配制

24.4.1 维生素 D_2 标准储备溶液：准确称取维生素 D_2 标准品 10.0mg，用色谱纯无水乙醇溶解并定容至 100mL，使其浓度约为 100μg/mL，转移至棕色试剂瓶中，于－20℃冰箱中密封保存，有效期 3 个月。临用前用紫外分光光度法校正其浓度（校正方法参见 29.3）。

24.4.2 维生素 D_3 标准储备溶液：准确称取维生素 D_2 标准品 10.0mg，用色谱纯无水乙醇溶解并定容至 10mL，使其浓度约为 100μg/mL，转移至 100mL 的棕色试剂瓶中，于－20 ℃冰箱中密封保存。临用前用紫外分光光度法校正其浓度（校正方法参见 29.3）。

24.4.3 维生素 D_2 标准中间使用液：准确吸取维生素 D_2 标准储备溶液 10.00mL，用流动相稀释并定容至 100mL 棕色容量瓶中，浓度约为 10.0μg/mL，有效期 1 个月。准确浓度按校正后的浓度折算。

24.4.4 维生素 D_3 标准中间使用液：准确吸取维生素 D_3 标准储备溶液 10.00mL，用流动相稀释并定容至 100mL 棕色容量瓶中，浓度约为 10.0μg/mL，有效期 1 个月。准确浓度按校正后的浓度折算。

24.4.5 维生素 D_2 标准使用液：准确吸取维生素 D_2 标准中间使用液各 10.00mL，用流动相稀释并定容至 100mL 棕色容量瓶中，浓度为 1.00μg/mL，准确浓度按校正后的浓度折算。

24.4.6 维生素 D_3 标准使用液：准确吸取维生素 D_3 标准中间使用液各 10.00mL，用流动相稀释并定容至 100mL 棕色容量瓶中，浓度为 1.00μg/mL，准确浓度按校正后的浓度折算。

24.4.7 标准系列溶液的配制：

当用维生素 D_3 做内标测定维生素 D_2 时，分别准确吸取维生素 D_2 标准中间使用液各 0.50mL、1.00mL、2.00mL、4.00mL、6.00mL、10.00mL 于 100mL 棕色容量瓶中，各加入维生素 D_3 内标溶液 5.00mL，用甲醇定容至刻度，混匀。此标准系列工作液浓度分别为 0.05μg/mL、0.10μg/mL、0.20μg/mL、0.40μg/mL、0.60μg/mL、1.00μg/mL。

25　仪器和设备

注：使用的所有器皿不得含有氧化性物质。分液漏斗活塞玻璃表面不得涂油。

25.1　分析天平，感量为 0.1mg。

25.2　带加热、控温功能的磁力搅拌器或恒温振荡水浴。

25.3　旋转蒸发仪。

25.4　氮吹仪。

25.5　紫外分光光度计。

25.6　萃取净化振荡器。

25.7　半制备正相高效液相色谱仪：带紫外或二极管阵列检测器，进样器配 500μL 定量环。

25.8　反相高效液相色谱分析仪：带紫外或二极管阵列检测器，进样器配 100μL 定量环。

26　分析步骤

26.1　试样制备

将一定数量的样品按要求经过缩分、粉碎、均质后，储存于样品瓶中，避光冷藏，尽快测定。

26.2　试样处理

处理过程应避免紫外光照，尽可能避光操作。如样品中只含有维生素 D_3，可用维生素 D_2 做内标；如只含有维生素 D_2，可用维生素 D_3 做内标；否则，用外标法定量，但需要验证回收率能否满足检测要求。

26.2.1　不含淀粉样品

准确称取 5～10g（准确至 0.01g）经均质处理的固体试样或 50g（准确至 0.01g）液体样品于 150mL 平底烧瓶中，固体试样需加入 20～30mL 温水，加入 1.00mL 内标使用溶液（如测定维生素 D_3，可用维生素 D_2 做内标；如测定维生素 D_2，可用维生素 D_3 做内标），再加入 1.0g 抗坏血酸和 0.1g BHT，混匀。加入 30mL 无水乙醇，加入 10～20mL 氢氧化钾溶液，边加边振摇，混匀后于恒温磁力搅拌器上 80℃回流皂化 30min，皂化后立即用冷水冷却至室温。

注：一般为 30min，如皂化液冷却后，液面有浮油，需要加入适量氢氧化钾乙醇溶液，并适当延长皂化时间。

26.2.2　含淀粉样品

准确称取 5～10g（准确至 0.01g）经均质处理的固体试样或 50g（准确至 0.01g）液体样品于 150mL 平底烧瓶中，固体试样需加入 20mL 温水，加入 1.00mL 内标使用溶液（如测定维生素 D_3，可用维生素 D_2 做内标；如测定维生素 D_2，可用维生素 D_3 做内标）和 1g 淀粉酶，放入 60℃恒温水浴振荡 30min，向酶解液中加入 1.0g 抗坏血酸和 0.1g BHT，混匀。加入 30mL 无水乙醇、10～20mL 氢氧化钾溶液，边加边振摇，混匀后于恒温磁力搅拌器上 80℃回流皂化 30min，皂化后立即用冷水冷却至室温。

26.2.3　提取

将皂化液用 30mL 水转入 250mL 的分液漏斗中，加入 50mL 石油醚，振荡萃取 5min，将下层溶液转移至另一 250mL 的分液漏斗中，加入 50mL 石油醚再次萃取，定容。

26.2.4　洗涤

用约 150mL 水洗涤醚层，约需重复 3 次，直至将醚层洗至中性（可用 pH 试纸检测下层溶液 pH），去除下层水相。

26.2.5　浓缩

将洗涤后的醚层经无水硫酸钠（约 3g）滤入 250mL 旋转蒸发瓶或氮气浓缩管中，用约 15mL 石油醚冲洗分液漏斗及无水硫酸钠 2 次，并入蒸发瓶内，并将其接在旋转蒸发器或气体浓缩仪上，于 40℃水浴中减压蒸馏或气流浓缩，待瓶中醚剩下约 2mL 时，取下蒸发瓶，氮吹至干，用正己烷定容至 2mL，0.22μm 系滤膜过滤供半制备高效液相色谱系统半制备，净化待测液。

26.3 仪器测定条件

26.3.1 维生素 D 待测液的净化

26.3.1.1 半制备正相高效液相色谱参考条件

    a）色谱柱：硅胶柱（4.6mm×250mm，5μm），或相当者；

    b）流动相：环己烷与正己烷按体积比 1：1 混合，并按体积分数 0.8％加入异丙醇；

    c）流速：1.0mL/min；

    d）波长：264nm；

    e）柱温：35 ℃ ±1 ℃；

    f）进样量：500μL。

26.3.1.2 半制备正相高效液相色谱系统适用性试验

取约 1.00mL 维生素 D 标准中间使用液于 10mL 具塞试管中，在 40 ℃±2 ℃ 的氮吹仪上吹干。残渣用 10mL 正己烷振荡溶解。取该溶液 100μL 注入液相色谱仪中测定，确定维生素 D 保留时间。然后将 500μL 待测液注入液相色谱仪中，根据维生素 D 标准溶液保留时间收集维生素 D 馏分于试管中。将试管置于 40 ℃水浴中氮气吹干，取出准确加入 1.0mL 甲醇，残渣振荡溶解，即为维生素 D 测定液。

26.3.2 反相液相色谱参考条件

    a）色谱柱：C_{18}柱（4.6mm×250mm，5μm），或相当者；

    b）流动相：甲醇＋水＝95＋5；

    c）流速：1.0mL/min；

    d）波长：264nm；

    e）柱温：35 ℃ ±1 ℃；

    f）进样量：100μL。

26.4 标准曲线的制作

分别将维生素 D_2 或维生素 D_3 标准系列工作液注入反相液相色谱仪中，得到维生素 D_2 和维生素 D_3 峰面积。以两者峰面积比为纵坐标，以维生素 D_2 或维生素 D_3 标准工作液浓度为横坐标分别绘制维生素 D_2 或维生素 D_3 标准曲线。

27 分析结果的表述

试样中维生素 D_2（或维生素 D_3）的含量按下式计算：

$$X = \frac{\rho \times V \times f \times 100}{m}$$

式中：

X ——试样中维生素 D_2（或维生素 D_3）的含量（μg/100g）；

ρ ——根据标准曲线计算得到的试样中维生素 D_2（或维生素 D_3）的浓度（μg/mL）；

V ——正己烷定容体积（mL）；

f ——待测液稀释过程的稀释倍数；

100——换算系数；

m ——试样的称样量（g）。

计算结果保留三位有效数字。

28 精密度

在重复性条件下获得的两次独立测定结果的绝对差值不得超过算术平均值的 15％。

29 操作注意事项

29.1 无水乙醇中醛类物质检查方法

29.1.1 试剂

29.1.1.1 硝酸银。

29.1.1.2 氢氧化钠。

29.1.1.3 氨水。

29.1.2 试剂配制

29.1.2.1 5％硝酸银溶液：称取 5.00g 硝酸银，加入 100mL 水溶解，储存于棕色试剂瓶中。

29.1.2.2 10％氢氧化钠溶液：称取 10.00g NaOH，加入 100mL 水溶解，储存于聚乙烯瓶中。

29.1.2.3 银氨溶液：加氨水至 5％硝酸银中，直至生成的沉淀重新溶解，加入数滴 10％氢氧化钠溶液，如发生沉淀，再加入氨水至沉淀溶解。

29.1.3 操作方法

取 2mL 银氨溶液于试管中，加入少量乙醇，摇匀，再加入氢氧化钠溶液，加热，放置冷却后，若有银镜反应，则表示乙醇中有醛。

29.1.4 结果处理

换用色谱纯的无水乙醇或对现有乙醇进行脱醛处理：取 2g 硝酸银溶于少量水中，取 4g 氢氧化钠溶于温乙醇中，将两者倾入 1L 乙醇中，振摇后，放置暗处 2d，期间不时振摇，经过滤，置蒸馏瓶中蒸馏，弃去 150mL 初馏液。

29.2 乙醚中过氧化物检查方法

29.2.1 试剂

29.2.1.1 碘化钾。

29.2.1.2 淀粉。

29.2.2 试剂配制

29.2.2.1 10％碘化钾溶液：称取 10.00g 碘化钾，加入 100mL 水溶解，储存于棕色试剂瓶中。

29.2.2.2 0.5％淀粉溶液：称取 0.50g 可溶性淀粉，加入 100mL 水溶解，储存于试剂瓶中。

29.2.3 操作方法

用 5mL 乙醚加 1mL 10％碘化钾溶液，振摇 1min，如水层呈黄色或加 4 滴 0.5％淀粉溶液水层呈蓝色，则表明含过氧化物。

29.2.4 结果处理

换用色谱纯的无水乙醚或对现有试剂进行重蒸，重蒸乙醚时需在蒸馏瓶中放入纯铁丝或纯铁粉，弃去 10％初馏液和 10％残留液。

29.3 维生素 A、D、E 标准溶液浓度校正方法

29.3.1 操作

维生素 A、维生素 D、维生素 E 标准溶液配制后，在使用前需要对其浓度进行校正，具体操作如下：

a) 取视黄醇标准储备溶液 50μL 于 10mL 的棕色容量瓶中，用无水乙醇定容至刻度，混匀，用 1cm 石英比色杯，以无水乙醇为空白参比，按表 B.1 的测定波长测定其吸光度；

b) 取维生素 D_2、维生素 D_3 标准储备溶液各 100μL 分别置于 10mL 的棕色容量瓶中，用无水乙醇定容至刻度，混匀，分别用 1cm 石英比色杯、以无水乙醇为空白参比，按表 4-14 的测定波长测定其吸光度；

c) 取 α-生育酚、β-生育酚、γ-生育酚和 δ-生育酚标准储备溶液各 500μL 分别置于 10mL 棕色容量瓶中，用无水乙醇定容至刻度，混匀，分别用 1cm 石英比色杯、以无水乙醇为空白参比，按表 4-14 的测定波长测定其吸光度。

29.3.2　分析结果表述

试液中维生素 A 或维生素 E 或维生素 D 的浓度按下式计算：

$$X = \frac{A \times 10^4}{E}$$

试中：

X ——维生素标准稀释液浓度（$\mu g/mL$）；

A ——维生素稀释液的平均紫外吸光值；

10^4 ——换算系数；

E ——维生素 1‰比色光系数（各维生素相应的比色吸光系数见表 4-14）。

表 4-14　测定波长及百分吸光系数

目标物	波长（nm）	E（1‰比色光系数）
α-生育酚	292	76
β-生育酚	296	89
γ-生育酚	298	91
δ-生育酚	298	87
视黄醇	325	1835
维生素 D$_2$	264	485
维生素 D$_3$	264	462

附加说明：

本法参考 GB 5009.82《食品安全国家标准　食品中维生素 A、D、E 的测定》。

二、食用农产品中类胡萝卜素的测定

1 范围

第一法描述了蔬菜、水果中类胡萝卜素总量的分光光度法测定，适用于蔬菜、水果中类胡萝卜素总量的测定。

第一法检出限：20mg/kg。

第二法描述了蔬菜、水果中类胡萝卜素含量的高效液相色谱法测定，适用于蔬菜、水果中辣椒红素、叶黄素、玉米黄素、隐黄质、β-胡萝卜素、番茄红素等的测定。

第二法检出限：0.20mg/kg。

第三法描述了水果中类胡萝卜素含量的高效液相色谱法测定，适用于水果中β-隐黄质、叶黄素、紫黄质、β-胡萝卜素、番茄红素、α-胡萝卜素、玉米黄素等的测定。

第一法 蔬菜、水果中类胡萝卜素总量的测定 分光光度计法

2 原理

试样中的类胡萝卜素用石油醚和丙酮混合溶液提取色素，再除去水溶性色素和丙酮，色素提取液经过氧化镁层析柱，用石油醚淋洗。由于胡萝卜素的吸附力较弱，可与其他脂溶性色素分离开来。试样提取液用分光光度计在波长 450nm 处测定，外标法定量。

3 试剂和材料

除另有说明外，本法所有试剂均为分析纯，水为 GB/T 6682 规定的一级水。

3.1 试剂

3.1.1 丙酮（C_3H_6O）。

3.1.2 石油醚（C_6H_{14}），60～90 ℃。

3.1.3 提取剂：丙酮-石油醚［$\psi(C_3H_6O+C_6H_{14})=1+1$］。

3.1.4 丙酮-石油醚混合溶液［$\psi(C_3H_6O+C_6H_{14})=2+98$］。

3.1.5 无水硫酸钠（Na_2SO_4）。

3.1.6 氧化镁（MgO）。

3.1.7 石英砂（SiO_2）。

4 仪器和设备

4.1 分光光度计。

4.2 分析天平，感量 0.01g。

4.3 砂芯漏斗，G4。

4.4 研钵。

4.5 旋转蒸发仪。

4.6 分液漏斗，250mL。

4.7 层析柱。

4.8 圆底烧瓶，250mL。

4.9 容量瓶，50mL。

5 分析步骤

5.1 试样提取

称取匀浆试样 1～5g（精确至 0.01g），置于研钵中，立即加入 1～2g 石英砂、5～10g 无水硫酸钠、

约 10mL 丙酮-石油醚提取剂，用研棒充分研磨，静置片刻，将上部澄清液倾入砂芯漏斗，减压抽滤，滤液收集于试管中。残渣用丙酮-石油醚提取剂重复上述操作提取数次，直到滤液无色为止。将全部提取液转入分液漏斗中，轻轻振荡 1min，静置，使水相和有机相分层，弃去下面水层。加水 50mL 于分液漏斗中，继续洗涤有机相，振荡后静置分层，弃去下层，重复此操作 3～4 次，直至将丙酮全部洗去（即洗涤水无丙酮气味）。将分液漏斗里的溶液转移至圆底烧瓶中，在水浴温度 40 ℃ 的旋转蒸发仪上浓缩至近干。

5.2 试样净化

将层析柱下部的窄口处用少许脱脂棉塞好，装入氧化镁约 3cm 高，装填时轻击玻璃管，以清除空隙，并使表面平整，最上面装入无水硫酸钠约 2cm 高。往层析柱中加入 10～15mL 石油醚，抽气，使填充料湿润，并赶走其中的空气，同时调节抽气压力，控制石油醚流速约为 60 滴/s。在硫酸钠层面上还有少许石油醚层时，加少量石油醚洗涤圆底烧瓶，倒入层析柱，抽气，重复洗涤圆底烧瓶 2～3 次。转移洗涤液入层析柱中，待液体下降至接近硫酸钠层面时，加入适量丙酮-石油醚混合溶液淋洗层析柱，使各种色素逐渐分离开来。最下层是黄色的胡萝卜素，待黄色带离脱脂棉 0.5～1cm 时，停止抽气，将收集管中的石油醚倒掉，继续加入适量丙酮-石油醚混合溶液淋洗，抽气，直至流出的液体由黄色变为无色。将收集管里的溶液移入容量瓶中，加石油醚至刻度，摇匀。

5.3 测定

将含类胡萝卜素的洗脱液倒入 1cm 比色皿，以石油醚为参比，在分光光度计波长 450nm 处测定吸光度。

6 结果计算

试样中类胡萝卜素以 β-胡萝卜素表示，β-胡萝卜素在 450nm 处的吸收系数为 2 530。试样中胡萝卜素的含量按下式进行计算：

$$X = \frac{A \times V}{0.25 \times m}$$

式中：

X ——试样中类胡萝卜素总量（mg/kg）；

A ——试样的吸光度；

V ——试样最终定容体积（mL）；

0.25——β-胡萝卜素的换算因数；

m ——试样质量（g）。

计算结果保留三位有效数字。

7 精密度

在重复性条件下获得的两次独立测定结果的绝对差值不得超过算术平均值的 5%。

8 其他

本法定量限为 20mg/kg。

第二法 食用农产品中类胡萝卜素的测定 高效液相色谱法

9 原理

类胡萝卜素经丙酮-石油醚混合溶液提取后，用石油醚萃取，再用丙酮定容、乙腈稀释。用配有紫外检测器的高效液相色谱仪在波长 450nm 处测定，根据色谱峰的保留时间定性，外标法定量。

10 试剂和材料

除另有说明外，本法所有试剂均为分析纯，水为 GB/T 6682 规定的一级水。

所有有机试剂每1 000mL中加入1g 2，6-二叔丁基对甲酚。

10.1 试剂

10.1.1 2，6-二叔丁基对甲酚（$C_{15}H_{24}O$）。

10.1.2 丙酮（C_3H_6O）。

10.1.3 石油醚（C_6H_{14}），60～90℃。

10.1.4 丙酮-石油醚混合溶液［$\psi(C_3H_6O+C_6H_{14})=1+1$］。

10.1.5 丙酮（C_3H_6O），色谱纯。

10.1.6 乙腈（CH_3CN），色谱纯。

10.1.7 二氯甲烷（CH_2Cl_2），色谱纯。

10.1.8 乙醇（C_2H_6O），色谱纯。

10.1.9 无水硫酸钠（Na_2SO_4）。

10.1.10 石英砂（SiO_2）。

10.2 标准品

10.2.1.1 辣椒红素（$C_{40}H_{56}O_3$）：纯度≥95%，CAS号：465-42-9。

10.2.1.2 叶黄素（$C_{40}H_{56}O_2$）：纯度≥95%，CAS号：127-40-2。

10.2.1.3 玉米黄素（$C_{40}H_{56}O_2$）：纯度≥95%，CAS号：144-68-3。

10.2.1.4 隐黄质（$C_{40}H_{56}O$）：纯度≥95%，CAS号：472-70-8。

10.2.1.5 β-胡萝卜素（$C_{40}H_{56}$）：纯度≥95%，CAS号：13312-52-2。

10.2.1.6 番茄红素（$C_{40}H_{56}$）：纯度≥95%，CAS号：502-65--8。

10.3 标准溶液配制

10.3.1 类胡萝卜素标准储备液：称取0.01g（精确至0.000 01g）类胡萝卜素标准品，辣椒红素、β-胡萝卜素、番茄红素用二氯甲烷溶解；叶黄素、玉米黄素、隐黄质用乙醇溶解，转移至10mL容量瓶中，定容至刻度，得到质量浓度为1 000mg/L类胡萝卜素标准储备液。应避免光照和高温，储于−70℃冰柜中备用。

10.3.2 类胡萝卜素标准工作溶液：类胡萝卜素标准储备液用二氯甲烷或乙醇逐级稀释成100mg/L、50mg/L、20mg/L、5mg/L、1mg/L、0.2mg/L的标准工作溶液。避光，现用现配。

11 仪器和设备

11.1 高效液相色谱仪，配紫外检测器。

11.2 分析天平：感量0.01mg和0.01g。

11.3 砂芯漏斗：G4。

11.4 研钵。

11.5 分液漏斗：250mL。

11.6 圆底烧瓶：250mL。

11.7 旋转蒸发仪。

11.8 氮吹仪。

11.9 食品加工器。

12 分析步骤

12.1 试样制备

蔬菜、水果样本洗净后去蒂、去皮、若有籽去籽，按照四分法取样后放入食品加工器中加工成匀浆。将匀浆试样放入聚乙烯瓶中于−16～−20℃条件下保存。

12.2 试样提取

称取匀浆试样1～5g（精确至0.01g），置于研钵中，加入石英砂后再加入适量丙酮-石油醚混合溶液直至完全淹没试样，用研棒充分研磨，然后移入砂芯漏斗中真空抽滤，滤液收集于试管中，遵循少量多次的原则，重复上述步骤直至将试样洗至无色。

12.3　试样净化

将全部滤液转移至分液漏斗中，静置分层，上层有机相通过装有无水硫酸钠的玻璃漏斗后收集至圆底烧瓶中，下层水相继续用 20mL 石油醚萃取，继续收集有机相，无水硫酸钠用石油醚洗至无色并收集滤液。全部有机相在水浴温度 40℃ 的旋转蒸发仪上浓缩至近干，再经氮气吹干，若有残留水分可加入少量无水硫酸钠吸附，用 5.00mL 丙酮溶解。仔细观察，若有色素析出则再加入 5.00mL 丙酮，然后用乙腈稀释 1 倍，过微孔滤膜，待测。

12.4　色谱参考条件

　　a）色谱柱：C_{30} 不锈钢柱（250mm×4.6mm，5μm）或柱效相当的色谱柱；

　　b）流动相：丙酮-乙腈梯度洗脱程序，见表 4-15：

表 4-15　流动相梯度洗脱程序

时间（min）	乙腈（%）	丙酮（%）
0.00	99	1
10.00	95	5
40.00	40	60
60.00	30	70
60.01	10	90
80.00	10	90
80.01	99	1
85.00	99	1

　　c）流速：1.50mL/min；

　　d）检测波长：450nm；

　　e）进样体积：10.0μL；

　　f）柱温：30℃。

12.5　标准曲线制作

分别将标准工作溶液注入高效液相色谱仪中，以测得的峰面积为纵坐标，以类胡萝卜素标准工作溶液中类胡萝卜素浓度（mg/L）为横坐标，制作标准曲线。

12.6　测定

将试样溶液注入高效液相色谱仪中得到峰面积，从标准曲线中获得试样中类胡萝卜素的浓度 c（mg/L）。

13　结果计算

试样中类胡萝卜素含量按下式计算：

$$X = \frac{c \times V}{m}$$

式中：

X——试样中类胡萝卜素含量（mg/kg）；

c——根据标准曲线计算得到的试样中类胡萝卜素浓度（mg/L）；

V——提取剂体积（mL）；

m——试样质量（g）。

计算结果保留三位有效数字。

14　精密度

在重复性条件下获得的两次独立测定结果的绝对差值不得超过算术平均值的 10%。

15 其他

本法的检出限为 0.20mg/kg。

第三法 食用农产品中类胡萝卜素的测定 高效液相色谱法

16 原理

试样中的类胡萝卜素用正己烷、丙酮和无水乙醇混合提取液提取后，与 KOH-甲醇溶液发生皂化反应，MTBE 定容后经液相色谱分离，外标法定量。

17 试剂和材料

除另有说明外，本法所有试剂均为分析纯，水为 GB/T 6682 规定的一级水。

17.1 试剂

17.1.1 甲醇，色谱纯。

17.1.2 乙腈，色谱纯。

17.1.3 MTBE，色谱纯。

17.1.4 TEA，为色谱纯。

17.1.5 丙酮。

17.1.6 正己烷。

17.1.7 乙醇。

17.1.8 氯化钠。

17.1.9 BHT，色谱纯。

17.2 试剂配制

17.2.1 色素提取液：量取正己烷 500mL，丙酮 250mL，无水酒精 250mL，于 1 000mL 烧杯中，加入 0.1g BHT，混匀。

17.2.2 饱和 NaCl 水溶液：称取 360g NaCl，溶解于 1 000mL 水中。

17.2.3 MTBE（含 0.1‰BHT）：称取 0.1g BHT 溶解于 1 000mL MTBE 中。

17.2.4 10% KOH-甲醇溶液（含 0.1‰BHT）：称取 100g KOH 用 40mL 水溶解，加入 0.1g BHT，用甲醇定容至 1 000mL，混匀。

17.3 标准品

17.3.1 β-隐黄质（$C_{40}H_{56}O$）：纯度 ≥95%，CAS 号：472-70-8。

17.3.2 叶黄素（$C_{40}H_{56}O_2$）：纯度 ≥95%，CAS 号：127-40-2。

17.3.3 紫黄质（$C_{40}H_{56}O_4$）：纯度 ≥95%，CAS 号：126-29-4。

17.3.4 β-胡萝卜素（$C_{40}H_{56}$）：纯度 ≥95%，CAS 号：13312-52-2。

17.3.5 番茄红素（$C_{40}H_{56}$）：纯度 ≥95%，CAS 号：502-65-8。

17.3.6 α-胡萝卜素（$C_{40}H_{56}$）：纯度 ≥95%，CAS 号：7488-99-5。

17.3.7 玉米黄素（$C_{40}H_{56}O_2$）：纯度 ≥95%，CAS 号：144-68-3。

18 仪器

18.1 超声波振荡仪。

18.2 离心机，转速 ≥5 000r/min。

18.3 真空浓缩仪。

18.4 超纯水制备设备。

18.5 紫外可见分光光度计。

18.6 高效液相色谱仪：带 PDA 检测器。

18.7 C$_{30}$（YMC公司，Japan）类胡萝卜素专用分析柱或性能相当者。

19 分析步骤

19.1 试样处理

谷物、豆类、坚果等试样需粉碎、研磨、过筛（筛板孔径 0.3～0.5mm）；蔬菜、水果、蛋、藻类等试样用匀质器混匀；固体粉末状试样和液体试样用前振摇或搅拌混匀。4℃冰箱可保存1周。

称取混合均匀的蔬菜、水果、菌藻类、谷物、豆类、蛋类等普通食用农产品试样 1～5g（精确至0.001g），油类准确称取 0.2～2g（精确至 0.001g），转至 250mL 锥形瓶中，加入 1g 抗坏血酸、75mL 无水乙醇，于 60℃±1℃水浴振荡 30min。

如果试样中蛋白质、淀粉含量较高（>10%），先加入 1g 抗坏血酸、15mL 45～50℃温水、0.5g 木瓜蛋白酶和 0.5g α-淀粉酶，盖上瓶塞混匀后，置于 55℃±1℃恒温水浴箱内振荡或超声处理 30min 后，再加 75mL 无水乙醇，于 60℃±1℃水浴振荡 30min。

19.2 皂化和纯化

将正己烷色素溶液旋转蒸发，加 2mL MTBE（含 0.1‰BHT）、2mL 10% KOH-甲醇溶液（含0.1‰BHT），充氮，避光条件下放置 10h。加 4mL 饱和 NaCl 水溶液和 2mL MTBE（含 0.1‰BHT）使之更好地分层，吸走水层，再加 3 次 5mL 饱和 NaCl 水溶液洗至中性。将上清液真空浓缩后用 1mL MTBE（含 0.1‰BHT）溶解定容。12 000r/min 离心 30min，待测。

以上色素提取，皂化等各操作均在弱光或避光条件下进行。

19.3 色谱参考条件

a）色谱柱：C$_{30}$（YMC公司，Japan）类胡萝卜素专用分析柱或性能相当者；

b）流动相 A：乙腈：甲醇＝3：1（含 0.01%BHT，0.05% TEA）；流动相 B：100% MTBE（含0.01%BHT）。梯度洗脱程序见表 4-16；

表 4-16 流动相梯度洗脱程序

时间（min）	乙腈（%）	MTBE（%）
0.00	95	5
10.00	86	14
20.00	75	25
30.00	50	50
55.00	26	74
67.00	95	5

c）流速为 1mL/min；

d）进样量：20μL。

19.4 标准曲线制作

分别将标准溶液测定液注入液相色谱仪中，以测得的峰面积（或峰高）为纵坐标，以类胡萝卜素标准测定液中各类胡萝卜素的含量（μg/mL）为横坐标制作标准曲线。各类胡萝卜素 HPLC 色谱和光谱特征见表 4-17。

表 4-17 类胡萝卜素 HPLC 色谱和光谱特征

组分	保留时间（min）	成分	λmax（nm）
1	4.829	紫黄质	413，441，472
2	7.35	(9Z)-紫黄质（9Z）	328，413，439，463
3	10.017	叶黄素	422，445，475
4	11.776	β-柠乌素	464

（续）

组分	保留时间（min）	成分	λmax（nm）
5	14.312	叶黄素异构体	419，444，470
6	14.525	玉米黄素	426，451，480
7	24.467	β-隐黄质	428，452，478
8	26.519	α-胡萝卜素	422，449，475
9	30.35	β-胡萝卜素	452，454，480
10	42.983	番茄红素异构体	439，467，500
11	56.926	番茄红素	447，473，504

19.5　试样溶液的测定

分别将试样测定液注入液相色谱仪中得到峰面积（或峰高），从标准曲线中获得试样测定液中各类胡萝卜素的含量（μg/mL）。

20　分析结果表述

试验中各类胡萝卜素含量按下式计算：

$$X = \frac{C_s \times f_i}{m_i}$$

式中：

X ——试样中各类胡萝卜素含量（μg/g）；

C_s ——从标准曲线中获得试样测定液各类胡萝卜素的浓度（μg/mL）；

m_i ——试样的质量（g）；

f_i ——试样测定液所含类胡萝卜素换算成试样中所含类胡萝卜素的系数。

以两次独立测定结果的算术平均值表示。计算结果要求表示到小数点后一位。

21　精密度

在重复性条件下获得的两次独立测定结果的绝对差值不得超过算术平均值的10%。

附加说明：

第一法、第二法由农业部蔬菜产品质量安全风险评估实验室（北京）提供；

第三法由农业部果品质量安全风险评估实验室（郑州）提供。

三、食用农产品中胡萝卜素的测定

1 范围

本法描述了食用农产品中胡萝卜素的测定方法。

本法色谱条件一适用于食用农产品中 α-胡萝卜素、β-胡萝卜素及总胡萝卜素的测定，色谱条件二适用于食用农产品中 β-胡萝卜素的测定。

试样称样量为 5g 时，α-胡萝卜素、β-胡萝卜素检出限均为 0.5μg/100g，定量限均为 1.5μg/100g。

2 原理

试样经皂化使胡萝卜素释放为游离态，用石油醚萃取二氯甲烷定容后，采用反相色谱法分离，外标法定量。

3 试剂和材料

除另有说明外，本法所有试剂均为分析纯，水为 GB/T6682 规定的一级水。

3.1 试剂

3.1.1 α-淀粉酶：酶活力 ≥ 1.5 U/mg。

3.1.2 木瓜蛋白酶：酶活力 ≥5 U/mg。

3.1.3 氢氧化钾（KOH）。

3.1.4 无水硫酸钠（Na_2SO_4）。

3.1.5 抗坏血酸（$C_6H_8O_6$）。

3.1.6 石油醚：沸程 30～60℃。

3.1.7 甲醇（CH_4O）：色谱纯。

3.1.8 乙腈（C_2H_3N）：色谱纯。

3.1.9 三氯甲烷（$CHCl_3$）：色谱纯。

3.1.10 甲基叔丁基醚 $[CH_3OC(CH_3)_3]$：色谱纯。

3.1.11 二氯甲烷（CH_2Cl_2）：色谱纯。

3.1.12 无水乙醇（C_2H_6O）：优级纯。

3.1.13 正己烷（C_6H_{14}）：色谱纯。

3.1.14 2,6-二叔丁基-4-甲基苯酚（$C_{15}H_{24}O$，BHT）。

3.2 试剂配制

氢氧化钾溶液：称固体氢氧化钾 500g，加入 500mL 水溶解。临用前配制。

3.3 标准品

3.3.1 α-胡萝卜素（$C_{40}H_{56}$，CAS 号：7488-99-5）：纯度 ≥95％，或经国家认证并授予标准物质证书的标准物质。

3.3.2 β-胡萝卜素（$C_{40}H_{56}$，CAS 号：7235-40-7）：纯度 ≥95％，或经国家认证并授予标准物质证书的标准物质。

3.4 标准溶液制备

3.4.1 α-胡萝卜素标准储备液（500μg/mL）：准确称取 α-胡萝卜素标准品 50mg（精确到 0.1mg），加入 0.25g BHT，用二氯甲烷溶解，转移至 100mL 棕色容量瓶中定容至刻度。于 −20℃ 以下避光储存，使用期限不超过 3 个月。标准储备液用前需进行标定，具体操作见 7.1。

3.4.2 α-胡萝卜素标准中间液（100μg/mL）：由 α-胡萝卜素标准储备液中准确移取 10.0mL 溶液于 50mL 棕色容量瓶中，用二氯甲烷定容至刻度。

3.4.3 β-胡萝卜素标准储备液（500μg/mL）：准确称取 β-胡萝卜素标准品 50mg（精确到 0.1mg），加入 0.25g BHT，用二氯甲烷溶解，转移至 100mL 棕色容量瓶中定容至刻度。于－20℃以下避光储存，使用期限不超过 3 个月。标准储备液用前需进行标定，具体操作见 7.2。

注：β-胡萝卜素标准品主要为全反式（all-E）β-胡萝卜素，在储存过程中受到温度、氧化等因素的影响，会出现部分全反式 β-胡萝卜素异构化为顺式 β-胡萝卜素的现象，如 9-顺式（9Z）-β-胡萝卜素、13-顺式（13Z）-β-胡萝卜素、15-顺式（15Z）-β-胡萝卜素等。如果采用色谱条件一进行β-胡萝卜素的测定，应按照 7.3 确认 β-胡萝卜素异构体保留时间，并计算全反式 β-胡萝卜素标准溶液色谱纯度。

3.4.4 β-胡萝卜素标准中间液（100μg/mL）：从 β-胡萝卜素标准储备液中准确移取 10.0mL 溶液于 50mL 棕色容量瓶中，用二氯甲烷定容至刻度。

3.4.5 α-胡萝卜素、β-胡萝卜素混合标准工作液（色谱条件一用）：准确移取 α-胡萝卜素标准中间液 0.50mL、1.00mL、2.00mL、3.00mL、4.00mL、10.00mL 溶液至 6 个 100mL 棕色容量瓶中，分别加入 3.00mL β-胡萝卜素中间液，用二氯甲烷定容至刻度，得到 α-胡萝卜素浓度分别为 0.5μg/mL、1.0μg/mL、2.0μg/mL、3.0μg/mL、4.0μg/mL、10.0μg/mL，β-胡萝卜素浓度均为 3.0μg/mL 的系列混合标准工作液。

3.4.6 β-胡萝卜素标准工作液（色谱条件二用）：从 β-胡萝卜素标准中间液中分别准确移取 0.50mL、1.00mL、2.00mL、3.00mL、4.00mL、10.00mL 溶液至 6 个 100mL 棕色容量瓶中。用二氯甲烷定容至刻度，得到浓度为 0.5μg/mL、1.0μg/mL、2.0μg/mL、3.0μg/mL、4.0μg/mL、10.0μg/mL 的系列标准工作液。

4　仪器和设备

4.1　匀浆机。

4.2　高速粉碎机。

4.3　恒温振荡水浴箱：控温精度±1℃。

4.4　旋转蒸发器。

4.5　氮吹仪。

4.6　紫外-可见光分光光度计。

4.7　高效液相色谱仪（HPLC 仪）：带紫外检测器。

5　分析步骤

注：整个实验操作过程应注意避光。

5.1　试样制备

谷物、豆类、坚果等试样需粉碎、研磨、过筛（筛板孔径 0.3～0.5 mm）；蔬菜、水果、蛋、藻类等试样用匀质器混匀；固体粉末状试样和液体试样用前振摇或搅拌混匀。4℃冰箱可保存 1 周。

5.2　试样处理

5.2.1　普通食品试样

5.2.1.1　预处理

蔬菜、水果、菌藻类、谷物、豆类、蛋类等普通食品试样准确称取混合均匀的试样 1～5g（精确至 0.001g），油类准确称取 0.2～2g（精确至 0.001g），转至 250mL 锥形瓶中，加入 1g 抗坏血酸、75mL 无水乙醇，于 60℃±1℃水浴振荡 30min。

如果试样中蛋白质、淀粉含量较高（＞10%），先加入 1g 抗坏血酸、15mL 45～50 ℃温水、0.5g 木瓜蛋白酶和 0.5g α-淀粉酶，盖上瓶塞混匀后，置于 55 ℃±1 ℃恒温水浴箱内振荡或超声处理 30min后，再加入 75mL 无水乙醇，于 60℃±1℃水浴振荡 30min。

5.2.1.2　皂化

加入 25mL 氢氧化钾溶液，盖上瓶塞。置于已预热至 53 ℃±2 ℃的恒温振荡水浴箱中，皂化 30min。取出，静置，冷却到室温。

5.2.2　添加 β-胡萝卜素的食品试样

5.2.2.1　预处理

固体试样：准确称取 1～5g（精确至 0.001g），置于 250mL 锥形瓶中，加入 1g 抗坏血酸，加 50mL 45～50℃温水混匀。加入 0.5g 木瓜蛋白酶和 0.5g α-淀粉酶（无淀粉试样可以不加 α-淀粉酶），盖上瓶塞，置于 55℃±1℃恒温水浴箱内振荡或超声处理 30min。

液体试样：准确称取 5～10g（精确至 0.001g），置于 250mL 锥形瓶中，加入 1g 抗坏血酸。

5.2.2.2　皂化

取预处理后试样，加入 75mL 无水乙醇，摇匀，再加入 25mL 氢氧化钾溶液，盖上瓶塞。置于已预热至 53℃±2℃的恒温振荡水浴箱中，皂化 30min。取出，静置，冷却到室温。

注：如皂化不完全可适当延长皂化时间至 1h。

5.3　试样萃取

将皂化液转入 500mL 分液漏斗中，加入 100mL 石油醚，轻轻摇动，排气，盖好瓶塞，室温下振荡 10min 后静置分层，将水相转入另一分液漏斗中按上述方法进行第二次提取。合并有机相，用水洗至近中性。弃水相，有机相通过无水硫酸钠过滤脱水。滤液收入 500mL 蒸发瓶中，于旋转蒸发器上 40℃±2℃减压浓缩，近干。用氮气吹干，用移液管准确加入 5.0mL 二氯甲烷，盖上瓶塞，充分溶解提取物。经 0.45μm 膜过滤后，弃出初始约 1mL 滤液后收集至进样瓶中，备用。

注：必要时可根据待测样液中胡萝卜素含量水平进行浓缩或稀释，使待测样液中 α-胡萝卜素和（或）β-胡萝卜素浓度在 0.5～10μg/mL 范围内。

5.4　色谱测定

5.4.1　色谱条件一（适用于食品中 α-胡萝卜素、β-胡萝卜素及总胡萝卜素的测定）

5.4.1.1　参考色谱条件

a）色谱柱：C_{30}柱（150 mm×4.6 mm，5μm）或柱效相当的色谱柱；

b）流动相 A：甲醇：乙腈：水=73.5：24.5：2；流动相 B：甲基叔丁基醚。梯度程序见表 4-18；

表 4-18　梯度程序

时间（min）	0	15	18	19	20	22
A（%）	100	59	20	20	0	100
B（%）	0	41	80	80	100	0

c）流速：1.0mL/min；

d）检测波长：450nm；

e）柱温：30℃±1℃；

f）进样体积：20μL。

5.4.1.2　绘制 α-胡萝卜素标准曲线、计算全反式 β-胡萝卜素响应因子

将 α-胡萝卜素、β-胡萝卜素混合标准工作液注入 HPLC 仪中（色谱图见图 4-11），根据保留时间定性，测定 α-胡萝卜素、β-胡萝卜素各异构体峰面积。

α-胡萝卜素根据系列标准工作液浓度及峰面积，以浓度为横坐标，峰面积为纵坐标绘制标准曲线，计算回归方程。

β-胡萝卜素根据标准工作液标定浓度、全反式 β-胡萝卜素 6 次测定峰面积平均值、全反式 β-胡萝卜素色谱纯度（CP，计算方法见 7.3），按下式计算全反式 β-胡萝卜素响应因子：

$$RF = \frac{\overline{A}_{all-E}}{\rho \times CP}$$

式中：

RF ——全反式 β-胡萝卜素响应因子（AU·mL/μg）；

$\overline{A}_{all-E}$ ——全反式 β-胡萝卜素标准工作液色谱峰峰面积平均值（AU）；

　　ρ　　——β-胡萝卜素标准工作液标定浓度（μg/mL）；

　　CP　——全反式 β-胡萝卜素的色谱纯度（％）。

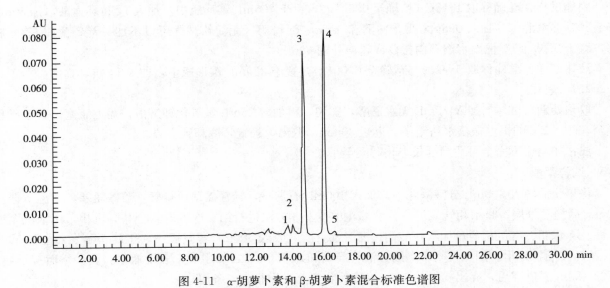

图 4-11　α-胡萝卜素和 β-胡萝卜素混合标准色谱图

1.15-顺式-β-胡萝卜素　2.13-顺式-β-胡萝卜素　3. 全反式 α-胡萝卜素　4. 全反式 β-胡萝卜素　5.9-顺式-β-胡萝卜素

5.4.1.3　试样测定

　　在相同色谱条件下，将待测液注入液相色谱仪中，以保留时间定性，根据峰面积采用外标法定量。α-胡萝卜素根据标准曲线回归方程计算待测液中 α-胡萝卜素浓度，β-胡萝卜素根据全反式 β-胡萝卜素响应因子进行计算。

5.4.2　色谱条件二（适用食品中 β-胡萝卜素的测定）

5.4.2.1　参考色谱条件

　　a）色谱柱：C_{18} 柱，4.6mm ×250mm，5μm，或等效柱；

　　b）流动相：三氯甲烷：乙腈：甲醇＝3：12：85，含抗坏血酸 0.4g/L，经 0.45μm 膜过滤后备用；

　　c）流速：2.0mL/min；

　　d）检测波长：450nm；

　　e）柱温：35℃±1℃；

　　f）进样体积：20μL。

5.4.2.2　标准曲线的制作

　　将 β-胡萝卜素标准工作液注入 HPLC 仪中（色谱图见图 4-12），以保留时间定性，测定峰面积。以标准系列工作液浓度为横坐标，峰面积为纵坐标绘制标准曲线，计算回归方程。

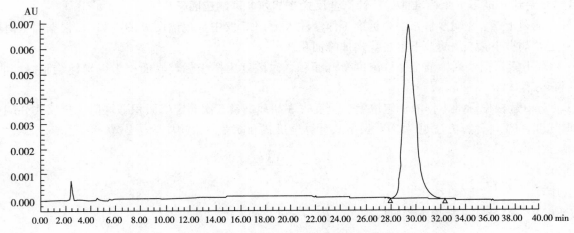

图 4-12　β-胡萝卜素标准品液相色谱图

5.4.2.3　试样测定

在相同色谱条件下，将待测试样液分别注入液相色谱仪中，进行 HPLC 分析，以保留时间定性，根据峰面积外标法定量，根据标准曲线回归方程计算待测液中 β-胡萝卜素的浓度。

注：本色谱条件适用于 α-胡萝卜素含量较低（小于总胡萝卜素的 10%）的食品试样中 β-胡萝卜素的测定。

6　分析结果的表述

6.1　色谱条件一

试样中 α-胡萝卜素的含量按下式计算：

$$X_\alpha = \frac{\rho_\alpha \times V \times 100}{m}$$

式中：

X_α ——试样中 α-胡萝卜素的含量（μg/100g）；

ρ_α ——从标准曲线得到的待测液中 α-胡萝卜素浓度（μg/mL）；

V ——试样液定容体积（mL）；

100——将结果表示为 μg/100g 的系数；

m ——试样质量（g）。

试样中 β-胡萝卜素含量按下式计算：

$$X_\beta = \frac{(\overline{A}_{all-E} + A_{9Z} + A_{13Z} \times 1.2 + A_{15Z} \times 1.4 + A_{xZ}) \times V \times 100}{RF \times m}$$

式中：

X_β ——试样中 β-胡萝卜素的含量（μg/100g）；

$\overline{A}_{all-E}$ ——试样待测液中全反式 β-胡萝卜素峰面积（AU）；

A_{9Z} ——试样待测液中 9-顺式-β-胡萝卜素的峰面积（AU）；

A_{13Z} ——试样待测液中 13-顺式-β-胡萝卜素的峰面积（AU）；

1.2 ——13-顺式-β-胡萝卜素的相对校正因子；

A_{15Z} ——试样待测液中 15-顺式-β-胡萝卜素的峰面积（AU）；

1.4 ——15-顺式-β-胡萝卜素的相对校正因子；

A_{xZ} ——试样待测液中其他顺式 β-胡萝卜素的峰面积（AU）；

V ——试样液定容体积（mL）；

100 ——将结果表示为 μg/100g 的系数；

RF ——全反式 β-胡萝卜素响应因子（AU·mL/μg）；

m ——试样质量（g）。

注：由于 β-胡萝卜素各异构体百分吸光系数不同（表 4-19），所以在 β-胡萝卜素计算过程中，需采用相对校正因子对结果进行校正。

表 4-19　以正己烷为溶剂，α-胡萝卜素及 β-胡萝卜素异构体的百分吸光系数

组分	构型	λ_{max}（nm）	$E_{cm}^{1\%}$
α-胡萝卜素	全反式	446	2 725
β-胡萝卜素	全反式	450	2 620
	9-顺式	445	2 550
	13-顺式	443	2 090
	15-顺式	447	1 820

注：如果试样中其他顺式 β-胡萝卜素含量较低，可不进行计算。

试样中总胡萝卜素含量按下式计算：

$$X_{总} = X_{\alpha} + X_{\beta}$$

式中：

$X_{总}$——试样中总胡萝卜素的含量（μg/100g）；

X_{α}——试样中 α-胡萝卜素的含量（μg/100g）；

X_{β}——试样中 β-胡萝卜素的含量（μg/100g）。

注：必要时，α-胡萝卜素、β-胡萝卜素可转化为微克视黄醇当量（μgRE）进行表示。

计算结果保留三位有效数字。

6.2　色谱条件二

试样中 β-胡萝卜素含量按下式计算：

$$X_{\beta} = \frac{\rho_{\beta} \times V \times 100}{m}$$

式中：

X_{β}——试样中 β-胡萝卜素的含量（μg/100g）；

ρ_{β}——从标准曲线得到的待测液中 β-胡萝卜素浓度（μg/mL）；

V——试样液定容体积（mL）；

100——将结果表示为 μg/100g 的系数；

m——试样质量（g）。

注：结果中包含全反式 β-胡萝卜素、9-顺式-β-胡萝卜素、13-顺式-β-胡萝卜素、15-顺式-β-胡萝卜素、其他顺式异构体；不排除可能有部分 α-胡萝卜素。

7　操作注意事项

7.1　α-胡萝卜素标准储备液的标定

取 α-胡萝卜素标准储备液（浓度为 500μg/mL）10μL，注入含 3.0mL 正己烷的比色皿中，混匀。比色杯厚度为 1 cm，以正己烷为空白，入射光波长为 444nm，测定其吸光值，平行测定 3 次，取均值。

溶液浓度按下式计算：

$$X = \frac{A}{E} \times \frac{3.01}{0.01}$$

式中：

X——α-胡萝卜素标准储备液的浓度（μg/mL）；

A——α-胡萝卜素标准储备液的紫外吸光值；

E——α-胡萝卜素在正己烷溶液中的吸光系数为 0.272 5；

$\dfrac{3.01}{0.01}$——测定过程中稀释倍数的换算系数。

7.2　β-胡萝卜素标准储备液的标定

取 β-胡萝卜素标准储备液（浓度为 500μg/mL）10μL，注入含 3.0mL 正己烷的比色皿中，混匀。测定其吸光值，比色杯厚度为 1 cm，以正己烷为空白，入射光波长为 450nm，平行测定 3 次，取均值。

溶液浓度按下式计算：

$$X = \frac{A}{E} \times \frac{3.01}{0.01}$$

式中：

X——β-胡萝卜素标准储备液的浓度（μg/mL）；

A——β-胡萝卜素标准储备液的紫外吸光值；

E——β-胡萝卜素在正己烷中的吸光系数为 0.262 0；

$\dfrac{3.01}{0.01}$——测定过程中稀释倍数的换算系数。

7.3　β-胡萝卜素异构体保留时间的确认及全反式 β-胡萝卜素色谱纯度的计算

注：采用色谱条件一进行 β-胡萝卜素的测定，需要确定 β-胡萝卜素异构体保留时间，并对 β-胡萝卜

素标准溶液色谱纯度进行校正。

7.3.1　试剂

碘溶液（I_2）：0.5mol/L。

7.3.2　试剂配制

7.3.2.1　碘乙醇溶液（0.05mol/L）：吸取 5mL 碘溶液，用乙醇稀释至 50mL，混匀。

7.3.2.2　异构化 β-胡萝卜素溶液：取 10mLβ-胡萝卜素标准储备液于烧杯中，加入 20μL 碘乙醇溶液，摇匀后于日光下或距离 40W 日光灯 30 cm 处照射 15min，用二氯甲烷稀释至 50mL。摇匀后过 0.45μm 滤膜，备 HPLC 色谱分析用。

7.3.3　β-胡萝卜素异构体保留时间的确认

分别取 β-胡萝卜素标准中间液（100μg/mL）和异构化 β-胡萝卜素溶液，按照色谱条件一注入 HPLC 仪进行色谱分析。根据 β-胡萝卜素标准中间液的色谱图确认全反式 β-胡萝卜素的保留时间；对比 β-胡萝卜素标准中间液和异构化 β-胡萝卜素溶液色谱图中各峰面积变化，以及与全反式 β-胡萝卜素的位置关系确认顺式 β-胡萝卜素异构体的保留时间：全反式 β-胡萝卜素前较大的色谱峰为 13-顺式-β-胡萝卜素，紧邻全反式 β-胡萝卜素后较大的色谱峰为 9-顺式-β-胡萝卜素，13-顺式-β-胡萝卜素前是 15-顺式-β-胡萝卜素，另外可能还有其他较小的顺式结构色谱峰，色谱图见图 4-11。

7.3.4　全反式 β-胡萝卜素标准液色谱纯度的计算

取 β-胡萝卜素标准工作液（3μg/mL），按照色谱条件一进行 HPLC 分析，重复进样 6 次。计算全反式 β-胡萝卜素色谱峰的峰面积、全反式与上述各顺式结构的峰面积总和，全反式 β-胡萝卜素色谱纯度按下式计算：

$$CP = \frac{\overline{A}_{all-E}}{\overline{A}_{sum}} \times 100$$

式中：

CP　——全反式 β-胡萝卜素色谱纯度（%）；

$\overline{A}_{all-E}$——全反式 β-胡萝卜素色谱峰峰面积平均值（AU）；

$\overline{A}_{sum}$——全反式 β-胡萝卜素及各顺式结构峰面积总和平均值（AU）。

附加说明：

本法参考 GB 5009.83《食品安全国家标准　食品中胡萝卜素的测定》。

四、食用农产品中维生素 K₁ 的测定

1 范围

本法描述了食用农产品中维生素 K₁ 的测定。

第一法为高效液相色谱-荧光检测法，第二法为液相色谱-串联质谱法，均适用于植物油、水果和蔬菜中维生素 K₁ 的测定。

第一法检出限和定量限：对于乳品和植物油，当取样量为 1g、定容 5mL 时，检出限为 1.5μg/100g，定量限为 5μg/100g；对于果蔬样品，当取样量为 5g、提取液分取 5mL、定容 5mL 时，检出限为 1.5μg/100g，定量限为 5μg/100g。

第二法检出限和定量限：对于乳品和植物油，当取样量为 1g、提取液分取 5mL、浓缩后定容至 1mL 时，检出限为 1.5μg/100g，定量限为 5μg/100g；对于果蔬样品，当取样量为 5g、提取液分取 5mL、浓缩后定容至 1mL 时，检出限为 0.3μg/100g，定量限为 1μg/100g。

第一法　高效液相色谱-荧光检测法

2 原理

乳品、植物油等样品经脂肪酶和淀粉酶酶解，正己烷提取样品中的维生素 K₁ 后，用 C₁₈ 色谱柱将维生素 K₁ 与其他杂质分离，锌柱柱后还原，荧光检测器检测，外标法定量。

水果、蔬菜等低脂性植物样品，用异丙醇和正己烷提取其中的维生素 K₁，经中性氧化铝柱净化，去除叶绿素等干扰物质。用高效液相色谱 C₁₈ 柱将维生素 K₁ 与其他杂质分离，锌柱柱后还原，荧光检测器检测，外标法定量。

3 试剂和材料

除另有说明外，本法所有试剂均为分析纯，水为 GB/T 6682 规定的一级水。

3.1 试剂

3.1.1 无水乙醇（CH_3CH_2OH）。

3.1.2 碳酸钾（K_2CO_3）。

3.1.3 无水硫酸钠（Na_2SO_4）。

3.1.4 异丙醇（C_3H_8O）。

3.1.5 正己烷（C_6H_{14}）。

3.1.6 甲醇（CH_3OH）：色谱纯。

3.1.7 四氢呋喃（C_4H_8O）：色谱纯。

3.1.8 乙酸乙酯（$C_4H_8O_2$）。

3.1.9 冰乙酸（CH_3COOH）：色谱纯。

3.1.10 氯化锌（$ZnCl_2$）：色谱纯。

3.1.11 无水乙酸钠（CH_3COONa）。

3.1.12 氢氧化钾（KOH）。

3.1.13 脂肪酶：酶活力≥700 U/mg。

3.1.14 淀粉酶：酶活力≥1.5 U/mg。

3.1.15 中性氧化铝：粒径 50～150μm。

3.1.16 中性氧化铝柱：2g/6mL，填料中含 10% 水，可直接购买商品柱，也可自行装填。

注：

中性氧化铝柱装填方法：

　　a）填料处理：取 200g 中性氧化铝于 500mL 的广口瓶中，于 150℃ 干燥箱中烘烤 2h，加盖后于干燥器中冷却至室温，缓慢加入 20mL 纯水，边加边摇，加完后盖上瓶盖，放入 80℃ 烘箱中 3～5min，取出后，剧烈振摇，直至瓶内氧化铝自由流动，无结块，置于干燥器中冷却 30min，备用。

　　b）层析柱装填：取 6mL 的针筒式柱套，加入筛板，称取 2.00g 上述经脱活化处理的填料，再加入一块筛板，用装填工具压紧。

3.1.17　锌粉：粒径 50～70μm。

3.1.18　锌柱：柱长 50mm，内径 4.6mm，锌柱可直接购买商品柱，也可自行装填。

　　注：

　　a）锌柱填装方法：将锌粉密集装入不锈钢材质的柱套（柱长 50mm，内径 4.6mm）中。装柱时，应连续少量多次将锌粉装入柱中，边装边轻轻拍打，以使装入的锌粉紧密；

　　b）锌柱接入仪器前，须将液相色谱仪所用管路中的水排干。

3.2　试剂配制

3.2.1　40% 氢氧化钾溶液：称取 20g 氢氧化钾于 100mL 烧杯中，用 20mL 水溶解，冷却后，加水至 50mL，储存于聚乙烯瓶中。

3.2.2　0.8mol/L 的磷酸盐缓冲液（pH＝7.9～8.0）：溶解 54.0g 磷酸二氢钾于 300mL 水中，用 40% 氢氧化钾溶液调节 pH＝7.9～8.0，加水至 500mL。

3.2.3　正己烷-乙酸乙酯混合液（90＋10）：量取 90mL 正己烷，加入 10mL 乙酸乙酯，混匀。

3.2.4　流动相：量取甲醇 900mL，四氢呋喃 100mL，冰乙酸 0.3mL，混匀后，加入氯化锌 1.5g，无水乙酸钠 0.5g，超声溶解后，用 0.22μm 有机系滤膜过滤。

3.3　标准品

　　维生素 K$_1$（C$_{31}$H$_{46}$O$_2$，纯度 ≥99%，CAS 号：84-80-0），或经国家认证并授予标准物质证书的标准物质。

3.4　标准溶液配制

3.4.1　维生素 K$_1$ 标准储备溶液（1mg/mL）：准确称取 50mg 维生素 K$_1$ 标准品于 50mL 容量瓶中，用甲醇溶解并定容至刻度。将溶液转移至棕色玻璃容器中，在 −20℃ 下避光保存，保存期 2 个月。标准储备液在使用前需要进行浓度校正，校正方法参照 16。

3.4.2　维生素 K$_1$ 标准中间液（100μg/mL）：准确吸取标准储备溶液 10.00mL 于 100mL 容量瓶中，加甲醇至刻度，摇匀。将溶液转移至棕色玻璃容器中，在 −20℃ 下避光保存，保存期 2 个月。

3.4.3　维生素 K$_1$ 标准使用液（1.00μg/mL）：准确吸取标准中间液 1.00mL 于 100mL 容量瓶中，加甲醇至刻度，摇匀。

3.4.4　标准系列工作溶液：分别准确吸取维生素 K$_1$ 标准使用液 0.10mL、0.20mL、0.50mL、1.00mL、2.00mL、4.00mL 于 6 个 10mL 容量瓶中，加甲醇定容至刻度，维生素 K$_1$ 标准系列工作溶液浓度分别 10ng/mL、20ng/mL、50ng/mL、100ng/mL、200ng/mL、400ng/mL。

4　仪器和设备

4.1　匀浆机。

4.2　高速粉碎机。

4.3　组织捣碎机。

4.4　涡旋振荡器。

4.5　恒温水浴振荡器。

4.6　pH 计：精度 0.01。

4.7　天平：感量为 1mg 和 0.1mg。

4.8　50mL 具塞 PVC 离心管。

4.9　离心机：转速 ≥6 000r/min。

4.10　旋转蒸发仪。

4.11 氮吹仪。

4.12 超声波振荡器。

4.13 微孔滤头：带 $0.22\mu m$ 有机系微孔滤膜。

4.14 高效液相色谱仪：带荧光检测器。

5 分析步骤

5.1 试样制备

米粉、奶粉等粉状样品经混匀后，直接取样；片状、颗粒状样品，经样本粉碎机磨成粉，储存于样品袋中备用；液态乳、植物油等液态样品摇匀后，直接取样；水果、蔬菜等取可食部分，水洗干净，用纱布擦去表面水分，经匀浆器匀浆，储存于样品瓶中备用。制样后，需尽快测定。

5.2 试样处理

警告：处理过程应避免紫外光直接照射，尽可能避光操作。

5.2.1 乳品、植物油

5.2.1.1 酶解

准确称取经均质的试样 $1\sim5g$（精确到 $0.01g$，维生素 K_1 含量不低于 $0.05\mu g$）于 50mL 离心管中，加入 5mL 温水溶解（液体样品直接吸取 5mL，植物油不需加水稀释），加入 $0.8mol/L$ 的磷酸盐缓冲液（$pH=7.9\sim8.0$）5mL，混匀，加入 $0.2g$ 脂肪酶和 $0.2g$ 淀粉酶（不含淀粉的样品可以不加淀粉酶），加盖，涡旋 $2\sim3min$，混匀后，置于 $37℃\pm2℃$ 恒温水浴振荡器中振荡 2h 以上，使其充分酶解。

5.2.1.2 提取

取出酶解好的试样，分别加入 10mL 乙醇及 1g 碳酸钾，混匀后加入 10mL 正己烷和 10mL 水，涡旋或振荡提取 10min，6 000r/min 离心 3min，或将酶解液转移至 150mL 的分液漏斗中萃取提取，静置分层，转移上清液至 100mL 旋蒸瓶中，向下层液再加入 10mL 正己烷，重复操作 1 次，合并上清液至上述旋蒸瓶中。

5.2.1.3 浓缩

将上述正己烷提取液旋蒸至干（如有残液，可用氮气轻吹至干），用甲醇转移并定容至 5mL 容量瓶中，摇匀，$0.22\mu m$ 滤膜过滤，滤液待进样。按同一操作方法做空白试验。

5.2.2 水果、蔬菜样品

5.2.2.1 提取

准确称取 $1\sim5g$（精确到 $0.01g$，维生素 K_1 含量不低于 $0.05\mu g$）经均质匀浆的样品于 50mL 离心管中，加入 5mL 异丙醇，涡旋 1min，超声 5min，再加入 10mL 正己烷，涡旋振荡提取 3min，6 000r/min 离心 5min，移取上清液于 25mL 棕色容量瓶中，向下层溶液中加入 10mL 正己烷，重复提取 1 次，合并上清液于上述容量瓶中，正己烷定容至刻度，用移液管准确分取上清液 $1\sim5mL$（视样品中维生素 K_1 含量而定）至 10mL 试管中，氮气轻吹至干，加入 1mL 正己烷溶解，待净化。

5.2.2.2 净化、浓缩

将上述 1mL 样品溶液用少量正己烷转移至预先用 5mL 正己烷活化的中性氧化铝柱中，待样品溶液流至近干时，5mL 正己烷淋洗，6mL 正己烷-乙酸乙酯混合液洗脱至 10mL 试管中，氮气吹干后，用甲醇定容至 5mL，过 $0.22\mu m$ 滤膜，滤液供分析测定。

按同一操作方法做空白试验。

5.3 色谱参考条件

    a) 色谱柱：C_{18} 柱（$4.6mm\times250mm$，$5\mu m$），或相当者；

    b) 锌还原柱：柱长 50mm，内径 4.6mm；

    c) 流动相：按 3.2.4 配制；

    d) 流速：1mL/min；

    e) 检测波长：激发波长为 243nm，发射波长为 430nm；

    f) 进样量：$10\mu L$。

5.4　标准曲线的制作

采用外标标准曲线法进行定量。将维生素 K_1 标准系列工作液分别注入高效液相色谱仪中，测定相应的峰面积，以峰面积为纵坐标，以标准系列工作液浓度为横坐标绘制标准曲线，计算线性回归方程。

5.5　试样溶液测定

在相同色谱条件下，将制备的空白溶液和试样溶液分别进样，进行高效液相色谱分析。以保留时间定性，峰面积外标法定量，根据回归方程计算出试样溶液中维生素 K_1 的浓度。

6　高效液相色谱参考图

标准色谱图和样品色谱图见图 4-13 和图 4-14。

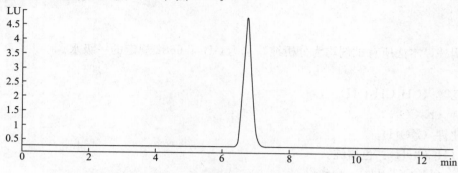

图 4-13　100ng/mL 标准溶液中维生素 K_1 色谱参考图

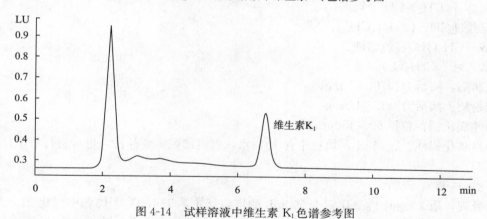

图 4-14　试样溶液中维生素 K_1 色谱参考图

7　分析结果的表述

试样中维生素 K_1 的含量按下式计算：

$$X = \frac{\rho \times V_1 \times V_3 \times 100}{m \times V_2 \times 1000}$$

式中：

X　——试样中维生素 K_1 的含量（$\mu g/100g$）；

ρ　——根据标准曲线回归方程计算得到的试样中维生素 K_1 的浓度（ng/mL）；

V_1　——提取液总体积（mL）；

V_3　——定容液的体积（mL）；

100　——将结果单位由 $\mu g/g$ 换算为 $\mu g/100g$ 样品中含量的换算系数；

m　——试样的称样量（g）；

V_2　——分取的提取液体积（婴幼儿食品和乳品、植物油 $V_1 = V_2$）（mL）；

1000——将浓度单位由 ng/mL 换算为 $\mu g/mL$ 的换算系数。

8　精密度

在重复性条件下获得的两次独立测定结果的绝对差值不得超过算术平均值的 10%。

第二法　液相色谱-串联质谱法

9　原理

乳品、植物油等样品经脂肪酶和淀粉酶酶解，用正己烷提取样品中的维生素 K_1 后，用 C_{18} 色谱柱将维生素 K_1 与其他杂质分离，串联质谱检测，同位素内标法定量。

水果、蔬菜等低脂性植物样品，用异丙醇和正己烷提取其中的维生素 K_1，经中性氧化铝柱净化，去除叶绿素等干扰物质。用高效液相色谱 C_{18} 柱将维生素 K_1 与其他杂质分离，串联质谱检测，同位素内标法定量。

10　试剂和材料

除另有说明外，本法所有试剂均为分析纯，水为 GB/T 6682 规定的一级水。

10.1　试剂

10.1.1　无水乙醇（CH_3CH_2OH）。

10.1.2　碳酸钾（K_2CO_3）。

10.1.3　氢氧化钾（KOH）。

10.1.4　甲酸（HCOOH）：色谱纯。

10.1.5　甲酸铵（$HCOONH_4$）：色谱纯。

10.1.6　异丙醇 $[(CH_3)_2CHOH]$。

10.1.7　正己烷 $[CH_3(CH_2)_4CH_3]$。

10.1.8　甲醇（CH_3OH）：色谱纯。

10.1.9　乙酸乙酯（$C_4H_8O_2$）。

10.1.10　脂肪酶：酶活力≥700 U/mg。

10.1.11　淀粉酶：酶活力≥1.5 U/mg。

10.1.12　中性氧化铝：粒径 50～150μm。

10.1.13　中性氧化铝柱：2g/6mL，填料中含10％水，可直接购买商品柱，也可自行装填。

注：

中性氧化铝柱装填方法：

a）填料处理：取 200g 中性氧化铝于 500mL 的广口瓶中，于 150℃ 干燥箱中烘烤 2h，加盖后于干燥器中冷却至室温，缓慢加入 20mL 纯水，边加边摇，加完后加上瓶盖，放入 80℃ 烘箱中烘 3～5min，取出后，剧烈振摇，直至瓶内氧化铝自由流动，无结块，置于干燥器中冷却 30min，备用。

b）层析柱装填：取 6mL 的针筒式柱套，加入筛板，称取 2.00g 上述经脱活化处理的填料，再加入一块筛板，用装填工具压紧。

10.2　试剂配制

10.2.1　40％氢氧化钾溶液：称取 20g 氢氧化钾于 100mL 烧杯中，用 20mL 水溶解，冷却后，加水至50mL，储存于聚乙烯瓶中。

10.2.2　0.8mol/L 的磷酸盐缓冲液（pH＝7.9～8.0）：溶解 54.0g 磷酸二氢钾于 300mL 水中，用 40％氢氧化钾溶液调节 pH 到 7.9～8.0，加水至 500mL。

10.2.3　正己烷-乙酸乙酯混合液（90＋10）：量取 90mL 正己烷，加入 10mL 乙酸乙酯混匀。

10.2.4　流动相：1 000mL 甲醇中加入 0.25mL 甲酸和 0.157 5g 甲酸铵，超声溶解后，用 0.22μm 有机系滤膜过滤。

10.3　标准品

10.3.1　维生素 K_1（$C_{31}H_{46}O_2$，纯度≥99.3％，CAS 号：84-80-0）。

10.3.2　维生素 K_1-D_7（$C_{31}H_{46}O_2$，纯度≥99.5％，CAS 号：1233937-39-7）。

10.4　标准溶液配制

10.4.1　维生素 K_1 标准储备溶液（1mg/mL）：准确称取 50mg 维生素 K_1 标准品于 50mL 容量瓶中，用甲醇溶解并定容至刻度。将溶液转移至棕色玻璃容器中，在−20℃下避光保存，保存期2个月。标准储备液在使用前需要进行浓度校正，校正方法参照16。

10.4.2 维生素 K_1 标准中间液（100μg/mL）：准确吸取维生素 K_1 标准储备溶液10.00mL于100mL容量瓶中，加甲醇至刻度，摇匀。将溶液转移至棕色玻璃容器中，在−20℃下避光保存，保存期2个月。

10.4.3 维生素 K_1 标准使用液（1μg/mL）：准确吸取维生素 K_1 标准中间液1.00mL于100mL容量瓶中，加甲醇至刻度，摇匀。

10.4.4 维生素 K_1-D_7 同位素内标储备溶液（100μg/mL）：准确称取1mg维生素 K_1-D_7 同位素内标，用甲醇溶解并定容至10mL。

10.4.5 维生素 K_1-D_7 同位素内标使用液（1μg/mL）：吸取维生素 K_1-D_7 同位素内标储备溶液1.00mL于100mL容量瓶中，加甲醇至刻度，摇匀。

10.4.6 标准系列工作溶液：分别准确吸取维生素 K_1 标准使用液0.10mL、0.20mL、0.50mL、1.00mL、2.00mL、4.00mL于10mL容量瓶中，加入同位素内标使用液0.50mL，加甲醇定容至刻度，此标准系列工作液维生素 K_1 浓度分别为10ng/mL、20ng/mL、50ng/mL、100ng/mL、200ng/mL、400ng/mL。

11 仪器和设备

11.1 匀浆机。

11.2 高速粉碎机。

11.3 组织捣碎机。

11.4 涡旋振荡器。

11.5 恒温水浴振荡器。

11.6 pH计：精度0.01。

11.7 天平：感量1mg和0.1mg。

11.8 50mL具塞PVC离心管。

11.9 离心机：转速≥6 000r/min。

11.10 旋转蒸发仪。

11.11 氮吹仪。

11.12 超声波振荡器。

11.13 微孔滤头：带0.22μm微孔滤膜。

11.14 液相色谱-质谱联用仪：带电喷雾离子源。

12 分析步骤

12.1 试样制备

米粉、奶粉等粉状样品经混匀后，直接取样；片状、颗粒状样品，经样本粉碎机磨成粉，储存于样品袋中备用；液态乳、植物油等液态样品摇匀后，直接取样；水果、蔬菜等取可食部分，水洗干净，用纱布擦去表面水分，经匀浆器匀浆，储存于样品瓶中备用。制样后，需尽快测定。

12.2 试样处理

警告：处理过程应避免紫外光照，尽可能避光操作。

12.2.1 乳品、植物油

12.2.1.1 酶解

准确称取经均质的试样1～5g（精确到0.01g，维生素 K_1 含量不低于0.02μg）于50mL离心管中，加入同位素内标使用液0.25mL，加入5mL温水溶解（液体样品直接吸取5mL，植物油不需加水稀释），加入0.8mol/L的磷酸盐缓冲液（pH=7.9～8.0）5mL，混匀，加入0.2g脂肪酶和0.2g淀粉酶（不含淀粉的样品可以不加淀粉酶），加盖，涡旋2～3min，混匀后，置于37℃±2℃恒温水浴振荡器中振荡2h以上，使其充分酶解。

12.2.1.2　提取

取出酶解好的试样，分别加入 10mL 乙醇及 1g 碳酸钾，混匀后加入 10mL 正己烷，涡旋提取 10min，6 000r/min 离心 3min，转移上清液至另一 50mL 离心管中，向下层液再加入 10mL 正己烷，涡旋 5min，6 000r/min 离心 3min，合并上清液，正己烷定容至 25mL，待净化。

12.2.1.3　净化

在上述提取液中加入 20mL 水，振摇 0.5min，静止分层后，分取 5mL 上清液于 10mL 的玻璃试管中，氮吹至干，加入 1mL 甲醇溶解，用 0.22μm 滤膜过滤，滤液待进样。

按同一操作方法做空白试验。

12.2.2　水果、蔬菜样品

12.2.2.1　提取

称取 1~5g（精确到 0.01g，维生素 K_1 含量不低于 0.02μg）经均质匀浆的样品于 50mL 离心管中，加入同位素内标使用液 0.25mL，加入 5mL 异丙醇，涡旋 1min，超声 5min，加入 10mL 正己烷，涡旋振荡提取 3min，6 000r/min 离心 5min，移取上清液于 25mL 棕色容量瓶中，向下层溶液中再加入 10mL 正己烷，重复提取 1 次，合并上清液于上述容量瓶中，正己烷定容至刻度，用移液管准确分取上清液 5mL 至 10mL 试管中，氮气轻吹至干，加入 1mL 正己烷溶解，待净化。

12.2.2.2　净化

将上述 1mL 样品溶液用少量正己烷转移至预先用 5mL 正己烷活化的中性氧化铝柱中，待样品溶液流至近干时，用 5mL 正己烷淋洗，再用 6mL 正己烷-乙酸乙酯混合液洗脱至 10mL 试管中，氮气吹干后加入 1mL 甲醇，过 0.22μm 滤膜，滤液供分析测定。

按同一操作方法做空白试验。

12.3　色谱参考条件

a）色谱柱：C_{18}柱（2.1mm×50mm，1.8μm），或具同等性能的色谱柱；

b）流动相：甲醇（含 0.025％甲酸＋2.5mmol/L 甲酸铵）；

c）流速：0.3mL/min；

d）柱温：30℃；

e）进样量：5μL。

12.4　质谱参考条件

a）电离方式：ESI＋；

b）鞘气温度：375℃；

c）鞘气流速：12L/min；

d）喷嘴电压：500V；

e）雾化器压力：172 kPa；

f）毛细管电压：4 500V；

g）干燥气温度：325℃；

h）干燥气流速：10L/min；

i）多反应监测（MRM）模式。

锥孔电压和碰撞能量见表 4-20。

表 4-20　MRM 分析的质谱参数

化合物	母离子（m/z）	子离子（m/z）	碰撞（eV）
维生素 K_1	451	187 *	23
		227	22
维生素 K_1-D_7	458	178	30
		194 *	23

注：加"＊"的为定量离子。

12.5　定性

试样中目标化合物色谱峰的保留时间与标准色谱峰的保留时间相比较，变化范围应在±2.5%之内。待测化合物定性离子色谱峰的信噪比应≥3，定量离子色谱峰的信噪比应≥10。

每种化合物的质谱定性离子应出现，至少应包括一个母离子和两个子离子，而且同一检测批次，对同一化合物，样品中目标化合物的两个子离子的相对丰度比与浓度相当的标准溶液相比，其允许偏差不超过表4-21规定的范围。

表 4-21　定性时相对离子丰度的最大允许偏差

相对离子丰度	>50%	>20%~50%	>10%~20%	<10%
允许相对偏差	±20%	±25%	±30%	±50%

12.6　标准曲线绘制

将标准系列溶液由低到高浓度进样检测，以维生素 K_1 色谱峰与内标色谱峰的峰面积比值浓度作图，得到标准曲线回归方程，其线性相关系数应大于0.99。

12.7　定量测定

待测样液中的响应值应在标准曲线线性范围内，超过线性范围则应减少取样量重新按12.2进行处理后再进样分析。

13　质谱参考图

13.1　维生素 K_1 和维生素 K_1-D_7 质谱扫描图

见图4-15。

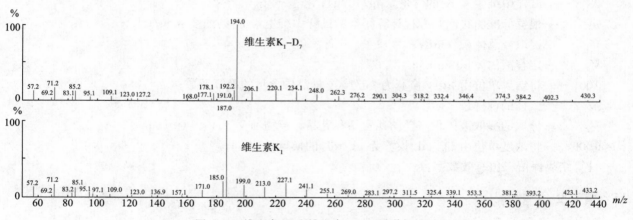

图 4-15　维生素 K_1 和维生素 K_1-D_7 质谱扫描图

13.2　标准溶液中维生素 K_1 和维生素 K_1-D_7 的 MRM 谱图

见图4-16。

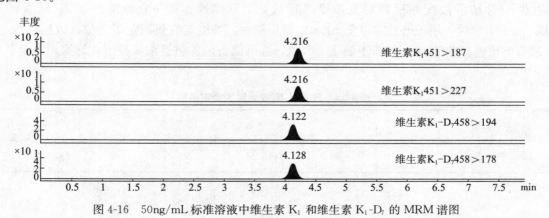

图 4-16　50ng/mL 标准溶液中维生素 K_1 和维生素 K_1-D_7 的 MRM 谱图

13.3　试样溶液中维生素 K_1 和维生素 K_1-D_7 的 MRM 谱图

见图 4-17。

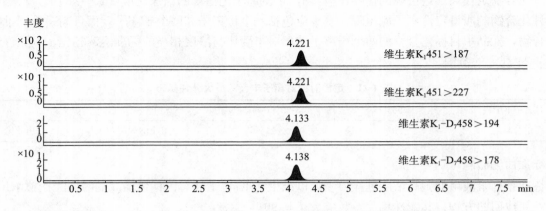

图 4-17　试样溶液中维生素 K_1 和维生素 K_1-D_7 的 MRM 谱图

14　分析结果的表述

试样中维生素 K_1 的含量按下式计算：

$$X = \frac{\rho \times V_1 \times V_3 \times 100}{m \times V_2 \times 1000}$$

式中：

X ——试样中维生素 K_1 的含量（$\mu g/100g$）；

ρ ——根据标准曲线回归方程计算得到的试样中维生素 K_1 的浓度（ng/mL）；

V_1 ——提取液总体积（mL）；

V_3 ——定容液的体积（mL）；

100 ——将结果单位由 $\mu g/g$ 换算为 $\mu g/100g$ 样品中含量的换算系数；

m ——试样的称样量（g）。

V_2 ——分取的提取液体积（婴幼儿食品和乳品、植物油 $V_1 = V_2$）（mL）；

1000 ——将浓度单位由 ng/mL 换算为 $\mu g/mL$ 的换算系数。

计算结果保留三位有效数字。

15　精密度

在重复性条件下获得的两次独立测定结果的绝对差值不得超过算术平均值的 10%。

16　维生素 K_1 标准浓度校正方法

维生素 K_1 标准溶液配制后需对其浓度进行校正，具体操作如下：取维生素 K_1 标准储备溶液 1.00mL，吹干甲醇后，用正己烷定容至 100mL 容量瓶中，按给定波长测定吸光值，以正己烷为空白，用 1cm 的石英比色杯在 248nm 波长下测定吸收值，标准储备液的质量浓度按下式计算，测定条件见表 4-22。

表 4-22　维生素 K_1 吸光值的测定条件

标准	比吸光系数	波长 λ（nm）
维生素 K_1	419	248

$$\rho = \frac{A_{248} \times 10^4 \times 100}{419}$$

式中：

ρ ——维生素 K_1 标准储备液浓度（$\mu g/mL$）；

A_{248}——标准校正测试液在 248nm 波长下的吸收值；

100——稀释因子；

419——在 248nm 波长下的吸光系数，即在 248nm 波长下，液层厚度为 1cm，浓度为 1％的维生素 K_1 在正己烷溶液中的吸光度（系数"419"同 BS EN 14148-2003 和 AOAC Official Method 999.15）。

附加说明：

本法参考 GB 5009.158《食品安全国家标准　食品中维生素 K_1 的测定》。

第三节 类维生素及其他

一、蔬菜中番茄红素的测定

1 范围

本法描述了蔬菜中番茄红素的高效液相色谱法测定，适用于番茄、胡萝卜、番茄汁、番茄酱等蔬菜及制品中番茄红素的测定。

2 原理

蔬菜中的番茄红素经丙酮-石油醚混合溶液 $[\varphi（C_3H_6O+C_6H_{14}）=1+1]$ 提取后，用石油醚液萃取，再用二氯甲烷定容，最后用配有紫外检测器的高效液相色谱仪在波长 472nm 处测定，根据色谱峰的保留时间定性，外标法定量。

3 试剂

除另有说明外，在分析中至少使用色谱纯试剂，水为 GB/T 6682 中规定的一级水。所有有机试剂每 1 000mL 中加入 1g 2，6-二叔丁基对甲酚。

3.1 试剂

3.1.1 2，6-二叔丁基对甲酚：分析纯。

3.1.2 丙酮（C_3H_6O）：分析纯。

3.1.3 石油醚（C_6H_{14}）：60～90℃，分析纯。

3.1.4 丙酮-石油醚混合溶液 $[\varphi（C_3H_6O+C_6H_{14}）=1+1]$。

3.1.5 甲醇（CH_3OH）。

3.1.6 乙腈（CH_3CN）。

3.1.7 二氯甲烷（CH_2Cl_2）。

3.1.8 甲醇-乙腈-二氯甲烷混合溶液 $[\varphi（C_3H_6OH+CH_3CN+CH_2Cl_2）=20+75+5]$。

3.1.9 无水硫酸钠（Na_2SO_4）：分析纯。

3.2 标准品

番茄红素（$C_{40}H_{56}$）：纯度≥95％，CAS 号：502-65-8。

3.3 标准溶液配制

3.3.1 番茄红素标准储备液：准确称取 0.001g 番茄红素标准品，用二氯甲烷溶解，转移至 10mL 容量瓶中，定容至刻度，得到质量浓度为 100mg/L 的番茄红素标准储备液。分装于三个样品瓶中，应避免光照和高温，储于－20～－16℃冰柜中备用。

3.3.2 番茄红素标准工作溶液：使用时番茄红素标准储备液用二氯甲烷稀释得到质量浓度为 20mg/L 和 5mg/L 的番茄红素标准工作溶液。

4 仪器

4.1 高效液相色谱仪，配紫外检测器。

4.2 分析天平，感量 0.01mg 和 0.01g。

4.3 砂心漏斗，G4。

4.4 分液漏斗，250mL。

4.5 旋转蒸发仪。

4.6　氮吹仪。

4.7　组织捣碎机。

5　试样制备

　　蔬菜样品洗净后去蒂、去皮，若有籽去籽，按照四分法取样后放入食品加工机中捣碎成匀浆。将匀浆试样放入聚乙烯瓶中于−20～−16℃条件下保存。

　　蔬菜制品密封好后置于−20～−16℃条件下保存。

6　分析步骤

6.1　提取

　　将试样充分混匀，蔬菜或汁类制品称取试样 5g，酱类制品称取试样 2g，精确至 0.01g，置于 150mL 烧杯中，加入适量丙酮-石油醚混合溶液直至完全淹没试样，用玻璃棒搅拌后静置，使番茄红素充分溶解，然后移入砂心漏斗中真空抽滤，滤液收集于试管中。重复上述步骤直至将试样洗至无色。

6.2　净化

6.2.1　蔬菜和汁类制品

　　将全部滤液转移至分液漏斗中，静置分层，上层有机相通过装有无水硫酸钠的玻璃漏斗后收集至圆底烧瓶中，下层水相继续用 20mL 石油醚萃取，继续收集有机相，无水硫酸钠用石油醚洗至无色并收集滤液。全部有机相在水浴温度 35℃的旋转蒸发仪上浓缩至近干，再经氮气吹干。若有残留水分可加入少量无水硫酸钠吸附。用 10.00mL 二氯甲烷溶解，如颜色较深，再用二氯甲烷稀释 5 倍，过 0.45μm 微孔滤膜，待测。

6.2.2　酱类制品

　　将全部滤液转移至圆底烧瓶中在水浴温度 35℃的旋转蒸发仪上浓缩至近干，再经氮气吹干。若有残留水分可加入少量无水硫酸钠吸附。用 10.00mL 二氯甲烷溶解，如颜色较深，再用二氯甲烷稀释 5 倍，过 0.45μm 微孔滤膜，待测。

6.3　色谱参考条件

　　a）色谱柱：C$_{18}$ 不锈钢柱（250mm×4.6mm，5μm）或柱效相当的色谱柱；

　　b）检测波长：472nm；

　　c）流动相：甲醇-乙腈-二氯甲烷混合溶液［ψ（C$_3$H$_6$OH＋CH$_3$CN＋CH$_2$Cl$_2$）＝20＋75＋5］；

　　d）流速：1.0mL/min；

　　e）进样体积：10μL。

6.4　测定

　　分别将标准溶液和待测液注入高效液相色谱仪中，以保留时间定性，以待测液峰面积与标准溶液峰面积比较定量。

6.5　空白测定

　　除不加试样外，采用完全相同的测定步骤进行平行操作。

7　结果计算

　　试样中番茄红素含量用质量分数 W 表示（mg/kg），按下式计算：

$$W = \frac{\rho_s \times V_s \times A_x \times V_0}{V_x \times A_s \times m}$$

　　式中：

　　ρ_s ——标准溶液质量浓度（mg/L）；

　　V_s ——标准溶液进样体积（μL）；

　　V_0 ——试样溶液最终定容体积（mL）；

　　V_x ——待测液进样体积（μL）；

A_s ——标准溶液的峰面积；

A_x ——待测液的峰面积；

m ——试样质量（g）。

计算结果保留三位有效数字。

8 参考色谱图

参考色谱图见图 4-18。

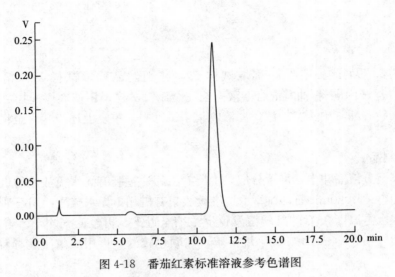

图 4-18 番茄红素标准溶液参考色谱图

9 精密度

在再现性条件下获得的两次独立测试结果的绝对差值不大于这两个测定值的算术平均值的 20%，以大于这两个测定值的算术平均值的 20% 情况不超过 5% 为前提。

附加说明：

本法参考 NY/T 1651《蔬菜及制品中番茄红素的测定 高效液相色谱法》。

二、食用农产品中叶黄素的测定

1 范围

本法描述了食用农产品中叶黄素的液相色谱测定方法，适用于乳品、米面制品等中叶黄素的液相色谱测定。

本法的检出限：乳粉等食品，当取样量为 2g、定容体积为 5mL 时，检出限为 3μg/100g；液态奶等，当取样量为 10g、定容体积为 25mL 时，检出限为 3μg/100g；米、面制品等食用农产品，当取样量为 5g、定容体积为 10mL 时，检出限为 3μg/100g。

本法的定量限：乳粉等食品，当取样量为 2g、定容体积为 5mL 时，定量限为 10μg/100g；液态奶等，当取样量为 10g、定容体积为 25mL 时，定量限为 10μg/100g；米、面制品等食品，当取样量为 5g、定容体积为 10mL 时，定量限为 10μg/100g。

2 原理

脂肪含量高（脂肪含量以干基计不低于3％）的食用农产品经氢氧化钾溶液室温皂化使叶黄素游离后，再以乙醚-正己烷-环己烷（40＋40＋20，体积比）提取，液相色谱法分离，紫外检测器或二极管阵列检测器检测，外标法定量。

其他食品直接以乙醚-正己烷-环己烷（40＋40＋20，体积比）提取样品中叶黄素。提取液经中性氧化铝固相萃取小柱净化后，液相色谱法分离，紫外检测器或二极管阵列检测器检测，外标法定量。

样品在提取与分析过程中，反式结构的叶黄素可能发生异构化，转化为顺式叶黄素。对于转化产生的顺式叶黄素，可通过保留时间定性、峰面积加合定量。

3 试剂和材料

除另有说明外，本法所有试剂均为分析纯，水为 GB/T6682 规定的一级水。

3.1 试剂

3.1.1 环己烷（C_6H_{12}）：色谱纯。

3.1.2 乙醚 $[(C_2H_5)_2O]$：色谱纯。

3.1.3 正己烷（C_6H_{10}）：色谱纯。

3.1.4 无水乙醇（C_2H_5OH）：色谱纯。

3.1.5 甲基叔丁基醚 $[CH_3OCC(CH_3)_3，MTBE]$：色谱纯。

3.1.6 二丁基羟基甲苯（$C_{15}H_{24}O$，BHT）。

3.1.7 氢氧化钾（KOH）。

3.1.8 碘（I_2）。

3.2 试剂配制

3.2.1 10％氢氧化钾溶液：称取 10g 氢氧化钾，加水溶解稀释至 100mL。

3.2.2 20％氢氧化钾溶液：称取 20g 氢氧化钾，加水溶解稀释至 100mL。

3.2.3 萃取溶剂：称取 1g BHT，以 200mL 环己烷溶解，加入 400mL 乙醚和 400mL 正己烷，混匀。

3.2.4 0.1％BHT 乙醇溶液：称取 0.1g BHT，以 100mL 乙醇溶解，混匀。

3.2.5 碘的乙醇溶液：称取 1mg 碘，加乙醇溶解稀释至 1 L。

3.3 标准品

叶黄素（CAS号：127-40-2），纯度不低于 98.0％。

3.4 标准溶液配制

3.4.1 标准储备液（50μg/mL）：准确称取 5mg（精确至 0.01mg）叶黄素，以 0.1％BHT 乙醇溶液溶解并定容至 100mL。该标准储备液充氮避光置于－20℃或以下的冰箱中可保存六个月。

注：叶黄素标准储备液使用前需校正，具体操作见操作注意事项。

3.4.2 标准工作液：从叶黄素标准储备液中准确移取 0.050mL、0.100mL、0.200mL、0.400mL、1.00mL 溶液于 5 个 25mL 棕色容量瓶中，用 0.1％BHT 乙醇溶液定容至刻度，得到浓度为 0.100μg/mL、0.200μg/mL、0.400μg/mL、0.800μg/mL、2.00μg/mL 的系列标准工作液。标准工作液充氮避光置于 −20℃ 或以下的冰箱中可保存一个月。

3.5 中性氧化铝固相萃取小柱，500mg/3mL，使用前以 5mL 萃取溶剂淋洗，保持柱体湿润。

3.6 0.45μm 滤膜，有机系。

4　仪器和设备

4.1 液相色谱仪，带二极管阵列检测器或紫外检测器。

4.2 紫外可见分光光度计。

4.3 分析天平：感量 0.01mg 和 0.01g。

4.4 组织捣碎机。

4.5 涡旋振荡器。

4.6 振荡器。

4.7 减压浓缩装置。

4.8 固相萃取装置。

4.9 离心机：转速不低于 4 500r/min。

5　分析步骤

注：由于叶黄素对光敏感，除非另行说明，所有试验操作应在无 500nm 以下紫外光的黄色光源或红色光源环境中进行。

5.1　试样制备

将一定数量的样品按要求经过粉碎、均质、缩分后，储存于样品瓶中。制备好的试样应充氮密封后置于 −20℃ 或以下的冰箱中保存。

5.2　提取

5.2.1　脂肪含量高的食品（如乳粉、坚果类食品等）

准确称取 2g（精确至 0.01g）均匀试样于 50mL 聚丙烯离心管中，加入约 0.2g BHT 和 10mL 乙醇，混匀，加入 10mL 10％氢氧化钾溶液，涡旋振荡 1min 混匀，室温避光振荡皂化 30min，以 10mL 萃取溶剂避光涡旋振荡提取 3min，4 500r/min 离心 3min，重复提取 2 次，合并提取液，以 10mL 水洗涤，4 500r/min 离心 3min 分层，重复洗涤 1 次，合并有机相于室温减压浓缩至近干，以 0.1％BHT 乙醇溶液涡旋振荡溶解残渣并定容至 5mL，过 0.45μm 滤膜，供液相色谱测定。

液态奶：准确称取 10g（精确至 0.01g）样品于 50mL 聚丙烯离心管中，加入约 0.2g BHT 和 10mL 乙醇，混匀，加入 2mL 20％的氢氧化钾溶液，涡旋 1min 混匀，室温避光振荡皂化 30min，以 10mL 萃取溶剂避光涡旋振荡提取 3min，4 500r/min 离心 3min，重复提取 2 次，合并提取液，以 10mL 水洗涤，4 500r/min 离心 3min 分层，重复洗涤 1 次，合并有机相于室温减压浓缩至近干，以 0.1％BHT 乙醇溶液涡旋振荡溶解残渣并定容至 25mL，过 0.45μm 滤膜，供液相色谱测定。

5.2.2　其他食品（如米、面制品等）

准确称取 5g（精确至 0.01g）均匀样品置于 50mL 聚丙烯离心管中，以 10mL 萃取溶剂避光涡旋振荡提取 3min，4 500r/min 离心 3min，重复提取 2 次，合并提取液，于室温减压浓缩至近干，以 3mL 萃取溶剂涡旋振荡溶解，重复操作 1 次，合并萃取溶剂，混匀，待净化。

将上述溶液以约 1mL/min 的流速过已活化的中性氧化铝固相萃取小柱，用 3mL 萃取溶剂洗脱，合并流出液与洗脱液，于室温减压浓缩至近干，以 0.1％BHT 乙醇溶液涡旋振荡溶解残渣并定容至 10mL，过 0.45μm 滤膜，供液相色谱测定。

5.3　仪器参考条件

a）色谱柱：C30 柱，（4.6mm×250mm，5μm），或相当者；

　　b）柱温：30℃；

　　c）流动相：甲醇/水（88+12，体积比，含 0.1%BHT）-甲基叔丁基醚（含 0.1%BHT），梯度洗脱，0～18min，甲醇/水由 100%变换至 10%；18.1min，甲醇/水由 10%变换至 100%，保留 10min。

　　d）流速：1.0mL/min；

　　e）检测波长：445nm；

　　f）进样量：50μL。

5.4 标准曲线的制作

　　将标准系列工作液分别注入液相色谱中，测定相应的峰面积，以标准工作液的浓度为横坐标，以峰面积为纵坐标，绘制标准曲线。

5.5 试样溶液的测定

　　待测样液中叶黄素的响应值应在仪器线性响应范围内，否则应适当稀释或浓缩。标准工作液与待测样液等体积进样。根据标准溶液色谱峰的保留时间和峰面积，对试样溶液的色谱峰根据保留时间进行定性（待测样品中化合物色谱峰的保留时间与标准溶液相比变化范围应在±2.5%之内），外标法定量。平行测定次数不少于两次。

　　注：由于在样品的提取与分析过程中，温度、光照等原因均可使反式结构的叶黄素发生异构化，转化为顺式叶黄素。可按以下步骤获得顺式叶黄素：以乙醇为溶剂，配制 800μg/L 的叶黄素标准溶液 50mL，加入 2mL 碘的乙醇溶液，摇匀，混合液在日光或日光灯下放置 30min，可获得顺式结构的叶黄素。由此制备的含顺式结构的叶黄素在检测时可作为对照品。

5.6 参考色谱图

　　叶黄素（反式）标准溶液液相色谱图见图 4-19。

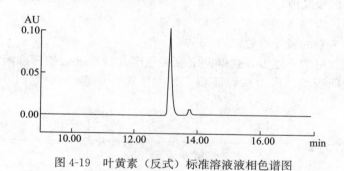

图 4-19　叶黄素（反式）标准溶液液相色谱图

　　经光碘异构化的叶黄素（反式）标准溶液液相色谱图见图 4-20。

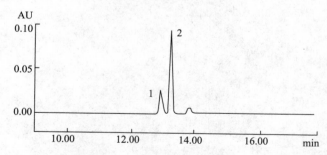

图 4-20　经光碘异构化的叶黄素（反式）标准溶液液相色谱图
1. 顺式结构的叶黄素　2. 反式结构的叶黄素

6 分析结果的表述

　　试样中叶黄素含量按下式计算：

$$X = \frac{c \times V}{m} \times \frac{1}{F} \times 100$$

式中：

X——试样中叶黄素的含量（μg/100g）；

c——由标准曲线而得的样液中标准品的含量（μg/mL）；

V——样品最终定容体积（mL）；

m——称样量（g）；

F——校正系数。可通过以下方式获得：用液相色谱分析试样溶液，将顺式与反式叶黄素色谱峰面积加和作为总峰面积，其中反式叶黄素峰面积除以总峰面积所得值为校正系数。

以重复性条件下获得的两次独立测定结果的算术平均值表示，计算结果保留三位有效数字。

7　精密度

在重复性条件下获得的两次独立测定结果的绝对差值不得超过算术平均值的 15％。

8　标准溶液浓度校正方法

叶黄素标准溶液配制后需要校准。取 1mL 标准储备液，以乙醇定容至 25mL。移取该溶液至 1cm 的石英比色皿中，以乙醇为空白，以分光光度计在 445nm 波长下测定吸光值 A。按下式计算标准溶液浓度：

$$c = \frac{A}{E_{1cm}^{1\%}} \times 2500 \times F$$

式中：

c　　——标准溶液浓度（μg/mL）；

A　　——标准溶液的吸光值；

2500　——转换系数；

$E_{1cm}^{1\%}$　——乙醇中叶黄素的吸光系数，为 2550；

F　　——校正系数。可按下述方式获得：用液相色谱分析校准后的标准溶液，将顺式与反式叶黄素色谱峰面积加和作为总峰面积，其中反式叶黄素峰面积除以总峰面积所得值为校正系数。

附加说明：

本法参考 GB 5009.248《食品安全国家标准　食品中叶黄素的测定》。

三、红球藻中虾青素的测定

1 范围

本法描述了红球藻（*Haematococcus*）中虾青素的高效液相色谱法测定，适用于雨生红球藻（*Haematococcus pluvialis*）藻粉中虾青素含量的测定。

本法的定量限为 500mg/kg。

2 原理

试样经二氯甲烷与甲醇混合溶液提取，氢氧化钠甲醇溶液皂化，使其中的虾青素酯转化成游离态的。虾青素，经 C_{30} 反相液相色谱柱分离后，用配有紫外检测器的液相色谱仪测定，外标法定量。

3 试剂

除另有说明外，本法所有试剂均为色谱纯，水为 GB/T 6682 中规定的一级水。

3.1 试剂
3.1.1 丙酮。
3.1.2 磷酸：优级纯。
3.1.3 氢氧化钠。优级纯。
3.1.4 甲醇。
3.1.5 二氯甲烷。
3.1.6 叔丁基甲基醚。
3.1.7 2，6-二叔丁基对甲酚：化学纯。

3.2 试剂配制
3.2.1 1‰磷酸溶液（体积分数）：量取 10mL 磷酸和 990mL 水，混匀后备用。
3.2.2 二氯甲烷-甲醇溶液：量取 250mL 二氯甲烷和 750mL 甲醇，加入 0.5g 2，6-二叔丁基对甲酚，混匀后备用。
3.2.3 0.1mol/L 氢氯化钠-甲醇溶液：称取 0.4g 氢氧化钠。用甲醇溶解并稀释至 100mL，混匀后备用。
3.2.4 2‰磷酸-甲醇溶液（体积分数）量取 2mL 磷酸和 98mL 甲醇，混匀后备用。

3.3 标准品
3.3.1 全反式虾青素（$C_{40}H_{52}O_4$）：纯度≥95％。
3.3.2 13-顺虾青素（$C_{40}H_{52}O_4$）：纯度≥95％。
3.3.3 9-顺虾青素（$C_{40}H_{52}O_4$）：纯度≥95％。

3.4 标准溶液配制
3.4.1 全反式虾青素标准储备溶液：准确称取全反式虾青素标准品约 10mg，用丙酮溶解并定容于 500mL 容量瓶中，此溶液浓度为 20μg/mL，充氮密封，置于−18℃冰箱中避光保存，有效期 1 个月。
3.4.2 13-顺虾青素标准储备溶液：准确称取 13-顺虾青素标准品约 1mg，用丙酮溶解并定容于 50mL 容量瓶中，此溶液浓度为 20μg/mL，充氮密封，置于−18℃冰箱中避光保存，有效期 1 个月。
3.4.3 9-顺虾青素标准储备溶液：准确称取 9-顺虾青素标准品约 1mg，用丙酮溶解并定容于 50mL 容量瓶中，此溶液浓度为 20μg/mL，充氮密封，置于−18℃冰箱中避光保存，有效期 1 个月。
3.4.4 全反式虾青素标准工作溶液：准确移取适量全反式虾青素标准储备溶液用丙酮稀释成浓度分别为 0.1μg/mL、0.5μg/mL、1.0μg/mL、2.0μg/mL、5.0μg/mL、10.0μg/mL 的标准工作液，现配现用。
3.4.5 13-顺虾青素标准工作溶液：准确移取 13-顺虾青素标准储备溶液，用丙酮配制成适当浓度的标准工作液，用于定性，现配现用。

3.4.6 9-顺虾青素标准工作溶液：准确移取 9-顺虾青素标准储备溶液，用丙酮配制成适当浓度的标准工作液，用于定性，现配现用。

4　仪器

4.1 高效液相色谱仪：配紫外检测器。

4.2 分析天平：感量 0.000 01g、0.000 1g 各一台。

4.3 超声波清洗机。

4.4 冷冻离心机：8 000r/min。

4.5 涡旋振荡器。

4.6 氮吹仪。

4.7 具塞聚丙烯离心管：50mL。

4.8 棕色容量瓶：50mL。

4.9 棕色比色管：10mL。

4.10 玻璃匀浆器：10mL。

5　测定步骤

5.1　提取

准确称取雨生红球藻粉 50～100mg（精确到 0.1mg），置于干燥的玻璃匀浆器中，加入 1mL 二氯甲烷-甲醇溶液充分研磨使细胞壁破碎完全，转移至 50mL 离心管中，用 10mL 二氯甲烷-甲醇溶液分次清洗玻璃匀浆器，合并提取液超声提取 5min，5℃下 8 000r/min 离心 5min，将上清液转移至 50mL 容量瓶中，离心管中再加入 10mL 二氯甲烷-甲醇溶液，重复上述步骤 3 次以上，直到提取后的藻渣为白色，合并上清液，用二氯甲烷-甲醇溶液定容至 50mL，然后静置 15min。准确移取 5mL 上清液于另一 50mL 容量瓶中，用二氯甲烷-甲醇溶液稀释并定容，备用。

注：虾青素含量高于 2% 的雨生红球藻粉的称样量不大于 50mg。

5.2　皂化

从上述容量瓶中准确移取 5mL 溶液于 10mL 比色管中，加入 0.7mL 氢氧化钠甲醇溶液，涡旋混合，充氮密封，在 5℃冰箱中反应过夜 12～14h。然后在反应液中加入 0.4mL 2% 磷酸-甲醇溶液中和剩余的碱，混匀，在氮气吹扫下定容至 5mL，过 0.45μm 滤膜，滤液作为试样溶液。

注：若试样溶液的色谱图中，在 20～30min 的出峰处存在杂峰，将加碱量提高一倍后重新取提取液皂化。

5.3　测定

5.3.1　色谱参考条件

a）C_{30} 色谱柱（4.6mm×250mm，5μm），或柱效相当的色谱柱；

b）柱温：25℃；

c）检测器：检测波长为 474nm；

d）进样量：20μL；

e）流速：1.0mL/min；

f）流动相：梯度洗脱程序见表 4-23。

表 4-23　流动相梯度洗脱程序

时间（min）	A（%）	B（%）	C（%）
0	81	15	4
15	66	30	4
23	16	80	4

（续）

时间（min）	A（%）	B（%）	C（%）
27	16	80	4
30	81	15	4
35	81	15	4

注：A 为甲醇，B 为叔丁基甲基醚，C 为 1%磷酸溶液。

5.3.2 定性方法

分别注入 $20\mu L$ 适量浓度的全反式虾青素标准工作液、13-顺虾青素标准工作液、9-顺虾青素标准工作液及试样溶液，按上述色谱条件进行液相色谱分析测定，根据标准工作液色谱图中三种虾青素同分异构体组分的保留时间定性。

5.3.3 定量方法

根据试样溶液中虾青素的含量情况，选定峰面积相近的全反式虾青素的标准工作液单点定量或多点校准定量，试样测定结果以三种虾青素同分异构体的总和计，外标法定量，同时标准工作液和样液的响应值均应在仪器检测的线性范围之内。

6 结果计算

试样中虾青素的含量（X）以质量分数计（%），按下式计算，保留三位有效数字：

$$X = \frac{(1.3 \times A_{13-ciz} + A_{trans} + 1.1 \times A_{9-cis}) \times C_s \times V \times 10^{-3}}{A_s \times m} \times f \times 100$$

式中：

X ——试样中虾青素的含量；

1.3 ——13-顺虾青素对全反式虾青素的校正因子；

A_{13-ciz} ——试样溶液中 13-顺虾青素的峰面积；

A_{trans} ——试样溶液中全反式虾青素的峰面积；

1.1 ——9-顺虾青素对全反式虾青素的校正因子；

A_{9-cis} ——试样溶液中 9-顺虾青素的峰面积；

C_s ——标准工作液中全反式虾青素的含量（$\mu g/mL$）；

V ——试样溶液体积（mL）；

A_s ——全反式虾青素标准工作液的峰面积；

m ——样品质量（mg）；

f ——稀释倍数，为 100。

7 方法的灵敏度、准确度和精密度

7.1 灵敏度

本法的定量限为 500mg/kg。

7.2 准确度

雨生红球藻中全反式虾青素添加浓度为 $500\sim2\,000mg/kg$ 时，回收率为 90%～110%。

7.3 精密度

在重复性条件下获得的两次独立测定结果的绝对差值不得超过算术平均值的 15%。

8 三种虾青素同分异构体标准溶液及雨生红球藻试样溶液参考色谱图

三种虾青素同分异构体标准溶液参考色谱图见图 4-21。

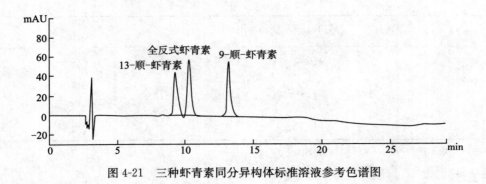

图 4-21　三种虾青素同分异构体标准溶液参考色谱图

雨生红球藻试样溶液参考色谱图见图 4-22。

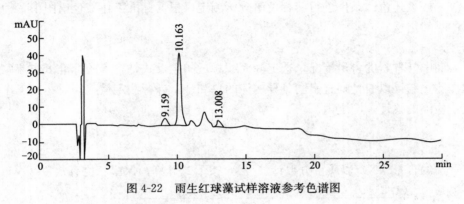

图 4-22　雨生红球藻试样溶液参考色谱图

附加说明：

　　本法参考 GB/T 31520《红球藻中虾青素的测定　液相色谱法》。

四、动物源性食用农产品中角黄素、虾青素的测定

1 范围

本法描述了动物源性食用农产品中角黄素、虾青素的液相色谱-串联质谱法测定，适用于动物源性食用农产品中角黄素、虾青素的测定。

本法中高效液相色谱法对角黄素、虾青素的测定低限均为 0.1g/kg。

2 试剂和材料

2.1 试剂

除另有说明外，本法所有试剂均为分析纯，水为 GB/T 6682 规定的一级水。

2.1.1 乙腈：色谱纯。

2.1.2 正己烷：色谱纯。

2.1.3 正丙醇。

2.1.4 甲酸。

2.1.5 2，6-二叔丁基对甲酚（BHT）：化学纯。

2.1.6 无水硫酸钠：650℃灼烧 4h，储于干燥器内，冷却后备用。

2.1.7 乙酸铵。

2.1.8 乙腈提取剂：0.25g BHT 溶于 500mL 乙腈。

2.2 试剂配制

2.2.1 BHT-乙腈溶液：5g BHT 溶于 500mL 乙腈。

2.2.2 乙酸铵溶液（5mmol/L，含 0.2％甲酸）：称取 0.38g 乙酸铵，用水溶解稀释后，加 2.0mL 甲酸，加水至 1.0 L。

2.3 标准品

2.3.1 角黄素（$C_{40}H_{52}O_2$）：纯度≥90％，CAS 号：514-78-3。

2.3.2 虾青素（$C_{40}H_{52}O_4$）：纯度≥90％，CAS 号：472-61-7。

2.4 标准溶液配制

2.4.1 标准储备液：分别准确称取适量（相当于 5.00mg 纯品，精确至 0.01mg）角黄素、虾青素标准品，分别加入 BHT-乙腈溶液溶解，定容于 200mL 棕色容量瓶，配制成浓度为 25.0μg/mL 的标准储备液。充氮气置于−18℃避光保存，可使用两周。

2.4.2 混合标准工作液：分别准确移取摇匀的角黄素、虾青素标准储备液，混合，用乙腈准确稀释成适宜浓度，即配即用。

3 仪器和设备

3.1 高效液相色谱仪：配二极管阵列（DAD）或紫外-可见（UV-V1S）检测器。

3.2 液相色谱-串联质谱仪：配有电喷雾（ESI）离子源。

3.3 分析天平：感量 0.01mg，0.01g。

3.4 涡旋振荡器。

3.5 超声提取器。

3.6 离心机：5 000r/min。

3.7 旋转蒸发器。

3.8 微孔滤膜：0.22μm，有机系。

4　试样制备和保存

4.1　固体样品

从所取全部样品中取出有代表性样品可食部分约 500g，用高速组织捣碎机充分捣碎、混匀。

4.2　液体样品

从所取全部样品中取出有代表性样品约 500g，充分混匀，置于合适洁净容器中。制样操作过程中应防止样品受到污染或发生角黄素、虾青素含量的变化，制样温度不应高于 30℃，制样后应立即测定。需存放的试样应密封于洁净容器中，避光、于－18℃以下冷冻存放。

5　测定步骤

5.1　提取与净化

称取试样 5g（精确至 0.01g）于 50mL 离心管中，加入 30mL 乙腈提取剂及 10g 无水硫酸钠后，涡旋混合 1min，在 35℃以下水浴超声提取 10min，再以 3 000r/min 离心 5min。将上清液移入预置有 20mL 正己烷的 125mL 分液漏斗中，振摇 0.5min 后，静置分层；收集下层乙腈相，正己烷相留在分液漏斗中，待本试样后续脱脂重复使用。

按上述步骤对离心管中的残留物每次用 20mL 乙腈提取剂再重复提取两次，所得提取液用上述正己烷相依次脱脂。合并三次脱脂后所收集的乙腈相，加入 5mL 正丙醇，于 40℃以下旋转蒸发浓缩至近干，用乙腈溶解并定容至 5.0mL，0.22μm 滤膜过滤，滤液待测。

测定操作应避强光、连续进行。

5.2　高效液相色谱定

5.2.1　色谱参考条件

a）色谱柱：Waters Symmetry C$_{18}$（250mm×4.6mm，5μm）或柱效相当的色谱柱；

b）柱温：35℃；

c）流动相：乙腈-水（95＋5，体积比）；

d）流速：1.0mL/min；

e）检测波长：471nm；

f）进样量：50μL。

5.2.2　色谱测定

根据试样中被测物的含量情况，选取响应值适宜的标准工作液进行色谱分析。标准工作液和待测样液中角黄素、虾青素的响应值应在仪器线性响应范围内。标准工作液与待测样液等体积进样。

上述色谱条件下，虾青素反式、顺式异构体保留时间分别约为 8.4min、10.6min，角黄素反式、顺式异构体的保留时间分别约为 17.5min、19.0min，根据峰面积外标法定量。标准品参考色谱图见图 4-22。

5.3　确证

5.3.1　液相色谱-质谱/质谱参考条件

a）色谱柱：AcquityUPLCBEHC 18 柱（2.1mm×55mm，1.7μm），或性能相当者；

b）柱温：30℃；

c）进样量：10μL；

d）流速 3mL/min；

e）流动相和梯度洗脱：流动相和梯度洗脱程序见表 4-24；

f）离子源：电喷雾源 ESI，正离子模式；

g）扫描方式：多反应监测（MRM）；

h）电离方式：ESI＋；

i）电离电压：3.0 kV；

j）离子源温度：115℃；

k）脱溶剂气温度：340℃；

l）锥孔反吹气流量：45 L/h（氮气）；

m）脱溶剂气流量：750 L/h（氮气）；

n）碰撞室压力：4.06×10^{-3} mbar（碰撞气为氩气）；

o）其他参考质谱条件参见表4-25。

表 4-24　流动相和梯度洗脱程序

时间（min）	乙腈（%）	乙酸铵溶液（%）	曲线
0	90	10	直线
3.4	98	2	直线
3.8	90	10	直线
5	90	10	直线

表 4-25　主要参考质谱参数

化合物	母离子（m/z）	子离子（m/z）	锥孔电压（V）	碰撞能量（eV）	驻留时间（s）
角黄素	564.80	133.40	20.0	28.0	0.10
		203.30	20.0	20.0	0.10
虾青素	597.36	146.90	26.0	19.0	0.10
		378.70	26.0	12.0	0.10

5.3.2　液相色谱-质谱/质谱确证

将样液（必要时用液相色谱纯乙腈稀释至适当浓度）和混合标准工作液用 LC-MS/MS 检测。如果样液和混合标准工作液两者检出的色谱峰保留时间一致，并且在扣除背景后的样品谱图中，各定性离子的相对丰度与浓度接近的同样条件下得到的标准溶液谱图相比，其相对偏差不超过表4-26中规定的范围，则可判断样品中存在对应的被测物。

表 4-26　定性确证时相对离子丰度的最大允许偏差

相对离子丰度（%）	>50	>20~50	>10~20	<10
允许的相对偏差（%）	±20	±25	±30	±50

5.4　空白实验

除不称取试样外，按上述测定步骤进行。

5.5　参考色谱图

标准品高效液相参考色谱图见图4-23。

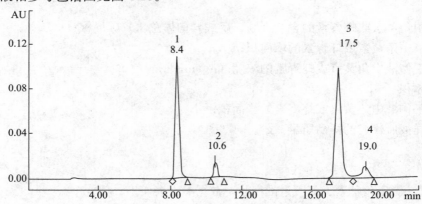

图 4-23　标准品高效液相参考色谱图

1. 虾青素反式体　2. 虾青素顺式体　3. 角黄素反式体　4. 角黄素顺式体

虾青素、角黄素标准品多反应监测（MRM）离子参考色谱图见图 4-24。

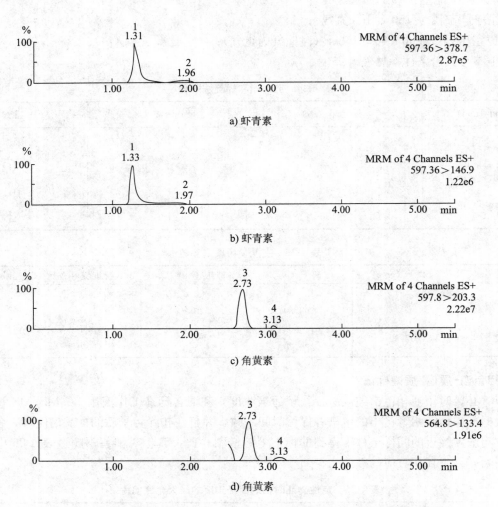

图 4-24　虾青素、角黄素标准品多反应监测（MRM）离子参考色谱图
1. 虾青素反式体　2. 虾青素顺式体　3. 角黄素反式体　4. 角黄素顺式体

6　结果计算

采用外标法定量，结果按下式计算：

$$X = \frac{A \times c \times V}{A_S \times m}$$

式中：

X ——样品中角黄素或虾青素的含量（顺、反式异构体总量）（mg/kg）；

A ——测定液中角黄素或虾青素的峰面积；

c ——标准工作液中角黄素或虾青素的浓度（μg/mL）；

V ——定容体积（mL）；

A_S ——标准工作液中角黄素或虾青素的峰面积；

m ——最终样液所代表的样品质量（g）。

7　回收率

高效液相色谱法测定角黄素、虾青素的回收率数据参见表 4-27。

表 4-27　回收率数据

基体	添加浓度（mg/kg）	角黄素回收率（%）	虾青素回收率（%）
黄鱼	0.1	81.8～107.5	82.0～107.9
	0.2	88.6～105.0	83.0～105.0
	0.4	89.7～104.1	92.5～97.5
	1	80.6～104.2	85.4～106.8
鳗鱼	0.1	82.2～93.8	80.1～90.9
	0.2	83.2～93.8	81.1～89.8
	0.4	80.6～90.7	80.8～99.8
	1	87.1～99.8	83.1～99.3
鸡肉	0.1	80.2～108.1	80.9～97.8
	0.2	86.4～107.3	81.1～104.0
	0.4	94.0～108.7	80.1～92.9
	1	95.9～108.0	80.3～89.8
鸡蛋	0.1	88.7～99.9	86.8～104.9
	0.2	81.5～97.0	82.0～94.4
	0.4	84.7～93.6	84.3～93.6
	1	81.3～89.9	80.8～92.0
鸭肝	0.1	87.5～109.0	90.3～101.0
	0.2	91.3～109.8	88.7～101.0
	0.4	90.3～104.0	95.1～101.7
	1	95.7～105.6	93.0～102.0
猪肾	0.1	84.9～100.5	80.4～93.5
	0.2	79.7～92.7	81.3～92.1
	0.4	81.6～92.2	80.2～85.3
	1	80.1～97.6	88.6～95.0
牛奶	0.1	83.3～109.0	80.4～86.4
	0.2	83.9～100.4	80.7～88.1
	0.4	89.8～108.0	79.9～97.1
	1	89.6～102.3	82.8～90.6

附加说明：

本法参考 SN/T 2327《进出口动物源性食品中角黄素、虾青素的检测方法》。

五、乳品中肌醇的测定

1 范围

第一法描述了乳品中肌醇的微生物法测定，适用于乳品中肌醇的测定。

第一法检出限为 2.0mg/100g。

第二法描述了乳品中肌醇的气相色谱法测定，适用于乳品中肌醇的测定。

第二法检出限为 2.0mg/100g。

第一法 微生物法

2 原理

利用葡萄汁酵母菌（*Saccharomyces uvarum*）对肌醇的特异性和灵敏性，定量测定出试样中待测物质的含量。在含有除待测物质以外所有营养成分的培养基中，微生物的生长与待测物质含量呈线性关系，根据透光率与标准工作曲线进行比较，即可计算出试样中待测物质的含量。

3 试剂和材料

除另有说明外，本法所有试剂均为分析纯，水为 GB/T 6682 规定的二级水。

3.1 试剂

3.1.1 菌株：葡萄汁酵母菌（*Saccharomyces uvarum*），ATCC 9080。

3.1.2 氯化钠（NaCl）。

3.1.3 氢氧化钠（NaOH）。

3.1.4 干燥剂：五氧化二磷（P_2O_5）。

3.1.5 玻璃珠：直径约 5mm。

3.2 试剂配制

3.2.1 氯化钠溶液（9g/L）：称取 9.0g 氯化钠溶解于 1 000mL 水中，分装试管，每管 10mL。121℃灭菌 15min。

3.2.2 盐酸（1mol/L）：量取 82.0mL 盐酸溶于水中，冷却后定容至 1 000mL。

3.2.3 盐酸（0.44mol/L）：量取 36.6mL 盐酸溶于水中，冷却后定容至 1 000mL。

3.2.4 氢氧化钠溶液（600g/L）：称取 300g 氢氧化钠溶解于水中，冷却后定容至 500mL。

3.2.5 氢氧化钠溶液（1mol/L）：称取 40g 氢氧化钠溶解于水中，冷却后定容至 1 000mL。

3.3 培养基

3.3.1 麦芽浸粉琼脂培养基：参见操作注意事项。

3.3.2 肌醇测定培养基：参见操作注意事项。

3.4 标准品

肌醇（$C_6H_{12}O_6$）标准品：纯度≥99%，CAS 号：87-89-8。

3.5 标准溶液配制

3.5.1 肌醇标准储备液（0.2mg/mL）：肌醇标准品置于装有五氧化二磷的干燥器中干燥 24h 以上，称取 50mg 肌醇标准品（精确到 0.1mg），用水充分溶解，定容至 250mL，储存于冰箱中。

3.5.2 肌醇标准中间液（10μg/mL）：吸取 5mL 肌醇标准储备液用水定容到 100mL，储存于冰箱。

3.5.3 肌醇标准工作液（1μg/mL 和 2μg/mL）：吸取 10mL 肌醇标准中间液两次，分别用水定容到 100mL 和 50mL。该工作液需每次临用前配制。

4 仪器和设备

除微生物实验室常规灭菌及培养设备外，其他设备和材料如下：

4.1 天平：感量为 0.1mg。

4.2 pH 计：精度≤0.02。

4.3 分光光度计。

4.4 涡旋振荡器。

4.5 离心机：转速≥2 000r/min。

4.6 恒温培养箱：30℃±1℃。

4.7 振荡培养箱：30℃±1℃，振荡速度 140～160 次/min。

4.8 冰箱：2～5℃。

4.9 无菌吸管：10mL（具 0.1mL 刻度）或微量移液器或吸头。

4.10 瓶口分液器：0～10mL。

4.11 锥形瓶：200mL。

4.12 容量瓶（A 类）：100mL，250mL，500mL。

4.13 单刻度移液管（A 类）：容量 5mL。

4.14 漏斗：直径 90mm。

4.15 定量滤纸：直径 90mm。

4.16 试管：18mm ×180mm。

注：玻璃仪器使用前，用活性剂对硬玻璃测定管及其他必要的玻璃器皿进行清洗，清洗之后在 200℃干热 2h。

5 分析步骤

5.1 接种菌悬液的制备

5.1.1 菌种复苏

将菌株活化后接种到麦芽浸粉琼脂斜面培养基上，30℃±1℃培养 16～24h 后，再转接 2～3 代来增强活力，制成储备菌种，储于冰箱中，保存期不要超过 2 周。临用前接种到新的麦芽浸粉琼脂斜面培养基上。

5.1.2 接种菌悬液的制备

在使用的前一天将储备菌种转接到新配制的麦芽浸粉琼脂斜面培养基上，于 30℃±1℃培养 16～24h。用接种环刮取菌苔到一支灭菌氯化钠溶液试管中。以 2 000r/min 离心 2～3min，倾出上清液，加入 10mL 氯化钠溶液，振荡混匀，再离心 2～3min，如此清洗 3～4 次。吸取一定量的该菌液移入装有 10mL 氯化钠溶液的试管中，制成接种菌悬液。用分光光度计，以氯化钠溶液做空白，550nm 波长下测定该接种菌悬液的透光率，调整加入的菌液量或者加入一定量的氯化钠溶液使该菌悬液透光率在 60%～80%。

5.2 试样的处理

5.2.1 称取含肌醇 0.5～2.0mg 的试样（精确至 0.1mg）于 250mL 三角瓶中，对于干粉试样加入 80mL 盐酸，对于液体试样加入 100mL 盐酸，混匀，使干粉试样溶解。

5.2.2 将三角瓶以铝箔纸覆盖，在灭菌釜中 125℃消化 1h。取出，冷却至室温，加入 2mL 氢氧化钠溶液，冷却。用氢氧化钠溶液或盐酸溶液调 pH 至 5.2，转入 250mL 容量瓶中，定容至刻度。混匀，过滤，收集滤液，该滤液为待测液。调整稀释度，使待测液肌醇的浓度在 1～10μg/mL 范围内。

5.3 标准曲线的制作

按表 4-28 顺序加入蒸馏水、肌醇标准工作液和肌醇测定培养基于培养管中，一式三份。

表 4-28 标准曲线的制作

试管号	S1	S2	S3	S4	S5	S6	S7	S8	S9	S10
蒸馏水（mL）	5	5	4	3	2	1	0	2	1	0
肌醇标准工作液 1μg/mL（mL）	0	0	1	2	3	4	5	0	0	0
肌醇标准工作液 2μg/mL（mL）	0	0	0	0	0	0	0	3	4	5
培养基（mL）	5	5	5	5	5	5	5	5	5	5

5.4 待测液的制作

按表 4-29 顺序加入蒸馏水、待测液和肌醇测定培养基于培养管中，一式三份。

表 4-29 待测液的制作

试管号	1	2	3	4
蒸馏水（mL）	4	3	2	1
待测液（mL）	1	2	3	4
培养基（mL）	5	5	5	5

5.5 灭菌

每支试管内加入一粒玻璃珠，盖上试管帽，12℃灭菌 5min（商品培养基按标签说明进行灭菌）。

5.6 接种

将上述试管迅速冷却至 30℃以下。用滴管或移液器向上述试管中各滴加一滴（约 50μL）接种菌悬液，其中，标准曲线管中的接种空白试管 S1 除外。

5.7 培养

将试管固定在振荡培养箱内，用 140～160 次/min 的振荡速度，在 30℃±1℃振荡培养 22～24h。

5.8 测定

对每支试管进行视觉检查，接种空白试管 S1 内培养液应是澄清的，如果出现浑浊，则结果无效。

5.8.1 从振荡培养箱内取出试管，放入灭菌釜内，100℃保持 5min，使微生物停止生长。

5.8.2 用接种空白试管 S1 做空白，将分光光度计透光率调到 100%（或吸光度 A 为 0），读出接种空白试管 S2 的读数。再以接种空白试管 S2 为空白，调节透光率为 100%（或 A 为 0），依次读出其他每支试管的透光率（或吸光度 A）。

5.8.3 用涡旋振荡器充分混合每一支试管（也可以加一滴消泡剂）后，立即将培养液移入比色皿内进行测定，波长为 540～660nm，待读数稳定 30s 后，读出透光率，每支试管稳定时间要相同。以肌醇标准品的含量为横坐标，透光率为纵坐标做标准曲线。

5.8.4 根据待测液的透光率，从标准曲线中查得该待测液中肌醇的浓度，再根据稀释因子和称样量计算出试样中肌醇的含量。透光率超出标准曲线管 S3～S10 范围的试样管要舍去。

5.8.5 对于每个编号的待测液的试管，用每支试管的透光率计算每毫升该编号待测液肌醇的浓度，并计算该编号待测液的肌醇浓度平均值，每支试管测得的该浓度不得超过该平均值的±15%，超过者要舍去。如果符合该要求的管数少于所有的四个编号的待测液的总管数的 2/3，用于计算试样含量的数据是不充分的，需要重新检验。如果符合要求的管数超过原来管数的 2/3，重新计算每一编号的有效试样管中每毫升测定液肌醇含量的平均值，以此平均值计算全部编号试样管的总平均值 C_x，用于计算试样中的肌醇含量。

注： 绘制标准曲线，既可读取透光率（T,%），也可读取吸光度（A）。

6 分析结果的表述

试样中肌醇的含量按下式计算：

$$X = \frac{C_x}{m} \times \frac{f}{1000} \times 100$$

式中：

X ——试样中肌醇的含量（mg/100g）；

C_x ——每一编号的有效试样管中每毫升测定液肌醇含量的平均值（μg）；

m ——试样的质量（g）；

f ——稀释倍数。婴幼儿食品和乳品 f 为 250；

100——换算为 100g 样品中含量的换算系数。

以重复性条件下获得的两次独立测定结果的算术平均值表示，结果保留三位有效数字。

7 精密度

在重复性条件下获得的两次独立测定结果的绝对差值不得超过算术平均值的 10%。

8 操作注意事项

8.1 麦芽浸粉琼脂培养基
8.1.1 成分

麦芽糖 12.75g，糊精 2.75g，丙三醇 2.35g，蛋白胨 0.78g，琼脂 15.0g，蒸馏水 1 000mL，pH 4.7±0.2（25℃±5℃）。

8.1.2 制法

先将除琼脂以外的其他成分溶解于蒸馏水中，调节 pH，再加入琼脂，加热煮沸，使琼脂溶化。混合均匀后分装试管，每管 10mL。121℃高压灭菌 15min，摆成斜面备用。

8.2 肌醇测定培养基
8.2.1 成分

葡萄糖 100g，柠檬酸钾 10g，柠檬酸 2g，磷酸二氢钾 1.1g，氯化钾 0.85g，硫酸镁 0.25g，氯化钙 0.25g，硫酸锰 50mg，氯化亚铁 50mg，DL-色氨酸 80mg，L-胱氨酸 0.1g，L-异亮氨酸 0.5g，L-亮氨酸 0.5g，L-赖氨酸 0.5g，L-蛋氨酸 0.2g，DL-苯基丙氨酸 0.2g，L-酪氨酸 0.2g，L-天门冬氨酸 0.8g，DL-天门冬氨酸 0.2g，DL-丝氨酸 0.1g，甘氨酸 0.2g，DL-苏氨酸 0.4g，L-缬氨酸 0.5g，L-组氨酸 0.124g，L-脯氨酸 0.2g，DL-丙氨酸 0.4g，L-谷氨酸 0.6g，L-精氨酸 0.48g，盐酸硫胺素 500μg，生物素 16μg，泛酸钙 5mg，盐酸吡哆醇 1mg，蒸馏水 1 000mL，pH 5.2±0.2（25℃±5℃）。

8.2.2 制法

将上述成分溶解于水中，调节 pH，备用。

注：一些商品化合成培养基效果良好，商品化合成培养基按标签说明进行配制。

第二法 气相色谱法

9 原理

试样中的肌醇用水和乙醇提取后，与硅烷化试剂衍生，正己烷提取，经气相色谱分离，外标法定量。

10 试剂和材料

除另有说明外，本法所有试剂均为分析纯，水为 GB/T 6682 规定的一级水。

10.1 试剂

10.1.1 无水乙醇（C_2H_6O）。

10.1.2 正己烷（C_6H_{14}）。

10.1.3 乙醇（95%）。

10.1.4 乙醇（70%）。

10.1.5 三甲基氯硅烷（C_3H_9ClSi）。

10.1.6 六甲基二硅胺烷（$C_6H_{19}NSi_2$）。

10.1.7 N，N-二甲基甲酰胺（C_3H_7NO）。

10.1.8 硅烷化试剂：分别吸取体积比为 1：2：8 的三甲基氯硅烷、六甲基二硅胺烷、N，N-二甲基甲酰胺，超声混匀，临用前配制。

10.2 标准品

肌醇（$C_6H_{12}O_6$）标准品：纯度≥99%，CAS 号：87-89-8。

10.3 标准溶液配制

肌醇标准溶液（0.010mg/mL）：称取 100mg（精确至 0.1mg）经过 105℃±1℃烘干 2h 的肌醇标

准品于 100mL 容量瓶中，用 25mL 水溶解完全。用乙醇定容至刻度，混匀。取 1mL 此溶液于 100mL 容量瓶中，用乙醇定容至刻度，混匀。

11　仪器和设备

11.1　天平：感量为 0.1mg。

11.2　气相色谱仪，带 FID 检测器。

11.3　离心机：转速≥5 000r/min。

11.4　旋转蒸发仪。

11.5　超声波清洗器。

11.6　恒温热水浴槽。

11.7　带有罗纹盖的 25mL 试管。

12　分析步骤

12.1　试样处理与衍生

12.1.1　试样处理：称取 1g 混合均匀的固体试样（精确至 0.000 1g）于 50mL 容量瓶中，加入 12mL 约 40℃ 温水溶解试样；直接称取 12g 液体试样（精确至 0.000 1g）于 50mL 容量瓶中。将上述试样超声提取约 10min，用乙醇定容至刻度，混匀。静置约 20min 后，取 10mL 于 15mL 离心管中，以不低于 4 000r/min 离心约 5min。取上清液 5mL 于旋转蒸发仪浓缩瓶中。

12.1.2　干燥与衍生：向浓缩瓶中加入 10mL 无水乙醇，在 80℃±2℃ 下旋转浓缩至近干时再加入 5mL 无水乙醇继续浓缩至彻底干燥（有水将使下步硅烷化不彻底）。加入硅烷化试剂 10mL，超声溶解 5min 并转移至 25mL 有螺纹盖的离心管中，放于 80℃±2℃ 水浴中衍生反应约 75min，期间每隔约 20min 取出振荡一次，然后取出冷却至室温。加入 5mL 正己烷，振荡混合后静止分层。取上层液 3mL 于预先加少许无水硫酸钠的带螺纹盖离心管中，振荡后以不低于 4 000r/min 的转速离心，此为试样测定液。

12.2　标准测定液的制备

分别吸取 0.0mL、2.0mL、4.0mL、6.0mL、8.0mL、10.0mL 肌醇标准溶液于浓缩瓶中，按试样干燥与衍生的步骤操作。

12.3　测定

12.3.1　色谱参考条件

a）色谱柱：填料为 50％氰丙基-甲基聚硅氧烷的毛细管柱（0.25mm×60m，0.25μm），或柱效相当的色谱柱；

b）进样口温度：280℃；

c）检测器温度：300℃；

d）分流比：10∶1；

e）进样量：1.0μL；

f）程序升温见表 4-30。

表 4-30　程序升温

升温速率（℃/min）	温度（℃）	持续时间（min）
—	120	0
10	190	50
10	220	3

12.3.2　标准曲线制作

分别将标准溶液测定液注入气相色谱仪中（参考色谱图见图 4-24），以测得的峰面积（或峰高）为纵坐标，以肌醇标准测定液中肌醇的含量为横坐标制作标准曲线。

12.3.3　试样溶液的测定

分别将试样测定液注入气相色谱仪中得到峰面积（或峰高），从标准曲线中获得试样测定液中肌醇的含量（mg）。

12.3.4　肌醇标准衍生物参考气相参考色谱图

肌醇标准衍生物参考气相参考色谱图见图 4-25。

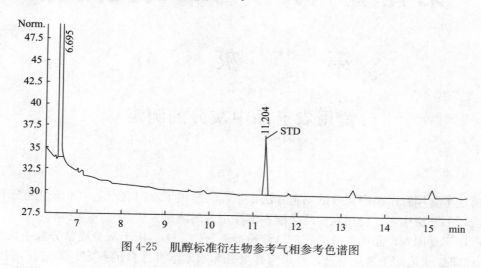

图 4-25　肌醇标准衍生物参考气相参考色谱图

13　分析结果的表述

试样中肌醇含量按下式计算：

$$X = \frac{C_s \times f_i}{m_i} \times 100$$

式中：

X ——试样中肌醇含量（mg/100g）；

C_s ——从标准曲线中获得试样测定液肌醇的含量（mg）；

m_i ——试样的质量（g）；

f_i ——试样测定液所含肌醇换算成试样中所含肌醇的系数为 10；

100——换算为 100g 样品中含量的换算系数。

以重复性条件下获得的两次独立测定结果的算术平均值表示，结果保留三位有效数字。

14　精密度

在重复性条件下获得的两次独立测定结果的绝对差值不得超过算术平均值的 10%。

附加说明：

本法参考 GB 5009.270《食品安全国家标准　食品中肌醇的测定》。

第五章 灰分与矿物元素类

第一节 灰 分

食用农产品中灰分的测定

1 范围

第一法描述了食用农产品中灰分的测定方法；第二法描述了食用农产品中水溶性灰分和水不溶性灰分的测定方法；第三法描述了食用农产品中酸不溶性灰分的测定方法。

第一法适用于食用农产品中灰分的测定（淀粉类灰分的方法适用于灰分质量分数不大于2%的淀粉和变性淀粉）；第二法适用于食用农产品中水溶性灰分和水不溶性灰分的测定；第三法适用于食用农产品中酸不溶性灰分的测定。

第一法 食用农产品中总灰分的测定

2 原理

农产品经灼烧后所残留的无机物质称为灰分。灰分数值系用灼烧、称重后计算得出。

3 试剂和材料

3.1 乙酸镁 $[(CH_3COO)_2Mg \cdot 4H_2O]$：分析纯。

3.2 浓盐酸（HCl）：分析纯。

3.3 乙酸镁溶液（80g/L）：称取8.0g乙酸镁加水溶解并定容至100mL，混匀。

3.4 乙酸镁溶液（240g/L）：称取24.0g乙酸镁加水溶解并定容至100mL，混匀。

3.5 10%盐酸溶液：量取24mL分析纯浓盐酸用蒸馏水稀释至100mL。

4 仪器和设备

4.1 高温炉：最高使用温度≥950℃。

4.2 分析天平：感量分别为0.1mg、1mg、0.1g。

4.3 石英坩埚或瓷坩埚。

4.4 干燥器（内有干燥剂）。

4.5 电热板。

4.6 恒温水浴锅：控温精度±2℃。

5 分析步骤

5.1 坩埚预处理

5.1.1 含磷量较高的食用农产品和其他食用农产品

取大小适宜的石英坩埚或瓷坩埚置于高温炉中，在550℃±25℃下灼烧30min，冷却至200℃左右，取出，放入干燥器中冷却30min，准确称量。重复灼烧至前后两次称量相差不超过0.5mg为恒重。

5.1.2 淀粉类食用农产品

先用沸腾的稀盐酸洗涤，再用大量自来水洗涤，最后用蒸馏水冲洗。将洗净的坩埚置于高温炉内，在 900℃±25℃下灼烧 30min，并在干燥器内冷却至室温，称重，精确至 0.000 1g。

5.2 称样

含磷量较高的食用农产品和其他食用农产品：称取灰分大于或等于 10g/100g 的试样 2～3g（精确至 0.000 1g）；称取灰分小于或等于 10g/100g 的试样 3～10g（精确至 0.000 1g，对于灰分含量更低的样品可适当增加称样量）。淀粉类食品：迅速称取样品 2～10g（马铃薯淀粉、小麦淀粉以及大米淀粉至少称 5g，玉米淀粉和木薯淀粉称 10g），精确至 0.000 1g。将样品均匀分布在坩埚内，不要压紧。

5.3 测定

5.3.1 含磷量较高的豆类及其制品、肉禽及其制品、蛋及其制品、水产及其制品、乳及乳制品

5.3.1.1 称取试样后，加入 1.00mL 乙酸镁溶液（240g/L）或 3.00mL 乙酸镁溶液（80g/L），使试样完全润湿。放置 10min 后，在水浴上将水分蒸干，在电热板上以小火加热使试样充分炭化至无烟，然后置于高温炉中，在 550℃±25℃灼烧 4h。冷却至 200℃左右，取出，放入干燥器中冷却 30min，称量前如发现灼烧残渣有炭粒时，应向试样中滴入少许水湿润，使结块松散，蒸干水分再次灼烧至无炭粒即表示灰化完全，方可称量。重复灼烧至前后两次称量相差不超过 0.5mg 为恒重。

5.3.1.2 吸取 3 份与上述步骤相同浓度和体积的乙酸镁溶液，做 3 次试剂空白试验。当 3 次试验结果的标准偏差小于 0.003g 时，取算术平均值作为空白值。若标准偏差大于或等于 0.003g 时，应重新做空白值试验。

5.3.2 淀粉类食用农产品

将坩埚置于高温炉口或电热板上，半盖坩埚盖，小心加热使样品在通气情况下完全炭化至无烟，即刻将坩埚放入高温炉内，将温度升高至 900℃±25℃，保持此温度直至剩余的碳全部消失为止，一般 1h 可灰化完毕。冷却至 200℃左右，取出，放入干燥器中冷却 30min，称量前如发现灼烧残渣有炭粒时，应向试样中滴入少许水湿润，使结块松散，蒸干水分再次灼烧至无炭粒即表示灰化完全，方可称量。重复灼烧至前后两次称量相差不超过 0.5mg 为恒重。

5.3.3 其他食用农产品

液体和半固体试样应先在沸水浴上蒸干。固体或蒸干后的试样，先在电热板上以小火加热使试样充分炭化至无烟，然后置于高温炉中，在 550℃±25℃灼烧 4h。冷却至 200℃左右，取出，放入干燥器中冷却 30min，称量前如发现灼烧残渣有炭粒时，应向试样中滴入少许水湿润，使结块松散，蒸干水分再次灼烧至无炭粒即表示灰化完全，方可称量。重复灼烧至前后两次称量相差不超过 0.5mg 为恒重。

6 分析结果的表述

6.1 以试样质量计

6.1.1 试样中灰分的含量，加了乙酸镁溶液的试样，按下式计算：

$$X_1 = \frac{m_1 - m_2 - m_0}{m_3 - m_2} \times 100$$

式中：

X_1 ——加了乙酸镁溶液试样中灰分的含量（g/100g）；

m_1 ——坩埚和灰分的质量（g）；

m_2 ——坩埚的质量（g）；

m_0 ——氧化镁（乙酸镁灼烧后生成物）的质量（g）；

m_3 ——坩埚和试样的质量（g）；

100 ——单位换算系数。

6.1.2 试样中灰分的含量，未加乙酸镁溶液的试样，按下式计算：

$$X_2 = \frac{m_1 - m_2}{m_3 - m_2} \times 100$$

式中：

X_2 ——未加乙酸镁溶液试样中灰分的含量（g/100g）；

m_1 ——坩埚和灰分的质量（g）；

m_2 ——坩埚的质量（g）；

m_3 ——坩埚和试样的质量（g）；

100——单位换算系数。

6.2　以干物质计

6.2.1　加了乙酸镁溶液的试样中灰分的含量，按下式计算：

$$X_1 = \frac{m_1 - m_2 - m_0}{(m_3 - m_2) \times \omega} \times 100$$

式中：

X_1 ——加了乙酸镁溶液试样中灰分的含量（g/100g）；

m_1 ——坩埚和灰分的质量（g）；

m_2 ——坩埚的质量（g）；

m_0 ——氧化镁（乙酸镁灼烧后生成物）的质量（g）；

m_3 ——坩埚和试样的质量（g）；

ω ——试样干物质含量（质量分数）（％）；

100——单位换算系数。

6.2.2　未加乙酸镁溶液的试样中灰分的含量，按下式计算：

$$X_2 = \frac{m_1 - m_2}{(m_3 - m_2) \times \omega} \times 100$$

式中：

X_2 ——未加乙酸镁溶液试样中灰分的含量（g/100g）；

m_1 ——坩埚和灰分的质量（g）；

m_2 ——坩埚的质量（g）；

m_3 ——坩埚和试样的质量（g）；

ω ——试样干物质含量（质量分数）（％）；

100——单位换算系数。

试样中灰分含量≥10g/100g 时，保留三位有效数字；试样中灰分含量＜10g/100g 时，保留两位有效数字。

7　精密度

在重复性条件下获得的两次独立测定结果的绝对差值不得超过算术平均值的 5％。

第二法　食用农产品中水溶性灰分和水不溶性灰分的测定

8　原理

用热水提取总灰分，经无灰滤纸过滤、灼烧、称量残留物，测得水不溶性灰分，由总灰分和水不溶性灰分的质量之差计算水溶性灰分。

9　试剂和材料

除另有说明外，本法所用水为 GB/T 6682 规定的三级水。

10　仪器和设备

10.1　高温炉：最高温度≥950℃。

10.2　分析天平：感量分别为 0.1mg、1mg、0.1g。

10.3　石英坩埚或瓷坩埚。

10.4　干燥器（内有干燥剂）。

10.5　无灰滤纸。

10.6　漏斗。

10.7　表面皿：直径 6cm。

10.8　烧杯（高型）：容量 100mL。

10.9　恒温水浴锅：控温精度±2℃。

11　分析步骤

11.1　坩埚预处理

方法同"5.1 坩埚预处理"。

11.2　称样

方法同"5.2 称样"。

11.3　总灰分的制备

方法同"5.3 测定"。

11.4　测定

用约 25mL 热蒸馏水分次将总灰分从坩埚中洗入 100mL 烧杯中，盖上表面皿，用小火加热至微沸，防止溶液溅出。趁热用无灰滤纸过滤，并用热蒸馏水分次洗涤杯中残渣，直至滤液和洗涤体积约达 150mL 为止，将滤纸连同残渣移入原坩埚内，放在沸水浴锅上小心地蒸去水分，然后将坩埚烘干并移入高温炉内，以 550℃±25℃灼烧至无炭粒（一般需 1h）。待炉温降至 200℃时，放入干燥器内，冷却至室温，称重（准确至 0.000 1g）。再放入高温炉内，以 550℃±25℃灼烧 30min，如前冷却并称重。如此重复操作，直至连续两次称重之差不超过 0.5mg 为止，记下最低质量。

12　分析结果的表述

12.1　以试样质量计

12.1.1　水不溶性灰分的含量，按下式计算：

$$X_1 = \frac{m_1 - m_2}{m_3 - m_2} \times 100$$

式中：

X_1 ——水不溶性灰分的含量（g/100g）；

m_1 ——坩埚和水不溶性灰分的质量（g）；

m_2 ——坩埚的质量（g）；

m_3 ——坩埚和试样的质量（g）；

100 ——单位换算系数。

12.1.2　水溶性灰分的含量，按下式计算：

$$X_2 = \frac{m_4 - m_5}{m_0} \times 100$$

式中：

X_2 ——水溶性灰分的含量（g/100g）；

m_0 ——试样的质量（g）；

m_4 ——总灰分的质量（g）；

m_5 ——水不溶性灰分的质量（g）；

100 ——单位换算系数。

12.2　以干物质计

12.2.1　水不溶性灰分的含量，按下式计算：

$$X_1 = \frac{m_1 - m_2}{(m_3 - m_2) \times \omega} \times 100$$

式中：

X_1 ——水不溶性灰分的含量（g/100g）；

m_1 ——坩埚和水不溶性灰分的质量（g）；

m_2 ——坩埚的质量（g）；

m_3 ——坩埚和试样的质量（g）；

ω ——试样干物质含量（质量分数）（％）；

100 ——单位换算系数。

12.2.2 水溶性灰分的含量，按下式计算：

$$X_2 = \frac{m_4 - m_5}{m_0 \times \omega} \times 100$$

式中：

X_2 ——水溶性灰分的含量（g/100g）；

m_0 ——试样的质量（g）；

m_4 ——总灰分的质量（g）；

m_5 ——水不溶性灰分的质量（g）；

ω ——试样干物质含量（质量分数）（％）；

100 ——单位换算系数。

当试样中灰分含量≥10g/100g 时，保留三位有效数字；当试样中灰分含量＜10g/100g 时，保留两位有效数字。

13　精密度

在重复性条件下获得的两次独立测定结果的绝对差值不得超过算术平均值的 5％。

第三法　食用农产品中酸不溶性灰分的测定

14　原理

用盐酸溶液处理总灰分，过滤、灼烧、称量残留物。

15　试剂和材料

除另有说明外，本法所有试剂均为分析纯，水为 GB/T6682 规定的三级水。

15.1　试剂

浓盐酸（HCl）。

15.2　试剂配制

10％盐酸溶液，24mL 分析纯浓盐酸用蒸馏水稀释至 100mL。

16　仪器和设备

16.1 高温炉：最高温度≥950℃。

16.2 分析天平：感量分别为 0.1mg、1mg、0.1g。

16.3 石英坩埚或瓷坩埚。

16.4 干燥器（内有干燥剂）。

16.5 无灰滤纸。

16.6 漏斗。

16.7 表面皿：直径 6cm。

16.8 烧杯（高型）：容量 100mL。

16.9　恒温水浴锅：控温精度±2℃。

17　分析步骤

17.1　坩埚预处理

方法同"5.1 坩埚预处理"。

17.2　称样

方法同"5.2 称样"。

17.3　总灰分的制备

方法同"5.3 测定"。

17.4　测定

用约 25mL 10％盐酸溶液将总灰分从坩埚中洗入 100mL 烧杯中，盖上表面皿，在沸水浴上小心加热，至溶液由浑浊变为透明时，继续加热 5min。趁热用无灰滤纸过滤，用沸蒸馏水分次洗涤烧杯和滤纸上的残留物，直至中性（约 150mL）。将滤纸连同残渣移入原坩埚内，在沸水浴上小心蒸去水分，移入高温炉内，以 550℃±25℃灼烧至无炭粒（一般需 1h）。待炉温降至 200℃时，取出坩埚，放入干燥器内，冷却至室温，称重（准确至 0.000 1g）。再放入高温炉内，以 550℃±25℃灼烧 30min，如前冷却并称重。如此重复操作，直至连续两次称重之差不超过 0.5mg 为止，记下最低质量。

18　分析结果的表述

18.1　以试样质量计，酸不溶性灰分的含量，按下式计算：

$$X_1 = \frac{m_1 - m_2}{m_3 - m_2} \times 100$$

式中：

X_1 ——酸不溶性灰分的含量（g/100g）；

m_1 ——坩埚和酸不溶性灰分的质量（g）；

m_2 ——坩埚的质量（g）；

m_3 ——坩埚和试样的质量（g）；

100 ——单位换算系数。

18.2　以干物质计，酸不溶性灰分的含量，按下式计算：

$$X_1 = \frac{m_1 - m_2}{(m_3 - m_2) \times \omega} \times 100$$

式中：

X_1 ——酸不溶性灰分的含量（g/100g）；

m_1 ——坩埚和酸不溶性灰分的质量（g）；

m_2 ——坩埚的质量（g）；

m_3 ——坩埚和试样的质量（g）；

ω ——试样干物质含量（质量分数）（％）；

100 ——单位换算系数。

试样中灰分含量≥10g/100g 时，保留三位有效数字；试样中灰分含量<10g/100g 时，保留两位有效数字。

19　精密度

在重复性条件下获得的两次独立测定结果的绝对差值不得超过算术平均值的 5％。

附加说明：

本法参考 GB 5009.4《食品安全国家标准　食品中灰分的测定》。

第二节　矿物元素

一、食用农产品中磷的测定

1　范围

本法描述了食用农产品中磷含量测定的分光光度法和电感耦合等离子体发射光谱法。

第一法、第三法适用于各类食用农产品中磷的测定，第二法适用于乳及乳制品中磷的测定。

第一法中，当取样量为 0.5g（或 0.5mL），定容至 100mL 时，检出限为 20mg/100g（或 20mg/100mL），定量限为 60mg/100g（或 60mg/100mL）。

第二法中，当取样量为 0.5g（或 0.5mL），定容至 100mL 时，检出限为 20mg/100g（或 20mg/100mL），定量限为 60mg/100g（或 60mg/100mL）。

第一法　钼蓝分光光度法

2　原理

试样经消解，磷在酸性条件下与钼酸铵结合生成磷钼酸铵，此化合物被对苯二酚、亚硫酸钠或氯化亚锡、硫酸肼还原成蓝色化合物钼蓝。钼蓝在 660nm 处的吸光度值与磷的浓度成正比。用分光光度计测定试样溶液的吸光度，与标准系列比较定量。

3　试剂

除另有说明外，本法所有试剂均为分析纯，水为 GB/T 6682 规定的三级水。

3.1 硫酸（H_2SO_4）：优级纯。

3.2 高氯酸（$HClO_4$）：优级纯。

3.3 硝酸（HNO_3）：优级纯。

3.4 盐酸（HCl）：优级纯。

3.5 对苯二酚（$C_6H_6O_2$）。

3.6 无水亚硫酸钠（Na_2SO_3）。

3.7 钼酸铵 $[(NH_4)_6Mo_7O_{24} \cdot 4H_2O]$。

3.8 氯化亚锡（$SnCl_2 \cdot 2H_2O$）。

3.9 硫酸肼（$NH_2NH_2 \cdot H_2SO_4$）。

3.10 磷酸二氢钾（KH_2PO_4，CAS 号：7778-77-0，纯度：>99.99%）。或经国家认证并授予标准物质证书的一定浓度的磷标准溶液。

3.11 硫酸溶液（15%）：量取 15mL 硫酸，缓慢加入 80mL 水中，冷却后用水稀释至 100mL，混匀。

3.12 硫酸溶液（5%）：量取 5mL 硫酸，缓慢加入 90mL 水中，冷却后用水稀释至 100mL，混匀。

3.13 硫酸溶液（3%）：量取 3mL 硫酸，缓慢加入 90mL 水中，冷却后用水稀释至 100mL，混匀。

3.14 盐酸溶液（1+1）：量取 500mL 盐酸，加入 500mL 水中，混匀。

3.15 钼酸铵溶液（50g/L）：称取 5g 钼酸铵，加硫酸溶液（15%）溶解，并稀释至 100mL，混匀。

3.16 对苯二酚溶液（5g/L）：称取 0.5g 对苯二酚于 100mL 水中，使其溶解，并加入一滴硫酸，混匀。

3.17 亚硫酸钠溶液（200g/L）：称取 20g 无水亚硫酸钠溶解于 100mL 水中，混匀。临用时配制。

3.18 氯化亚锡-硫酸肼溶液：称取 0.1g 氯化亚锡，0.2g 硫酸肼，加硫酸溶液（3%）并用其稀释至 100mL。此溶液置于棕色瓶中，储于 4℃可保存 1 个月。

3.19 磷标准储备液（100.0mg/L）：称取在 105℃下干燥至恒重的磷酸二氢钾 0.439 4g（精确至 0.000 1g），置于烧杯中，加入适量水溶解并转移至 1 000mL 容量瓶中，加水定容至刻度，混匀。

3.20 磷标准使用液（10.0mg/L）：准确吸取 10mL 磷标准储备液（100.0mg/L），置于 100mL 容量瓶中，加水稀释至刻度，混匀。

4 仪器

4.1 分光光度计。

4.2 可调式电热板或可调式电热炉。

4.3 马弗炉。

4.4 分析天平：感量 0.1mg 和 1mg。

5 分析步骤

5.1 试样制备

在采样和试样制备过程中，应避免污染。

5.1.1 粮食、豆类

样品去除杂物后，粉碎，储于塑料瓶中。

5.1.2 蔬菜、水果、鱼类、肉类等样品

样品用水洗净，晾干，取可食部分，制成匀浆，储于塑料瓶中。

5.1.3 食用植物油、液态乳等液体样品

将样品摇匀。

5.2 试样前处理

5.2.1 湿法消解

称取试样 0.2～3g（精确至 0.001g）或准确吸取液体试样 0.500～5.00mL 于带刻度的消化管中，加入 10mL 硝酸、1mL 高氯酸、2mL 硫酸，在可调式电热炉上消解（参考条件：120℃保持 0.5～1h、升至 180℃保持 2～4h、升至 200～220℃）。若消化液呈棕褐色，再加硝酸，消解至冒白烟，消化液呈无色透明或略带黄色。消化液放冷，加 20mL 水，赶酸。放冷后转移至 100mL 容量瓶中，用水多次洗涤消化管，合并洗液于容量瓶中，加水至刻度，混匀，作为试样测定溶液。同时做试剂空白试验。也可采用锥形瓶，于可调式电热板上，按上述操作方法进行湿法消解。

5.2.2 干法灰化

称取试样 0.5～5g（精确至 0.001g）或准确移取液体试样 0.500～10.0mL，在火上灼烧成炭分，再于 550℃下成灰分，直至灰分呈白色为止（必要时，可在加入浓硝酸润湿蒸干后再灰化），加 10mL 盐酸溶液（1+1），在水浴上蒸干。再加 2mL 盐酸溶液（1+1），用水分数次将残渣完全洗入 100mL 容量瓶中，并用水稀释至刻度，摇匀。同时做试剂空白试验。

5.3 测定

注：可任选苯二酚、亚硫酸钠还原法或氯化亚锡、硫酸肼还原法。

5.3.1 对苯二酚、亚硫酸钠还原法

5.3.1.1 标准曲线的制作

准确吸取磷标准使用液 0mL、0.500mL、1.00mL、2.00mL、3.00mL、4.00mL、5.00mL，相当于含磷量 0μg、5.00μg、10.0μg、20.0μg、30.0μg、40.0μg、50.0μg，分别置于 25mL 具塞试管中，依次加入 2mL 钼酸铵溶液（50g/L）摇匀，静置。加入 1mL 亚硫酸钠溶液（200g/L）、1mL 对苯二酚溶液（5g/L），摇匀。加水至刻度，混匀。静置 0.5h 后，用 1 cm 比色杯，在 660nm 波长处，以零管做参比，测定吸光度，以测出的吸光度对磷含量绘制标准曲线。

5.3.1.2 试样溶液的测定

准确吸取试样溶液 2.00mL 及等量的空白溶液，分别置于 25mL 具塞试管中，加入 2mL 钼酸铵溶液（50g/L）摇匀，静置。加入 1mL 亚硫酸钠溶液（200g/L）、1mL 对苯二酚溶液（5g/L），摇匀。加

水至刻度，混匀。静置 0.5h 后，用 1 cm 比色杯 在 660nm 波长处，测定其吸光度，与标准系列比较定量。

5.3.2　氯化亚锡、硫酸肼还原法

5.3.2.1　标准曲线的制作

准确吸取磷标准使用液 0mL、0.500mL、1.00mL、2.00mL、3.00mL、4.00mL、5.00mL，相当于含磷量 0μg、5.00μg、10.0μg、20.0μg、30.0μg、40.0μg、50.0μg，分别置于 25mL 具塞试管中，各加 15mL 水、2.5mL 硫酸溶液（5%）、2mL 钼酸铵溶液（50g/L）、0.5mL 氯化亚锡-硫酸肼溶液，各管均补加水至 25mL，混匀。在室温放置 20min 后，用 1 cm 比色杯，在 660nm 波长处，以零管做参比，测定其吸光度，以吸光度对磷含量绘制标准曲线。

5.3.2.2　试样溶液的测定

准确吸取试样溶液 2.00mL 及等量的空白溶液，分别置于 25mL 比色管中，各加 15mL 水、2.5mL 硫酸溶液（5%）、2mL 钼酸铵溶液（50g/L）、0.5mL 氯化亚锡-硫酸肼溶液。各管均补加水至 25mL，混匀。在室温放置 20min 后，用 1 cm 比色杯，在 660nm 波长处，分别测定其吸光度，与标准系列比较定量。

6　计算结果

试样中磷含量的测定，按下式计算：

$$X = \frac{(m_1 - m_0) \times V_1}{m \times V_2} \times \frac{100}{1000}$$

式中：

X ——试样中磷含量（mg/100g 或 mg/100mL）；

m_1——测定用试样溶液中磷的质量（μg）；

m_0——测定用空白溶液中磷的质量（μg）；

V_1——试样消化液定容总体积（mL）；

V_2——测定用试样消化液的体积（mL）；

m ——试样的质量（g）。

计算结果保留三位有效数字。

7　精密度

在重复性条件下获得的两次独立测定结果的绝对差值不得超过算术平均值的 5%。

第二法　钒钼黄分光光度法

8　原理

试样经消解，磷在酸性条件下与钒钼酸铵生成黄色络合物钒钼黄。钒钼黄的吸光度值与磷的浓度成正比。于 440nm 处测定试样溶液中钒钼黄的吸光度值，与标准系列比较定量。

9　试剂

除另有说明外，本法所有试剂均为分析纯，水为 GB/T 6682 规定的三级水。

9.1　高氯酸（$HClO_4$）：优级纯。

9.2　硝酸（HNO_3）：优级纯。

9.3　硫酸（H_2SO_4）：优级纯。

9.4　钼酸铵 $[(NH_4)_6Mo_7O_{24} \cdot 4H_2O]$。

9.5　偏钒酸铵（NH_4VO_3）。

9.6　氢氧化钠（NaOH）。

9.7　2,6-二硝基酚或 2,4-二硝基酚 $[C_6H_3OH(NO_2)_2]$。

9.8 磷酸二氢钾（KH_2PO_4，CAS 号：7778-77-0，纯度：>99.99%），或经国家认证并授予标准物质证书的一定浓度的磷标准溶液。

9.9 钒钼酸铵试剂：A 液为称取 25g 钼酸铵，溶于 400mL 水中。B 液为称取 1.25g 偏钒酸铵溶于 300mL 沸水中，冷却后加 250mL 硝酸。将 A 液缓慢加至 B 液中，不断搅匀，并用水稀释至 1L，混匀，储于棕色瓶中。

9.10 氢氧化钠溶液（6mol/L）：称取 240g 氢氧化钠，溶于 1 000mL 水中，混匀。

9.11 氢氧化钠溶液（0.1mol/L）：称取 4g 氢氧化钠，溶于 1 000mL 水中，混匀。

9.12 硝酸溶液（0.2mol/L）：吸取 12.5mL 硝酸，用水稀释至 1 000mL，混匀。

9.13 二硝基酚指示剂（2g/L）：称取 0.2g 2，6-二硝基酚或 2，4-二硝基酚溶于 100mL 水中，混匀。

9.14 磷标准储备液（50.00mg/L）：精确称取在 105℃下干燥至恒量的磷酸二氢钾 0.219 7g（精确至 0.000 1g），溶于 400mL 水中，移入 1L 容量瓶，并加水至刻度，混匀。置于聚乙烯瓶中储于 4℃保存。

10　仪器

10.1 分光光度计。

10.2 可调式电热板或可调式电热炉。

10.3 马弗炉。

10.4 分析天平：感量 0.1mg 和 1mg。

11　分析步骤

11.1　试样制备

在采样和试样制备过程中，应避免污染。

11.1.1　粮食、豆类

样品去除杂物后，粉碎，储于塑料瓶中。

11.1.2　蔬菜、水果、鱼类、肉类等样品

样品用水洗净，晾干，取可食部分，制成匀浆，储于塑料瓶中。

11.1.3　食用植物油、液态乳等液体样品

将样品摇匀。

11.2　试样前处理

11.2.1　湿法消解

称取试样 0.2～3g（精确至 0.001g）或准确吸取液体试样 0.500～5.00mL 于带刻度消化管中，加入 10mL 硝酸、1mL 高氯酸、2mL 硫酸，在可调式电热炉上消解（参考条件：120℃保持 0.5～1h、升至 180℃保持 2～4h、升至 200～220℃）。若消化液呈棕褐色，再加硝酸，消解至冒白烟，消化液呈无色透明或略带黄色。消化液放冷，加 20mL 水，赶酸。放冷后转移至 100mL 容量瓶中，用水多次洗涤消化管，合并洗液于容量瓶中，加水至刻度，混匀，作为试样测定溶液。同时做试剂空白试验。也可采用锥形瓶，于可调式电热板上，按上述操作方法进行湿法消解。

11.2.2　干法灰化

称取试样 0.5～5g（精确至 0.001g）或准确移取液体试样 0.500～10.0mL，在火上灼烧成炭分，再于 550℃下成灰分，直至灰分呈白色为止（必要时，可在加入浓硝酸润湿蒸干后再灰化），加 10mL 盐酸溶液（1+1），在水浴上蒸干。再加 2mL 盐酸溶液（1+1），用水分数次将残渣完全洗入 100mL 容量瓶中，并用水稀释至刻度，摇匀。同时做试剂空白试验。

11.3　测定

11.3.1　标准曲线的制作

准确吸取磷标准储备液 0mL、2.50mL、5.00mL、7.50mL、10.0mL、15.0mL 于 50mL 容量瓶中，加入 10mL 钒钼酸铵试剂，用水定容至刻度。该系列标准溶液中磷的质量浓度分别为 0mg/L、2.50mg/L、5.00mg/L、7.50mg/L、10.0mg/L、15.0mg/L。在 25～30℃下显色 15min。用 1 cm 比色

杯，以零管做参比，于 440nm 处测定吸光度值。以吸光度值为纵坐标，磷的质量浓度为横坐标，制作标准曲线。

11.3.2　试样溶液的测定

准确吸取试样溶液 10mL 及等量的空白溶液于 50mL 容量瓶中，加少量水后，加 2 滴二硝基酚指示剂（2g/L），先用氢氧化钠溶液（6mol/L）调至黄色，再用硝酸溶液（0.2mol/L）调至无色，最后用氢氧化钠溶液（0.1mol/L）调至微黄色。加入 10mL 钒钼酸铵试剂，用水定容至刻度。于 440nm 处测定其吸光度值，与标准系列比较定量。

12　计算结果

试样中磷含量的测定，按下式计算：

$$X = \frac{(\rho - \rho_0) \times V \times V_2}{m \times V_1} \times \frac{100}{1000}$$

式中：

X ——试样中磷含量（mg/100g 或 mg/100mL）；

ρ ——测定用试样溶液中磷的质量浓度（mg/L）；

ρ_0 ——测定用空白溶液中磷的质量浓度（mg/L）；

V ——试样消化液定容总体积（mL）；

V_2 ——试样比色液定容总体积（mL）；

V_1 ——测定用试样消化液的体积（mL）；

m ——试样的质量（g 或 mL）。

计算结果保留三位有效数字。

13　精密度

在重复性条件下获得的两次独立测定结果的绝对差值不得超过算术平均值的 5%。

第三法　电感耦合等离子体发射光谱法

详见本书第五章第二节《食用农产品中多元素的测定》。

附加说明：

本法参考 GB 5009.87《食品安全国家标准　食品中磷的测定》。

二、食用农产品中碘的测定

1 范围

本法描述了食用农产品中碘含量的测定方法。

第一法氧化还原滴定法适用于海带、紫菜、裙带菜及其制品中碘的测定。

第二法砷铈催化分光光度法适用于粮食、蔬菜、水果、豆类及其制品、乳及其制品、肉类、鱼类、蛋类等食用农产品中碘的测定。

第三法气相色谱法适用于婴幼儿食品和乳品中碘的测定。

第一法检出限为 1.4mg/kg。

第二法检出限为 3μg/kg。

第三法检出限为 0.02mg/kg，定量限为 0.07mg/kg。

第一法　氧化还原滴定法

2 原理

样品经炭化、灰化后，将有机碘转化为无机碘离子，在酸性介质中，用溴水将碘离子氧化成碘酸根离子，生成的碘酸根离子在碘化钾的酸性溶液中被还原析出碘，用硫代硫酸钠溶液滴定反应中析出的碘。

$$I^- + 3Br_2 + 3H_2O \longrightarrow IO_3^- + 6H^+ + 6Br^-$$
$$IO_3^- + 5I^- + 6H^+ \longrightarrow 3I_2 + 3H_2O$$
$$I_2 + 2S_2O_3^{2-} \longrightarrow 2I^- + S_4O_6^{2-}$$

3 试剂

除另有说明外，本法所有试剂均为分析纯，水为 GB/T 6682 规定的三级水。

3.1 无水碳酸钠（Na_2CO_3）。

3.2 液溴（Br_2）。

3.3 浓硫酸（H_2SO_4）。

3.4 甲酸钠（HCOONa）。

3.5 硫代硫酸钠（$Na_2S_2O_3$）。

3.6 碘化钾（KI）。

3.7 甲基橙（$C_{14}H_{14}N_3SO_3Na$）。

3.8 可溶性淀粉。

3.9 碳酸钠溶液（50g/L）：称取 5g 无水碳酸钠，溶于 100mL 水中。

3.10 饱和溴水：量取 5mL 液溴置于塞子涂有凡士林的棕色玻璃瓶中，加水 100mL，充分振荡，使其成为饱和溶液（溶液底部留有少量溴液，操作应在通风橱内进行）。

3.11 硫酸溶液（3mol/L）：量取 180mL 硫酸，缓缓注入盛有 700mL 水的烧杯中，并不断搅拌，冷却至室温，用水稀释至 1 000mL，混匀。

3.12 硫酸溶液（1mol/L）：量取 57mL 硫酸，缓缓注入盛有 700mL 水的烧杯中，并不断搅拌，冷却至室温，用水稀释至 1 000mL，混匀。

3.13 碘化钾溶液（150g/L）：称取 15.0g 碘化钾，用水溶解并稀释至 100mL，储存于棕色瓶中，现用现配。

3.14 甲酸钠溶液（200g/L）：称取 20.0g 甲酸钠，用水溶解并稀释至 100mL。

3.15 硫代硫酸钠标准溶液（0.01mol/L）：按 GB/T 601 中的规定配制及标定。

3.16 甲基橙溶液（1g/L）：称取 0.1g 甲基橙粉末，溶于 100mL 水中。

3.17 淀粉溶液（5g/L）：称取0.5g淀粉于200mL烧杯中，加入5mL水调成糊状，再倒入100mL沸水，搅拌后再煮沸0.5min，冷却备用，现用现配。

4 仪器

4.1 组织捣碎机。

4.2 高速粉碎机。

4.3 分析天平：感量为0.1mg。

4.4 电热恒温干燥箱。

4.5 马弗炉：≥600℃。

4.6 瓷坩埚：50mL。

4.7 可调电炉：1 000W。

4.8 碘量瓶：250mL。

4.9 棕色酸式滴定管：25mL，最小刻度为0.1mL。

4.10 微量酸式滴定管：1mL，最小刻度为0.01mL。

5 分析步骤

5.1 试样制备

5.1.1 干样品经高速粉碎机粉碎，通过孔径为425μm的标准筛，避光密闭保存或低温冷藏。

5.1.2 鲜、冻样品取可食部分匀浆后，密闭冷藏或冷冻保存。

5.1.3 海藻浓缩汁或海藻饮料等液态样品，混匀后取样。

5.2 试样分析

5.2.1 称取试样2～5g（精确至0.1mg），置于50mL瓷坩埚中，加入5～10mL碳酸钠溶液，使充分浸润试样，静置5min，置于101～105℃电热恒温干燥箱中干燥3h，将样品烘干，取出。

5.2.2 在通风橱内用电炉加热，使试样充分炭化至无烟，置于550℃±25℃马弗炉中灼烧40min，冷却至200℃左右，取出。在坩埚中加入少量水研磨，将溶液及残渣全部转入250mL烧杯中，坩埚用水冲洗数次并入烧杯中，烧杯中溶液总量为150～200mL，煮沸5min。

5.2.3 对于碘含量较高的样品（海带及其制品等），将5.2.2得到的溶液及残渣趁热用滤纸过滤至250mL容量瓶中，烧杯及漏斗内残渣用热水反复冲洗，冷却，定容。然后准确移取适量滤液于250mL碘量瓶中，备用。

5.2.4 对于其他样品，将5.2.2得到的溶液及残渣趁热用滤纸过滤至250mL碘量瓶中，备用。

5.2.5 在碘量瓶中加入2～3滴甲基橙溶液，用1mol/L硫酸溶液调至红色，在通风橱内加入5mL。饱和溴水，加热煮沸至黄色消失。稍冷后加入5mL甲酸钠溶液，在电炉上加热煮沸2min，取下，用水浴冷却至30℃以下，再加入5mL 3mol/L硫酸溶液、5mL碘化钾溶液，盖上瓶盖，放置10min，用硫代硫酸钠标准溶液滴定至溶液呈浅黄色，加入1mL淀粉溶液，继续滴定至蓝色恰好消失。同时做空白试验，分别记录消耗的硫代硫酸钠标准溶液体积V、V_0。

6 结果计算

试样中碘的含量按下式计算：

$$X_1=\frac{(V-V_0)\times c\times 21.15\times V_1}{V_2\times m_1}\times 1000$$

式中：

X_1——试样中碘的含量（mg/kg）；

V——滴定样液消耗硫代硫酸钠标准溶液的体积（mL）；

V_0——滴定试剂空白消耗硫代硫酸钠标准溶液的体积（mL）；

c——硫代硫酸钠标准溶液的浓度（mol/L）；

21.15——与1.00mL硫代硫酸钠标准滴定溶液 [$c(Na_2S_2O_3)=1.000$mol/L] 相当的碘的质量（mg）；

V_1 ——碘含量较高样液的定容体积（mL）；

V_2 ——移取碘含量较高滤液的体积（mL）；

m_1 ——样品的质量（g）。

结果保留至小数点后一位。

7 精密度

在重复性条件下获得的两次独立测定结果的绝对差值不得超过算术平均值的 10%。

第二法　砷铈催化分光光度法

8 原理

采用碱灰化处理试样，使用碘催化砷铈反应，反应速度与碘含量成定量关系。

$$H_3AsO_3 + 2Ce^{4+} + H_2O \rightarrow H_3AsO_4 + 2Ce^{3+} + 2H^+$$

反应体系中，Ce^{4+} 为黄色，Ce^{3+} 为无色，用分光光度计测定剩余 Ce^{4+} 的吸光度值，碘含量与吸光度值的对数呈线性关系，计算食用农产品中的碘含量。

9 试剂

除另有说明外，本法所有试剂均为分析纯，水为 GB/T 6682 规定的二级水。

9.1 无水碳酸钾（K_2CO_3）。

9.2 硫酸锌（$ZnSO_4 \cdot 7H_2O$）。

9.3 氯酸钾（$KClO_3$）。

9.4 硫酸（H_2SO_4）：优级纯。

9.5 氢氧化钠（NaOH）。

9.6 三氧化二砷（As_2O_3）。

9.7 氯化钠（NaCl）：优级纯。

9.8 硫酸铈铵 [$Ce(NH_4)_4(SO_4)_4 \cdot 2H_2O$] 或 [$Ce(NH_4)_4(SO_4)_4 \cdot 4H_2O$]。

9.9 碘化钾（KI）：优级纯。

9.10 碳酸钾-氯化钠混合溶液：称取 30g 无水碳酸钾和 5g 氯化钠，溶于 100mL 水中。常温下可保存 6个月。

9.11 硫酸锌-氯酸钾混合溶液：称取 5g 氯酸钾于烧杯中，加入 100mL 水，加热溶解，加入 10g 硫酸锌，搅拌溶解。常温下可保存 6 个月。

9.12 硫酸溶液（2.5mol/L）：量取 140mL 硫酸缓缓注入盛有 700mL 水的烧杯中，并不断搅拌，冷却至室温，用水稀释至 1 000mL，混匀。

9.13 亚砷酸溶液（0.054mol/L）：称取 5.3g 三氧化二砷、12.5g 氯化钠和 2.0g 氢氧化钠置于 1L 烧杯中，加水约 500mL，加热至完全溶解后冷却至室温，再缓慢加入 400mL 2.5mol/L 硫酸溶液，冷却至室温后用水稀释至 1L，储存于棕色瓶中。常温下可保存 6 个月。（三氧化二砷以及配制的亚砷酸溶液均为剧毒品，应遵守有关剧毒品的操作规程。）

9.14 硫酸铈铵溶液（0.015mol/L）：称取 9.5g 硫酸铈铵 [$Ce(NH_4)_4(SO_4)_4 \cdot 2H_2O$] 或 10.0g [$Ce(NH_4)_4(SO_4)_4 \cdot 4H_2O$]，溶于 500mL 2.5mol/L 硫酸溶液中，用水稀释至 1L，储存于棕色瓶中。常温下可避光保存 3 个月。

9.15 氢氧化钠溶液（2g/L）：称取 4.0g 氢氧化钠溶于 2 000mL 水中。

9.16 碘标准储备液（100μg/mL）：准确称取 0.130 8g 碘化钾（经硅胶干燥器干燥 24h）于 500mL 烧杯中，用氢氧化钠溶液溶解后全量移入 1 000mL 容量瓶中，用氢氧化钠溶液定容。置于 4℃冰箱内可保存 6 个月。

9.17 碘标准中间溶液（10μg/mL）：准确吸取 10.00mL 碘标准储备液于 100mL 容量瓶中，用氢氧化钠溶液定容。置于 4℃冰箱内可保存 3 个月。

9.18 碘标准系列工作液：准确吸取碘标准中间溶液 0mL、0.5mL、1.0mL、2.0mL、3.0mL、4.0mL、5.0mL 分别置于 100mL 容量瓶中，用氢氧化钠溶液定容，碘含量分别为 0μg/L、50μg/L、100μg/L、200μg/L、300μg/L、400μg/L、500μg/L。置于 4℃冰箱内可保存 1 个月。

10 仪器

10.1 电热高温灰化炉（马弗炉）：可控温至 600℃。

10.2 超级恒温水浴箱：30℃±0.2℃。

10.3 数显分光光度计，1 cm 比色杯。

10.4 瓷坩埚：30mL。

10.5 电热控温干燥箱：可控温至 200℃。

10.6 可调电炉：1 000W。

10.7 涡旋振荡器。

10.8 分析天平（精度 0.000 1g）。

11 分析步骤

11.1 试样制备

11.1.1 粮食试样：稻谷去壳，其他粮食除去可见杂质，取有代表性试样 20～50g，粉碎，通过孔径为 425μm 的标准筛。

11.1.2 蔬菜、水果：取可食部分，洗净、晾干、切碎、混匀，称取 100～200g 试样，制备成匀浆或经 105℃干燥 5h，粉碎，通过孔径为 425μm 的标准筛。

11.1.3 奶粉、牛奶：直接称样。

11.1.4 肉、鱼、禽和蛋类：制备成匀浆。

11.1.5 如需将湿样的碘含量换算成干样的碘含量，应按照 GB 5009.3 的规定测定食品中水分含量。

11.2 试样前处理

分别移取 0.5mL 碘标准系列工作液（含碘量分别为 0 ng、25 ng、50 ng、100 ng、150 ng、200 ng 和 250 ng）和称取 0.3～1.0g（精确至 0.1mg）试样于瓷坩埚中，固体试样加 1～2mL 水（液体样、匀浆样和标准溶液不需加水），各加入 1mL 碳酸钾-氯化钠混合溶液、1mL 硫酸锌-氯酸钾混合溶液，充分搅拌均匀。将碘标准系列和试样置于 105℃电热恒温干燥箱中干燥 3h。在通风橱中将干燥后的试样在可调电炉上炭化约 30min，炭化时瓷坩埚加盖留缝，直到试样不再冒烟为止。碘标准系列不需炭化。将碘标准系列和炭化后的试样加盖置于马弗炉中，调节温度至 600℃灰化 4h，待炉温降至 200℃后取出。灰化好的试样应呈现均匀的白色或浅灰白色。

11.3 标准曲线的制作及试样溶液的测定

向灰化后的坩埚中各加入 8mL 水，静置 1h，使烧结在坩埚上的灰分充分浸润，搅拌溶解盐类物质，再静置至少 1h 使灰分沉淀完全（静置时间不得超过 4h）。小心吸取上清液 2.0mL 于试管中（注意不要吸入沉淀物）。碘标准系列溶液按照从高浓度到低浓度的顺序排列，向各管加入 1.5mL 亚砷酸溶液，用涡旋振荡器充分混匀，使气体放出，然后置于 30℃±0.2℃恒温水浴箱中温浴 15min。

使用秒表计时，每管间隔时间相同（一般为 30s 或 20s），依顺序向各管准确加入 0.5mL 硫酸铈铵溶液，立即用涡旋振荡器混匀，放回水浴中。自第一管加入硫酸铈铵溶液后准确反应 30min 时，依顺序每管间隔相同时间（一般为 30s 或 20s），用 1 cm 比色杯于 405nm 波长处，用水做参比，测定各管的吸光度值。以吸光度值的对数值为横坐标，以碘质量为纵坐标，绘制标准曲线。根据标准曲线计算试样中碘的质量 m_2。

12 分析结果的表述

试样中碘的含量按下式计算：

$$X_2 = \frac{m_2}{m_3}$$

式中：

X_2——试样中碘的含量（$\mu g/kg$）；

m_2——从标准曲线中查得试样中碘的质量（ng）；

m_3——称取的试样质量（g）。

结果保留至小数点后一位。

13　精密度

在重复性条件下获得的两次独立测定结果的绝对差值不得超过算术平均值的 10%。

第三法　气相色谱法

14　原理

试样中的碘在硫酸条件下与丁酮反应生成丁酮与碘的衍生物，经气相色谱分离，电子捕获检测器检测，外标法定量。

15　试剂

除另有说明外，本法所有试剂均为分析纯，水为 GB/T 6682 规定的三级水。

15.1　淀粉酶：酶活力≥1.5U/mg。

15.2　过氧化氢（H_2O_2）：体积分数为 30%。

15.3　亚铁氰化钾［$K_4Fe(CN)_6 \cdot 3H_2O$］。

15.4　乙酸锌［$Zn(CH_3COO)_2$］。

15.5　丁酮（C_4H_8O）：色谱纯。

15.6　浓硫酸（H_2SO_4）：优级纯。

15.7　正己烷（C_6H_{14}）：色谱纯。

15.8　无水硫酸钠（Na_2SO_4）。

15.9　碘化钾（KI）或碘酸钾（KIO_3）：优级纯。

15.10　过氧化氢（3.5%）：量取 11.7mL 过氧化氢用水稀释至 100mL。

15.11　亚铁氰化钾溶液（109g/L）：称取 109g 亚铁氰化钾，用水溶解并定容至 1 000mL 容量瓶中。

15.12　乙酸锌溶液（219g/L）：称取 219g 乙酸锌，用水溶解并定容至 1 000mL 容量瓶中。

15.13　碘标准储备液（1.0mg/mL）：称取 131.0mg 碘化钾（精确至 0.1mg）或 168.5mg 碘酸钾（精确至 0.1mg），用水溶解并定容至 100mL，5℃±1℃冷藏可保存 1 周。

15.14　碘标准工作液（1.0μg/mL）：准确移取 10.0mL 碘标准储备液，用水定容至 100mL 混匀，再移取 1.0mL 浓度为 100μg/mL 的碘溶液，用水定容至 100mL 混匀，临用前配制。

16　仪器

16.1　气相色谱仪：带电子捕获检测器（ECD）。

16.2　分析天平：感量为 0.1mg。

16.3　恒温箱。

17　分析步骤

17.1　试样预处理

17.1.1　不含淀粉的试样

称取混合均匀的固体试样 5g、液体试样 20g（精确至 0.1mg）于 150mL 锥形瓶中，固体试样用 25mL 40℃的热水溶解。

17.1.2　含淀粉的试样

称取混合均匀的固体试样 5g、液体试样 20g（精确至 0.1mg）于 150mL 锥形瓶中，加入 0.2g 淀粉酶，固体试样用 25mL 40℃的热水充分溶解，置于 60℃恒温箱中酶解 30min，取出冷却。

17.2　试样测定液的制备

17.2.1　沉淀

将上述处理过的试样溶液转入 100mL 容量瓶中，加入 5mL 亚铁氰化钾溶液和 5mL 乙酸锌溶液，用水定容，充分振摇后静置 10min，过滤，吸取滤液 10mL 于 100mL 分液漏斗中，加入 10mL 水。

17.2.2　衍生与提取

向分液漏斗中加入 0.7mL 硫酸、0.5mL 丁酮、2.0mL 过氧化氢（3.5%），充分混匀，室温下保持 20min，加入 20mL 正己烷，振荡萃取 2min。静置分层后，将水相移入另一分液漏斗中，再进行第二次萃取。合并有机相，用水洗涤 2～3 次。通过无水硫酸钠过滤脱水后移入 50mL 容量瓶中，用正己烷定容，此为试样测定液。

17.3　碘标准系列溶液的制备

分别移取 1.0mL、2.0mL、4.0mL、8.0mL、12.0mL 碘标准工作液，相当于 1.0μg、2.0μg、4.0μg、8.0μg、12.0μg 的碘，其他分析步骤同 17.2。

17.4　仪器参考条件

17.4.1　色谱柱：DB-5 石英毛细管柱（柱长 30m，内径 0.32mm，膜厚 0.25μm），或具同等性能的色谱柱。）

17.4.2　进样口温度：260℃。

17.4.3　ECD 检测器温度：300℃。

17.4.4　分流比：1∶1。

17.4.5　进样量：1.0μL。

17.4.6　参考程序升温：见表 5-1。

表 5-1　参考程序升温

升温速率（℃/min）	温度（℃）	持续时间（min）
—	50	9
30	220	3

17.5　标准曲线的制作

将碘标准系列溶液分别注入气相色谱仪中得到相应的峰面积（或峰高），色谱图参见图 5-1。以碘标准系列溶液中碘的质量为横坐标，以相应的峰面积（或峰高）为纵坐标，制作标准曲线。

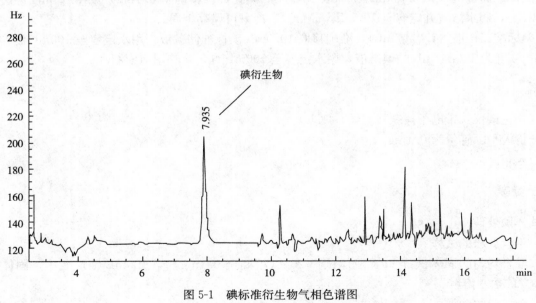

图 5-1　碘标准衍生物气相色谱图

17.6　试样溶液的测定

将试样测定液注入气相色谱仪中得到峰面积（或峰高），从标准曲线中获得试样中碘的质量 m_4。

18　分析结果的表述

试样中碘含量按下式计算：

$$X_3 = \frac{m_4}{m_5} \times f$$

式中：

X_3——试样中碘的含量（mg/kg）；

m_4——从标准曲线中获得的试样中碘的质量（μg）；

m_5——试样质量（g）。

结果保留至小数点后两位。

19　精密度

在重复性条件下获得的两次独立测定结果的绝对差值不得超过算术平均值的 10%。

附加说明：

本法参考 GB 5009.267《食品安全国家标准　食品中碘的测定》。

三、食用农产品中硒的测定

1 范围

第一法描述了用氢化物原子荧光光谱法测定食用农产品中总硒含量的方法,适用于食用农产品中总硒含量的测定。

第二法描述了用电感耦合等离子体质谱法(ICP-MS)测定食用农产品中无机硒和有机硒含量的方法,适用于食用农产品中无机硒和有机硒含量的测定。

第一法 氢化物原子荧光光谱法

2 原理

试样经酸加热消化后,在6mol/L盐酸介质中,将试样中的六价硒还原成四价硒,用硼氢化钠或硼氢化钾做还原剂,将四价硒在盐酸介质中还原成硒化氢(H_2Se),由载气(氩气)带入原子化器中进行原子化,在硒空心阴极灯照射下,基态硒原子被激发至高能态,在去活化回到基态时,发射出特征波长的荧光,其荧光强度与硒含量成正比。与标准系列比较定量。

3 试剂和材料

除另有说明外,本法所有试剂均为分析纯,水为GB/T 6682规定的一级水。

3.1 硝酸(HNO_3):优级纯。

3.2 高氯酸($HClO_4$):优级纯。

3.3 盐酸(HCl):优级纯。

3.4 混合酸:将硝酸与高氯酸按9:1体积混合。

3.5 氢氧化钠(NaOH):优级纯。

3.6 硼氢化钠溶液(8g/L):称取8.0g硼氢化钠($NaBH_4$),溶于氢氧化钠溶液(5g/L)中,然后定容至1 000mL,混匀。

3.7 铁氰化钾(100g/L):称取10.0g铁氰化钾[$K_3Fe(CN)_6$],溶于100mL水中,混匀。

3.8 硒标准储备液:精确称取100.0mg硒(光谱纯),溶于少量硝酸中,加2mL高氯酸,置于沸水浴中加热3~4h,冷却后再加8.4mL盐酸,再置于沸水浴中煮2min,准确稀释至1 000mL,其盐酸浓度为0.1mol/L,此储备液浓度为每毫升相当于100μg硒。

3.9 硒标准应用液:取100μg/mL硒标准储备液1.0mL,定容至100mL,此应用液浓度为1μg/mL。

注:也可购买该元素有证国家标准溶液。

3.10 盐酸(6mol/L):量取50mL盐酸缓慢加入40mL水中,冷却后定容至100mL。

3.11 过氧化氢(30%)。

4 仪器和设备

4.1 原子荧光光谱仪,带硒空心阴极灯。

4.2 电热板。

4.3 微波消解系统。

4.4 天平:感量为1mg。

4.5 粉碎机。

4.6 烘箱。

5 分析步骤

5.1 试样制备

5.1.1 粮食:试样用水洗三次,于60℃烘干,粉碎,储于塑料瓶内,备用。

5.1.2 蔬菜及其他植物性食物：取可食部位用水洗净后用纱布吸去水滴，打成匀浆后备用。

5.1.3 其他固体试样：粉碎，混匀，备用。

5.1.4 液体试样：混匀，备用。

5.2 试样消解

5.2.1 电热板加热消解

称取 0.5～2g（精确至 0.001g）试样，液体试样吸取 1.00～10.00mL，置于消化瓶中，加 10.0mL 混合酸及几粒玻璃珠，盖上表面皿冷消化过夜。次日于电热板上加热，并及时补加硝酸。当溶液变为清亮无色并伴有白烟时，再继续加热至剩余体积 2mL 左右，切不可蒸干。冷却，再加 5.0mL 盐酸，继续加热至溶液变为清亮无色并伴有白烟出现，将六价硒还原成四价硒。冷却，转移至 50mL 容量瓶中定容，混匀备用。同时做空白试验。

5.2.2 微波消解

称取 0.5～2g（精确至 0.001g）试样于消化管中，加 10mL 硝酸、2mL 过氧化氢，振摇混合均匀，于微波消化仪中消化，其消化推荐条件见表 5-2（可根据不同的仪器自行设定消解条件）。

表 5-2 微波消化推荐条件

程序	功率		升温时间（min）	温度（℃）	恒温时间（min）
1	1 600W	100%	6：00	120	1：00
2	1 600W	100%	3：00	150	5：00
3	1 600W	100%	5：00	200	10：00

冷却后转入三角瓶中，加几粒玻璃珠，在电热板上继续加热至近干，切不可蒸干。再加 5.0mL 盐酸，继续加热至溶液变为清亮无色并伴有白烟出现，将六价硒还原成四价硒。冷却，转移试样消化液于 25mL 容量瓶中定容，混匀备用。同时做空白试验。

吸取 10.0mL 试样消化液于 15mL 离心管中，加盐酸 2.0mL，铁氰化钾溶液 1.0mL，混匀待测。

5.3 标准曲线的配制

分别取 0.00mL、0.10mL、0.20mL、0.30mL、0.40mL、0.50mL 标准应用液于 15mL 离心管中，用去离子水定容至 10mL，再分别加盐酸 2mL，铁氰化钾溶液 1.0mL，混匀，制成标准工作曲线。

5.4 测定条件

5.4.1 仪器参考条件

负高压：340V；灯电流：100mA；原子化温度：800℃；炉高：8mm；载气流速：500mL/min；屏蔽气流速：1 000mL/min；测量方式：标准曲线法；读数方式：峰面积；延迟时间：1s；读数时间：15s；加液时间：8s；进样体积：2mL。

5.4.2 测定

设定好仪器最佳条件，逐步将炉温升至所需温度后，稳定 10～20min 后开始测量。连续用标准系列的零管进样，待读数稳定之后，转入标准系列测量，绘制标准曲线。转入试样测量，分别测定试样空白和试样消化液，每次测定不同的试样前都应清洗进样器。

6 分析结果的表述

按下式计算试样中硒的含量：

$$X = \frac{(C - C_0) \times V \times 1000}{m \times 1000 \times 1000}$$

式中：

X_1——试样中硒的含量（mg/kg 或 mg/L）；

C ——试样消化液测定浓度（ng/mL）；

C_0 ——试样空白消化液测定浓度（ng/mL）；

m ——试样质量（体积）（g 或 mL）；

V ——试样消化液总体积（mL）。

以重复性条件下获得的两次独立测定结果的算术平均值表示，结果保留三位有效数字。

7　精密度

在重复性条件下获得的两次独立测定结果的绝对差值不得超过算术平均值的10%。

第二法　电感耦合等离子体质谱法（ICP-MS）

8　试剂和材料

除另有说明外，所有试剂均为分析纯，水为GB/T 6682规定的一级水。

8.1　硝酸（HNO_3）：优级纯。

8.2　2%硝酸。

8.3　硒标准储备液：精确称取100.0mg硒（光谱纯），溶于少量硝酸中，加2mL高氯酸，置于沸水浴中加热3~4h，冷却后再加8.4mL盐酸，再置于沸水浴中煮2min，准确稀释至1 000mL，其盐酸浓度为0.1mol/L，此储备液浓度为每毫升相当于100μg硒。

8.4　硒标准中间液的配制：精密移取100μg/mL的硒标准储备液1.00mL至100mL容量瓶中，用5%的盐酸定容，混匀，此溶液浓度为1.00μg/mL。

8.5　硒标准使用液的配制：精密移取1.00μg/mL的硒标准中间液2.50mL于100mL的容量瓶中，用5%的盐酸定容，混匀，此溶液浓度为40μg/L。

　　注：也可购买该元素有证国家标准溶液。

8.6　无机硒标准溶液的配制：精密称取亚硒酸钠0.021 9g于100mL容量瓶中，用去离子水定容，此溶液浓度为100μg/mL。

8.7　质谱调谐液。

9　仪器和设备

9.1　电感耦合等离子体质谱仪。

9.2　消化炉。

9.3　微波消解系统。

9.4　天平：感量为0.1mg。

9.5　粉碎机。

9.6　烘箱。

9.7　离心机。

9.8　超声清洗仪。

10　分析步骤

10.1　试样前处理

10.1.1　粮食：试样用水洗三次，于60℃烘干，粉碎，储于塑料瓶内，备用。

10.1.2　蔬菜及其他植物性食物：取可食部位用水洗净后用纱布吸去水滴，打成匀浆后备用。

10.1.3　其他固体试样：粉碎，混匀，备用。

10.1.4　液体试样：混匀，备用。

10.2　试样制备（以茶叶为例）

10.2.1　测无机硒试样

称取1g试样（精确至0.000 1g），置于50mL离心管中，加入10mL 2%硝酸，70℃水浴加热超声浸提2h。提取完毕后，取出冷却至室温，定容至25mL。10 000r/min离心10min，取上清液，过0.22μm滤膜待测。同时做空白试验。

10.2.2　测总硒试样

称取0.5g试样（精确至0.000 1g）于消解管中，加硝酸8mL放于消化炉上120℃加热消化40min。

冷却，再置于微波消解系统中，消解约 2h。再置于消化炉上 120℃加热消化 40min，至溶液清亮无色，剩余体积 2mL 左右。冷却，转移至容量瓶中定容至 50mL。10 000r/min 离心 10min，取上清液，过 0.22μm 滤膜待测。同时做空白试验。

10.3　标准曲线的配制

吸取适量亚硒酸根、硒酸根的标准使用液（1mg/L），用 2%硝酸溶液配制 2 种无机硒浓度分别为 0.0μg/L、1.0μg/L、5.0μg/L、10.0μg/L、50.0μg/L、100.0μg/L（以 Se 计）的系列混合标准溶液。

当仪器真空度达到要求时，用调谐液调整仪器灵敏度、氧化物、双电荷、分辨率等各项指标，当仪器各项指标达到测定要求时，编辑测定方法，选择测定方法，选择相关消除干扰方法，引入内标，观测内标灵敏度、脉冲与模拟模式的线性拟合，符合要求后，将标准系列引入仪器。进行相关数据处理、绘制标准曲线、计算回归方程。

10.4　测定

按照进样顺序，依次将试剂空白溶液、试样溶液导入 ICP-MS，平行测定次数不少于 2 次。

11　分析结果的表述

试样中无机硒含量 X_1 按下式计算：

$$X_1 = \frac{(C - C_0) \times V \times f \times 10^{-3}}{m \times 10^{-3}}$$

式中：

X_1——试样中无机硒含量（μg/kg）；

C　——试样溶液中待测元素质量浓度（μg/L）；

C_0——试样空白液中待测元素质量浓度（μg/L）；

V　——试样消解液定容体积（mL）；

f　——稀释倍数；

m　——试样称取质量（g）。

无机硒含量等于亚硒酸根与硒酸根含量的加和，结果保留两位有效数字。

试样中有机硒含量 X_2 按下式计算：

$$X_2 = X - X_1$$

式中：

X　——试样中总硒的含量（μg/kg）；

X_1——试样中无机硒的含量（μg/kg）。

以重复性条件下获得的两次独立测定结果的算术平均值表示，结果保留三位有效数字。

12　精密度

在重复性条件下获得的两次独立测定结果的绝对差值不得超过算术平均值的 10%。

附加说明：

第一法参考 GB 5009.93《食品安全国家标准　食品中硒的测定》。

第二法由农业部农产品贮藏保鲜质量安全风险评估实验室（杭州）提供。

四、食用农产品中钙的测定

1 范围

本法描述了食用农产品中钙含量测定的火焰原子吸收光谱法、滴定法、电感耦合等离子体发射光谱法和电感耦合等离子体质谱法。

本法适用于食用农产品中钙含量的测定。

第一法以称样量 0.5g（或 0.5mL）、定容至 25mL 计算，方法检出限为 0.5mg/kg（或 0.5mg/L），定量限为 1.5mg/kg（或 1.5mg/L）。

第二法以称样量 4g（或 4mL）、定容至 25mL、吸取 1.00mL 试样消化液测定时，方法的定量限为 100mg/kg（或 100mg/L）。

第一法　原子吸收分光光度法

2 原理

试样经消解处理后，加入镧溶液作为释放剂，经原子吸收火焰原子化，在 422.7nm 处测定的吸光度值在一定浓度范围内与钙含量成正比，与标准系列比较定量。

3 试剂

除另有说明外，本法所有试剂均为分析纯，水为 GB/T 6682 规定的二级水。

3.1 硝酸（HNO_3）。

3.2 高氯酸（$HClO_4$）。

3.3 盐酸（HCl）。

3.4 氧化镧（La_2O_3）。

3.5 碳酸钙（$CaCO_3$，CAS 号 471-34-1，纯度＞99.99％）或经国家认证并授予标准物质证书的一定浓度的钙标准溶液。

3.6 硝酸溶液（5＋95）：量取 50mL 硝酸，加入 950mL 水，混匀。

3.7 硝酸溶液（1＋1）：量取 500mL 硝酸，与 500mL 水混合均匀。

3.8 盐酸溶液（1＋1）：量取 500mL 盐酸，与 500mL 水混合均匀。

3.9 镧溶液（20g/L）：称取 23.45g 氧化镧，先用少量水湿润后再加入 75mL 盐酸溶液（1＋1）溶解，转入 1 000mL 容量瓶中，加水定容至刻度，混匀。

3.10 钙标准储备液（1 000mg/L）：准确称取 2.496 3g（精确至 0.000 1g）碳酸钙，加盐酸溶液（1＋1）溶解，移入 1 000mL 容量瓶中，加水定容至刻度，混匀。

3.11 钙标准中间液（100mg/L）：准确吸取钙标准储备液（1 000mg/L）10mL 于 100mL 容量瓶中，加硝酸溶液（5＋95）至刻度，混匀。

3.12 钙标准系列溶液：分别吸取钙标准中间液（100mg/L）0mL、0.500mL、1.00mL、2.00mL、4.00mL、6.00mL 于 100mL 容量瓶中，另外在各容量瓶中加入 5mL 镧溶液（20g/L），最后加硝酸溶液（5＋95）定容至刻度，混匀。此钙标准系列溶液中钙的质量浓度分别为 0mg/L、0.500mg/L、1.00mg/L、2.00mg/L、4.00mg/L 和 6.00mg/L。

注：可根据仪器的灵敏度及样品中钙的实际含量确定标准溶液系列中元素的具体浓度。

4 仪器设备

注：所有玻璃器皿及聚四氟乙烯消解内罐均需硝酸溶液（1＋5）浸泡过夜，用自来水反复冲洗，最后用水冲洗干净。

4.1 原子吸收光谱仪：配火焰原子化器，钙空心阴极灯。

4.2 分析天平：感量为 1mg 和 0.1mg。

4.3 微波消解系统：配聚四氟乙烯消解内罐。

4.4 可调式电热炉。

4.5 可调式电热板。

4.6 压力消解罐：配聚四氟乙烯消解内罐。

4.7 恒温干燥箱。

4.8 马弗炉。

5 分析步骤

5.1 试样制备

注：在采样和试样制备过程中，应避免试样污染。

5.1.1 粮食、豆类样品

样品去除杂物后，粉碎，储于塑料瓶中。

5.1.2 蔬菜、水果、鱼类、肉类等样品

样品用水洗净，晾干，取可食部分，制成匀浆，储于塑料瓶中。

5.1.3 食用植物油、液态乳等液体样品

将样品摇匀。

5.2 试样消解

5.2.1 湿法消解

称取固体试样 0.2～3g（精确至 0.001g）或移取液体试样 0.500～5.00mL 于带刻度消化管中，加入 10mL 硝酸、0.5mL 高氯酸，在可调式电热炉上消解（参考条件：120℃保持 0.5～1h、升至 180℃保持 2～4h、升至 200～220℃）。若消化液呈棕褐色，再加硝酸，消解至冒白烟，消化液呈无色透明或略带黄色。取出消化管，冷却后用水定容至 25mL，再根据实际测定需要稀释，并在稀释液中加入一定体积的镧溶液（20g/L），使其在最终稀释液中的浓度为 1g/L，混匀备用，此为试样待测液。同时做试剂空白试验。也可采用锥形瓶，于可调式电热板上，按上述操作方法进行湿法消解。

5.2.2 微波消解

准确称取固体试样 0.2～0.8g（精确至 0.001g）或准确移取液体试样 0.500～3.00mL 于微波消解罐中，加入 5mL 硝酸，按照微波消解的操作步骤消解试样，消解条件见表 5-3。冷却后取出消解罐，在电热板上于 140～160℃赶酸至 1mL 左右。消解罐放冷后，将消化液转移至 25mL 容量瓶中，用少量水洗涤消解罐 2～3 次，合并洗涤液于容量瓶中并用水定容至刻度。根据实际测定需要稀释，并在稀释液中加入一定体积镧溶液（20g/L）使其在最终稀释液中的浓度为 1g/L，混匀备用，此为试样待测液。同时做试剂空白试验。

表 5-3 微波消解升温程序参考条件

步骤	设定温度（℃）	升温时间（min）	恒温时间（min）
1	120	5	5
2	160	5	10
3	180	5	10

5.2.3 压力罐消解

称取固体试样 0.2～1g（精确至 0.001g）或移取液体试样 0.500～5.00mL 于消解内罐中，加入 5mL 硝酸。盖好内盖，旋紧不锈钢外套，放入恒温干燥箱中，于 140～160℃下保持 4～5h。冷却后缓慢旋松外罐，取出消解内罐，放在可调式电热板上于 140～160℃赶酸至 1mL 左右。冷却后将消化液转移至 25mL 容量瓶中，用少量水洗涤内罐和内盖 2～3 次，合并洗涤液于容量瓶中并用水定容至刻度，混匀备用。根据实际测定需要稀释，并在稀释液中加入一定体积的镧溶液（20g/L），使其在最终稀释液中的浓度为 1g/L，混匀备用，此为试样待测液。同时做试剂空白试验。

5.2.4　干法灰化

准确称取固体试样 0.5～5g（精确至 0.001g）或准确移取液体试样 0.500～10.0mL 于坩埚中，小火加热，炭化至无烟，转移至马弗炉中，于 550℃灰化 3～4h，冷却，取出。对于灰化不彻底的试样，加数滴硝酸，小火加热，小心蒸干，再转入 550℃马弗炉中，继续灰化 1～2h，至试样呈白灰状，冷却，取出。用适量硝酸溶液（1＋1）溶解转移至刻度管中，用水定容至 25mL。根据实际测定需要稀释，并在稀释液中加入一定体积的镧溶液，使其在最终稀释液中的浓度为 1g/L，混匀备用，此为试样待测液。同时做试剂空白试验。

5.3　仪器参考条件

仪器参考条件见表 5-4。

表 5-4　火焰原子吸收光谱法参考条件

元素	波长 （nm）	狭缝 （nm）	灯电流 （mA）	燃烧头高度 （nm）	空气流量 （L/min）	乙炔流量 （L/min）
钙	422.7	1.3	5～15	3	9	2

5.4　标准曲线的制作

将钙标准系列溶液按浓度由低到高的顺序分别导入火焰原子化器，测定吸光度值，以标准系列溶液中钙的质量浓度为横坐标，相应的吸光度值为纵坐标，制作标准曲线。

5.5　试样溶液的测定

在与测定标准溶液相同的实验条件下，将空白溶液和试样待测液分别导入原子化器，测定相应的吸光度值，与标准系列比较定量。

6　分析结果的表述

试样中钙的含量按下式计算：

$$X = \frac{(\rho - \rho_0) \times V \times f}{m}$$

式中：

X ——试样中元素的含量（mg/kg 或 mg/L）；

ρ ——测定用试样液中元素的浓度（mg/L）；

ρ_0 ——空白液中元素的浓度（mg/L）；

V ——试样定容体积（mL）；

f ——稀释倍数；

m ——试样质量或移取体积（g 或 mL）。

当钙含量≥10.0mg/kg 或 10.0mg/L 时，计算结果保留三位有效数字，当钙含量＜10.0mg/kg 或 10.0mg/L 时，计算结果保留两位有效数字。

7　精密度

在重复性条件下获得的两次独立测定结果的绝对差值不得超过算术平均值的 10%。

第二法　滴定法（EDTA 法）

8　原理

在适当的 pH 范围内，钙与 EDTA（乙二胺四乙酸二钠）形成金属络合物。以 EDTA 滴定，在达到当量点时，溶液呈现游离指示剂的颜色。根据 EDTA 用量，计算钙的含量。

9　试剂

除另有说明外，本法所有试剂均为分析纯，水为 GB/T 6682 规定的三级水。

9.1　氢氧化钾（KOH）。

9.2　硫化钠（Na_2S）。

9.3　柠檬酸钠（$Na_3C_6H_5O_7 \cdot 2H_2O$）。

9.4　乙二胺四乙酸二钠（EDTA，$C_{10}H_{14}N_2O_8Na_2 \cdot 2H_2O$）。

9.5　盐酸（HCl）：优级纯。

9.6　钙红指示剂（$C_{21}O_7N_2SH_{14}$）。

9.7　硝酸（HNO_3）：优级纯。

9.8　高氯酸（$HClO_4$）：优级纯。

9.9　碳酸钙（$CaCO_3$，CAS 号 471-34-1，纯度＞99.99％），或经国家认证并授予标准物质证书的一定浓度的钙标准溶液。

9.10　氢氧化钾溶液（1.25mol/L）：称取 70.13g 氢氧化钾，用水稀释至 1 000mL，混匀。

9.11　硫化钠溶液（10g/L）：称取 1g 硫化钠，用水稀释至 100mL，混匀。

9.12　柠檬酸钠溶液（0.05mol/L）：称取 14.7g 柠檬酸钠，用水稀释至 1 000mL，混匀。

9.13　EDTA 溶液：称取 4.5g EDTA，用水稀释至 1 000mL，混匀，储存于聚乙烯瓶中，4℃保存。使用时稀释 10 倍即可。

9.14　钙红指示剂：称取 0.1g 钙红指示剂，用水稀释至 100mL，混匀。

9.15　盐酸溶液（1＋1）：量取 500mL 盐酸，与 500mL 水混合均匀。

9.16　钙标准储备液（100.0mg/L）：准确称取 0.249 6g（精确至 0.000 1g）碳酸钙，加盐酸溶液（1＋1）溶解，移入 1 000mL 容量瓶中，加水定容至刻度，混匀。

10　仪器设备

注：所有玻璃器皿均需硝酸溶液（1＋5）浸泡过夜，用自来水反复冲洗，最后用水冲洗干净。

10.1　分析天平：感量为 1mg 和 0.1mg。

10.2　可调式电热炉。

10.3　可调式电热板。

10.4　马弗炉。

11　分析步骤

11.1　试样制备

注：在采样和试样制备过程中，应避免试样污染。

11.1.1　粮食、豆类样品

样品去除杂物后，粉碎，储于塑料瓶中。

11.1.2　蔬菜、水果、鱼类、肉类等样品

样品用水洗净，晾干，取可食部分，制成匀浆，储于塑料瓶中。

11.1.3　食用植物油、液态乳等液体样品

将样品摇匀。

11.2　试样消解

11.2.1　湿法消解

称取固体试样 0.2～3g（精确至 0.001g）或移取液体试样 0.500～5.00mL 于带刻度消化管中，加入 10mL 硝酸、0.5mL 高氯酸，在可调式电热炉上消解（参考条件：120℃保持 0.5～1h、升至 180℃保持 2～4h、升至 200～220℃）。若消化液呈棕褐色，再加硝酸，消解至冒白烟，消化液呈无色透明或略带黄色。取出消化管，冷却后用水定容至 25mL，再根据实际测定需要稀释，并在稀释液中加入一定体积的镧溶液（20g/L），使其在最终稀释液中的浓度为 1g/L，混匀备用，此为试样待测液。同时做试剂空白试验。亦可采用锥形瓶，于可调式电热板上，按上述操作方法进行湿法消解。

11.2.2　干法灰化

称取固体试样 0.5～5g（精确至 0.001g）或移取液体试样 0.500～10.0mL 于坩埚中，小火加热，炭化至无烟，转移至马弗炉中，于 550℃灰化 3～4h，冷却，取出。对于灰化不彻底的试样，加数滴硝酸，小火加热，小心蒸干，再转入 550℃马弗炉中，继续灰化 1～2h，至试样呈白灰状，冷却，取出。用适量硝酸溶液（1＋1）溶解转移至刻度管中，用水定容至 25mL。根据实际测定需要稀释，并在稀释液中加入一定体积的镧溶液，使其在最终稀释液中的浓度为 1g/L，混匀备用，此为试样待测液。同时做试剂空白试验。

11.3　滴定度（T）的测定

吸取 0.500mL 钙标准储备液（100.0mg/L）于试管中，加 1 滴硫化钠溶液（10g/L）和 0.1mL 柠檬酸钠溶液（0.05mol/L），加 1.5mL 氢氧化钾溶液（1.25mol/L），加 3 滴钙红指示剂。立即以稀释 10 倍的 EDTA 溶液滴定，至指示剂由紫红色变蓝色为止，记录所消耗的稀释 10 倍的 EDTA 溶液的体积。根据滴定结果计算出每毫升稀释 10 倍的 EDTA 溶液相当于钙的毫克数，即滴定度（T）。

11.4　试样及空白滴定

分别吸取 0.100～1.00mL（根据钙的含量而定）试样消化液及空白液于试管中，加 1 滴硫化钠溶液（10g/L）和 0.1mL 柠檬酸钠溶液（0.05mol/L），加 1.5mL 氢氧化钾溶液（1.25mol/L），加 3 滴钙红指示剂。立即以稀释 10 倍的 EDTA 溶液滴定，至指示剂由紫红色变蓝色为止，记录所消耗的稀释 10 倍的 EDTA 溶液的体积。

12　结果计算

试样中钙的含量按下式计算：

$$X=\frac{T\times(V-V_0)\times V_2\times 1000}{m\times V_3}$$

式中：

X ——试样中钙含量（mg/kg 或 mg/L）；

T ——EDTA 滴定度（mg/mL）；

V ——滴定试样溶液时所消耗的稀释 10 倍的 EDTA 溶液的体积（mL）；

V_0——滴定空白溶液时所消耗的稀释 10 倍的 EDTA 溶液的体积（mL）；

V_2——试样消化液的定容体积（mL）；

V_3——滴定用试样待测液的体积（mL）；

m ——试样质量（g）。

计算结果保留三位有效数字。

13　精密度

在重复性条件下获得的两次独立测定结果的绝对差值不得超过 10％。

第三法　电感耦合等离子体发射光谱法

详见本书第五章第二节《食用农产品中多元素的测定》。

第四法　电感耦合等离子体质谱法

详见本书第五章第二节《食用农产品中多元素的测定》。

附加说明：

本法参考 GB 5009.92《食品安全国家标准　食品中钙的测定》。

五、食用农产品中钾、钠的测定

1 范围

本法描述了食用农产品中钾、钠的火焰原子吸收光谱法、火焰原子发射光谱法、电感耦合等离子体发射光谱法和电感耦合等离子体质谱法四种测定方法。

本法适用于食用农产品中钾、钠的测定。

第一法以取样量 0.5g、定容至 25mL 计，钾的检出限为 0.2mg/100g，定量限为 0.5mg/100g；钠的检出限为 0.8mg/100g，定量限为 3mg/100g。

第二法以取样量 0.5g、定容至 25mL 计，钾的检出限为 0.2mg/100g，定量限为 0.5mg/100g；钠的检出限为 0.8mg/100g，定量限为 3mg/100g。

第一法　原子吸收分光光度法

2 原理

试样经消解处理后，注入原子吸收光谱仪中，火焰原子化后钾、钠分别吸收 766.5nm、589.0nm 共振线，在一定浓度范围内，其吸收值与钾、钠含量成正比，与标准系列比较定量。

3 试剂

除另有说明外，本法所有试剂均为分析纯，水为 GB/T 6682 规定的二级水。

3.1 硝酸（HNO_3）。

3.2 高氯酸（$HClO_4$）。

3.3 氯化铯（CsCl）。

3.4 氯化钾标准品（KCl，CAS 号 7447-40-7，纯度＞99.99％）。

3.5 氯化钠标准品（NaCl，CAS 号 7647-14-5，纯度＞99.99％）。

3.6 混合酸［高氯酸＋硝酸（1+9）］：取 100mL 高氯酸，缓慢加入 900mL 硝酸中，混匀。

3.7 硝酸溶液（1+99）：取 10mL 硝酸，缓慢加入 990mL 水中，混匀。

3.8 氯化铯溶液（50g/L）：将 5.0g 氯化铯溶于水，用水稀释至 100mL。

3.9 钾、钠标准储备液（1 000mg/L）：将氯化钾或氯化钠于烘箱中 110～120℃ 干燥 2h。称取 1.906 8g 氯化钾或 2.542 1g 氯化钠，分别溶于水中，并移入 1 000mL 容量瓶中，稀释至刻度，混匀，储存于聚乙烯瓶内，4℃保存，或使用经国家认证并授予标准物质证书的标准溶液。

3.10 钾、钠标准工作液（100mg/L）：准确吸取 10.0mL 钾或钠标准储备液于 100mL 容量瓶中，用水稀释至刻度，储存于聚乙烯瓶中，4℃保存。

3.11 钾、钠标准系列工作液：准确吸取 0mL、0.1mL、0.5mL、1.0mL、2.0mL、4.0mL 钾标准工作液于 100mL 容量瓶中，加氯化铯溶液 4mL，用水定容至刻度，混匀。此标准系列工作液中钾质量浓度分别为 0mg/L、0.100mg/L、0.500mg/L、1.00mg/L、2.00mg/L、4.00mg/L，亦可依据实际样品溶液中钾浓度，适当调整标准溶液浓度范围。准确吸取 0mL、0.5mL、1.0mL、2.0mL、3.0mL、4.0mL 钠标准工作液于 100mL 容量瓶中，加氯化铯溶液 4mL，用水定容至刻度，混匀。此标准系列工作液中钠质量浓度分别为 0mg/L、0.500mg/L、1.00mg/L、2.00mg/L、3.00mg/L、4.00mg/L，亦可依据实际样品溶液中钠浓度，适当调整标准溶液浓度范围。

4 仪器与设备

4.1 原子吸收光谱仪，配有火焰原子化器及钾、钠空心阴极灯。

4.2 分析天平：感量为 0.1mg 和 1.0mg。

4.3 分析用钢瓶乙炔气和空气压缩机。

4.4　样品粉碎设备：匀浆机、高速粉碎机。

4.5　马弗炉。

4.6　可调式控温电热板。

4.7　可调式控温电热炉。

4.8　微波消解仪，配有聚四氟乙烯消解内罐。

4.9　恒温干燥箱。

4.10　压力消解罐，配有聚四氟乙烯消解内罐。

5　分析步骤

5.1　试样制备

5.1.1　固态样品

5.1.1.1　干样

豆类、谷物、菌类、茶叶、干制水果、焙烤食品等低含水量样品，取可食部分，必要时经高速粉碎机粉碎均匀；对于固体乳制品、蛋白粉、面粉等呈均匀状的粉状样品，摇匀。

5.1.1.2　鲜样

蔬菜、水果、水产品等高含水量样品必要时洗净，晾干，取可食部分匀浆均匀；对于肉类、蛋类等样品取可食部分匀浆均匀。

5.1.1.3　速冻及罐头食品

经解冻的速冻食品及罐头样品，取可食部分匀浆均匀。

5.1.2　液体样品

软饮料、调味品等样品摇匀。

5.1.3　半固态样品

搅拌均匀。

5.2　试样消解

5.2.1　微波消解法

称取 0.2～0.5g（精确至 0.001g）试样于微波消解内罐中，含乙醇或二氧化碳的样品先在电热板上低温加热除去乙醇或二氧化碳，加入 5～10mL 硝酸，加盖放置 1h 或过夜，旋紧外罐，置于微波消解仪中进行消解（消解条件见表5-5）。冷却后取出内罐，置于可调式控温电热炉上，于 120～140℃ 赶酸至近干，用水定容至 25mL 或 50mL，混匀备用。同时做空白试验。

表5-5　微波消解和压力罐消解参考条件

消解方式	步骤	控制温度 （℃）	升温时间 （min）	恒温时间 （min）
微波消解	1	140	10	5
	2	170	5	10
	3	190	5	20
压力罐消解	1	80	—	120
	2	120	—	120
	3	160		240

5.2.2　压力罐消解法

称取 0.3～1g（精确至 0.001g）试样于聚四氟乙烯压力消解内罐中，含乙醇或二氧化碳的样品先在电热板上低温加热除去乙醇或二氧化碳，加入 5mL 硝酸，加盖放置 1h 或过夜，旋紧外罐，置于恒温干燥箱中进行消解（消解条件表1）。冷却后取出内罐，置于可调式控温电热板上，于 120～140℃ 赶酸至近干，用水定容至 25mL 或 50mL，混匀备用。同时做空白试验。

5.2.3　湿式消解法

称取 0.5～5g（精确至 0.001g）试样于玻璃或聚四氟乙烯消解器皿中，含乙醇或二氧化碳的样品先在电热板上低温加热除去乙醇或二氧化碳，加入 10mL 混合酸，加盖放置 1h 或过夜，置于可调式控温电热板或电热炉上消解，若变棕黑色，冷却后再加混合酸，直至冒白烟，消化液呈无色透明或略带黄色，冷却，用水定容至 25mL 或 50mL，混匀备用。同时做空白试验。

5.2.4　干式消解法

称取 0.5～5g（精确至 0.001g）试样于坩埚中，在电炉上微火炭化至无烟，置于 525℃±25℃ 马弗炉中灰化 5～8h，冷却。若灰化不彻底有黑色炭粒，则冷却后滴加少许硝酸湿润，在电热板上干燥后，移入马弗炉中继续灰化成白色灰烬，冷却至室温取出，用硝酸溶液溶解，并用水定容至 25mL 或 50mL，混匀备用。同时做空白试验。

5.3　仪器参考条件

优化仪器至最佳状态，仪器的主要条件参见表 5-6。

表 5-6　钾、钠火焰原子吸收光谱仪操作参考条件

元素	波长 （nm）	狭缝 （nm）	灯电流 （mA）	燃气流量 （L/min）	测定方式
K	766.5	0.5	8	1.2	吸收
Na	589.0	0.5	8	1.1	吸收

5.4　标准曲线的制作

分别将钾、钠标准系列工作液注入原子吸收光谱仪中，测定吸光度值，以标准工作液的浓度为横坐标，吸光度值为纵坐标，绘制标准曲线。

5.5　试样溶液的测定

根据试样溶液中被测元素的含量，需要时将试样溶液用水稀释至适当浓度，并在空白溶液和试样最终测定液中加入一定量的氯化铯溶液，使氯化铯浓度达到 0.2%。于测定标准曲线工作液相同的实验条件下，将空白溶液和测定液注入原子吸收光谱仪中，分别测定钾或钠的吸光值，根据标准曲线得到待测液中钾或钠的浓度。

6　结果计算

试样中元素的含量，按下式计算：

$$X=\frac{(c-c_0)\times V\times f\times 100}{m\times 1000}$$

式中：

X——试样中元素的含量（mg/100g 或 mg/100mL）；

c——测定用试样液中元素的浓度（由标准曲线查出）（mg/L）；

c_0——试剂空白液中元素的浓度（由标准曲线查出）（mg/L）；

V——试样液定容体积（mL）；

f——试样液稀释倍数；

m——试样的质量（g 或 mL）；

计算结果保留三位有效数字。

7　精密度

在重复性条件下获得的两次独立测定结果的绝对差值不得超过算术平均值的 10%。

第二法　原子发射分光光度法

8　原理

试样经消解处理后，注入火焰光度计或原子吸收光谱仪中，火焰原子化后分别测定钾、钠的发射强度。钾发射波长为 766.5nm，钠发射波长为 589.0nm，在一定浓度范围内，其发射值与钾、钠含量成正比，与标准系列比较定量。

9 试剂

除另有说明外，本法所有试剂均为分析纯，水为 GB/T 6682 规定的二级水。

9.1 硝酸（HNO_3）。

9.2 高氯酸（$HClO_4$）。

9.3 氯化钾标准品（KCl，CAS 号 7447-40-7，纯度>99.99%）。

9.4 氯化钠标准品（NaCl，CAS 号 7647-14-5，纯度>99.99%）。

9.5 混合酸［高氯酸＋硝酸（1＋9）］：取 100mL 高氯酸，缓慢加入 900mL 硝酸中，混匀。

9.6 硝酸溶液（1＋99）：取 10mL 硝酸，缓慢加入 990mL 水中，混匀。

9.7 钾、钠标准储备液（1 000mg/L）：将氯化钾或氯化钠于烘箱中 110～120℃干燥 2h。精确称取 1.906 8g 氯化钾或 2.542 1g 氯化钠，分别溶于水中，并移入 1 000mL 容量瓶中，稀释至刻度，混匀，储存于聚乙烯瓶内，4℃保存，或使用经国家认证并授予标准物质证书的标准溶液。

9.8 钾、钠标准工作液（100mg/L）：准确吸取 10.0mL 钾或钠标准储备溶液于 100mL 容量瓶中，用水稀释至刻度，储存于聚乙烯瓶中，4℃保存。

9.9 钾、钠标准系列工作液：准确吸取 0mL、0.1mL、0.5mL、1.0mL、2.0mL、4.0mL 钾标准工作液于 100mL 容量瓶中，用水定容至刻度，混匀。此标准系列工作液中钾质量浓度分别为 0mg/L、0.100mg/L、0.500mg/L、1.00mg/L、2.00mg/L、4.00mg/L。准确吸取 0mL、0.5mL、1.0mL、2.0mL、3.0mL、4.0mL 钠标准工作液于 100mL 容量瓶中，用水定容至刻度，混匀。此标准系列工作液中钠质量浓度分别为 0mg/L、0.500mg/L、1.00mg/L、2.00mg/L、3.00mg/L、4.00mg/L。

10 仪器与设备

10.1 火焰光度计或原子吸收光谱仪（配发射功能）。

10.2 分析天平：感量为 0.1mg 和 1.0mg。

10.3 分析用钢瓶乙炔气和空气压缩机。

10.4 样品粉碎设备：匀浆机、高速粉碎机。

10.5 马弗炉。

10.6 可调式控温电热板。

10.7 可调式控温电热炉。

10.8 微波消解仪，配有聚四氟乙烯消解内罐。

10.9 恒温干燥箱。

10.10 压力消解罐，配有聚四氟乙烯消解内罐。

11 分析步骤

11.1 试样制备

11.1.1 固态样品

11.1.1.1 干样

豆类、谷物、菌类、茶叶、干制水果、焙烤食品等低含水量样品，取可食部分，必要时经高速粉碎机粉碎均匀；对于固体乳制品、蛋白粉、面粉等呈均匀状的粉状样品，摇匀。

11.1.1.2 鲜样

蔬菜、水果、水产品等高含水量样品必要时洗净，晾干，取可食部分匀浆均匀；对于肉类、蛋类等样品取可食部分匀浆均匀。

11.1.1.3 速冻及罐头食品

经解冻的速冻食品及罐头样品，取可食部分匀浆均匀。

11.1.2 液体样品

软饮料、调味品等样品摇匀。

11.1.3 半固态样品

搅拌均匀。

11.2 试样消解

11.2.1 微波消解法

称取 0.2～0.5g（精确至 0.001g）试样于微波消解内罐中，含乙醇或二氧化碳的样品先在电热板上低温加热除去乙醇或二氧化碳，加入 5～10mL 硝酸，加盖放置 1h 或过夜，旋紧外罐，置于微波消解仪中进行消解（消解条件见表 5-5）。冷却后取出内罐，置于可调式控温电热炉上，于 120～140℃ 赶酸至近干，用水定容至 25mL 或 50mL，混匀备用。同时做空白试验。

11.2.2 压力罐消解法

称取 0.3～1g（精确至 0.001g）试样于聚四氟乙烯压力消解内罐中，含乙醇或二氧化碳的样品先在电热板上低温加热除去乙醇或二氧化碳，加入 5mL 硝酸，加盖放置 1h 或过夜，旋紧外罐，置于恒温干燥箱中进行消解（消解条件见表 5-5）。冷却后取出内罐，置于可调式控温电热板上，于 120～140℃ 赶酸至近干，用水定容至 25mL 或 50mL，混匀备用。同时做空白试验。

11.2.3 湿式消解法

称取 0.5～5g（精确至 0.001g）试样于玻璃或聚四氟乙烯消解器皿中，含乙醇或二氧化碳的样品先在电热板上低温加热除去乙醇或二氧化碳，加入 10mL 混合酸，加盖放置 1h 或过夜，置于可调式控温电热板或电热炉上消解，若变棕黑色，冷却后再加混合酸，直至冒白烟，消化液呈无色透明或略带黄色，冷却，用水定容至 25mL 或 50mL，混匀备用。同时做空白试验。

11.2.4 干式消解法

称取 0.5～5g（精确至 0.001g）试样于坩埚中，在电炉上微火炭化至无烟，置于 525℃±25℃ 马弗炉中灰化 5～8h，冷却。若灰化不彻底有黑色炭粒，则冷却后滴加少许硝酸湿润，在电热板上干燥后，移入马弗炉中继续灰化成白色灰烬，冷却至室温取出，用硝酸溶液溶解，并用水定容至 25mL 或 50mL，混匀备用。同时做空白试验。

11.3 仪器参考条件

优化仪器至最佳状态，仪器的主要条件参见表 5-7。

表 5-7 钾、钠火焰原子发射光谱仪操作参考条件

元素	波长 （nm）	狭缝 （nm）	燃气流量 （L/min）	测定方式
K	766.5	0.5	1.2	发射
Na	589.0	0.5	1.1	发射

11.4 标准曲线的制作

分别将钾、钠标准系列工作液注入火焰光度计或原子吸收光谱仪中，测定发射强度，以标准工作液浓度为横坐标，发射强度为纵坐标，绘制标准曲线。

11.5 试样溶液的测定

根据试样溶液中被测元素的含量，需要时将试样溶液用水稀释至适当浓度。将空白溶液和试样最终测定液注入火焰光度计或原子吸收光谱仪中，分别测定钾或钠的发射强度，根据标准曲线得到待测液中钾或钠的浓度。

12 结果计算

试样中元素的含量，按下式计算：

$$X = \frac{(c - c_0) \times V \times f \times 100}{m \times 1000}$$

式中：

X——试样中元素的含量（mg/100g 或 mg/100mL）；

c ——测定用试样液中元素的浓度（由标准曲线查出）（mg/L）；

c_0——试剂空白液中元素的浓度（由标准曲线查出）（mg/L）；

V——试样液定容体积（mL）；

f ——试样液稀释倍数；

m——试样的质量（g 或 mL）。

计算结果保留三位有效数字。

13　精密度

在重复性条件下获得的两次独立测定结果的绝对差值不得超过算术平均值的 10％。

第三法　电感耦合等离子体发射光谱法

详见本书第五章第二节《食用农产品中多元素的测定》。

第四法　电感耦合等离子体质谱法

详见本书第五章第二节《食用农产品中多元素的测定》。

附加说明：

本法参考 GB 5009.91《食品安全国家标准　食品中钾、钠的测定》。

六、食用农产品中铁的测定

1 范围

本法描述了食用农产品中铁的测定。

第一法、第二法及第三法适用于各类食用农产品中铁的测定。

第一法检出限和定量限：当称样量为 0.5g（或 0.5mL）、定容体积为 25mL 时，方法检出限为 0.75mg/kg（或 0.75mg/L），定量限为 2.5mg/kg（或 2.5mg/L）。

第一法　火焰原子吸收光谱法

2 原理

试样消解后，经原子吸收火焰原子化，在 248.3nm 处测定吸光度值。在一定浓度范围内铁的吸光度值与铁含量成正比，与标准系列比较定量。

3 试剂和材料

除另有说明外，本法所有试剂均为分析纯，水为 GB/T 6682 规定的一级水。

3.1 试剂

3.1.1 硝酸（HNO_3）。

3.1.2 硫酸（H_2SO_4）。

3.1.3 高氯酸（$HClO_4$）。

3.2 试剂配制

3.2.1 硝酸溶液（5＋95）：量取 50mL 硝酸，倒入 950mL 水中，混匀。

3.2.2 硝酸溶液（1＋1）：量取 250mL 硝酸，倒入 250mL 水中，混匀。

3.2.3 硫酸溶液（1＋3）：量取 50mL 硫酸，缓慢倒入 150mL 水中，混匀。

3.3 标准品

硫酸铁铵［$NH_4Fe(SO_4)_2 \cdot 12H_2O$，纯度＞99.99%，CAS 号 7783-83-7］或经国家认证并授予标准物质证书的一定浓度的铁标准溶液。

3.4 标准溶液配制

3.4.1 铁标准储备液（1 000mg/L）：称取 0.863 1g（精确至 0.000 1g）硫酸铁铵，加水溶解，加 1.00mL 硫酸溶液（1＋3），移入 100mL 容量瓶中，加水定容至刻度，混匀。此铁溶液质量浓度为 1 000mg/L。

3.4.2 铁标准中间液（100mg/L）：准确吸取铁标准储备液（1 000mg/L）10mL 于 100mL 容量瓶中，加硝酸溶液（5＋95）定容至刻度，混匀。此铁溶液质量浓度为 100mg/L。

3.4.3 铁标准系列溶液：分别准确吸取铁标准中间液（100mg/L）0mL、0.500mL、1.00mL、2.00mL、4.00mL、6.00mL 于 100mL 容量瓶中，加硝酸溶液（5＋95）定容至刻度，混匀。此铁标准系列溶液中铁的质量浓度分别为 0mg/L、0.500mg/L、1.00mg/L、2.00mg/L、4.00mg/L、6.00mg/L。

注：可根据仪器的灵敏度及样品中铁的实际含量确定标准溶液系列中铁的具体浓度。

4 仪器和设备

注：所有玻璃器皿及聚四氟乙烯消解内罐均需硝酸溶液（1＋5）浸泡过夜，用自来水反复冲洗，最后用水冲洗干净。

4.1 原子吸收光谱仪：配火焰原子化器，铁空心阴极灯。

4.2 分析天平：感量 0.1mg 和 1mg。

4.3 微波消解仪：配聚四氟乙烯消解内罐。

4.4 可调式电热炉。

4.5 可调式电热板。

4.6 压力消解罐：配聚四氟乙烯消解内罐。

4.7 恒温干燥箱。

4.8 马弗炉。

5　分析步骤

5.1　试样制备

注：在采样和制备过程中，应避免试样污染。

5.1.1　粮食、豆类样品

样品去除杂物后，粉碎，储于塑料瓶中。

5.1.2　蔬菜、水果、鱼类、肉类等样品

样品用水洗净，晾干，取可食部分，制成匀浆，储于塑料瓶中。

5.1.3　饮料、酒、醋、酱油、食用植物油、液态乳等液体样品将样品摇匀。

5.2　试样消解

5.2.1　试液消解

称取固体试样 0.5～3g（精至 0.001g）或移取液体试样 1.00～5.00mL 于带刻度消化管中，加入 10mL 硝酸和 0.5mL 高氯酸，在可调式电热炉上消解（参考条件：120℃保持 0.5～1h、升至 180℃保持 2～4h、升至 200～220℃）。若消化液呈棕褐色，再加硝酸，消解至冒白烟，消化液呈无色透明或略带黄色，取出消化管，冷却后将消化液转移至 25mL 容量瓶中，用少量水洗涤 2～3 次，合并洗涤液于容量瓶中并用水定容至刻度，混匀备用。同时做试样空白试验。亦可采用锥形瓶，于可调式电热板上，按上述操作方法进行湿法消解。

5.2.2　微波消解

称取固体试样 0.2～0.8g（精确至 0.001g）或移取液体试样 1.00～3.00mL 于微波消解罐中，加入 5mL 硝酸，按照微波消解的操作步骤消解试样，消解条件参考表 5-8。冷却后取出消解罐，在电热板上于 140～160℃赶酸至 1.0mL 左右。冷却后将消化液转移至 25mL 容量瓶中，用少量水洗涤内罐和内盖 2～3 次，合并洗涤液于容量瓶中并用水定容至刻度，混匀备用。同时做试样空白试验。

表 5-8　微波消解升温程序

步骤	设定温度（℃）	升温时间（min）	恒温时间（min）
1	120	5	5
2	160	5	10
3	180	5	10

5.2.3　压力罐消解

称取固体试样 0.3～2g（精确至 0.001g）或移取液体试样 2.00～5.00mL 于消解内罐中，加入 5mL 硝酸。盖好内盖，旋紧不锈钢外套，放入恒温干燥箱中，于 140～160℃下保持 4～5h。冷却后缓慢旋松外罐，取出消解内罐，放在可调式电热板上于 140～160℃赶酸至 1.0mL 左右。冷却后将消化液转移至 25mL 容量瓶中，用少量水洗涤内罐和内盖 2～3 次，合并洗涤液于容量瓶中并用水定容至刻度，混匀备用。同时做试样空白试验。

5.2.4　干法消解

称取固体试样 0.5～3g（精确至 0.001g）或移取液体试样 2.00～5.00mL 于坩埚中，小火加热，炭化至无烟，转移至马弗炉中，于 550℃灰化 3～4h。冷却，取出。对于灰化不彻底的试样，加数滴硝酸，小火加热，小心蒸干，再转入 550℃马弗炉中，继续灰化 1～2h，至试样呈白灰状，冷却，取出，用适

量硝酸溶液（1＋1）溶解，转移至 25mL 容量瓶中，用少量水洗涤内罐和内盖 2～3 次，合并洗涤液于容量瓶中并用水定容至刻度。同时做试样空白试验。

5.3 测定

5.3.1 仪器参考条件

参考条件见表 5-9。

表 5-9 火焰原子吸收光谱法参考条件

元素	波长（nm）	狭缝（nm）	灯电流（mA）	燃烧头高度（mm）	空气流量（L/min）	乙炔流量（L/min）
铁	248.3	0.2	5～15	3	9	2

5.3.2 标准曲线的制作

将标准系列工作液按质量浓度由低到高的顺序分别导入火焰原子化器，测定其吸光度值。以铁标准系列溶液中铁的质量浓度为横坐标，以相应的吸光度值为纵坐标，制作标准曲线。

5.3.3 试样测定

在与测定标准溶液相同的实验条件下，将空白溶液和样品溶液分别导入原子化器，测定吸光度值，与标准系列比较定量。

6 分析结果的表述

试样中铁的含量按下式计算：

$$X = \frac{(\rho - \rho_0) \times V}{m}$$

式中：

X——试样中铁的含量（mg/kg 或 mg/L）；

ρ——测定样液中铁的质量浓度（mg/L）；

ρ_0——空白液中铁的质量浓度（mg/L）；

V——试样消化液的定容体积（mL）；

m——试样称样量或移取体积（g 或 mL）。

当铁含量≥10.0mg/kg 或 10.0mg/L 时，计算结果保留三位有效数字；当铁含量＜10.0mg/kg 或 10.0mg/L 时，计算结果保留两位有效数字。

7 精密度

在重复性条件下获得的两次独立测定结果的绝对差值不得超过算术平均值的 10%。

第二法 电感耦合等离子体发射光谱法

详见本书第五章第二节《食用农产品中多元素的测定》。

第三法 电感耦合等离子体质谱法

详见本书第五章第二节《食用农产品中多元素的测定》。

附加说明：

第一法参考 GB 5009.90《食品安全国家标准 食品中铁的测定》。

七、食用农产品中镁的测定

1 范围

本法描述了食用农产品中镁的测定。

第一法、第二法及第三法适用于各类食用农产品中镁的测定。

第一法检出限和定量限：当称样量为 1g（或 1mL）、定容体积为 25mL 时，方法的检出限为 0.6mg/kg（或 0.6mg/L），定量限为 2.0mg/kg（或 2.0mg/L）。

第一法　火焰原子吸收光谱法

2 原理

试样消解处理后，经火焰原子化，在 285.2nm 处测定吸光度。在一定浓度范围内镁的吸光度值与镁含量成正比，与标准系列比较定量。

3 试剂和材料

除另有说明外，本法所有试剂均为分析纯，水为 GB/T 6682 规定的一级水。

3.1 试剂

3.1.1 硝酸（HNO_3）。

3.1.2 高氯酸（$HClO_4$）。

3.1.3 盐酸（HCl）。

3.2 试剂配制

3.2.1 硝酸溶液（5＋95）：量取 50mL 硝酸，倒入 950mL 水中，混匀。

3.2.2 硝酸溶液（1＋1）：量取 250mL 硝酸，倒入 250mL 水中，混匀。

3.2.3 盐酸溶液（1＋1）：量取 50mL 盐酸，缓慢倒入 50mL 水中，混匀。

3.3 标准品

金属镁（Mg，CAS 号 7439-95-4）或氧化镁（MgO，纯度＞99.99％，CAS 号 1309-48-4），或经国家认证并授予标准物质证书的一定浓度的镁标准溶液。

3.4 标准溶液配制

3.4.1 镁标准储备液（1 000mg/L）：称取 0.1g（精确至 0.000 1g）金属镁或 0.165 8g（精确至 0.000 1g）于 800℃±50℃灼烧至恒重的氧化镁，溶于 2.5mL 盐酸溶液（1＋1）及少量水中，移入 100mL 容量瓶，加水至刻度，混匀。

3.4.2 镁标准中间液（10.0mg/L）：准确吸取镁标准储备液（1 000mg/L）1.00mL，用硝酸溶液（5＋95）定容至 100mL 容量瓶中，混匀。

3.4.3 镁标准系列溶液：吸取镁标准中间液 0mL、2.00mL、4.00mL、6.00mL、8.00mL 和 10.00mL 于 100mL 容量瓶中，用硝酸溶液（5＋95）定容至刻度。此镁标准系列溶液的质量浓度分别为 0mg/L、0.200mg/L、0.400mg/L、0.600mg/L、0.800mg/L 和 1.000mg/L。

注：可根据仪器的灵敏度及样品中镁的实际含量确定标准溶液系列中镁的质量浓度。

4 仪器和设备

注：所有玻璃器皿及聚四氟乙烯消解内罐均需硝酸溶液（1＋5）浸泡过夜，用自来水反复冲洗，最后用水冲洗干净。

4.1 原子吸收光谱仪：配火焰原子化器，镁空心阴极灯。

4.2 分析天平：感量 0.1mg 和 1mg。

4.3 微波消解仪：配聚四氟乙烯消解内罐。

4.4 可调式电热炉。

4.5 可调式电热板。

4.6 压力消解罐：配聚四氟乙烯消解内罐。

4.7 恒温干燥箱。

4.8 马弗炉。

5　分析步骤

5.1　试样制备

注：在采样和制备过程中，应避免试样污染。

5.1.1　粮食、豆类样品

样品去除杂物后，粉碎，储于塑料瓶中。

5.1.2　蔬菜、水果、鱼类、肉类等样品

样品用水洗净，晾干，取可食部分，制成匀浆，储于塑料瓶中。

5.1.3　饮料、酒、醋、酱油、食用植物油、液态乳等液体样品

将样品摇匀。

5.2　试样消解

5.2.1　湿法消解

称取固体试样 0.2～3g（精确至 0.001g）或移取液体试样 0.500～5.00mL 于带刻度消化管中，加入 10mL 硝酸、0.5mL 高氯酸，在可调式电热炉上消解（参考条件：120℃保持 0.5～1h、升至 180℃保持 2～4h、升至 200～220℃）。若消化液呈棕褐色，再补加硝酸，消解至冒白烟，消化液呈无色透明或略带黄色，取出消化管，冷却后用水定容至 25mL，混匀备用。同时做试剂空白试验。亦可采用锥形瓶，于可调式电热板上，按上述操作方法进行湿法消解。

5.2.2　微波消解

称取固体试样 0.2～0.8g（精确至 0.001g）或移取液体试样 0.500～3.00mL 于微波消解罐中，加入 5mL 硝酸，按照微波消解的操作步骤消解试样，消解条件参考表 5-10。冷却后取出消解罐，在电热板上于 140～160℃赶酸至 0.5～1mL。冷却后将消化液转移至 25mL 容量瓶中，用少量水洗涤消化罐 2～3 次，合并洗涤液于容量瓶中并用水定容至刻度，混匀备用。同时做试剂空白试验。

表 5-10　微波消解升温程序

步骤	设定温度（℃）	升温时间（min）	恒温时间（min）
1	120	5	5
2	160	5	10
3	180	5	10

5.2.3　压力罐消解

称取固体试样 0.2～1g（精确至 0.001g）或移取液体试样 0.500～5.00mL 于消解内罐中，加入 5mL 硝酸。盖好内盖，旋紧不锈钢外套，放入恒温干燥箱中，于 140～160℃下保持 4～5h。冷却后缓慢旋松外罐，取出消解内罐，放在可调式电热板上 140～160℃赶酸至 1mL 左右。冷却后将消化液转移至 25mL 容量瓶中，用少量水洗涤内罐和内盖 2～3 次，合并洗涤液于容量瓶中并用水定容至刻度，混匀备用。同时做试剂空白试验。

5.2.4　干法灰化

称取固体试样 0.5～5g（精确至 0.001g）或移取液体试样 0.500～10.0mL 于坩埚中，将坩埚在电热板上缓慢加热，微火炭化至不再冒烟。炭化后的试样放入马弗炉中，于 550℃灰化 4h。若灰化后的试样中有黑色颗粒，应将坩埚冷却至室温后加少许硝酸溶液（5＋95）润湿残渣，在电热板上小火蒸干后置于马弗炉中 550℃继续灰化，直至试样成白灰状。在马弗炉中冷却后取出，冷却至室温，用 2.5mL

硝酸溶液（1＋1）溶解，并用少量水洗涤坩埚 2～3 次，合并洗涤液于容量瓶中并定容至 25mL，混匀备用。同时做试剂空白试验。

5.3　测定

5.3.1　仪器参考条件

根据各自仪器性能调至最佳状态。参考条件为：空气-乙炔火焰，波长 285.2nm，狭缝 0.2nm，灯电流 5～15mA。

5.3.2　标准曲线的制作

将镁标准系列溶液按质量浓度由低到高的顺序分别导入火焰原子化器后测其吸光度值，以质量浓度为横坐标，吸光度值为纵坐标，制作标准曲线。

5.3.3　试样测定

在与测定标准溶液相同的实验条件下，将空白溶液和试样溶液分别导入原子化器，测其吸光度值，与标准系列比较定量。

6　分析结果的表述

试样中镁的含量按下式计算：

$$X=\frac{(\rho-\rho_0)\times V}{m}$$

式中：

X——试样中镁的含量（mg/kg 或 mg/L）；

ρ——测定样液中镁的质量浓度（mg/L）；

ρ_0——空白液中镁的质量浓度（mg/L）；

V——试样消化液的定容体积（mL）；

m——试样称样量或移取体积（g 或 mL）。

当镁含量≥10.0mg/kg 或 10.0mg/L 时，计算结果保留三位有效数字；当镁含量＜10.0mg/kg 或 10.0mg/L 时，计算结果保留两位有效数字。

7　精密度

在重复性条件下获得的两次独立测定结果的绝对差值不得超过算术平均值的 10％。

第二法　电感耦合等离子体发射光谱法

详见本书第五章第二节《食用农产品中多元素的测定》。

第三法　电感耦合等离子体质谱法

详见本书第五章第二节《食用农产品中多元素的测定》。

附加说明：

第一法参考 GB 5009.241《食品安全国家标准　食品中镁的测定》。

八、食用农产品中锰的测定

1 范围

本法描述了食用农产品中锰的测定。

第一法、第二法及第三法适用于各类食用农产品中锰的测定。

第一法检出限和定量限：以取样量 0.5g、定容至 25mL 计，锰的检出限为 0.2mg/kg，定量限为 0.5mg/kg。

第一法　火焰原子吸收光谱法

2 原理

试样经消解处理后，注入原子吸收光谱仪中，火焰原子化后锰吸收 279.5nm 的共振线，在一定浓度范围内，其吸收值与锰含量成正比，与标准系列比较定量。

3 试剂和材料

除另有说明外，本法所有试剂均为分析纯，水为 GB/T 6682 规定的一级水。

3.1 试剂

3.1.1 硝酸（HNO_3）。

3.1.2 高氯酸（$HClO_4$）。

3.2 试剂配制

3.2.1 混合酸 [高氯酸＋硝酸（1＋9）]：取 100mL 高氯酸，缓慢倒入 900mL 硝酸中，混匀。

3.2.2 硝酸溶液（1＋99）：量取 10mL 硝酸，倒入 990mL 水中，混匀。

3.3 标准品

金属锰标准品（Mn，纯度＞99.99％，CAS 号 7439-96-5）。

3.4 标准溶液配制

3.4.1 锰标准储备液（1 000mg/L）：准确称取金属锰 1g（精确至 0.000 1g），加入硝酸溶解并移入 1 000mL 容量瓶中，加硝酸溶液至刻度，混匀，储存于聚乙烯瓶内，4℃保存，或使用经国家认证并授予标准物质证书的标准溶液。

3.4.2 锰标准工作液（10.0mg/L）：准确吸取 1.0mL 锰标准储备液于 100mL 容量瓶中，用硝酸溶液稀释至刻度，储存于聚乙烯瓶中，4℃保存。

3.4.3 锰标准系列工作液：准确吸取 0mL、0.1mL、1.0mL、2.0mL、4.0mL、8.0mL 锰标准工作液于 100mL 容量瓶中，用硝酸溶液定容至刻度，混匀。此标准系列工作液中锰的质量浓度分别为 0mg/L、0.0100mg/L、0.100mg/L、0.200mg/L、0.400mg/L、0.800mg/L，亦可依据实际样品溶液中锰的浓度，适当调整标准溶液浓度范围。

4 仪器和设备

4.1 原子吸收光谱仪：配火焰原子化器，锰空心阴极灯。

4.2 分析天平：感量 0.1mg 和 1.0mg。

4.3 微波消解仪：配聚四氟乙烯消解内罐。

4.4 可调式控温电热炉。

4.5 可调式控温电热板。

4.6 压力消解罐：配聚四氟乙烯消解内罐。

4.7 恒温干燥箱。

4.8 马弗炉。

4.9 分析用钢瓶乙炔气和空气压缩机。

4.10 样品粉碎设备：匀浆机、高速粉碎机。

5 分析步骤

5.1 试样制备

5.1.1 固态样品

5.1.1.1 干样

豆类、谷物、菌类、茶叶、干制水果、焙烤食品等低含水量样品，取可食部分，必要时经高速粉碎机粉碎均匀；对于固体乳制品、蛋白粉、面粉等呈均匀状的粉状样品，摇匀。

5.1.1.2 鲜样

蔬菜、水果、水产品等高含水量样品必要时洗净，晾干，取可食部分匀浆均匀；对于肉类、蛋类等样品取可食部分匀浆均匀。

5.1.1.3 速冻及罐头食品

经解冻的速冻食品及罐头样品，取可食部分匀浆均匀。

5.1.2 液态样品

软饮料、调味品等样品摇匀。

5.1.3 半固态样品

搅拌均匀。

5.2 试样消解

5.2.1 湿法消解

称取 0.5～5g（精确至 0.001g）试样于玻璃或聚四氟乙烯消解器皿中，含乙醇或二氧化碳的样品先在电热板上低温加热除去乙醇或二氧化碳。加入 10mL 混合酸，加盖放置 1h 或过夜。置于可调式控温电热板或电热炉上消解，若变棕黑色，冷却后再加混合酸，直至冒白烟，消化液呈无色透明或略带黄色，放冷，用水定容至 25mL 或 50mL，混匀备用。同时做空白试验。

5.2.2 微波消解

称取 0.2～0.5g（精确至 0.001g）试样于微波消解内罐中，含乙醇或二氧化碳的样品先在电热板上低温加热除去乙醇或二氧化碳。加入 5～10mL 硝酸，加盖放置 1h 或过夜。旋紧外罐，置于微波消解仪中进行消解（消解条件参见表 5-11）。冷却后取出内罐，置于可调式控温电热板上，于 120～140℃ 赶酸至近干，用水定容至 25mL 或 50mL，混匀备用。同时做空白试验。

表 5-11 微波消解和压力罐消解参考条件

消解方式	步骤	设定温度（℃）	升温时间（min）	恒温时间（min）
微波消解	1	140	10	5
	2	170	5	10
	3	190	5	20
压力罐消解	1	80	—	120
	2	120	—	120
	3	160	—	120

5.2.3 压力罐消解

称取 0.3～1g（精确至 0.001g）试样于聚四氟乙烯压力消解内罐中，含乙醇或二氧化碳的样品先在电热板上低温加热除去乙醇或二氧化碳。加入 5mL 硝酸，加盖放置 1h 或过夜。旋紧外罐，置于恒温干燥箱中进行消解（消解条件参见表 5-11）。冷却后取出内罐，置于可调式控温电热板上，于 120～140℃ 赶酸至近干，用水定容至 25mL 或 50mL，混匀备用。同时做空白试验。

5.2.4　干法灰化

称取 0.5～5g（精确至 0.001g）试样于坩埚中，在电炉上微火炭化至无烟，置于 525℃±25℃马弗炉中灰化 5～8h，冷却。若灰化不彻底有黑色炭粒，则冷却后滴加少许硝酸湿润，在电热板上干燥后，移入马弗炉中继续灰化成白色灰烬，冷却至室温后取出，用硝酸溶液溶解，并用水定容至 25mL 或 50mL，混匀备用。同时做空白试验。

注：婴幼儿配方食品建议选用干式消解法。

5.3　测定

5.3.1　仪器参考条件

优化仪器至最佳状态，主要参考条件：吸收波长 279.5nm，狭缝宽度 0.2nm，灯电流 9mA，燃气流量 1.0L/min。

5.3.2　标准曲线的制作

将标准系列工作液分别注入原子吸收光谱仪中，测定吸光度值，以标准工作液的浓度为横坐标，吸光度值为纵坐标，绘制标准曲线。

5.3.3　试样测定

于测定标准曲线工作液相同的实验条件下，将空白和试样溶液注入原子吸收光谱仪中，测定锰的吸光值，根据标准曲线得到待测液中锰的浓度。

6　分析结果的表述

试样中锰的含量按下式计算：

$$X = \frac{(\rho - \rho_0) \times V \times f}{m}$$

式中：

X——试样中锰含量（mg/kg 或 mg/L）；

ρ——测定样液中锰的质量浓度（mg/L）；

ρ_0——空白液中锰的质量浓度（mg/L）；

V——样液体积（mL）；

f——样液稀释倍数；

m——试样称样量或移取体积（g 或 mL）。

计算结果保留三位有效数字。

7　精密度

在重复性条件下获得的两次独立测定结果的绝对差值不得超过算术平均值的 10%。

第二法　电感耦合等离子体发射光谱法

详见本书第五章第二节《食用农产品中多元素的测定》。

第三法　电感耦合等离子体质谱法

详见本书第五章第二节《食用农产品中多元素的测定》。

附加说明：

第一法参考 GB 5009.242《食品中锰的测定》。

九、食用农产品中锌的测定

1 范围

第一法描述了食用农产品中锌的火焰原子吸收光谱法测定，适用于各类食用农产品中锌的测定。

第一法的检出限：1mg/kg 或 1mg/L（称样量为 0.5g 或 0.5mL，定容体积为 25mL）。

第四法描述了食用农产品中锌的二硫腙比色法测定，适用于各类食用农产品中锌的测定。

第四法的检出限：7mg/kg 或 7mg/L（称样量为 1g 或 1mL，定容体积为 25mL）。

第一法 火焰原子吸收光谱法

2 原理

试样消解处理后，经火焰原子化，在 213.9nm 处测定吸光度。在一定浓度范围内锌的吸光度值与锌含量成正比，与标准系列比较定量。

3 试剂和材料

除另有说明外，本法所有试剂均为优级纯，水为 GB/T6682 规定的二级水。

3.1 试剂和材料

3.1.1 硝酸（HNO_3）。

3.1.2 高氯酸（$HClO_4$）。

3.2 试剂配制

3.2.1 硝酸溶液（5＋95）：量取 50mL 硝酸，缓慢加入 950mL 水中，混匀。

3.2.2 硝酸溶液（1＋1）：量取 250mL 硝酸，缓慢加入 250mL 水中，混匀。

3.3 标准品

氧化锌（ZnO）：纯度＞99.99%，CAS 号 1314-13-2。

3.4 标准溶液配制

3.4.1 锌标准储备液（1 000mg/L）：准确称取 1.244 7g（精确至 0.000 1g）氧化锌，加少量硝酸溶液（1＋1），加热溶解，冷却后移入 1 000mL 容量瓶中，加水至刻度，混匀。

3.4.2 锌标准中间液（10.0mg/L）：准确吸取锌标准储备液（1 000mg/L）1.00mL 于 100mL 容量瓶中，加硝酸溶液（5＋95）至刻度，混匀。

3.4.3 锌标准系列溶液：分别准确吸取锌标准中间液 0mL、1.00mL、2.00mL、4.00mL、8.00mL 和 10.0mL 于 100mL 容量瓶中，加硝酸溶液（5＋95）至刻度，混匀。此锌标准系列溶液的质量浓度分别为 0mg/L、0.100mg/L、0.200mg/L、0.400mg/L、0.800mg/L 和 1.0mg/L。

注：可根据仪器的灵敏度及样品中锌的实际含量确定标准系列溶液中锌元素的质量浓度。

4 仪器和设备

注：所有玻璃器皿及聚四氟乙烯消解内罐均需硝酸（1＋5）浸泡过夜，用自来水反复冲洗，最后用水冲洗干净。

4.1 原子吸收光谱仪：配火焰原子化器，附锌空心阴极灯。

4.2 分析天平：感量 0.1mg 和 1mg。

4.3 可调式电热炉。

4.4 可调式电热板。

4.5 微波消解系统：配聚四氟乙烯消解内罐。

4.6 压力消解罐：配聚四氟乙烯消解内罐。

4.7 恒温干燥箱。

4.8 马弗炉。

5　分析步骤

5.1　试样制备

　　注：在采样和试样制备过程中，应避免试样污染。

　　粮食、豆类样品去除杂物后，粉碎，储于塑料瓶中。蔬菜、水果、鱼类、肉类等样品用水洗净，晾干，取可食部分，制成匀浆，储于塑料瓶中。饮料、酒、醋、酱油、食用植物油、液态乳等液体样品需摇匀。

5.2　试样前处理

5.2.1　湿法消解

　　称取固体试样 0.2～3g（精确至 0.001g）或移取液体试样 0.500～5.00mL 于带刻度消化管中，加入 10mL 硝酸、0.5mL 高氯酸，在可调式电热炉上消解（参考条件：120℃保持 0.5～1h、升至 180℃保持 2～4h、升至 200～220℃）。若消化液呈棕褐色，再加少量硝酸，消解至冒白烟，消化液呈无色透明或略带黄色，取出消化管，冷却后用水定容至 25mL 或 50mL，混匀备用。同时做试剂空白试验。亦可采用锥形瓶，于可调式电热板上，按上述操作方法进行湿法消解。

5.2.2　微波消解

　　准确称取固体试样 0.2～0.8g（精确至 0.001g）或准确移取液体试样 0.500～3.00mL 于微波消解罐中，加入 5mL 硝酸，按照微波消解的操作步骤消解试样，消解条件参考表 5-12。冷却后取出消解罐，在电热板上于 140～160℃赶酸至 1mL 左右。消解罐放冷后，将消化液转移至 25mL 或 50mL 容量瓶中，用少量水洗涤消解罐 2～3 次，合并洗涤液于容量瓶中，用水定容至刻度，混匀备用。同时做试剂空白试验。

表 5-12　微波消解升温程序

步骤	设定温度（℃）	升温时间（min）	恒温时间（min）
1	120	5	5
2	160	5	10
3	180	5	10

5.2.3　压力罐消解

　　准确称取固体试样 0.2～1g（精确至 0.001g）或准确移取液体试样 0.500～5.00mL 于消解内罐中，加入 5mL 硝酸。盖好内盖，旋紧不锈钢外套，放入恒温干燥箱中，于 140～160℃下保持 4～5h。冷却后缓慢旋松外罐，取出消解内罐，放在可调式电热板上于 140～160℃赶酸至 1mL 左右。冷却后将消化液转移至 25～50mL 容量瓶中，用少量水洗涤内罐和内盖 2～3 次，合并洗涤液于容量瓶中并用水定容至刻度，混匀备用。同时做试剂空白试验。

5.2.4　干法灰化

　　称取固体试样 0.5～5g（精确至 0.001g）或移取液体试样 0.500～10.0mL 于坩埚中，小火加热，炭化至无烟，转移至马弗炉中，于 550℃灰化 3～4h。冷却，取出，对于灰化不彻底的试样，加数滴硝酸，小火加热，小心蒸干，再转入 550℃马弗炉中，继续灰化 1～2h，至试样呈白灰状。冷却，取出，用适量硝酸溶液（1+1）溶解并用水定容至 25mL 或 50mL。同时做试剂空白试验。

5.3　测定

5.3.1　仪器参考条件

　　根据各自仪器性能调至最佳状态。参考条件见表 5-13。

表 5-13　火焰原子吸收光谱法仪器参考条件

元素	波长（nm）	狭缝（nm）	灯电流（mA）	燃烧头高度（nm）	空气流量（L/min）	乙炔流量（L/min）
铜	213.9	0.2	3～5	3	9	2

5.3.2 标准曲线的制作

将锌标准系列溶液按质量浓度由低到高的顺序分别导入火焰原子化器，原子化后测其吸光度值，以质量浓度为横坐标，吸光度值为纵坐标，制作标准曲线。

5.3.3 试样测定

在与测定标准溶液相同的实验条件下，将空白溶液和试样溶液分别导入火焰原子化器，原子化后测其吸光度值，与标准系列比较定量。

6 分析结果的表述

试样中锌的含量按下式计算：

$$X = \frac{(\rho - \rho_0) \times V}{m}$$

式中：

X ——试样中锌的含量（mg/kg 或 mg/L）；

ρ ——试样溶液中锌的质量浓度（mg/L）；

ρ_0 ——空白溶液中锌的质量浓度（mg/L）；

V ——试样消化液的定容体积（mL）；

m ——试样称样量或移取体积（g 或 mL）。

当锌含量≥10.0mg/kg（或 mg/L）时，计算结果保留三位有效数字；当锌含量＜10.0mg/kg（或 mg/L）时，计算结果保留两位有效数字。

7 精密度

在重复性条件下获得的两次独立测定结果的绝对差值不得超过算术平均值的 10%。

8 其他

当称样量为 0.5g（或 0.5mL）、定容体积为 25mL 时，本法的检出限为 1mg/kg（或 1mg/L），定量限为 3mg/kg（或 3mg/L）。

第二法 电感耦合等离子体发射光谱法

详见本书第五章第二节《食用农产品中多元素的测定》。

第三法 电感耦合等离子体质谱法

详见本书第五章第二节《食用农产品中多元素的测定》。

第四法 二硫腙比色法

9 原理

试样经消化后，在 pH4.0～5.5 时，锌离子与二硫腙形成紫红色络合物，溶于四氯化碳，加入硫代硫酸钠，防止铜、汞、铅、铋、银和镉等离子干扰。于 530nm 处测定吸光度与标准系列比较定量。

10 试剂和材料

除另有说明外，本法所有试剂均为分析纯，水为 GB/T6682 规定的二级水。

10.1 试剂

10.1.1 硝酸（HNO_3）：优级纯。

10.1.2 高氯酸（$HClO_4$）：优级纯。

10.1.3 三水合乙酸钠（$CH_3COONa \cdot 3H_2O$）。

10.1.4 冰乙酸（CH_3COOH）：优级纯。

10.1.5　氨水（$NH_3 \cdot H_2O$）：优级纯。

10.1.6　盐酸（HCl）：优级纯。

10.1.7　二硫腙（$C_6H_5NHNHCSN=NC_6H_5$）。

10.1.8　盐酸羟胺（$NH_2OH \cdot HCl$）。

10.1.9　硫代硫酸钠（$Na_2S_2O_3$）。

10.1.10　酚红（$C_{19}H_{14}O_5S$）。

10.1.11　乙醇（C_2H_5OH）：优级纯。

10.2　试剂配制

10.2.1　硝酸溶液（5+95）：量取 50mL 硝酸，缓慢加入 950mL 水中，混匀。

10.2.2　硝酸溶液（1+9）：量取 50mL 硝酸，缓慢加入 450mL 水中，混匀。

10.2.3　氨水溶液（1+1）：量取 100mL 氨水，加入 100mL 水中，混匀。

10.2.4　氨水溶液（1+99）：量取 10mL 氨水，加入 990mL 水中，混匀。

10.2.5　盐酸溶液（2mol/L）：量取 10mL 盐酸，加水稀释至 60mL，混匀。

10.2.6　盐酸溶液（0.02mol/L）：吸取 1mL 盐酸溶液（2mol/L），加水稀释至 100mL，混匀。

10.2.7　盐酸溶液（1+1）：量取 100mL 盐酸，加入 100mL 水中，混匀。

10.2.8　乙酸钠溶液（2mol/L）：称取 68g 三水合乙酸钠，加水溶解后稀释至 250mL，混匀。

10.2.9　乙酸溶液（2mol/L）：量取 10mL 冰乙酸，加水稀释至 85mL，混匀。

10.2.10　二硫腙-四氯化碳溶液（0.1g/L）：称取 0.1g 二硫腙，用四氯化碳溶解，定容至 1 000mL，混匀，保存于 0～5℃ 条件下。必要时用下述方法纯化。称取 0.1g 研细的二硫腙，溶于 50mL 四氯化碳中，如不全溶，可用滤纸过滤于 250mL 分液漏斗中，用氨水溶液（1+99）提取三次，每次 100mL，将提取液用棉花过滤至 500mL 分液漏斗中，用盐酸溶液（1+1）调至酸性，将沉淀出的二硫腙用四氯化碳提取 2～3 次，每次 20mL，合并四氯化碳层，用等量水洗涤两次，弃去洗涤液，在 50℃ 水浴上蒸去四氯化碳。精制的二硫腙置于硫酸干燥器中，干燥备用。或将沉淀出的二硫腙用 200mL、200mL、100mL 四氯化碳提取三次，合并四氯化碳层为二硫腙-四氯化碳溶液。

10.2.11　乙酸-乙酸盐缓冲液：乙酸钠溶液（2mol/L）与乙酸溶液（2mol/L）等体积混合，此溶液 pH 为 4.7 左右。用二硫腙-四氯化碳溶液（0.1g/L）提取数次，每次 10mL，除去其中的锌，至四氯化碳层绿色不变为止，弃去四氯化碳层，再用四氯化碳提取乙酸-乙酸盐缓冲液中过剩的二硫腙，至四氯化碳无色，弃去四氯化碳层。

10.2.12　盐酸羟胺溶液（200g/L）：称取 20g 盐酸羟胺，加 60mL 水，滴加氨水溶液（1+1），调节 pH 至 4.0～5.5，加水至 100mL。用二硫腙-四氯化碳溶液（0.1g/L）提取数次，每次 10mL，除去其中的锌，至四氯化碳层绿色不变为止，弃去四氯化碳层，再用四氯化碳提取乙酸-乙酸盐缓冲液中过剩的二硫腙，至四氯化碳无色，弃去四氯化碳层。

10.2.13　硫代硫酸钠溶液（250g/L）：称取 25g 硫代硫酸钠，加 60mL 水，用乙酸溶液（2mol/L）调节 pH 至 4.0～5.5，加水至 100mL。用二硫腙-四氯化碳溶液（0.1g/L）提取数次，每次 10mL，除去其中的锌，至四氯化碳层绿色不变为止，弃去四氯化碳层，再用四氯化碳提取乙酸-乙酸盐缓冲液中过剩的二硫腙，至四氯化碳无色，弃去四氯化碳层。

10.2.14　二硫腙使用液：吸取 1.0mL 二硫腙-四氯化碳溶液（0.1g/L），加四氯化碳至 10.0mL，混匀。用 1cm 比色杯，以四氯化碳调节零点，于波长 530nm 处测吸光度（A）。按下式计算出配制 100mL 二硫腙使用液（57%透光率）所需的二硫腙-四氯化碳溶液（0.1g/L）毫升数（V）。量取计算所得体积的二硫腙-四氯化碳溶液（0.1g/L），用四氯化碳稀释至 100mL。

$$V = \frac{10 \times (2 - \log 57)}{A} = \frac{2.44}{A}$$

10.2.15　酚红指示液（1g/L）：称取 0.1g 酚红，用乙醇溶解并定容至 100mL，混匀。

10.3　标准品

氧化锌（ZnO）：纯度>99.99%，CAS 号 1314-13-2。

10.4　标准溶液配制

10.4.1　锌标准储备液（1 000mg/L）：称取 1.244 7g（精确至 0.000 1g）氧化锌，加少量硝酸溶液（1＋1），加热溶解，冷却后移入 1 000mL 容量瓶中，加水至刻度。混匀。

10.4.2　锌标准使用液（1.00mg/L）：准确吸取锌标准储备液（1 000mg/L）1.00mL 于 1 000mL 容量瓶中，加硝酸溶液（5＋95）至刻度，混匀。

11　仪器和设备

注：所有玻璃器皿均需硝酸（1＋5）浸泡过夜，用自来水反复冲洗，最后用水冲洗干净。

11.1　分光光度计。

11.2　分析天平：感量 0.1mg 和 1mg。

11.3　可调式电热炉。

11.4　可调式电热板。

11.5　马弗炉。

12　分析步骤

12.1　试样制备

同 5.1。

12.2　试样前处理

同 5.2.1 和 5.2.4。

12.3　测定

12.3.1　仪器参考条件

根据各自仪器性能调至最佳状态。测定波长：530nm。

12.3.2　标准曲线的制作

准确吸取 0mL、1.00mL、2.00mL、3.00mL、4.00mL 和 5.00mL 锌标准使用液（相当于 0μg、1.00μg、2.00μg、3.00μg、4.00μg 和 5.00μg 锌），分别置于 125mL 分液漏斗中，各加盐酸溶液（0.02mol/L）至 20mL。于各分液漏斗中，加 10mL 乙酸-乙酸盐缓冲液、1mL 硫代硫酸钠溶液（250g/L），摇匀，再各加 10mL 二硫腙使用液，剧烈振摇 2min。静置分层后，经脱脂棉将四氯化碳层滤入 1 cm 比色杯中，以四氯化碳调节零点，于波长 530nm 处测吸光度，以质量为横坐标，吸光度值为纵坐标，制作标准曲线。

12.3.3　试样测定

准确吸取 5.00～10.0mL 试样消化液和相同体积的空白消化液，分别置于 125mL 分液漏斗中，加 5mL 水、0.5mL 盐酸羟胺溶液（200g/L），摇匀，再加 2 滴酚红指示液（1g/L），用氨水溶液（1＋1）调节至红色后，再多加 2 滴。再加 5mL 二硫腙-四氯化碳溶液（0.1g/L），剧烈振摇 2min，静置分层。将四氯化碳层移入另一分液漏斗中，水层再用少量二硫腙-四氯化碳溶液（0.1g/L）振摇提取，每次 2～3mL，直至二硫腙-四氯化碳溶液（0.1g/L）绿色不变为止。合并提取液，用 5mL 水洗涤。四氯化碳层用盐酸溶液（0.02mol/L）提取 2 次，每次 10mL，提取时剧烈振摇 2min，合并盐酸溶液（0.02mol/L）提取液，并用少量四氯化碳洗去残留的二硫腙。

将上述试样提取液和空白提取液移入 125mL 分液漏斗中，各加 10mL 乙酸-乙酸盐缓冲液、1mL 硫代硫酸钠溶液（250g/L），摇匀，再各加 10mL 二硫腙使用液，剧烈振摇 2min。静置分层后，经脱脂棉将四氯化碳层滤入 1 cm 比色杯中，以四氯化碳调节零点，于波长 530nm 处测定吸光度，与标准曲线比较定量。

13　分析结果的表述

试样中锌的含量按下式计算：

$$X = \frac{(m_1 - m_0) \times V_1}{m_2 \times V_2}$$

式中：

X——试样中锌的含量（mg/kg 或 mg/L）；

m_1——测定用试样溶液中锌的质量（μg）；

m_0——空白溶液中锌的质量（μg）；

m_2——试样称样量或移取体积（g 或 mL）；

V_1——试样消化液的定容体积（mL）；

V_2——测定用试样消化液的体积（mL）。

计算结果保留三位有效数字。

14　精密度

在重复性条件下获得的两次独立测定结果的绝对差不得超过算术平均值的 10%。

15　其他

当称样量为 1g（或 1mL）、定容体积为 25mL 时，本法的检出限为 7mg/kg（或 7mg/L），定量限为 21mg/kg（或 21mg/L）。

附加说明：

第一法、第四法均参考 GB 5009.14《食品安全国家标准　食品中锌的测定》。

十、食用农产品中铜的测定

1 范围

第一法描述了食用农产品中铜的石墨炉原子吸收光谱法测定，适用于各类食用农产品中铜的测定。

第一法的检出限为 0.02mg/kg 或 0.02mg/L（称样量为 0.5g 或 0.5mL，定容体积为 10mL）。

第二法描述了食用农产品中铜的火焰原子吸收光谱法测定，适用于各类食用农产品中铜的测定。

第二法的检出限为 0.02mg/kg 或 0.02mg/L（称样量为 0.5g 或 0.5mL，定容体积为 10mL）。

第一法　石墨炉原子吸收光谱法

2 原理

试样消解处理后，经石墨炉原子化，在 324.8nm 处测定吸光度。在一定浓度范围内铜的吸光度值与铜含量成正比，与标准系列比较定量。

3 试剂和材料

除另有说明外，本法所有试剂均为优级纯，水为 GB/T6682 规定的二级水。

3.1 试剂

3.1.1 硝酸（HNO_3）。

3.1.2 高氯酸（$HClO_4$）。

3.1.3 磷酸二氢铵（$NH_4H_2PO_4$）。

3.1.4 硝酸钯［$Pd(NO_3)_2$］。

3.2 试剂配制

3.2.1 硝酸溶液（5+95）：量取 50mL 硝酸，缓慢加入 950mL 水中，混匀。

3.2.2 硝酸溶液（1+1）：量取 250mL 硝酸，缓慢加入 250mL 水中，混匀。

3.2.3 磷酸二氢铵-硝酸钯溶液：称取 0.02g 硝酸钯，加少量硝酸溶液（1+1）溶解后，再加入 2g 磷酸二氢铵，溶解后用硝酸溶液（5+95）定容至 100mL，混匀。

3.3 标准品

五水硫酸铜（$CuSO_4 \cdot 5H_2O$）：纯度＞99.99%，CAS 号为 7758-99-8。

3.4 标准溶液配制

3.4.1 铜标准储备液（1 000mg/L）：准确称取 3.928 9g（精确至 0.000 1g）五水硫酸铜，用少量硝酸溶液（1+1）溶解，移入 1 000mL 容量瓶中，加水至刻度，混匀。

3.4.2 铜标准中间液（1.00mg/L）：准确吸取铜标准储备液（1 000mg/L）1.00mL 于 1 000mL 容量瓶中，加硝酸溶液（5+95）至刻度，混匀。

3.4.3 铜标准系列溶液：分别吸取铜标准中间液（1.00mg/L）0mL、0.500mL、1.00mL、2.00mL、3.00mL 和 4.00mL 于 100mL 容量瓶中，加硝酸溶液（5+95）至刻度，混匀。此铜标准系列溶液的质量浓度分别为 0μg/L、5.00μg/L、10.0μg/L、20.0μg/L、30.0μg/L 和 40.0μg/L。

注：可根据仪器的灵敏度及样品中铜的实际含量确定标准系列溶液中铜元素的质量浓度。

4 仪器和设备

注：所有玻璃器皿及聚四氟乙烯消解内罐均需硝酸（1+5）浸泡过夜，用自来水反复冲洗，最后用水冲洗干净。

4.1 原子吸收光谱仪：配石墨炉原子化器，附铜空心阴极灯。

4.2 分析天平：感量 0.1mg 和 1mg。

4.3 可调式电热炉。

4.4 可调式电热板。

4.5 微波消解系统：配聚四氟乙烯消解内罐。

4.6 压力消解罐：配聚四氟乙烯消解内罐。

4.7 恒温干燥箱。

4.8 马弗炉。

5　分析步骤

5.1　试样制备

注：在采样和试样制备过程中，应避免试样污染。

粮食、豆类样品去除杂物后，粉碎，储于塑料瓶中。蔬菜、水果、鱼类、肉类等样品用水洗净，晾干，取可食部分，制成匀浆，储于塑料瓶中。饮料、酒、醋、酱油、食用植物油、液态乳等液体样品摇匀。

5.2　试样前处理

5.2.1　湿法消解

称取固体试样 0.2～3g（精确至 0.001g）或准确移取液体试样 0.500～5.00mL 于带刻度的消化管中，加入 10mL 硝酸、0.5mL 高氯酸，在可调式电热炉上消解（参考条件：120℃保持 0.5～1h、升至 180℃保持 2～4h、升至 200～220℃）。若消化液呈棕褐色，再加少量硝酸，消解至冒白烟，消化液呈无色透明或略带黄色，取出消化管，冷却后用水定容至 10mL，混匀备用。同时做试剂空白试验。亦可采用锥形瓶，于可调式电热板上，按上述操作方法进行湿法消解。

5.2.2　微波消解

称取固体试样 0.2～0.8g（精确至 0.001g）或准确移取液体试样 0.500～3.00mL 于微波消解罐中，加入 5mL 硝酸，按照微波消解的操作步骤消解试样，消解条件参考表 5-14。冷却后取出消解罐，在电热板上于 140～160℃赶酸至 1mL 左右。消解罐放冷后，将消化液转移至 10mL 容量瓶中，用少量水洗涤消解罐 2～3 次，合并洗涤液于容量瓶中，用水定容至刻度，混匀备用。同时做试剂空白试验。

表 5-14　微波消解升温程序

步骤	设定温度（℃）	升温时间（min）	恒温时间（min）
1	120	5	5
2	160	5	10
3	180	5	10

5.2.3　压力罐消解

称取固体试样 0.2～1g（精确至 0.001g）或准确移取液体试样 0.500～5.00mL 于消解内罐中，加入 5mL 硝酸。盖好内盖，旋紧不锈钢外套，放入恒温干燥箱内，于 140～160℃下保持 4～5h。冷却后缓慢旋松外罐，取出消解内罐，放在可调式电热板上于 140～160℃赶酸至 1mL 左右。冷却后将消化液转移至 10mL 容量瓶中，用少量水洗涤内罐和内盖 2～3 次，合并洗涤液于容量瓶中并用水定容至刻度，混匀备用。同时做试剂空白试验。

5.2.4　干法灰化

称取固体试样 0.5～5g（精确至 0.001g）或准确移取液体试样 0.500～10.0mL 于坩埚中，小火加热，炭化至无烟，转移至马弗炉中，于 550℃灰化 3～4h。冷却，取出，对于灰化不彻底的试样，加数滴硝酸，小火加热，小心蒸干，再转入 550℃马弗炉中，继续灰化 1～2h，至试样呈白灰状，冷却，取出，用适量硝酸溶液（1+1）溶解并用水定容至 10mL。同时做试剂空白试验。

5.3　测定

5.3.1　仪器参考条件

根据各自仪器性能调至最佳状态。参考条件见表 5-15。

表 5-15 石墨炉原子吸收光谱法仪器参考条件

元素	波长（nm）	狭缝（nm）	灯电流（mA）	干燥	灰化	原子化
铜	324.8	0.5	8～12	85～120℃保持40～50s	800℃保持20～30s	2 350℃保持4～5s

5.3.2 标准曲线的制作

按质量浓度由低到高的顺序分别将 $10\mu L$ 铜标准系列溶液和 $5\mu L$ 磷酸二氢铵-硝酸钯溶液（可根据所使用的仪器确定最佳进样量）同时注入石墨炉，原子化后测其吸光度值，以质量浓度为横坐标，吸光度值为纵坐标，制作标准曲线。

5.3.3 试样溶液的测定

在与测定标准溶液相同的实验条件下，将 $10\mu L$ 空白溶液或试样溶液与 $5\mu L$ 磷酸二氢铵-硝酸钯溶液（可根据所使用的仪器确定最佳进样量）同时注入石墨炉，注入石墨管，原子化后测其吸光度值，与标准系列比较定量。

6 分析结果的表述

试样中铜的含量按下式计算：

$$X = \frac{(\rho - \rho_0) \times V}{m \times 1000}$$

式中：

X ——试样中铜的含量（mg/kg 或 mg/L）；

ρ ——试样溶液中铜的质量浓度（μg/L）；

ρ_0 ——空白溶液中铜的质量浓度（μg/L）；

V ——试样消化液的定容体积（mL）；

m ——试样称样量或移取体积（g 或 mL）；

1000——换算系数。

当铜含量≥1.00mg/kg（或 mg/L）时，计算结果保留三位有效数字；当铜含量＜1.00mg/kg（或 mg/L）时，计算结果保留两位有效数字。

7 精密度

在重复性条件下获得的两次独立测定结果的绝对差值不得超过算术平均值的20％。

8 其他

当称样量为 0.5g（或 0.5mL）、定容体积为 10mL 时，方法的检出限为 0.02mg/kg（或 0.02mg/L），定量限为 0.05mg/kg（或 0.05mg/L）。

第二法 火焰原子吸收光谱法

9 原理

试样消解处理后，经火焰原子化，在 324.8nm 处测定吸光度。在一定浓度范围内铜的吸光度值与铜含量成正比，与标准系列比较定量。

10 试剂和材料

除另有说明外，本法所有试剂均为优级纯，水为 GB/T6682 规定的二级水。

10.1 试剂

10.1.1 硝酸（HNO_3）。

10.1.2 高氯酸（$HClO_4$）。

10.2　试剂配制

10.2.1　硝酸溶液（5＋95）：量取 50mL 硝酸，缓慢加入 950mL 水中，混匀。

10.2.2　硝酸溶液（1＋1）：量取 250mL 硝酸，缓慢加入 250mL 水中，混匀。

10.3　标准品

五水硫酸铜（$CuSO_4 \cdot 5H_2O$）：纯度＞99.99％，CAS 号为 7758-99-8。

10.4　标准溶液配制

10.4.1　铜标准储备液（1 000mg/L）：准确称取 3.928 9g（精确至 0.000 1g）五水硫酸铜，用少量硝酸溶液（1＋1）溶解，移入 1 000mL 容量瓶中，加水至刻度，混匀。

10.4.2　铜标准中间液（10.0mg/L）：准确吸取铜标准储备液（1 000mg/L）1.00mL 于 100mL 容量瓶中，加硝酸溶液（5＋95）至刻度，混匀。

10.4.3　铜标准系列溶液：分别吸取铜标准中间液（10.0mg/L）0mL、1.00mL、2.00mL、4.00mL、8.00mL 和 10.0mL 于 100mL 容量瓶中，加硝酸溶液（5＋95）至刻度，混匀。此铜标准系列溶液的质量浓度分别为 0mg/L、0.100mg/L、0.200mg/L、0.400mg/L、0.800mg/L 和 1.00mg/L。

注：可根据仪器的灵敏度及样品中铜的实际含量确定标准系列溶液中铜元素的质量浓度。

11　仪器和设备

注：所有玻璃器皿及聚四氟乙烯消解内罐均需硝酸（1＋5）浸泡过夜，用自来水反复冲洗，最后用水冲洗干净。

11.1　原子吸收光谱仪：配火焰原子化器，附铜空心阴极灯。

11.2　分析天平：感量 0.1mg 和 1mg。

11.3　可调式电热炉。

11.4　可调式电热板。

11.5　微波消解系统：配聚四氟乙烯消解内罐。

11.6　压力消解罐：配聚四氟乙烯消解内罐。

11.7　恒温干燥箱。

11.8　马弗炉。

12　分析步骤

12.1　试样制备

同 5.1。

12.2　试样前处理

同 5.2。

12.3　测定

12.3.1　仪器测试条件

根据各自仪器性能调至最佳状态。参考条件见表 5-16。

表 5-16　火焰原子吸收光谱法仪器参考条件

元素	波长（nm）	狭缝（nm）	灯电流（mA）	燃烧头高度（nm）	空气流量（L/min）	乙炔流量（L/min）
铜	324.8	0.5	8～12	6	9	2

12.3.2　标准曲线的制作

将铜标准系列溶液按质量浓度由低到高的顺序分别导入火焰原子化器，原子化后测其吸光度值，以质量浓度为横坐标，吸光度值为纵坐标，制作标准曲线。

12.3.3　试样测定

在与测定标准溶液相同的实验条件下，将空白溶液和试样溶液分别导入火焰原子化器，原子化后测其吸光度值，与标准系列比较定量。

13　分析结果的表述

试样中铜的含量按下式计算：

$$X = \frac{(\rho - \rho_0) \times V}{m}$$

式中：

X ——试样中铜的含量（mg/kg 或 mg/L）；

ρ ——试样溶液中铜的质量浓度（mg/L）；

ρ_0 ——空白溶液中铜的质量浓度（mg/L）；

V ——试样消化液的定容体积（mL）；

m ——试样称样量或移取体积（g 或 mL）。

当铜含量≥10.0mg/kg（或 m/L）时，计算结果保留三位有效数字，当铜含量＜10.0mg/kg（或 mg/L）时，计算结果保留两位有效数字。

14　精密度

在重复性条件下获得的两次独立测定结果的绝对差值不得超过算术平均值的10%。

15　其他

当称样量为 0.5g（或 0.5mL）、定容体积为 10mL 时，方法的检出限为 0.2mg/kg（或 0.2mg/L），定量限为 0.5mg/kg（或 0.5mg/L）。

第三法　电感耦合等离子体质谱法

详见本书第五章第二节《食用农产品中多元素的测定》。

第四法　电感耦合等离子体发射光谱法

详见本书第五章第二节《食用农产品中多元素的测定》。

附加说明：

第一法、第二法均参考 GB 5009.13《食品安全国家标准　食品中铜的测定》。

十一、食用农产品中多元素的测定

1 范围

第一法描述了食用农产品中多元素的电感耦合等离子体质谱法（ICP-MS）测定，适用于各类食用农产品中硼、钠、镁、铝、钾、钙、锰、铁、铜、锌、硒的测定。

第二法描述了农产品中多种元素的电感耦合等离子体发射光谱法（ICP-OES）测定，适用于各类农产品中铝、硼、钙、铜、铁、钾、镁、锰、钠、磷、锌的测定。

第一法 电感耦合等离子体质谱法（ICP-MS）

2 原理

试样经消解后，由电感耦合等离子体质谱仪测定，以元素特定质量数（质荷比，m/z）定性，采用外标法，以待测元素质谱信号与内标元素质谱信号的强度比与待测元素的浓度成正比进行定量分析。

3 试剂和材料

除另有说明外，本法所有试剂均为优级纯，水为 GB/T6682 规定的一级水。

3.1 试剂

3.1.1 硝酸（HNO_3）：优级纯或更高纯度。

3.1.2 氩气（Ar）：氩气（≥99.995%）或液氩。

3.1.3 氦气（He）：氦气（≥99.995%）。

3.1.4 金元素（Au）溶液（1 000mg/L）。

3.2 试剂配制

3.2.1 硝酸溶液（5＋95）：取 50mL 硝酸，缓慢加入 950mL 水中，混匀。

3.2.2 汞标准稳定剂：取 2mL 金元素（Au）溶液，用硝酸溶液（5＋95）稀释至 1 000mL，用于汞标准溶液的配制。

注：汞标准稳定剂亦可采用 2g/L 半胱氨酸盐酸盐＋硝酸（5＋95）混合溶液，或其他等效稳定剂。

3.3 标准品

3.3.1 元素储备液（1 000mg/L 或 100mg/L）：铅、镉、砷、汞、硒、铬、锡、铜、铁、锰、锌、镍、铝、锑、钾、钠、钙、镁、硼、钡、锶、钼、铊、钛、钒和钴，采用经国家认证并授予标准物质证书的单元素或多元素标准储备液。

3.3.2 内标元素储备液（1 000mg/L）：钪、锗、铟、铑、铼、铋等采用经国家认证并授予标准物质证书的单元素或多元素内标标准储备液。

3.4 标准溶液配制

3.4.1 混合标准工作溶液：吸取适量单元素标准储备液或多元素混合标准储备液，用硝酸溶液（5＋95）逐级稀释配成混合标准工作溶液系列，各元素质量浓度见表 5-17。

表 5-17 ICP-MS 方法中元素的标准溶液系列质量浓度

序列	元素	单位	标准系列质量浓度					
			系列 1	系列 2	系列 3	系列 4	系列 5	系列 6
1	B	$\mu g/L$	0	10.0	50.0	100	300	500
2	Na	mg/L	0	0.400	2.00	4.00	12.0	20.0
3	Mg	mg/L	0	0.400	2.00	4.00	12.0	20.0
4	Al	mg/L	0	0.100	0.500	1.00	3.00	5.00
5	K	mg/L	0	0.400	2.00	4.00	12.0	20.0

序列	元素	单位	标准系列质量浓度					
			系列 1	系列 2	系列 3	系列 4	系列 5	系列 6
6	Ca	mg/L	0	0.400	2.00	4.00	12.0	20.0
7	Mn	μg/L	0	10.0	50.0	100	300	500
8	Fe	mg/L	0	0.100	0.500	1.00	3.00	5.00
9	Cu	μg/L	0	10.0	50.0	100	300	500
10	Zn	μg/L	0	10.0	50.0	100	300	500
11	Se	μg/L	0	1.00	5.00	10.0	30.0	50.0

注：依据样品消解溶液中元素质量浓度水平，适当调整标准系列中各元素质量浓度范围。

3.4.2 汞标准工作溶液：取适量汞储备液，用汞标准稳定剂逐级稀释配成标准工作溶液系列，浓度范围见表 5-17。

3.4.3 内标使用液：取适量内标单元素储备液或内标多元素标准储备液，用硝酸溶液（5＋95）配制合适浓度的内标使用液。由于不同仪器采用的蠕动泵管内径有所不同，当在线加入内标时，需考虑使内标元素在样液中的浓度、样液混合后的内标元素参考浓度范围为 $25 \sim 100 \mu g/L$，低质量数元素可以适当提高使用液浓度。

注：内标溶液既可在配制混合标准工作溶液和样品消化液中手动定量加入，亦可由仪器在线加入。

4 仪器和设备

4.1 电感耦合等离子体质谱仪（ICP-MS）。

4.2 天平：感量为 0.1mg 和 1mg。

4.3 微波消解仪：配有聚四氟乙烯消解内罐。

4.4 压力消解罐：配有聚四氟乙烯消解内罐。

4.5 恒温干燥箱。

4.6 控温电热板。

4.7 超声水浴箱。

4.8 样品粉碎设备：匀浆机、高速粉碎机。

5 分析步骤

5.1 试样制备

豆类、谷物、菌类、茶叶、干制水果、焙烤食品等低含水量样品，取可食部分，必要时经高速粉碎机粉碎均匀；对于固体乳制品、蛋白粉、面粉等呈均匀状的粉状样品，摇匀。蔬菜、水果、水产品等高含水量样品必要时洗净，晾干，取可食部分匀浆均匀；对于肉类、蛋类等样品取可食部分匀浆均匀。经解冻的速冻食品及罐头样品，取可食部分匀浆均匀。软饮料、调味品等样品摇匀。半固态样品搅拌均匀。

5.2 试样消解

注：可根据试样中待测元素的含量水平和检测水平要求选择相应的消解方法及消解容器。

5.2.1 微波消解法

称取固体样品 0.2～0.5g（精确至 0.001g，含水分较多的样品可适当增加取样量至 1g）或准确移取液体试样 1.00～3.00mL 于微波消解内罐中，含乙醇或二氧化碳的样品先在电热板上低温加热除去乙醇或二氧化碳，加入 5～10mL 硝酸，加盖放置 1h 或过夜，旋紧罐盖，按照微波消解仪标准操作步骤进行消解（消解参考条件见表 5-18）。冷却后取出，缓慢打开罐盖排气，用少量水冲洗内盖，将消解罐放在控温电热板上或超声水浴箱中，于 100℃加热 30min 或超声脱气 2～5min，用水定容至 25mL 或

50mL，混匀备用，同时做空白试验。

表5-18　样品消解仪参考条件

消解方式	步骤	控制温度（℃）	升温时间（min）	恒温时间（min）
微波消解	1	120	5	5
	2	150	5	10
	3	190	5	20
压力罐消解	1	80	—	120
	2	120	—	120
	3	160～170	—	240

5.2.2　压力罐消解法

称取固体干样0.2～1g（精确至0.001g，含水分较多的样品可适当增加取样量至2g）或移取液体试样1.00～5.00mL于消解内罐中，含乙醇或二氧化碳的样品先在电热板上低温加热除去乙醇或二氧化碳，加入5mL硝酸，放置1h或过夜，旋紧不锈钢外套，放入恒温干燥箱消解（消解参考条件见表5-18）。于150～170℃消解4h，冷却后，缓慢旋松不锈钢外套，将消解内罐取出，在控温电热板上或超声水浴箱中，于100℃加热30min或超声脱气2～5min，用水定容至25mL或50mL，混匀备用，同时做空白试验。

5.3　仪器参考条件

5.3.1　仪器操作条件：仪器操作条件见表5-19；元素分析模式见表5-20。

注：对没有合适消除干扰模式的仪器，需采用干扰校正方程对测定结果进行校正，铅、镉、砷、钼、硒、钒等元素干扰校正方程见表5-21。

表5-19　电感耦合等离子体质谱仪操作参考条件

参数名称	参数	参数名称	参数
射频功率	1 500W	雾化器	高盐/同心雾化器
等离子气流量	15L/min	采样锥/截取锥	镍/铂锥
载体流量	0.80L/min	采样深度	8～10mm
辅助气流量	0.40L/min	采集模式	跳峰（Spectrum）
氦气流量	4～5L/min	检测方式	自动
雾化室温度	2℃	每峰测定点数	1～3
样品提升速率	0.3r/s	重复次数	2～3

表5-20　电感耦合等离子体质谱仪元素分析模式

序号	元素名称	元素符号	分析模式	序号	元素名称	元素符号	分析模式
1	硼	B	普通/碰撞反应池	7	锰	Mn	碰撞反应池
2	钠	Na	普通/碰撞反应池	8	铁	Fe	碰撞反应池
3	镁	Mg	碰撞反应池	9	铜	Cu	碰撞反应池
4	铝	Al	普通/碰撞反应池	10	锌	Zn	碰撞反应池
5	钾	K	普通/碰撞反应池	11	硒	Se	碰撞反应池
6	钙	Ca	碰撞反应池				

表 5-21　元素干扰校正方程

同位素	推荐的校正方程
^{51}V	$[^{51}\text{V}] = [51] + 0.3524 \times [52] - 3.108 \times [53]$
^{75}As	$[^{75}\text{As}] = [75] - 3.1278 \times [77] + 1.0177 \times [78]$
^{78}Mo	$[^{78}\text{Se}] = [78] - 0.1869 \times [76]$
^{98}Mo	$[^{98}\text{Mo}] = [98] - 0.146 \times [99]$
^{114}Cd	$[^{114}\text{Cd}] = [114] - 1.6285 \times [108] - 0.0149 \times [118]$
^{208}Pb	$[^{208}\text{Pb}] = [206] + [207] + [208]$

注 1：$[X]$ 为质量数 X 处的质谱信号强度——离子每秒计数值（CPS）。

注 2：在同量异位素干扰能够通过仪器的碰撞/反应模式得以消除的情况下，除铅元素外，可不采用干扰校正方程。

注 3：低含量铬元素的测定需采用碰撞/反应模式。

5.3.2　测定参考条件：在调谐仪器达到测定要求后，编辑测定方法，根据待测元素的性质选择相应的内标元素，待测元素和内标元素的 m/z 见表 5-22。

表 5-22　待测元素推荐选择的同位素和内标元素

序号	元素	m/z	内标	序号	元素	m/z	内标
1	B	11	^{45}Sc/^{72}Ge	7	Mn	55	^{45}Sc/^{72}Ge
2	Na	23	^{45}Sc/^{72}Ge	8	Fe	56/57	^{45}Sc/^{72}Ge
3	Mg	24	^{45}Sc/^{72}Ge	9	Cu	63/64	^{72}Ge/^{103}Rh/^{115}In
4	Al	27	^{45}Sc/^{72}Ge	10	Zn	66	^{72}Ge/^{103}Rh/^{115}In
5	K	39	^{45}Sc/^{72}Ge	11	Se	78	^{72}Ge/^{103}Rh/^{115}In
6	Ca	43	^{45}Sc/^{72}Ge				

5.4　标准曲线的制作

将混合标准溶液注入电感耦合等离子体质谱仪中，测定待测元素和内标元素的信号响应值，以待测元素的浓度为横坐标，待测元素与所选内标元素响应信号值的比值为纵坐标，绘制标准曲线。

5.5　试样溶液的测定

将空白溶液和试样溶液分别注入电感耦合等离子体质谱仪中，测定待测元素和内标元素的信号响应值，根据标准曲线得到消解液中待测元素的浓度。

6　分析结果的表述

6.1　低含量待测元素的计算

试样中低含量待测元素的含量按下式计算：

$$X = \frac{(\rho - \rho_0) \times V \times f}{m \times 1000}$$

式中：

X ——试样中待测元素含量（mg/kg 或 mg/L）；

ρ ——试样溶液中被测元素质量浓度（μg/L）；

ρ_0 ——试样空白液中被测元素质量浓度（μg/L）；

V ——试样消化液定容体积（mL）；

f ——试样稀释倍数；

m ——试样称取质量或移取体积（g 或 mL）；

1000——换算系数。

计算结果保留三位有效数字。

6.2　高含量待测元素的计算

试样中高含量待测元素的含量按下式计算：

$$X = \frac{(\rho - \rho_0) \times V \times f}{m}$$

式中：

X ——试样中待测元素含量（mg/kg 或 mg/L）；

ρ ——试样溶液中被测元素质量浓度（mg/L）；

ρ_0 ——试样空白液中被测元素质量浓度（mg/L）；

V ——试样消化液定容体积（mL）；

f ——试样稀释倍数；

m ——试样称取质量或移取体积（g 或 mL）。

计算结果保留三位有效数字。

7　精密度

样品中各元素含量大于 1mg/kg 时，在重复性条件下获得的两次独立测定结果的绝对差值不得超过算术平均值的 10％；小于或等于 1mg/kg 且大于 0.1mg/kg 时，在重复性条件下获得的两次独立测定结果的绝对差值不得超过算术平均值的 15％；小于或等于 0.1mg/kg 时，在重复性条件下获得的两次独立测定结果的绝对差值不得超过算术平均值的 20％。

8　其他

固体样品以 0.5g 定容体积至 50mL，液体样品以 2mL 定容体积至 50mL 计算，本法各元素的检出限和定量限见表 5-23。

表 5-23　电感耦合等离子体质谱法（ICP-MS）检出限及定量限

序列	元素名称	元素符号	检出限 1（mg/kg）	检出限 2（mg/L）	定量限 1（mg/kg）	定量限 2（mg/L）
1	硼	B	0.1	0.03	0.3	0.1
2	钠	Na	1	0.3	3	1
3	镁	Mg	1	0.3	3	1
4	铝	Al	0.5	0.2	2	0.5
5	钾	K	1	0.3	3	1
6	钙	Ca	1	3	3	3
7	锰	Mn	0.1	0.03	0.3	0.1
8	铁	Fe	1	0.3	3	1
9	铜	Cu	0.05	0.02	0.2	0.05
10	锌	Zn	0.5	0.2	2	0.05
11	硒	Se	0.01	0.003	0.03	0.01

第二法　电感耦合等离子体发射光谱法（ICP-OES）

9　原理

样品消解后，由电感耦合等离子体发射光谱仪测定，以元素的特征谱线波长定性；待测元素谱线信号强度与元素浓度成正比进行定量分析。

10　试剂和材料

除另有说明外，本法所有试剂均为优级纯，水为 GB/T6682 规定的一级水。

10.1　试剂

10.1.1　硝酸（HNO_3）：优级纯或更高纯度。

10.1.2 高氯酸（$HClO_4$）：优级纯或更高纯度。

10.1.3 氩气（Ar）：氩气（≥99.995%）或液氩。

10.2 试剂配制

10.2.1 硝酸溶液（5+95）：取 50mL 硝酸，缓慢加入 950mL 水中，混匀。

10.2.2 硝酸-高氯酸（10+1）：取 10mL 高氯酸，缓慢加入 100mL 硝酸中，混匀。

10.3 标准品

10.3.1 元素储备液（1 000mg/L 或 10 000mg/L）：钾、钠、钙、镁、铁、锰、镍、铜、锌、磷、硼、钡、铝、锶、钒和钛，采用经国家认证并授予标准物质证书的单元素或多元素标准储备液。

10.3.2 标准溶液配制：精确吸取适量单元素标准储备液或多元素混合标准储备液，用硝酸溶液（5+95）逐级稀释配成混合标准溶液系列，各元素质量浓度见表5-24。

注：依据样品溶液中元素质量浓度水平，可适当调整标准系列各元素质量浓度范围。

表 5-24 ICP-OES 方法中元素的标准溶液系列质量浓度

序列	元素	单位	标准系列质量浓度					
			系列 1	系列 2	系列 3	系列 4	系列 5	系列 6
1	Al	mg/L	0	0.500	2.00	5.00	8.00	10.00
2	B	mg/L	0	0.050 0	0.200	0.500	0.800	1.00
3	Ca	mg/L	0	5.00	20.0	50.0	80.0	100
4	Cu	mg/L	0	0.025 0	0.100	0.250	0.400	0.500
5	Fe	mg/L	0	0.250	1.00	2.50	4.00	5.00
6	K	mg/L	0	5.00	20.0	50.0	80.0	100
7	Mg	mg/L	0	5.00	20.0	50.0	80.0	100
8	Mn	mg/L	0	0.025 0	0.100	0.250	0.400	0.500
9	Na	mg/L	0	5.00	20.0	50.0	80.0	100
10	P	mg/L	0	5.00	20.0	50.0	80.0	100
11	Zn	mg/L	0	0.250	1.00	2.50	4.00	5.00

11 仪器和设备

11.1 电感耦合等离子体发射光谱仪。

11.2 天平：感量为 0.1mg 和 1mg。

11.3 微波消解仪：配有聚四氟乙烯消解内罐。

11.4 压力消解器：配有聚四氟乙烯消解内罐。

11.5 恒温干燥箱。

11.6 可调式控温电热板。

11.7 马弗炉。

11.8 可调式控温电热炉。

11.9 样品粉碎设备：匀浆机、高速粉碎机。

12 分析步骤

12.1 试样制备

同 5.1。

12.2 试样消解

注：可根据试样中目标元素的含量水平和检测水平要求选择相应的消解方法及消解容器。

12.2.1　微波消解法

同 5.2.1。

12.2.2　压力罐消解法

同 5.2.2。

12.2.3　湿式消解法

称取 0.5~5g（精确至 0.001g）或移取 2.00~10.0mL 试样于玻璃或聚四氟乙烯消解器皿中，含乙醇或二氧化碳的样品先在电热板上低温加热除去乙醇或二氧化碳，加 10mL 硝酸-高氯酸（10+1）混合溶液，于电热板上或石墨消解装置上消解，消解过程中消解液若变棕黑色，可适当补加少量混合酸，直至冒白烟，消化液呈无色透明或略带黄色，冷却，用水定容至 25mL 或 50mL，混匀备用；同时做空白试验。

12.2.4　干式消解法

称取 1~5g（精确至 0.01g）或移取 10.0~15.0mL 试样于坩埚中，置于 500~550℃ 的马弗炉中灰化 5~8h，冷却。若灰化不彻底有黑色炭粒，则冷却后滴加少许硝酸湿润，在电热板上干燥后，移入马弗炉中继续灰化成白色灰烬，冷却取出，加入 10mL 硝酸溶液溶解，并用水定容至 25mL 或 50mL，混匀备用；同时做空白试验。

12.3　仪器参考条件

优化仪器操作条件，使待测元素的灵敏度等指标达到分析要求，编辑测定方法、选择各待测元素合适分析谱线。

仪器操作参考条件如下：

a）观测方式：垂直观测，若仪器具有双向观测方式，高浓度元素，如钾、钠、钙、镁等元素采用垂直观测方式，其余采用水平观测方式；

b）功率：1 150W；

c）等离子气流量：15L/min；

d）辅助气流量：0.5L/min；

e）雾化气气体流量：0.65L/min；

f）分析泵速：50r/min；

g）待测元素推荐的分析谱线参考表 5-25。

表 5-25　待测元素推荐的分析谱线

序号	元素名称	元素符号	分析谱线波长（nm）
1	铝	Al	396.15
2	硼	B	249.6/249.7
3	钙	Ca	315.8/317.9
4	铜	Cu	324.75
5	铁	Fe	239.5/259.9
6	钾	K	766.39
7	镁	Mg	279.079
8	锰	Mn	257.6/259.3
9	钠	Na	589.59
10	磷	P	213.6
11	锌	Zn	206.2/213.8

12.4　标准曲线的制作

将标准系列工作溶液注入电感耦合等离子体发射光谱仪中，测定待测元素分析谱线的强度信号响应值，以待测元素的浓度为横坐标，其分析谱线强度响应值为纵坐标，绘制标准曲线。

12.5　试样溶液的测定

将空白溶液和试样溶液分别注入电感耦合等离子体发射光谱仪中，测定待测元素分析谱线强度的信号响应值，根据标准曲线得到消解液中待测元素的浓度。

13 分析结果的表述

试样中待测元素的含量按下式计算：

$$X = \frac{(\rho - \rho_0) \times V \times f}{m}$$

式中：

X ——试样中待测元素含量（mg/kg 或 mg/L）；

ρ ——试样溶液中被测元素质量浓度（mg/L）；

ρ_0 ——试样空白液中被测元素质量浓度（mg/L）；

V ——试样消化液定容体积（mL）；

f ——试样稀释倍数；

m ——试样称取质量或移取体积（g 或 mL）。

计算结果保留三位有效数字。

14 精密度

样品中各元素含量大于 1mg/kg 时，在重复性条件下获得的两次独立测定结果的绝对差值不得超过算术平均值的 10%；小于或等于 1mg/kg 且大于 0.1mg/kg 时，在重复性条件下获得的两次独立测定结果的绝对差值不得超过算术平均值的 15%；小于或等于 0.1mg/kg 时，在重复性条件下获得的两次独立测定结果的绝对差值不得超过算术平均值的 20%。

15 其他

固体样品以 0.5g 定容体积至 50mL，液体样品以 2mL 定容体积至 50mL 计算，本法各元素的检出限和定量限见表 5-26。

表 5-26 电感耦合等离子体发射光谱法（ICP-OES）检出限及定量限

序列	元素名称	元素符号	检出限 1（mg/kg）	检出限 2（mg/L）	定量限 1（mg/kg）	定量限 2（mg/L）
1	铝	Al	0.5	0.2	2	0.5
2	硼	B	0.2	0.05	0.5	0.2
3	钙	Ca	5	2	20	5
4	铜	Cu	0.2	0.05	0.5	0.2
5	铁	Fe	1	0.3	3	1
6	钾	K	7	3	30	7
7	镁	Mg	5	2	20	5
8	锰	Mn	0.1	0.03	0.3	0.1
9	钠	Na	3	1	10	3
10	磷	P	1	0.3	3	1
11	锌	Zn	0.5	0.2	2	0.5

注：样品前处理方法为微波消解法及压力罐消解法。

附加说明：

第一法、第二法均参考 GB 5009.268《食品安全国家标准　食品中多元素的测定》。

十二、茶叶中氟的测定

1 范围

本法适用于茶叶中及茶汤中氟的离子色谱法的测定方法。

2 原理

试样中待测氟离子随碳酸盐-碳酸氢盐淋洗液进入离子交换系统（由保护柱和分离柱组成），根据分离柱对各阴离子的不同的亲和度进行分离，已分离的阴离子流经阳离子交换柱或抑制器系统转换成具高导度的强酸，淋洗液则转变为弱点导度的碳酸。由电导检测器测量各阴离子组分的电导率，以相对保留时间和峰高或峰面积定性和定量。

3 试剂和材料

水均为超纯水。

3.1 试剂

3.1.1 氟离子标准溶液：购自国家标准物质中心，1 000mg/L。

3.1.2 浓硫酸（H_2SO_4）：分析纯。

3.1.3 碳酸氢钠（$NaHCO_3$）：优级纯。

3.1.4 碳酸钠（Na_2CO_3）：优级纯。

3.1.5 氢氧化钠（NaOH）分析纯。

3.2 试剂配制

3.2.1 3.2mmol/L 碳酸钠溶液：称取 0.339 2g Na_2CO_3，加适量水溶解，转移至 1 000mL 容量瓶中，定容至刻度，摇匀，过 0.22μm 滤膜，备用。

3.2.2 1.0mmol/L 碳酸氢钠溶液：称取 0.084 0g $NaHCO_3$，加适量水溶解，转移至 1 000mL 的容量瓶中，定容至刻度，摇匀，过 0.22μm 滤膜，备用。

3.2.3 50mmol/L 硫酸溶液：量取 2.71mL 浓硫酸，缓缓注入 1 000mL 水中，冷却，摇匀。

3.2.4 50g/L 硫酸溶液：量取 30mL 浓硫酸，缓缓注入 1 000mL 水中，冷却，摇匀。

3.2.5 10%的氢氧化钠溶液：称取 10.0g NaOH，加适量水溶解，转移至 100mL 的容量瓶中，定容至刻度，摇匀。

3.2.6 氟离子（F）标准系列测定液：分别取 10μL、50μL、100μL、200μL、500μL 的氟离子标准液于 100mL 容量瓶中，分别用水定容至刻度，摇匀，配制成 F 浓度为 0.1mg/L、0.5mg/L、1.0mg/L、2.0mg/L、5.0mg/L 的标准系列测定液。

3.2.7 强酸型阳离子交换树脂（H 型）：732 强酸型阳离子交换树脂（总交换容量≥4.2mmol/g）用水浸泡，用 5 倍体积水洗涤 3 次、用 1 倍体积甲醇洗涤、再用 5~10 倍体积水分数次洗涤，至清水无色澄清后，尽量倾出清洗水，加入 2 倍体积的硫酸溶液，用玻璃棒搅拌 1h，使树脂转为 H 型，然后用水分数次洗涤，直至清洗水的 pH 为 6，将树脂转入广口瓶并覆盖水，备用。

4 仪器和设备

4.1 离子色谱仪：配电导检测器和抑制器，并包括 Ionpac AS9-HC 分离柱（4mm×250mm），Ionpac AG9-HC 保护柱（4mm×50mm）或性能相当者。

4.2 滤器及 0.22μm 滤膜。

4.3 高温电炉。

4.4 镍坩埚：50mL。

4.5 恒温水浴锅。

4.6 层析柱：0.8cm（内径）×10cm（高）层析管。

4.7 C₁₈固相萃取小柱。

4.8 分析天平：感量 0.1mg。

第一法 茶叶中总氟含量的测定 离子色谱法

5 分析步骤

5.1 试样制备

不同类型的茶叶按 GB/T 8302—2013 的规定进行取样，并利用粉碎机将茶叶粉碎，过 40 目筛，即得磨碎茶叶试样；磨碎试样置于冰箱中避光保存，待用。

5.2 试液制备

称取试样 0.50～1.00g，加 10mL 10％NaOH 溶液，混匀后浸泡 30min，水浴蒸干，低温炭化，移入高温电炉中 525±25℃灰化（通常至少需 2h），取出放冷。于坩埚中加 20mL 水，溶解试样，将此溶液转移至 100mL 容量瓶中，用 20mL 水分数次洗涤坩埚，并倒入容量瓶中，用水定容至刻度，混匀，备用。将 H 型阳离子交换树脂慢慢倒入关闭了出水口的层析柱中，用玻璃棒搅动树脂赶出气泡，并使树脂均匀地自然沉降，装入树脂后，打开出水口，控制流速为 2mL/min，加 20mL 水冲洗，待柱中的水自然流尽后，立即将准备好的试样溶液沿柱内壁加入，弃去前 3mL 流出液，收集其后的 2mL 流出液，经 0.22μm 过滤器过滤后，待测。

5.3 参考色谱条件

a）色谱柱：Ionpac AS9-HC 分离柱（4mm×250mm），Ionpac AG9-HC 保护柱（4mm×50mm）或性能相当者；

b）流动相：3.2mmol/L Na₂CO₃ 和 1.0mmol/L NaHCO₃ 溶液；

c）流速：0.7mL/min；

d）再生液：50mmol/L H₂SO₄；

e）检测池温度：35℃；

f）柱温：30℃；

g）进样量：25μL。

5.4 标准曲线的制作

分别将氟离子（F⁻）标准系列测定液注入离子色谱仪中检测，得到不同浓度的氟离子对应的峰面积。以 F⁻ 标准系列测定液的浓度（mg/L）为横坐标，对应的峰面积为纵坐标绘制标准曲线。

5.5 试样溶液的测定

将处理后的茶样溶液注入离子色谱仪中检测，得到样品中氟离子对应的峰面积，再根据标准曲线计算样品中氟离子的浓度。

5.6 空白试验

除不加试料外，采用完全相同的测定步骤进行平行操作。

6 结果分析

试样中氟的含量以质量分数 X 计（mg/kg），按下式计算：

$$X = \frac{(C - C_0) \times V}{m}$$

式中：

C ——试样溶液中氟离子的响应值在标准曲线上对应的质量浓度（mg/L）；

C_0 ——空白试验中氟离子的响应值在标准曲线上对应的质量浓度（mg/L）；

V ——试样溶液总体积（mL）；

m ——试样质量（g）。

7 精密度

在重复性条件下获得的两次独立测定结果的绝对差值不得超过算术平均值的10%。

第二法 茶汤中氟含量的测定 离子色谱法

8 分析步骤

8.1 试样制备

同5.1。

8.2 试液制备

称取5g（准确至0.001g）磨碎试样于500mL锥形瓶中，加沸蒸馏水450mL，立即移入沸水浴中，浸提45min（每隔10min摇动一次）。浸提完毕后立即趁热减压过滤。滤液移入500mL容量瓶中，残渣用少量热蒸馏水洗涤2～3次，并将滤液滤入上述容量瓶中，冷却后用蒸馏水稀释至刻度。再过C_{18}固相萃取小柱。（C_{18}固相萃取柱活化过程：用5mL甲醇进行活化，流速小于3mL/min，再用15mL高纯水冲洗，静置活化30min。）

8.3 参考色谱条件

a）色谱柱：Ionpac AS9-HC分离柱（4mm×250mm），Ionpac AG9-HC保护柱（4mm×50mm）或性能相当者；

b）流动相：3.2mmol/L Na_2CO_3和1.0mmol/L $NaHCO_3$溶液；

c）流速：0.7mL/min；

d）再生液：50mmol/L H_2SO_4；

e）检测池温度：35℃；

f）柱温：30℃；

g）进样量：25μL。

8.4 标准曲线的制作

分别将氟离子（F^-）标准系列测定液注入离子色谱仪中检测，得到不同浓度的氟离子对应的峰面积。以F^-标准系列测定液的浓度（mg/L）为横坐标，对应的峰面积为纵坐标绘制标准曲线。

8.5 试样溶液的测定

取试样溶液过0.22μm滤膜除去浑浊物质，将处理后的试样溶液注入离子色谱仪中检测，得到样品中氟离子对应的峰面积，再根据标准曲线计算样品中氟离子的浓度。

8.6 空白试验

除不加试料外，采用完全相同的测定步骤进行平行操作。

9 结果分析

试样中氟的含量以质量分数X计（mg/kg），按下式计算：

$$X = \frac{(C - C_0) \times V}{m}$$

式中：

C——试样溶液中氟离子的响应值在标准曲线上对应的质量浓度（mg/L）；

C_0——空白试验中氟离子的响应值在标准曲线上对应的质量浓度（mg/L）；

V——试样溶液总体积（mL）；

m——试样质量（g）。

10 精密度

在重复性条件下获得的两次独立测定结果的绝对差值不得超过算术平均值的10%。

第三法　茶叶中氟含量测定方法　氟离子选择电极法

11　原理

氟离子选择电极的氟化镧单晶膜对氟离子产生选择性的响应，在氟电极饱和和甘汞电极的电极对中，电位差可随溶液中氟离子活度的变化而改变，电位变化规律符合能斯特（Nernst）方程。

$$E = E^{\circ} - \frac{2.303RT}{F}LgC_F$$

E 与 LgC_F 呈线性关系。$2.303RT/F$ 为该直线的斜率（25℃时为 59.16）。

工作电池可表示如下：

$Ag \mid AgCl$，Cl（0.3mol/L），F^-（0.001mol/L）$\mid LaF3 \parallel$ 试液 $\parallel$ 外参比电极。

12　试剂和材料

除另有说明外，本法所有试剂均按 GB/T 603 和 GB/T 6682 的规定制备。

12.1　试剂

高氯酸（$HClO_4$）：70%～72%。

12.2　试剂配制

12.2.1　高氯酸溶液：$c(HClO_4)$＝0.1mol/L。取 8.4mL 高氯酸，用水稀释至 1 000mL。

12.2.2　TISAB 缓冲溶液。称取柠檬酸钠 114.0g、乙酸钠 12.0g，溶解定容至 1 000mL。

12.3　标准溶液配制

氟离子标准储备液：1 000μg/mL。称取于 120℃烘 4h 的 NaF 2.210g，溶解定容至 1 000mL，摇匀，储存与聚乙烯瓶中。此溶液每毫升含氟量 1 000μg。

13　仪器和设备

13.1　氟离子选择电极。

13.2　饱和甘汞电极。

13.3　离子活度计、毫伏计或 pH 计：精确到 0.1mV。

13.4　磁力搅拌器：具备覆盖聚乙烯或聚四氟乙烯等的磁力棒，并带有加热温控装置。

13.5　聚乙烯烧杯：50mL；100mL；150mL。

14　分析步骤

14.1　样品制备

茶叶取样按 GB/T 8302 的规定执行。

14.2　仪器的校正，按酸度计、电极的使用说明书以及需要测定的具体条件进行。

14.3　试验室室温恒定在 25℃±2℃，测定前应使试样达到室温，并且试样和标准溶液的温度一致。

14.4　测定

称取制备的茶样 0.500 0g ± 0.020 0g，转入聚乙烯烧杯中，然后加入 25mL 制备的高氯酸溶液，开启磁力搅拌器搅拌 30min（搅拌速度以没有试液溅出为准，注意保证每次测定的搅拌速度恒定），然后继续加入 25mL 制备的缓冲溶液，插入氟离子选择电极和参比饱和甘汞电极，再搅拌 30min 后读取平衡电位 Ex，然后由校准曲线上查找氟含量。在每次测量之前，都要用蒸馏水充分冲洗电极，并用滤纸吸干。对同一个样品做 3 次平行测定。

14.5　校准（曲线法）

把氟离子标准储备液稀释至适当的浓度，用 50mL 容量瓶配制成浓度分别为 0μg/mL、2μg/mL、4μg/mL、6μg/mL、8μg/mL、10μg/mL 的氟离子标准溶液，并在定容前分别加入 25mL TISAB 缓冲液，充分摇匀。再转入 100mL 聚乙烯烧杯中，插入氟离子选择电极和参比饱和甘汞电极，开动磁力搅拌器，由低浓度到高浓度依次读取平衡电位，在半对数纸上绘制 $E-\mathrm{Lg}C_F$ 曲线。

15　分析结果的表述

茶样中的氟的含量按下式计算：

$$X=\frac{c\times 50\times 1000}{m\times 1000}$$

式中：

X——样品中氟的含量（mg/kg）；

c ——测定用样液中氟的浓度（μg/mL）；

m——样品质量（g）。

测定结果取小数点后一位，取三次平行测定结果的算术平均值为测定结果。

16　精密度

任意两次平行测定结果相对相差不得大于10%。

附加说明：

氟离子选择电极法参考 NY/T 838《茶叶中氟含量测定方法》；

离子色谱法由农业部农产品贮藏保鲜质量安全风险评估实验室（重庆）提供。

下 篇
功能成分检测

第六章 多 酚 类

第一节 酚 类

一、蜂蜜中总多酚类化合物的测定

1 范围

本法描述了用可见分光光度法测定蜂蜜中总多酚类化合物含量的方法，适用于蜂蜜中总多酚类化合物含量的测定。

2 原理

在碱性条件下利用多酚类化合物的还原性，多酚类化合物可以将磷钨钼酸还原成蓝色，蓝色深浅与多酚类化合物含量呈正相关，可以用分光光度计进行测定。

3 试剂和材料

除另有说明外，本法所有试剂均为分析纯，水为 GB/T 6682 规定的一级水。

3.1 钨酸钠（$Na_2WO_4 \cdot 2H_2O$）。

3.2 钼酸钠（Na_2MoO_4）。

3.3 磷酸（H_3PO_4）。

3.4 硫酸锂（Li_2O_4S）。

3.5 溴水（Br_2）。

3.6 碳酸钠（Na_2CO_3）。

3.7 无水硫酸钠（Na_2SO_4）。

3.8 没食子酸（$C_7H_6O_5$）。

3.9 福林-肖卡试剂的配制：取钨酸钠 10g、钼酸钠 2.5g，加水 70mL，85％磷酸 5mL，盐酸 10mL，置于 200mL 烧瓶中，缓缓加热回流 10h，放冷，再加入硫酸锂 15g，水 5mL 与溴水 1 滴煮沸约 15min，至溴除尽，放冷至室温，加水使成 100mL，过滤。滤液不能呈绿色，置于棕色瓶中，于冰箱中保存。临用前用蒸馏水稀释 10 倍使用。

3.10 75g/L 碳酸钠溶液：称取 75.0g 无水硫酸钠溶于 1 L 沸水中，冷却至室温后，加数块结晶碳酸钠晶种，24h 后过滤。

3.11 5mg/mL 多酚标准溶液：称取 0.500g 没食子酸，用水溶解，定容至 100mL。

4 试样制备与保存

称取蜂蜜 1.0g 加水稀释至 10mL，过膜待用。

5 测定步骤

5.1 标准曲线的绘制

吸取多酚标准溶液 0mL、1.0mL、2.0mL、2.5mL、3.0mL、5.0mL 分别置于 100mL 容量瓶中，加水定容至刻度。多酚浓度分别为 0mg/L、50mg/L、75mg/L、100mg/L、125mg/L、150mg/L、

250mg/L。从各种溶液中分别吸取 1mL 放入 100mL 容量瓶中，各加入 60mL 水，混合，并加入 5mL 福林肖卡试剂，充分混合。在 30s 至 8min 内加入 15mL 75g/L 碳酸钠溶液，加水定容至刻度，混匀，在 20℃下放置 2h 后，在波长 765nm 下，以 1 号瓶作为空白，测定其吸光值。以吸光度为纵坐标，绘制标准曲线。

5.2　样品测定

吸取 1mL 蜂蜜稀释液同上操作，测定吸光值。

6　结果计算

样品测得吸光值，从标准曲线查得酚浓度，即为样品中总多酚类化合物的实际含量（没食子酸当量）。

7　精密度

在重复性条件下获得的两次独立测定结果的绝对差值不得超过算术平均值的 10%。

附加说明：

本法由农业部蜂产品质量安全风险评估实验室（北京）提供。

二、海藻中褐藻多酚的测定

1 范围

本法描述了用可见分光光度法测定海藻中褐藻多酚含量的方法，适用于海藻中褐藻多酚含量的测定。

本法检出限为 2.00mg/kg，线性范围为 3.00～10.00mg/kg。

2 原理

以 60％乙醇（V/V）为提取溶液，超声提取，褐藻多酚与福林酚（Folin-Ciocalteu）试剂发生显色反应，分光光度计检测，外标法定量。

3 试剂和材料

除另有说明外，本法所有试剂均为分析纯，水为 GB/T 6682 规定的一级水。

3.1 Folin-Ciocalteu 试剂。

3.2 没食子酸 [$C_6H_2(OH)_3COOH$]。

3.3 乙醇（CH_3CH_2OH）。

3.4 碳酸钠（Na_2CO_3）。

3.5 碳酸钠溶液（0.1g/mL）：称取 10.0g 碳酸钠于 100mL 烧杯中，用适量水完全溶解后转移至 100mL 容量瓶中，定容至刻度。

3.6 没食子酸标准储备液：准确称取没食子酸对照品 0.100g，用纯净水完全溶解并定容至 100mL，配置成质量浓度为 1 000μg/mL 没食子酸储备液，现配现用。

3.7 没食子酸工作液：用移液管分别移取 1.5mL、2.0mL、2.5mL、3.0mL、3.5mL、4.0mL、4.5mL、5.0mL 的没食子酸标准储备液于 100mL 容量瓶中，分别加水定容至刻度，摇匀，配制质量浓度分别为 15μg/mL、20μg/mL、25μg/mL、30μg/mL、35μg/mL、40μg/mL、45μg/mL、50μg/mL 的没食子酸工作液，待用。

4 仪器和设备

4.1 紫外-可见分光光度计（带 1cm 石英比色皿）。

4.2 恒温水浴锅。

4.3 电子天平：感量 0.001g。

5 试样制备与保存

取新鲜海藻 500g 代表性样品，用组织捣碎机充分捣碎，均分成两份分别装入洁净容器中，密封，并标明标记。—20℃保存。

6 测定步骤

6.1 试样溶液的制备

准确称取已经绞碎均匀的试样 1.000g 于锥形瓶中，加入 25mL 60％（V/V）乙醇溶液，40℃超声提取 30min，过滤至 50mL 容量瓶中，向锥形瓶再加入 25mL 60％（V/V）乙醇溶液，40℃超声提取 30min，过滤合并提取液，定容至刻度。

6.2 工作曲线的绘制

精密量取不同浓度没食子酸工作液各 1.0mL 于 10mL 容量瓶中，分别加入 1.25mL Folin-Ciocalteu 试剂，混匀，3min 后加入 0.1g/mL Na_2CO_3 溶液 4.0mL，加水定容至 10mL，混匀，30℃避光反应

60min。以试剂空白为对照，在760nm处测定吸光度，以吸光度为纵坐标，没食子酸溶液质量浓度为横坐标绘制标准曲线，褐藻多酚含量以没食子酸标准品计。

6.3 测定

吸取制备样液1mL，在与测定标准系列溶液相同的条件下，以空白溶液为参比，调零后，测定试样溶液吸光度，在工作曲线上查出相应的没食子酸的质量浓度。

7 结果计算

试样中褐藻多酚的含量按下式进行计算：

$$X = \frac{C \times V}{m}$$

式中：

X——试样中褐藻多酚的含量（没食子酸当量）（mg/g）；

C——海藻供试液中多酚浓度（mg/mL）；

V——海藻供试液总体积（mL）；

m——海藻质量（g）。

以重复条件下获得的两次独立测定结果的算术平均值表示，结果保留三位有效数字。

8 精密度和回收率

8.1 精密度

在重复性条件下获得的两次独立测定结果的相对允差小于5％。

8.2 回收率

本法回收率为85％～100％。

附加说明：
本法由农业部水产品贮藏保鲜质量安全风险评估实验室（广州）提供。

三、茶叶中茶多酚的测定

1 范围

本法描述了用可见分光光度法测定茶叶中茶多酚含量的方法，适用于茶叶中茶多酚含量的测定。

2 原理

茶叶磨碎样中的茶多酚用 70％的甲醇在 70℃水浴上提取，福林酚（Folin-Ciocaileu）试剂氧化茶多酚中 OH 基团并显蓝色，最大吸收波长 765nm，用没食子酸做校正标准定量茶多酚。

3 试剂和材料

除另有说明外，本法所有试剂均为分析纯，水为 GB/T 6682 规定的一级水。

3.1 乙腈（CH_3CN）：色谱纯。

3.2 甲醇（CH_3OH）。

3.3 碳酸钠（Na_2CO_3）。

3.4 甲醇水溶液（体积比）：7＋3。

3.5 福林酚（Folin-Ciocalteu）试剂。

3.6 没食子酸（$C_7H_6O_5$）：纯度≥98％，CAS 号 149-91-7。

3.7 10％ 福林酚（Folin-Ciocalteu）试剂（现配）：将 20mL 福林酚（Folin-Ciocalteu）试剂转移到 200mL 容量瓶中，用水定容并摇匀。

3.8 7.5％ Na_2CO_3（质量浓度）：称取 37.50g±0.01g Na_2CO_3，加适量水溶解，转移至 500mL 容量瓶中，定容至刻度，摇匀（室温下可保存 1 个月）。

3.9 没食子酸标准储备溶液（1 000μg/mL）：称取 0.110g±0.001g 没食子酸，于 100mL 容量瓶中溶解并定容至刻度，摇匀（现配）。

3.10 没食子酸工作液：用移液管分别移取 1.0mL、2.0mL、3.0mL、4.0mL、5.0mL 的没食子酸标准储备溶液于 100mL 容量瓶中，分别用水定容至刻度，摇匀，浓度分别为 10μg/mL、20μg/mL、30μg/mL、40μg/mL、50μg/mL。

4 仪器和设备

4.1 分析天平：感量 0.001g。

4.2 水浴：70℃±1℃。

4.3 离心机：转速 3 500r/min。

4.4 分光光度计。

5 测定步骤

5.1 供试液的制备

5.1.1 母液的制备

称取 0.2g 均匀磨碎的试样于 10mL 试管中，加入 70℃预热过的 70％甲醇溶液 5mL，用玻璃棒充分搅拌均匀湿润，立即转移至 70℃水浴中，浸提 10min（每 5min 搅拌一次），浸提之后冷却至室温，3 500r/min离心 10min，上清液转移至 10mL 容量瓶中。残渣用 5mL 的甲醇溶液提取一次，重复上次操作。合并提取液定容至 10mL，摇匀，过膜待用。

5.1.2 测试液的制备

移取母液 1.0mL 于 100mL 容量瓶中，用水定容至刻度，摇匀，待测。

5.2 测定

用移被管分别移取没食子酸工作液、水（做空白对照用）及测试液各 1.0mL 于刻度试管内，在每个试管内分别加入 5.0mL 的福林酚（Folin-Ciocaltcu）试剂，摇匀。反应 3～8min，加入 4.0mL 7.5％ Na₂CO₃ 溶液，加水定容至刻度、摇匀。室温下放置 60min。用 10mm 比色皿在 765nm 波长条件下用分光光度计测定吸光度（A）。根据没食子酸工作液的吸光度（A）与各工作溶液的没食子酸浓度，制作标准曲线。

6　结果计算

比较试样和标准工作液的吸光度，按下式计算：

$$X = \frac{A \times V \times d}{k \times m \times m_1}$$

式中：

X ——试样中茶多酚含量（没食子酸当量）（％）；

A ——样品测试液吸光度，单位为 1；

V ——样品提取液体积（mL）；

d ——稀释因子（通常 1mL 稀释成 100mL，则其稀释因子为 100）；

k ——没食子酸标准曲线的斜率（mL/g）；

m ——样品干物质含量（％）；

m_1——样品质量（g）。

7　回收率和精密度

同一样品的两次测定值，每 100g 试样不得超过 0.5g，若测定值相对误差在此范围，则取两次测定值的算数平均值为结果，保留小数点后一位。

8　操作注意事项

样品吸光度应在没食子酸标准工作曲线的校准范围内，若样品吸光度高于 50μg/mL 浓度的没食子酸标准溶液的吸光度，应重新配制高浓度没食子酸标准工作液进行校准。

附加说明：

本法参考 GB/T 8313《茶叶中茶多酚和儿茶素类含量的检测方法》。

四、植物源性农产品中白藜芦醇和白藜芦醇苷的测定

1 范围

本法描述了植物源性农产品中白藜芦醇及白藜芦醇苷的高效液相色谱测定方法。

本法中白藜芦醇及白藜芦醇苷的检出限均为 1.0mg/kg，定量限均为 3.0mg/kg。

2 原理

试样经乙醇-水溶液匀浆提取后定容，用高效液相色谱法测定，以保留时间定性，外标法定量。

3 试剂和材料

除另有说明外，本法所有试剂均为分析纯，水为 GB/T 6682 规定的一级水。

3.1 无水乙醇（C_2H_5OH）：色谱纯。

3.2 甲醇（CH_3OH）：色谱纯。

3.3 提取溶液：无水乙醇＋水＝3＋2（$V+V$），取 300mL 无水乙醇和 200mL 水混匀。

3.4 白藜芦醇（resveratrol）：CAS 号 501-36-0，纯度≥96％。

3.5 白藜芦醇苷（polydatin）：CAS 号 65914-17-2，纯度≥96％。

3.6 标准储备溶液：分别准确称取白藜芦醇和白藜芦醇苷标准品 5.0mg，用甲醇溶液溶解并定容至 10mL，即为 500mg/L 的单标储备液，于－18℃下，储存于密闭的棕色玻璃瓶中，保存有效期为 3 个月。

3.7 混合标准使用液：在使用中将标准储备液混合，并逐级稀释成 0.5mg/L、1.0mg/L、5.0mg/L、25.0mg/L、50.0mg/L 或其他浓度的白藜芦醇和白藜芦醇苷混合标准使用液。

3.8 滤膜：0.45μm，有机相滤膜。

4 仪器与设备

4.1 高效液相色谱仪带紫外检测器或二极管阵列检测器。

4.2 天平：精度 0.01mg，0.01g。

4.3 匀浆机。

4.4 粉碎机。

5 分析步骤

5.1 试样制备

采用四分法分取样品，对于含水率高的样品，如新鲜蔬菜、水果等，取 200g 于匀浆机中匀浆；对于含水率低的样品，如花生、谷物等，进行粉碎，过 250μm 的筛。所有样品在－18℃下保存。

5.2 提取

5.2.1 含水率高的样品

称取 20.0g 样品于 100mL 离心管中，加入 10mL 无水乙醇后在高速匀浆机中匀浆提取 2min 后，于 4 000r/min 离心 10min，将上清液转入 50mL 容量瓶中，样品残渣再分别用 10mL 无水乙醇提取 2 次，合并 3 次提取液，用无水乙醇定容至 50mL，摇匀后用 0.45μm 滤膜过滤，待测。

5.2.2 含水率低的样品

称取 10.0g 样品于 100mL 离心管中，加入 15mL 提取溶液在高速匀浆机中匀浆 2min 后，于 4 000r/min离心 10min，将上清液转入 50mL 容量瓶中，样品残渣再分别用 10mL 提取溶液提取 2 次，合并 3 次提取液，用提取溶液定容至 50mL，摇匀后用 0.45μm 滤膜过滤，待测。

5.3 测定

5.3.1 色谱参考条件

a）色谱柱：C18 柱（4.6mm×250mm，5.0μm），或性能相当者；

b）流动相 A 为水，B 为甲醇；

c）检测波长：306nm；

d）柱温：45℃；

e）进样量：10μL；

f）梯度洗脱条件，见表 6-1。

表 6-1　梯度洗脱表

时间（min）	流速（mL/min）	流动相 A（%）	流动相 B（%）
0.0	0.8	65.0	35.0
5.0	0.8	40.0	60.0
11.0	0.8	10.0	90.0
15.0	0.8	0.0	100.0
16.0	0.8	65.0	35.0
20.0	0.8	65.0	35.0

5.3.2　色谱分析

分别将标准溶液和试样溶液，注入液相色谱仪中，以保留时间定性，以样品溶液峰面积与标准溶液峰面积定量。色谱图参见图 6-1。

5.3.3　参考色谱图

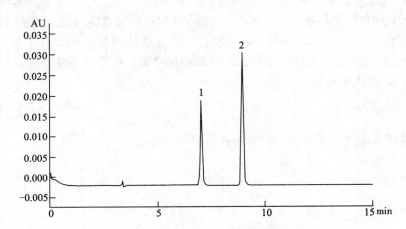

图 6-1　5.0μg/mL 白藜芦醇标准溶液参考色谱图
1. 白藜芦醇苷　2. 白藜芦醇

6　结果计算

样品中白藜芦醇及白藜芦醇苷均以质量分数 ω 计（mg/kg），按下式计算：

$$\omega = \frac{\rho \times V}{m}$$

式中：

ρ——待测液中白藜芦醇及白藜芦醇苷的质量浓度（mg/L）；

V——定容体积（mL）；

m——试样质量（g）。

测定结果取两次测定的算术平均值，计算结果保留三位有效数字。

7　精密度

本法中精密度数据是按照 GB/T 6379.1 和 GB/T 6379.2 的规定确定的，获得重复性和再现性的值是以 95% 的置信度来计算。本法精密度见表 6-2。

表 6-2　方法精密度

参数	含量（mg/kg）	r	R
白藜芦醇苷	5.0	1.086 66	1.312 14
	20.0	3.654 98	4.030 51
	50.0	9.790 996	11.736 6
白藜芦醇	5.0	0.268 26	1.175 47
	20.0	3.727 97	4.754 44
	50.0	7.847 07	13.491 9

注：r 为重复性限，R 为再现性限。R 是置信概率为 95％时该方法的再现性。

附加说明：

本法参考 NY/T 2641《植物源性食品中白藜芦醇和白藜芦醇苷的测定　高效液相色谱法》。

五、仁果类水果中类黄酮的测定

1 范围

本法描述了仁果类水果中类黄酮的液相色谱测定方法。

本法适用于仁果类水果（苹果、梨和山楂）中主要类黄酮含量的测定。

2 原理

仁果类水果中的类黄酮物质经乙醇溶液超声提取后，经固相萃取小柱净化，在反相C18色谱柱上分离后，用紫外/二极管阵列检测器检测，外标法定量。

3 试剂和材料

除另有说明外，本法所有试剂均为分析纯，水为GB/T 6682规定的一级水。

3.1 试剂

3.1.1 盐酸（HCl）：优级纯。

3.1.2 甲酸（CH_2O_2）：色谱纯。

3.1.3 甲醇（CH_3OH）：色谱纯。

3.1.4 乙醇（C_2H_6O）。

3.1.5 乙腈（C_2H_3N）：色谱纯。

3.1.6 80%乙醇溶液：取乙醇800mL，加入200mL，超声2min混匀。

3.2 标准品

23种类黄酮标准品：纯度≥98%，名称见表6-3。

表 6-3 类黄酮标准物质基本信息、最佳定量波长

序号	名称	CAS号	分子式	定量波长（nm）	组别
1	原花青素 B₁	20315-25-7	$C_{30}H_{26}O_{12}$	280	Ⅰ和Ⅱ
2	儿茶素	7295-85-4	$C_{15}H_{14}O_6$	280	Ⅰ和Ⅱ
3	原花青素 B₂	29106-49-8	$C_{30}H_{26}O_{12}$	280	Ⅰ和Ⅱ
4	表儿茶素	490-46-0	$C_{45}H_{14}O_6$	280	Ⅰ和Ⅱ
5	原花青素 C₁	37064-30-5	$C_{45}H_{38}O_{18}$	280	Ⅰ和Ⅱ
6	芦丁	153-18-4	$C_{27}H_{30}O_{16}$	360	Ⅰ和Ⅱ
7	槲皮素-半乳糖苷	482-36-0	$C_{21}H_{20}O_{12}$	360	Ⅰ和Ⅱ
8	槲皮素-葡萄糖苷	21637-25-2	$C_{21}H_{20}O_{12}$	360	Ⅰ和Ⅱ
9	槲皮素-木糖苷	549-32-6	$C_{20}H_{18}O_{11}$	360	Ⅰ
10	槲皮素-阿拉伯糖苷	572-30-5	$C_{20}H_{18}O_{11}$	360	Ⅰ
11	槲皮素-鼠李糖苷	522-12-3	$C_{21}H_{20}O_{11}$	360	Ⅰ
12	根皮苷	7061-54-3	$C_{21}H_{28}O_{12}$	280	Ⅰ
13	熊果苷	497-76-7	$C_{12}H_{16}O_7$	280	Ⅱ
14	木樨草-葡萄糖苷	5373-11-5	$C_{21}H_{20}O_{11}$	360	Ⅱ
15	山柰酚-芸香糖苷	17650-84-9	$C_{27}H_{30}O_{15}$	360	Ⅱ
16	异鼠李-芸香糖苷	604-80-8	$C_{28}H_{32}O_{16}$	360	Ⅱ
17	异鼠李-半乳糖苷	6743-92-6	$C_{22}H_{22}O_{12}$	360	Ⅱ
18	异鼠李-葡萄糖苷	5041-82-7	$C_{22}H_{22}O_{12}$	360	Ⅱ

（续）

序号	名称	CAS号	分子式	定量波长（nm）	组别
19	矢车菊素-半乳糖苷	27661-36-5	$C_{21}H_{21}ClO_{11}$	520	Ⅲ
20	矢车菊素-葡萄糖苷	7084-24-4	$C_{21}H_{21}ClO_{11}$	520	Ⅲ
21	矢车菊素-阿拉伯糖苷	57186-11-5	$C_{20}H_{19}ClO_{10}$	520	Ⅲ
22	矢车菊素-木糖糖苷	29671-24-8	$C_{20}H_{19}ClO_{10}$	520	Ⅲ
23	氯化芍药-半乳糖苷	28148-89-2	$C_{22}H_{23}ClO_{11}$	520	Ⅲ

3.3　标准溶液配制

3.3.1　单一组分标准溶液：准确称取类黄酮标准品各 5mg，甲醇定容至 10.0mL，配制成 500mg/L 标准储备液，−18℃下储存，备用。

3.3.2　混合标准溶液：混合标准溶液分为 3 组，其中组Ⅰ和组Ⅲ用于苹果和山楂果实中类黄酮的定量，组Ⅱ和组Ⅲ用于梨果实中类黄酮的定量。按照表 6-3 中组别，根据各种黄酮类物质在仪器上的响应值，逐一吸取一定体积的单一组分标准溶液配制成混合标准溶液，再稀释成不同质量浓度的混合标准溶液，用于制作标准工作曲线，混合标准溶液现用现配。

3.4　材料

3.4.1　有机相微孔滤膜：0.22μm。

3.4.2　C18 固相萃取小柱：200mg，6mL。

4　仪器与设备

4.1　液相色谱仪：配有紫外检测器或二极管阵列检测器或性能相当者。

4.2　电子天平：感量 0.01g，0.000 1g。

4.3　离心机：可达 8 000r/min 以上。

4.4　超低温冰箱：（−80±5）℃。

4.5　超声波清洗器：40 kHz。

4.6　旋转蒸发仪：带有温度控制。

5　分析步骤

5.1　试样制备

果实洗净擦干，取可食部分切碎混匀，四分法取 250g，液氮冷冻，研成粉末，−80℃储存备用。

5.2　提取

称取 10g 试样（精确到 0.01g）于 50.0mL 棕色离心管中，加入 25mL 80％乙醇溶液，混合，室温下超声 15min，8 000r/min 离心 5min，上清液转入 50.0mL 棕色容量瓶中，残渣再用 15mL 80％乙醇溶液按上述步骤重复提取 1 次，合并 2 次提取液，用 80％乙醇溶液定容至 50.0mL，备用。

5.3　浓缩

准确吸取 10mL 提取液于 100mL 旋转蒸发瓶中，35℃下减压蒸发除去乙醇，浓缩至 3mL。

5.4　净化

C18 固相萃取小柱依次用 5mL 甲醇和 5mL 水预淋洗、活化后，将浓缩液加至小柱中，旋转蒸发瓶用 5mL 水清洗，清洗液转入小柱中，抽滤，弃除滤液。再用 8mL 甲醇分 2 次清洗旋转蒸发瓶，清洗液加入到小柱中，收集滤液，甲醇定容至 10.0mL，过滤膜，待测定。

5.5　试剂空白试液

除不加入样品外，其他提取、浓缩和净化过程与样品相同。

5.6　测定

5.6.1　色谱参考条件

a) 色谱柱：C18 柱（4.6mm×250mm，5.0μm），或性能相当者；

b) 流动相 A 为 20％甲酸；B 为乙腈；

c) 流速：0.8mL/min。

d) 检测波长：280nm、360nm 和 520nm，各组分定量波长见表 6-3；

e) 柱温：40℃；

f) 进样量：10μL；

g) 梯度洗脱条件，见表 6-4。

表 6-4　梯度洗脱表

时间（min）	流动相 A（%）	流动相 B（%）
0.0	100	0
30.0	75	25
45.0	60	40
60.0	40	60
61.0	100	0
80.0	100	0

5.6.2　仪器测定

取标准工作溶液、样品待测液和试剂空白进样测定，以保留时间定性，以标准工作液多点校准定量。试剂空白不能检出有对被测组分有干扰的物质。

5.6.3　参考色谱图

参考色谱图见图 6-2～图 6-4。

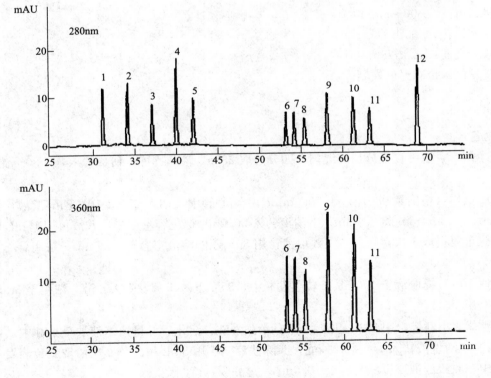

图 6-2　第 Ⅰ 组类黄酮标准溶液色谱图

1. 原花青素 B₁（20mg/L）　2. 儿茶素（20mg/L）　3. 原花青素 B₂（20mg/L）　4. 表儿茶素（20mg/L）　5. 原花青素 C₁（20mg/L）　6. 芦丁（10mg/L）　7. 槲皮素-半乳糖苷（10mg/L）　8. 槲皮素-葡萄糖苷（10mg/L）　9. 槲皮素-木糖苷（10mg/L）　10. 槲皮素-阿拉伯糖苷（10mg/L）　11. 槲皮素-鼠李糖苷（10mg/L）　12. 根皮苷（10mg/L）

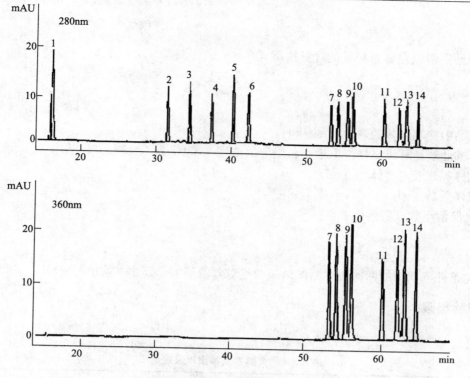

图6-3　第Ⅱ组类黄酮标准溶液色谱图

1. 熊果苷（75mg/L）　2. 原花青素 B_1（20mg/L）　3. 儿茶素（20mg/L）　4. 原花青素 B_2（25mg/L）　5. 表儿茶素（15mg/L）　6. 原花青素 C_1（20mg/L）　7. 芦丁（10mg/L）　8. 槲皮素-半乳糖苷（10mg/L）　9. 槲皮素-葡萄糖苷（10mg/L）　10. 木樨草-葡萄糖苷（10mg/L）　11. 山柰酚-芸香糖苷（10mg/L）　12. 异鼠李-芸香糖苷（10mg/L）　13. 异鼠李-半乳糖苷（10mg/L）　14. 异鼠李-葡萄糖苷（10mg/L）

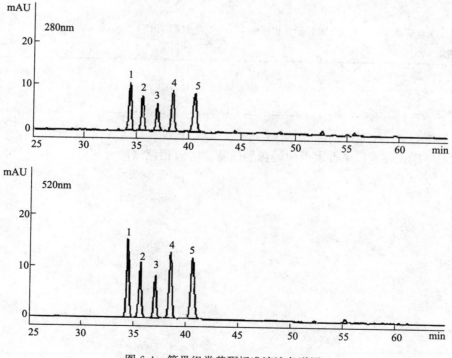

图6-4　第Ⅲ组类黄酮标准溶液色谱图

1. 矢车菊素-半乳糖苷（10mg/L）　2. 矢车菊素-葡萄糖苷（20mg/L）　3. 矢车菊素-阿拉伯糖苷（10mg/L）　4. 氯化芍药-半乳糖苷（10mg/L）　5. 矢车菊素-木糖苷（10mg/L）

6 结果计算

样品中白藜芦醇及白藜芦醇苷的含量按下式计算：

$$X = \frac{\rho \times V}{m}$$

式中：

X——样品中待测组分的含量（mg/kg）；

ρ ——标准曲线计算出试样提取液中各组分的浓度（mg/L）；

V——试样提取液定容体积（mL）；

m——试样质量（g）。

计算结果保留小数点后两位。

7 精密度

在重复性条件下获得的两次独立测试结果的绝对差值不大于算术平均值的 10%。

8 定量限及检出限

见表 6-5。

表 6-5　类黄酮物质检出限及定量限　　　　　　　　　　　　　　　　　　　　单位：mg/kg

名　称	检出限	定量限
原花青素 B_1、儿茶素、原花青素 B_2、表儿茶素、原花青素 C_1	0.15	0.5
芦丁、槲皮素-半乳糖苷、槲皮素-葡萄糖苷、槲皮素-木糖苷、槲皮素-阿拉伯糖苷、槲皮素-鼠李糖苷、木樨草-葡萄糖苷、山柰酚-芸香糖苷、异鼠李-芸香糖苷、异鼠李-葡萄糖苷	0.075	0.25
根皮苷、异鼠李-半乳糖苷	0.06	0.2
熊果苷	3.00	10.00
矢车菊素-半乳糖苷、矢车菊素-葡萄糖苷、矢车菊素-木糖糖苷、氯化芍药-半乳糖苷	0.15	0.50
矢车菊素-阿拉伯糖苷	0.15	1.00

附加说明：

本法参考 NY/T 2741《仁果类水果中类黄酮的测定　液相色谱法》。

六、水果中主要酚类化合物的测定

1 范围

本法描述了用液相色谱法和液相色谱-质谱联法测定小浆果果实中主要酚类化合物含量的方法，适用于水果中主要酚类化合物含量的测定。

2 原理

水果中主要的酚类化合物经甲醇水溶液提取，经固相萃取小柱净化，在反相 C_{18} 色谱柱上分离后，用液相色谱和液相色谱-质谱联用法检测和确证，外标法定量。提取后的酚类化合物浓缩后，用酸加热水解成单体和苷元类酚类组分，经固相萃取小柱净化后，用液相色谱和液相色谱-质谱联用法检测和确证，外标法定量。

3 试剂和材料

除另有说明外，本法所有试剂均为分析纯，水为 GB/T 6682 规定的一级水。

3.1 盐酸（HCl）：优级纯。

3.2 甲酸（CH_2O_2）：色谱纯。

3.3 甲醇（CH_3OH）：色谱纯。

3.4 乙腈（CH_3CN）：色谱纯。

3.5 80％甲醇溶液：取甲醇 800mL，加水定容至 1 L，超声混匀。

3.6 甲醇＋盐酸溶液：99＋1。

3.7 2mol/L 盐酸：取盐酸 20mL，加水 100mL，混匀。

3.8 标准品

3.8.1 没食子酸（$C_7H_6O_5$，纯度≥98％，CAS：149-91-7）。

3.8.2 鞣花酸（$C_{14}H_6O_8$，纯度≥98％，CAS：476-66-4）。

3.8.3 新绿原酸（$C_{16}H_{18}O_9$，纯度≥98％，CAS：906-33-2）。

3.8.4 绿原酸（$C_{16}H_{18}O_9$，纯度≥98％，CAS：906-33-2）。

3.8.5 异绿原酸 A（$C_{25}H_{24}O_{12}$，纯度≥98％，CAS：2450-53-5）。

3.8.6 异绿原酸 B（$C_{25}H_{24}O_{12}$，纯度≥98％，CAS：14534-61-3）。

3.8.7 儿茶素（$C_{15}H_{14}O_6 \cdot H_2O$，纯度≥98％，CAS：7295-85-4）。

3.8.8 原花青素 B_2（$C_{30}H_{26}O_{12}$，纯度≥98％，CAS：29106-49-8）。

3.8.9 芦丁（$C_{27}H_{30}O_{16}$，纯度≥98％，CAS：153-18-4）。

3.8.10 槲皮素-半乳糖苷（$C_{21}H_{20}O_{12}$，纯度≥98％，CAS：482-36-0）。

3.8.11 槲皮素-葡萄糖苷（$C_{21}H_{20}O_{12}$，纯度≥98％，CAS：21637-25-2）。

3.8.12 山柰黄酮醇-芸香糖苷（$C_{27}H_{30}O_{15}$，纯度≥98％，CAS：17650-84-9）。

3.8.13 飞燕草-芸香糖苷（$C_{27}H_{31}O_{16}Cl$，纯度≥98％，CAS：15674-58-5）。

3.8.14 飞燕草-半乳糖苷（$C_{21}H_{21}O_{12}Cl$，纯度≥98％，CAS：28500-00-7）。

3.8.15 飞燕草-葡萄糖苷（$C_{21}H_{21}O_{12}Cl$，纯度≥98％，CAS：6906-38-3）。

3.8.16 飞燕草-阿拉伯糖苷（$C_{21}H_{21}O_{10}Cl$，纯度≥98％，CAS：27214-74-0）。

3.8.17 天竺葵-葡萄糖苷（$C_{21}H_{21}O_{10}Cl$，纯度≥98％，CAS：18466-51-8）。

3.8.18 矢车菊素-芸香糖苷（$C_{27}H_{31}O_{15}Cl$，纯度≥98％，CAS：65941-77-7）。

3.8.19 矢车菊素-半乳糖苷（$C_{21}H_{21}O_{11}Cl$，纯度≥98％，CAS：27661-36-5）。

3.8.20 车菊素-葡萄糖苷（$C_{21}H_{21}O_{11}Cl$，纯度≥98％，CAS：7084-24-4）。

3.8.21 矢车菊素-阿拉伯糖苷（$C_{20}H_{19}O_{10}Cl$，纯度≥98％，CAS：57186-11-5）。

3.8.22 白藜芦醇（$C_{14}H_{12}O_3$，纯度≥98%，CAS：501-36-0）。

3.9 单一组分标准溶液：准确称取酚类标准品各 1.0mg，花色素类酚类成分使用甲醇＋盐酸溶液定容至 5.0mL。其他酚类成分用甲醇定容至 5.0mL，配制成 200mg/L 标准储备液，－20℃ 以下储存，备用。

3.10 混合标准溶液：各类酚类成分按照仪器响应确定混合标准物质的浓度，标准溶液现用现配。

4 仪器和设备

4.1 液相色谱仪：配有紫外检测器或二极管阵列检测器，或性能相当者。

4.2 液相色谱仪-质谱联用仪：配有电喷雾离子源（ESI），或性能相当者。

4.3 电子天平：感量为 0.01g 和 0.000 1g。

4.4 离心机：可达 8 000r/min 以上。

4.5 超低温冰箱：－80℃。

4.6 超声波清洗器。

4.7 旋转蒸发仪：带有温度控制。

4.8 有机相微孔滤膜：0.22μm。

4.9 C18 固相萃取小柱：200mg，6mL。

5 试样制备与保存

水果样品洗净擦干后，取可食部分切碎混匀，四分法取 250g，用液氮冷冻，研磨成粉末，－80℃ 冷冻备用。

6 测定步骤

6.1 提取

称取 10g 试样（精确到 0.01g）于 50.0mL 棕色离心管中，加入 30mL 80%甲醇溶液，混合，室温下超声 15min，9 000r/min 离心 5min，上清液转入 50.0mL 棕色容量瓶中，残渣再用 15mL 80%甲醇酸性溶液按上述步骤重复提取 1 次，合并 2 次提取液，用 80%甲醇溶液定容至 50.0mL 备用。

6.2 浓缩

准确吸取 10mL 样品提取液于 100mL 旋转蒸发瓶中，在 40℃ 下减压蒸发除甲醇，浓缩至近干，同时做 2 个，1 个直接过柱净化，1 个用于水解。

6.3 水解

将浓缩近干的样品加入 2mL 2mol/L 的 HCl 于 100℃ 水浴加热水解 30min，加入 5mL 水。

6.4 净化

将 C18 固相萃取小柱依次用 5mL 甲醇和 5mL 水预淋洗，活化小柱后，将 6.2 或 6.3 浓缩液加至小柱中，用 2mL 水分 2 次清洗旋转蒸发瓶，转入小柱中，抽滤弃除滤液。再用 5mL 甲醇分 2 次清洗旋转蒸发瓶，合并滤液，加入到小柱中，收集滤液，定容至 5mL，混匀，过滤膜待测定。

6.5 试剂空白试验

除不加入样品外，其他提取、浓缩和净化过程与样品相同。

6.6 测定参考条件

6.6.1 色谱参考条件

    a）检测波长：280nm、320nm、360nm 和 520nm；

    b）色谱柱：C18色谱柱（4.6mm×250mm，5μm），或性能相当者；

    c）柱温：40℃；

    d）流速：0.8mL/min；

    e）流动相 A：2%甲酸；流动相 B：100%乙腈；

    f）进样量：10μL；

g）流动相梯度洗脱程序见表 6-6。

表 6-6 流动相梯度洗脱程序

时间（min）	流动相 A（%）	流动相 B（%）
0	100	0
30	75	25
45	60	40
60	40	60
61	100	0
80	100	0

6.6.2 质谱参考条件

a）色谱柱：T3 色谱柱（2.1mm×150mm，1.7μm），或性能相当者；

b）柱温：40℃；

c）流速：0.3mL/min；

d）流动相 A：0.5%甲酸溶液；流动相 B：100%乙腈；

e）进样量：2μL；

f）流动相梯度洗脱程序见表 6-7。

表 6-7 流动相梯度洗脱程序

时间（min）	流动相 A（%）	流动相 B（%）
0	100	0
1	95	5
10	80	20
16	75	25
18	60	40
19	0	100
20	0	100
21	100	0
27	100	0

离子源温度为 150℃，脱溶剂气温度 450℃，脱溶剂气流量 650 L/h，锥孔气流速 50 L/h。检测方法多反应监测模式（MRM）。

6.6.3 仪器测定

定性鉴定：检出酚类组分色谱峰保留时间与标准样品一致，所选离子丰度比与标准样品丰度比不超过±20%，则判定为存在该组分。

定量测定：取标准工作溶液、样品待测液及试剂空白进样测定，以质谱多反应监测模式（MRM）下测得的峰面积与标准物质峰面积相比，计算未知待测组分的含量，以标准工作液多点校准定量。试剂空白不能检出有对被测组分有干扰的物质。

7 结果计算

待测酚类化合物的含量按下式计算：

$$X = \frac{C \times V}{m}$$

式中：

X——试样中各酚类化合物的含量（mg/kg）；

C——标准曲线计算出试样提取溶液中各组分的浓度（mg/L）；

V——试样提取液定容体积（mL）；

m——试样质量（g）。

计算结果保留小数点后两位。

8　回收率和精密度

在重复性条件下获得的两次独立测试结果的绝对差值不大于算术平均值的10%。

附加说明：

本法由农业部果品质量安全风险评估实验室（兴城）提供。

第二节 酚 酸 类

一、水果、蔬菜中单宁的测定

1 范围

本法描述了用可见分光光度法测定水果蔬菜中单宁含量的方法，适用于水果、蔬菜中单宁含量的测定。

本法检出限为 0.01mg/kg，线性范围为 0~5.0mg/L。

2 原理

以没食子酸为主的单宁在碱性溶液中可将钨酸钠还原为蓝色化合物，该化合物在 765nm 处有最大吸收，其吸收值与单宁含量呈正比，以没食子酸为标准物质，标准曲线法定量。

3 试剂和材料

除另有说明外，本法所有试剂均为分析纯。

3.1 钨酸钠-钼酸钠混合溶液：称取 50.0g 钨酸钠，12.5g 钼酸钠，用 350mL 水溶解到 1 000mL 回流瓶中，加入 25mL 磷酸及 50mL 盐酸，充分混匀，小火加热回流 2h，再加入 75g 硫酸锂、25mL 蒸馏水、数滴溴水，然后继续沸腾 15min（至溴水完全挥发为止），冷却后，转入 500mL 容量瓶定容，过滤，置于棕色瓶中保存，使用时稀释 1 倍。原液在室温下可保存半年。

3.2 75g/L 碳酸钠溶液：称取 37.5g 无水碳酸钠溶于 250mL 温水中，混匀，冷却，稀释至 500mL，过滤到储液瓶中备用。

3.3 没食子酸标准储备液：准确称取 0.110 0g 一水合没食子酸，溶解并定容至 100mL，此溶液没食子酸质量浓度为 1 000mg/L。在冰箱中 2~3℃下可保存 5d。

3.4 没食子酸标准使用液：分别吸取 1 000mg/L 没食子酸标准储备液 0.00mL、1.00mL、2.00mL、3.00mL、4.00mL 和 5.00mL 至 100mL 容量瓶中，定容，溶液质量浓度为 0.0mg/L、10.0mg/L、20.0mg/L、30.0mg/L、40.0mg/L 和 50.0mg/L。

4 仪器和设备

4.1 紫外可见光光度计。
4.2 组织捣碎机器。
4.3 恒温水浴锅。
4.4 电子天平：精度为 0.01g 和 0.001g。
4.5 离心机：11 500r/min。

5 试样制备与保存

将果蔬样品可食部分，用干净纱布擦去表面的附着物，采用对角线分割法，取对角部分，切碎，充分混匀，按四分法取样，于组织捣碎机中匀浆备用。

6 测定步骤

6.1 单宁的提取

称取果实匀浆 2.0~5.0g，用 80mL 水洗入 100mL 容量瓶中，放入沸水浴中提取 30min，取出，冷却，定容，吸取 2.0mL 样品提取液，8 000r/min 离心 4min，上清液备用。

6.2 标准曲线的绘制

吸取 0.00mg/L、10.0mg/L、20.0mg/L、30.0mg/L、40.0mg/L、50.0mg/L 没食子酸标准使用液各 1.0mL，分别加 5.0mL 水、1.0mL 钨酸钠-钼酸钠混合溶液和 3.0mL 碳酸钠溶液，混匀，没食子酸标准溶液浓度分别为 0.0mg/L、1.0mg/L、2.0mg/L、3.0mg/L、4.0mg/L、5.0mg/L，显色，放置 2h，以标准曲线 0.0mg/L 为空白，在 765nm 波长下测定标准溶液的吸光度，以没食子酸浓度为横坐标，吸光度值为纵坐标，绘制标准曲线。

6.3 样品的测定

吸取 1.0mL 试样提取液，分别加入 5.0mL 水，1.0mL 钨酸钠-钼酸钠混合溶液和 3.0mL 碳酸钠溶液，显色，放置 2h，以标准曲线 0.0mg/L 为空白，在 765nm 波长下测定标准溶液的吸光度，根据标准曲线求出试样溶液的单宁浓度，以没食子酸计。如果吸光度值超过 5.0mg/L 没食子酸的吸光度时，将样品提取液稀释后重新测定。

7　结果计算

试样中单宁（以没食子酸计）含量按下式进行计算：

$$\omega = \frac{\rho \times 10 \times A}{m}$$

式中：

ω ——试样中单宁含量（没食子酸当量）（mg/kg 或 mg/L）；

ρ ——试样测定液中没食子酸的浓度（mg/L）；

10——试样测定液定容体积（mg/L）；

A ——试样稀释倍数；

m ——试样质量或体积（g 或 mL）。

计算结果保留三位有效数字。

8　回收率和精密度

将没食子酸标准溶液在 200～4 000mg/kg 范围添加到水果、蔬菜中，进行方法的精密度试验，方法的添加回收率为 80%～120%。在重复性条件下获得的两次独立测试结果的绝对差值不得超过算数平均值的 15%。

附加说明：

本法参考 NY/T 1600《水果、蔬菜及其制品中单宁含量的测定　分光光度法》。

二、水果中游离酚酸的测定

1 范围

本法描述了高效液相色谱法测定水果中游离酚酸（包括咖啡酸、香豆酸、阿魏酸和芥子酸）含量的方法，适用于水果中游离酚酸（包括咖啡酸、香豆酸、阿魏酸和芥子酸）含量的测定。

本法定量测定范围：咖啡酸、香豆酸、阿魏酸和芥子酸均为 1.0～200mg/L；定量限：咖啡酸、香豆酸、阿魏酸和芥子酸均为 1.0mg/kg；检出限：咖啡酸为 0.6mg/kg，香豆酸为 0.5mg/kg，阿魏酸为 0.6mg/kg，芥子酸为 0.7mg/kg。

2 原理

试料中的游离酚酸用有机溶剂提取，浓缩定容，微孔滤膜过滤，高效液相色谱法测定，外标法定量。

3 试剂和材料

除另有说明外，本法所有试剂均为分析纯，水为 GB/T 6682 规定的一级水。

3.1 乙酸（CH_3COOH）：优级纯。

3.2 乙醚 $[(CH_3CH_2)_2O]$。

3.3 乙酸乙酯（$CH_3COOCH_2CH_3$）。

3.4 甲醇（CH_3OH）。

3.5 乙酸溶液（体积分数 1%）：量取 10mL 乙酸，用水定容至 1 000mL。

3.6 标准品

3.6.1 咖啡酸（$C_9H_8O_4$，纯度≥99.0%，CAS：331-39-5）。

3.6.2 香豆酸（$C_6H_4O_4$，纯度≥99.0%，CAS：501-98-4）。

3.6.3 阿魏酸（$C_{10}H_{10}O_4$，纯度≥99.0%，CAS：1135-24-6）。

3.6.4 芥子酸（$C_{11}H_{12}O_5$，纯度≥99.0%，CAS：530-59-6）。

3.7 酚酸标准品储备溶液：分别称取 100mg（精确到 0.1mg）的酚酸标准品，用甲醇溶解定容至 10mL 的棕色容量瓶中，配制成质量浓度为 10mg/mL 的标准储备溶液，于−20℃冰箱中储存。

4 仪器和设备

4.1 高效液相色谱仪：配有紫外检测器（UV）。

4.2 分析天平：称量 0.01g 和 0.000 1g。

4.3 组织捣碎机。

4.4 旋转蒸发仪。

4.5 滤膜：0.45μm，有机相。

5 试样制备与保存

果实样品，取可食部分缩分后将其切碎，放入组织捣碎机中匀浆后取样。

6 测定步骤

6.1 提取净化

平行称取两份试料，每份试料 10g（精确到 0.01g）于 50mL 容量瓶或锥形瓶中，加 10mL 乙醚＋乙酸乙酯（1＋1）振荡萃取 2min，分液，重复 3 次，合并有机相并转入蒸馏瓶中，40℃减压旋转浓缩至干，残渣溶于 1.00mL 甲醇中，经滤膜过滤，上机待测。

6.2 仪器参考条件

a）色谱柱：C_{18}色谱柱（4.6mm×250mm，5μm），或性能相当者；

b）柱温：30℃；

c）进样量：10μL；

d）检测波长：320nm；

e）流动相梯度洗脱：见表6-8。

表6-8 流动相梯度洗脱程序

时间（min）	流速（mL/min）	A相（1%乙酸溶液）	B相（100%甲醇）
0	0.90	90	10
32	0.90	70	30
40	0.90	10	90
50	0.90	10	90
51	0.90	90	10
65	0.90	90	10

6.3 标准工作曲线

分别吸取酚酸标准储备溶液各0.05mL、0.10mL、0.15mL、0.20mL、0.25mL，用甲醇稀释定容至50mL的棕色容量瓶中，配制成标准工作溶液，经0.45μm有机相微孔滤膜过滤，按6.2进行测定。以酚酸质量浓度为横坐标，相应的积分峰面积为纵坐标，计算标准曲线或求线性回归方程。

6.4 测定

做两份材料的平行测定，取10μL试样溶液和相应的标准工作溶液顺序进样，以保留时间定性，以色谱峰面积分值定量，试样溶液中酚酸响应值均在定量测定范围之内。

6.5 空白试验

除不称取试样外，均按上述分析步骤进行。

6.6 酚酸混合标准溶液的参考液相色谱图

见图6-5。

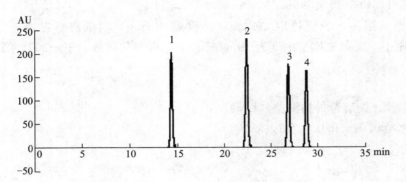

图6-5 50mg/L酚酸混合标准溶液色谱图
1. 咖啡酸 2. 香豆酸 3. 阿魏酸 4. 芥子酸

7 结果计算

试样中咖啡酸、香豆酸、阿魏酸和芥子酸的含量以质量分数ω计（mg/kg），按下式计算：

$$\omega = \frac{\rho \times V \times n \times 1000}{m \times 1000}$$

式中：

ω ——试样中咖啡酸、香豆酸、阿魏酸和芥子酸的含量（%）；

ρ ——样液中咖啡酸、香豆酸、阿魏酸和芥子酸测定质量浓度（mg/L）；

V ——样液最终定容体积（mL）；

m ——试样的质量（g）；

n ——稀释倍数。

计算结果保留三位有效数字。

8 回收率和精密度

8.1 重复性

在重复性条件下，获得两次独立测定结果的绝对差值不超过算术平均值的10%。

8.2 再现性

在再现性条件下，获得的两次独立测定结果的绝对差值不超过算术平均值的12%。

附加说明：

本法参考 NY/T 2012《水果及制品中游离酚酸含量的测定》。

三、苹果中主要酚类化合物的测定

1 范围

本法描述了用高效液相色谱法测定苹果中主要酚类化合物含量的方法，适用于苹果中没食子酸、原儿茶酸、新绿原酸、原花青素 B_1、儿茶素、绿原酸、原花青素 B_2、咖啡酸、表儿茶素、p-香豆酸、芦丁、阿魏酸、槲皮苷、根皮苷、槲皮素和根皮素等含量的测定。

本法的定量测定范围：没食子酸、原儿茶酸、新绿原酸、绿原酸、咖啡酸、p-香豆酸、芦丁、阿魏酸、槲皮苷、根皮苷和根皮素均为 $0.25 \sim 100mg/kg$；儿茶素和槲皮素均为 $0.5 \sim 100mg/kg$；原花青素 B_1、原花青素 B_2 和表儿茶素均为 $1 \sim 100mg/kg$。

本法的检出限：没食子酸、原儿茶酸、新苷绿原酸、绿原酸、咖啡酸、p-香豆酸、芦丁、阿魏酸、槲皮苷、根皮苷和根皮素为 $0.12mg/kg$；儿茶素和槲皮素为 $0.25mg/kg$；原花青素 B_1、原花青素 B_2 和表儿茶素为 $0.5mg/kg$。

2 原理

苹果中的主要酚类化合物经乙醇溶液提取，C18 固相萃取柱净化、定容，微孔滤膜过滤，高效液相色谱法测定，外标法定量。

3 试剂和材料

除另有说明外，本法所有试剂均为分析纯，水为 GB/T 6682 规定的一级水。

3.1 乙醇（CH_3CH_2OH）。

3.2 乙腈（CH_3CN）：色谱纯。

3.3 甲醇（CH_3OH）：色谱纯。

3.4 甲酸（$HCOOH$）：色谱纯。

3.5 乙醇溶液（8+2）：取 80mL 乙醇加入 20mL 水中，混匀。

3.6 甲酸溶液（2%，体积分数）：取 2mL 甲酸，用水稀释至 100mL。

3.7 甲酸-乙腈溶液（95+5）：取 95mL 甲酸溶液，加入 5mL 乙腈中，混匀。

3.8 标准品

3.8.1 没食子酸（$C_7H_6O_5$，纯度≥98%，CAS：149-91-7）。

3.8.2 原儿茶酸（$C_7H_6O_4$，纯度≥99%，CAS：99-50-3）。

3.8.3 新绿原酸（$C_{16}H_{18}O_9$，纯度≥98%，CAS：906-33-2）。

3.8.4 原花青素 B_1（$C_{30}H_{26}O_{12}$，纯度≥95%，CAS：20315-25-7）。

3.8.5 儿茶素（$C_{15}H_{14}O_6$，纯度≥98%，CAS：7295-85-4）。

3.8.6 绿原酸（$C_{16}H_{18}O_9$，纯度≥95%，CAS：906-33-2）。

3.8.7 原花青素 B_2（$C_{30}H_{26}O_{12}$，纯度≥98%，CAS：29106-49-8）。

3.8.8 咖啡酸（$C_9H_8O_4$，纯度≥95%，CAS：331-39-5）。

3.8.9 表儿茶素（$C_{15}H_{14}O_6$，纯度≥98%，CAS：490-46-0）。

3.8.10 p-香豆酸（$C_9H_8O_3$，纯度≥98%，CAS：501-98-4）。

3.8.11 芦丁（$C_{27}H_{30}O_{16}$，纯度≥98%，CAS：153-18-4）。

3.8.12 阿魏酸（$C_{10}H_{10}O_4$，纯度≥99.0%，CAS：1135-24-6）。

3.8.13 槲皮苷（$C_{21}H_{20}O_{11}$，纯度≥98%，CAS：522-12-3）。

3.8.14 根皮苷（$C_{21}H_{28}O_{12}$，纯度≥98%，CAS：60-81-1）。

3.8.15 槲皮素（$C_{15}H_{24}O_9$，纯度≥98%，CAS：117-39-5）。

3.8.16 根皮素（$C_{15}H_{14}O_5$，纯度≥99%，CAS：60-82-2）。

3.9 2mg/mL 单一酚类物质标准储备溶液：分别准确称取酚类物质标准品 10mg（精确到 0.000 1g），

于 5mL 棕色容量瓶中，用甲醇溶解并稀释至刻度，配制成质量浓度为 2mg/mL 的单一酚类物质标准储备溶液。—20℃以下避光储存，有效期一个月。

3.10 0.1mg/mL 酚类物质混合标准中间溶液：分别准确吸取 0.1mL 单一酚类物质标准储备溶液于 2mL 棕色容量瓶中，用甲醇稀释至刻度，配置成质量浓度为 0.1mg/mL 的酚类物质混合标准中间溶液。—20℃以下避光储存，有效期一周。

3.11 酚类物质标准工作溶液：分别吸取酚类物质混合标准中间溶液 0.02mL、0.1mL、0.2mL、0.4mL、1.0mL 至 2mL 棕色容量瓶中，用甲酸-乙腈溶液定容至刻度，配制成质量浓度为 1mg/L、5mg/L、10mg/L、20mg/L 和 50mg/L 的系列混合标准工作溶液。现配现用。

4　仪器和设备

4.1 液相色谱仪：配有紫外检测器或二极管阵列检测器。

4.2 分析天平：感量 0.000 1g、感量 0.01g。

4.3 研磨仪。

4.4 离心机：转速可达到 10 000r/min。

4.5 涡旋振荡器。

4.6 旋转蒸发器。

4.7 超声波萃取仪：工作频率 40 kHz，功率 500W。

4.8 固相萃取器。

4.9 圆底烧瓶：100mL。

4.10 聚四氟乙烯离心管：50mL。

4.11 C_{18} 固相萃取柱。

4.12 滤膜：$0.45\mu m$，有机相。

5　试样制备与保存

取苹果样品，用干净纱布轻轻将样品表面擦净，按取样要求取 200g 样品，采用对角线分割法取对角部分，将其切碎，充分混均，再用四分法取样，用液氮冷冻后，于研磨仪中研磨成粉末，装入聚乙烯塑料瓶中，—20℃以下保存，备用。

6　测定步骤

6.1　提取

称取试样 5g（精确到 0.01g）于 50mL 聚四氟乙烯离心管中，加入 20mL 乙醇溶液，用涡旋振荡器充分混合，室温下超声提取 15min，以 10 000r/min 转速、4℃离心 10min，上清液倒入 50mL 棕色容量瓶中，重复提取 1 次，上清液合并转入 50mL 棕色容量瓶中，用乙醇溶液定容至 50mL，备用。

6.2　浓缩

准确吸取 10mL 样品提取液于 100mL 圆底烧瓶中，在旋转蒸发器上减压蒸发至除去乙醇，温度≤40℃，待净化。

6.3　净化

将 C_{18} 固相萃取柱放在固相萃取器上，依次用 5mL 甲醇和 5mL 水活化，控制流速 1mL/min。将待净化液加入固相萃取柱中，用 5mL 水清洗旋转蒸发后的圆底烧瓶，加入固相萃取柱中，用 3mL 水淋洗，弃去；再用 5mL 甲醇分 2 次清洗圆底烧瓶，加入到固相萃取柱中，收集洗脱液至 10mL 棕色容量瓶中并定容，过 $0.45\mu m$ 有机相微孔滤膜，供高效液相色谱测定。

6.4　液相色谱参考条件

    a）色谱柱：C_{18} 色谱柱（4.6mm×250mm，$5\mu m$）或性能相当者；

    b）柱温：40℃；

    c）流速：0.8mL/min；

d）检测波长：280nm，320nm，360nm；

e）进样量：10μL；

f）流动相：A 为 2% 甲酸溶液，B 为乙腈，用前过 0.45μm 滤膜，脱气，梯度洗脱程序见表 6-9。苹果中各主要酚类物质的最佳定量波长见表 6-10。

表 6-9 流动相梯度洗脱程序

时间（min）	流动相 A（%）	流动相 B（%）
0	95	5
30	75	25
45	60	40
50	60	40
51	95	5
60	95	5

表 6-10 苹果多酚定量波长

序 号	中文名	定量波长（nm）
1	没食子酸	280
2	原儿茶酸	280
3	新绿原酸	320
4	原花青素 B$_1$	280
5	儿茶素	280
6	绿原酸	320
7	原花青素 B$_2$	280
8	咖啡酸	320
9	表儿茶素	280
10	p-香豆酸	320
11	芦丁	360
12	阿魏酸	320
13	槲皮苷（槲皮素-鼠李糖苷）	360
14	根皮苷	280
15	槲皮素	360
16	根皮素	280

6.5 标准工作曲线

分别吸取 10μL 标准工作液注入高效液相色谱仪，按参考色谱条件测定。以测得峰面积为纵坐标、对应的标准溶液质量浓度（mg/L）为横坐标，绘制标准曲线。求回归方程和相关系数。

6.6 测定

分别吸取 10μL 标准工作液注入高效液相色谱仪，按参考色谱条件测定。以测得峰面积为纵坐标、对应的标准溶液质量浓度（mg/L）为横坐标，绘制标准曲线。求回归方程和相关系数。

6.7 标准溶液的参考液相色谱图

标准溶液的参考液相色谱图见图 6-6～图 6-8。

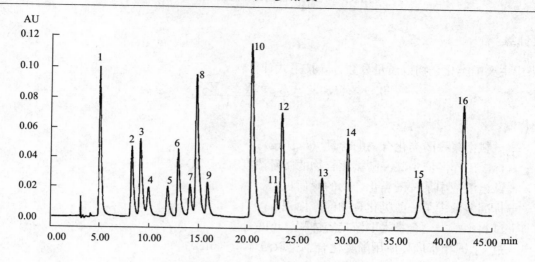

图 6-6　50mg/L 苹果酚类物质混合标准溶液色谱图（280nm）

1. 没食子酸　2. 原儿茶酸　3. 新绿原酸　4. 原花青素 B₁　5. 儿茶素　6. 绿原酸　7. 原花青素 B₂
8. 咖啡酸　9. 表儿茶素　10. p-香豆酸　11. 芦丁　12. 阿魏酸　13. 槲皮苷　14. 根皮苷　15. 槲皮素　16. 根皮素

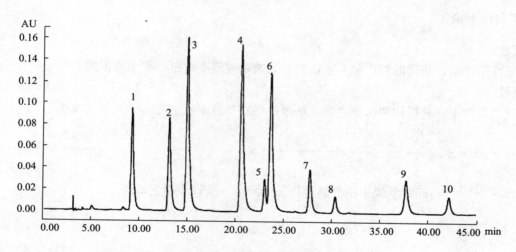

图 6-7　50mg/L 苹果酚类物质混合标准溶液色谱图（320nm）

1. 新绿原酸　2. 绿原酸　3. 咖啡酸　4. p-香豆酸　5. 芦丁　6. 阿魏酸
7. 槲皮苷　8. 根皮苷　9. 槲皮素　10. 根皮素

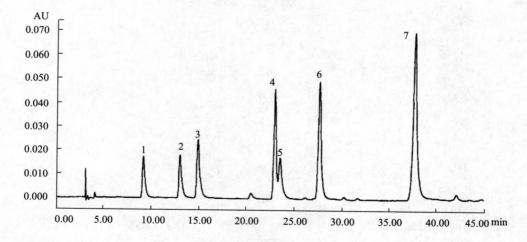

图 6-8　50mg/L 苹果酚类物质混合标准溶液色谱图（360nm）

1. 新绿原酸　2. 绿原酸　3. 咖啡酸　4. 芦丁　5. 阿魏酸　6. 槲皮苷　7. 槲皮素

7　结果计算

苹果中主要酚类化合物以质量分数计，按下式计算：

$$X = \frac{A \times \rho \times V_0 \times V_2}{A_s \times m \times V_1}$$

式中：

X ——试料中某一酚类化合物的含量（mg/kg）；

ρ ——标准工作溶液中某一酚类化合物的质量浓度（mg/L）；

A ——试样溶液中某一酚类化合物的峰面积；

A_s ——标准溶液中某一酚类化合物的峰面积；

V_0 ——试料中酚类化合物提取液定容体积（mL）；

V_1 ——过 C_{18} 固相萃取柱所用酚类化合物提取液体积（mL）；

V_2 ——C_{18} 固相萃取柱净化后定容体积（mL）；

m ——试料的质量（g）。

计算结果保留三位有效数字。

8　回收率和精密度

8.1　重复性

在重复性条件下，获得的两次独立测定结果的绝对差值不超过算术平均值的 20%。

8.2　再现性

在再现性条件下，获得的两次独立测定结果的绝对差值不超过算术平均值的 20%。

附加说明：

本法参考 NY/T 2795《苹果中主要酚类物质的测定　高效液相色谱法》。

四、蜂胶中阿魏酸含量的测定

1 范围

本法描述了高效液相色谱法测定蜂胶中阿魏酸含量的方法，适用于蜂胶中阿魏酸含量的测定。
本法的检出限为 $4\mu g/kg$。

2 原理

蜂胶中的阿魏酸经甲醇超声提取、沉淀、离心，再用 $0.45\mu m$ 滤膜过滤后得澄清液，经反相色谱柱分离后，用液相色谱-紫外检测器测定，外标法定量，根据保留时间和峰面积进行定性和定量。

3 试剂和材料

除另有说明外，本法所有试剂均为分析纯，水为 GB/T 6682 规定的一级水。

3.1 甲醇（CH_3OH）：色谱纯。

3.2 0.085%磷酸溶液（体积分数）：量取 0.85mL 磷酸，用水定容至 1 000mL，经 $0.45\mu m$ 滤膜过滤。

3.3 乙腈（CH_3CN）：色谱纯。

3.4 70%甲醇（体积分数）：量取 70mL 分析纯甲醇，加 30mL 水混合均匀。

3.5 阿魏酸标准品（$C_{10}H_{10}O_4$，纯度≥99.0%，CAS：1135-24-6）。

3.6 阿魏酸标准储备溶液（$200.0\mu g/mL$）：准确称取 10.0mg（精确到 0.1mg）阿魏酸标准物质于 50mL 棕色容量瓶中，加 70%甲醇使其溶解并定容至刻度，混匀，此溶液可在温度低于 4℃冰箱中冷藏保存两个月。

3.7 阿魏酸标准工作溶液：分别吸取阿魏酸标准储备溶液 1.0mL、2.5mL、5.0mL、10.0mL、20.0mL、40.0mL、80.0mL 至 100mL 容量瓶中，用 70%甲醇定容至刻度，配成 $2.0\mu g/mL$、$5.0\mu g/mL$、$10.0\mu g/mL$、$20.0\mu g/mL$、$40.0\mu g/mL$、$80.0\mu g/mL$、$160.0\mu g/mL$ 的标准工作溶液，现配现用。

4 仪器和设备

4.1 液相色谱仪：配有紫外检测器。

4.2 分析天平：精确至 0.1mg。

4.3 过滤膜（聚偏氟乙烯微孔滤膜 F 型，$\varphi 25mm$）：$0.45\mu m$。

4.4 超声仪。

4.5 离心机。

4.6 匀浆仪。

5 试样制备与保存

5.1 试样的制备

从全部蜂胶样品中取出 100g 样品，装入洁净容器中分成两份，密封，并做标记。

5.2 试样的保存

将试样于−10℃以下保存。

6 测定步骤

6.1 样品处理

将试样置于冰柜中−10℃以下冷冻，取出冷冻储存的试样 20~30g，迅速用匀浆仪打碎，称取试样 0.5g（精确到 0.1mg），置于 50mL 棕色容量瓶中，加入 35mL 甲醇，超声 15min（频率为 25 kHz，功率为50W），加入10mL水，摇匀，冷却到室温后，用水定容至刻度，混匀；以4 500r/min的转速离心20min，上清液用0.45μm滤膜过滤，滤液用于液相色谱仪紫外检测器测定。

6.2 测定条件

6.2.1 色谱参考条件

a) 色谱柱：Hypersil ODS2（4.6mm×200mm，5μm），或性能相当者；

b) 流动相：以0.085％磷酸溶液为流动相A，以甲醇为流动相B，以乙腈为流动相C，按表6-11进行梯度洗脱；

c) 进样量：20μL；

d) 检测波长：316nm；

e) 柱温：30℃。

表6-11 流动相梯度洗脱方法

时间（min）	流速（mL/min）	流动相A（％）	流动相B（％）	流动相C（％）
0	1.0	83	0	17
20	1.0	83	0	17
21	1.5	0	100	0
36	1.5	0	100	0
37	1.5	83	0	17
52	1.5	83	0	17

6.2.2 测定

测定5～7个系列浓度标准工作溶液在上述色谱条件下的峰面积，以峰面积对相应浓度绘制标准工作曲线，然后测定未知样品，用标准工作曲线对样品进行定量，使样品溶液中阿魏酸的响应值在本法的线性范围内。在上述色谱条件下，阿魏酸的保留时间约为13.9min。

6.3 平行实验

按上述步骤，对同一试样进行平行试验测定。

6.4 空白试验

除不称取试样外，均按上述分析步骤进行。

6.5 阿魏酸标准溶液的参考液相色谱图

阿魏酸标准溶液的参考液相色谱图见图6-9。

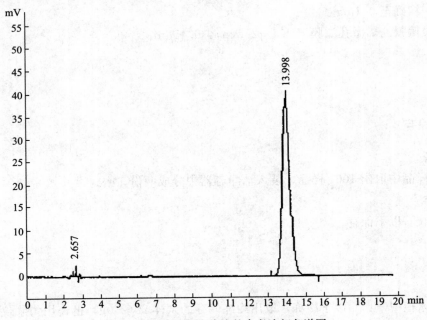

图6-9 阿魏酸标准溶液的参考液相色谱图

7　结果计算

试样中阿魏酸含量利用数据处理系统按下式计算：

$$X = \frac{c \times V}{m}$$

式中：

X——试样中阿魏酸的含量（μg/g）；

c——试样中阿魏酸的浓度（μg/mL）；

V——样品溶液定容体积（mL）；

m——试样的质量（g）。

计算结果保留三位有效数字。

8　回收率和精密度

在对同一试样进行两次平行试验获得的两次测定结果的绝对差值不应超过算术平均值的10%。

附加说明：

本法参考 GB/T 23196《蜂胶中阿魏酸含量的测定方法　液相色谱-紫外检测法》。

五、蜂蜜中酚酸的测定

1 范围

本法描述了用液相色谱-串联质谱法测定蜂蜜中酚酸（苯甲酸、咖啡酸、阿魏酸、槲皮素、桑色素、山萘酚）含量的方法，适用于蜂蜜中酚酸（苯甲酸、咖啡酸、阿魏酸、槲皮素、桑色素、山萘酚）含量的测定。

本法在称样量为 10g 时，检出限：苯甲酸为 $39.6\mu g/100g$、咖啡酸为 $1.4\mu g/100g$、阿魏酸为 $2.0\mu g/100g$、槲皮素为 $0.3\mu g/100g$、桑色素为 $0.5\mu g/100g$、山萘酚为 $0.8\mu g/100g$；定量限：苯甲酸为 $11.8\mu g/100g$、咖啡酸为 $0.4\mu g/100g$、阿魏酸为 $0.6\mu g/100g$、槲皮素为 $0.1\mu g/100g$、桑色素为 $0.2\mu g/100g$、山萘酚为 $0.3\mu g/100g$。

2 原理

试样中的酚酸用固相萃取柱提取后，经液相色谱串联质谱检测，外标法定量。

3 试剂和材料

除另有说明外，本法所有试剂均为分析纯，水为 GB/T 6682 规定的一级水。

3.1 试剂

3.1.1 乙腈（CH_3CN）：色谱纯。

3.1.2 甲醇（CH_3OH）：色谱纯。

3.1.3 甲酸（$HCOOH$）：色谱纯。

3.2 标准品

3.2.1 苯甲酸（C_6H_5COOH，纯度为 98.0%，CAS：65-85-0）。

3.2.2 山萘酚（$C_{15}H_{10}O_6$，纯度为 97.0%，CAS：520-18-3）。

3.2.3 桑色素（$C_{15}H_{10}O_7$，纯度为 95.0%，CAS：480-16-0）。

3.2.4 阿魏酸（$C_{10}H_{10}O_4$，纯度为 99.0%，CAS：1135-24-6）。

3.2.5 咖啡酸（$C_9H_8O_4$，纯度为 98.0%，CAS：331-39-5）。

3.3 溶剂配制

3.3.1 盐酸水溶液：超纯水 1 L，盐酸调 pH 为 2。

3.3.2 酚酸标准储备液：分别称取酚酸类标准品溶于甲醇中，配制浓度为 $0.1\sim0.8mg/mL$ 的标准物质储备液，于 $-20℃$ 冰箱中储存。酚酸混合标准液由各单标储备液用甲醇按照 1：10 稀释。于 $2\sim6℃$ 冰箱中储存。

4 仪器和设备

4.1 高效液相色谱仪：带二极管阵列检测器（DAD）和串联质谱。

4.2 分析天平：感量 0.001g 和 0.000 01g。

4.3 超声波清洗器。

4.4 超低温冰箱。

4.5 离心机。

4.6 pH 计：测量精度 ±0.02。

4.7 涡旋振荡器。

5 试样制备与保存

将样品室温放置 1h，摇晃使样品混合均匀。如果样品有结晶，放置在恒温水浴中使结晶融化，水浴温度不要超过50℃。

6　测定步骤

6.1　提取

称取试样10g（精确到0.001g），置于50mL离心管中，加入30mL盐酸水溶液，磁力搅拌器搅拌15min直至完全溶解。然后10 000r/min离心10min，取上清液待固相微萃取。OasishLB固相萃取柱，依次用10mL甲醇和10mL盐酸水溶液（pH＝2）活化，然后上清过柱，用10mL超纯水洗柱子，然后用10mL甲醇洗脱多酚类物质。洗脱液在40℃旋蒸浓缩至近干，用1.0mL 0.1％甲酸：乙腈（70：30）溶液溶解。0.22μm滤膜过滤，待测。

6.2　仪器参考条件

6.2.1　液相色谱参考条件

a）色谱柱：poroshell 120 SB-C$_{18}$ column（2.1mm×100mm，2.7μm）或性能相当者；

b）柱温：30℃；

c）流速：0.2mL/min；

d）进样量：5μL；

e）流动相梯度洗脱程序：见表6-12。

表6-12　流动相梯度洗脱程序

时间（min）	A相（0.1％甲酸）	B相（甲醇）
0	90	10
15	75	25
20	70	30
30	65	35
35	30	70
40	30	70
42	90	10
50	90	10

6.2.2　质谱参考条件

a）离子源：电喷雾（ESI）；

b）极性：负离子模式，多反应监测模式（MRM）；

c）雾化气：氮气；

d）干燥气温度：350℃；

e）干燥气流速：6L/min；

f）喷雾器压力：35psi；

g）毛细管电压：3 500V；

h）雾化气温度：350℃；

i）雾化气流速：9L/min；

j）碰撞电压：1 000V；

k）标准物质质谱条件：见表6-13。

表6-13　多酚标准物质质谱参数

化合物名称	母离子（m/z）	子离子（m/z）	碎裂电压（V）	碰撞电压（eV）
阿魏酸	193	134	76	8
		178	76	4
桑色素	301	151	128	16
		125	128	16

（续）

化合物名称	母离子（*m/z*）	子离子（*m/z*）	碎裂电压（V）	碰撞电压（eV）
槲皮素	301	151	150	16
		179	150	12
山柰酚	285	93	150	30
		117	150	40
苯甲酸	121	77.1	75	5
		77.1	75	5
咖啡酸	179	135	95	10
		107	95	22

6.3 工作标准曲线

取混合标准储备液用甲醇稀释配成质量浓度为 $10\sim80\mu g/mL$ 的标准工作溶液，按 6.2 进行测定。以各多酚物质质量浓度为横坐标，相应的积分峰面积为纵坐标，绘制标准曲线。

6.4 测定

取 $10\mu L$ 相应的标准工作溶液和待测液顺序进样，以保留时间和质谱信息定性，以提取离子峰面积积分值定量，试样溶液中各多酚响应值均应在定量测定范围之内。

6.5 酚酸标准溶液的参考质谱图

酚酸标准溶液的参考质谱图见图 6-10。

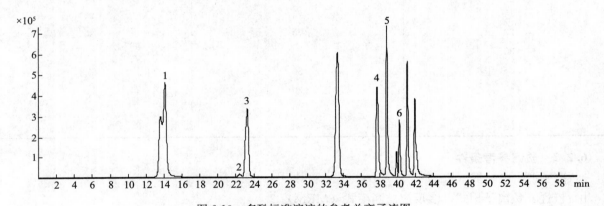

图 6-10　多酚标准溶液的参考总离子流图

1. 咖啡酸　2. 苯甲酸　3. 阿魏酸　4. 桑色素　5. 槲皮素　6. 山柰酚

7　结果计算

结果用色谱数据处理软件或按下式计算：

$$X = \frac{A \times c \times V}{A_s \times m} \times f$$

式中：

X ——试样中某一酚酸的含量（$\mu g/100g$）；

A ——样液中某一酚酸的峰面积；

c ——标准溶液中某一酚酸的浓度（$\mu g/mL$）；

V ——样液最终定容体积（mL）；

A_s ——标准溶液中某一酚酸的峰面积；

m ——试样的质量（g）；

f ——稀释因子，为 100。

测定结果取两次测定的算术平均值，计算结果保留小数点后一位。

8 回收率和精密度

8.1 重复性

在重复性条件下，获得两次独立测定结果的绝对差值不超过算术平均值的 15%。

8.2 再现性

在再现性条件下，获得两次独立测定结果的绝对差值不超过算术平均值的 15%。

附加说明：

本法由农业部蜂产品质量安全风险评估实验室（北京）提供。

六、食用农产品中酚酸的测定

1 范围

本法描述了用高效液相色谱-串联质谱法测定食用农产品中酚酸的方法，适用于食用农产品中酚酸的测定。

2 原理

食用农产品及其加工品中含有种类各异和含量丰富的酚酸类化合物，可分为游离型酚酸、游离酯型酚酸和结合型酚酸。各类食用农产品及其加工品经过样品前处理，以及提取液和水解液提取处理可分别制备得到游离型酚酸、游离酯型酚酸和结合型酚酸，后经高效液相色谱柱分离，三重四级杆质谱检测，计算食用农产品及其加工品中游离型酚酸和结合型酚酸的含量。

3 试剂和材料

除另有说明外，所有试剂均为分析纯，水为 GB/T 6682 规定的一级水。

3.1 1%抗坏血酸水溶液（m/V）。

3.2 4mol/L NaOH：称取 16.0g 氢氧化钠，用水稀释并定容至 100mL。

3.3 4mol/L HCl：量取 33mL 浓盐酸，用水稀释并定容至 100mL。

3.4 乙腈：色谱纯。

3.5 甲醇：色谱纯。

3.6 酚酸标准品：没食子酸、3，5-二羟基苯甲酸、绿原酸、对羟基苯甲酸、龙胆酸、2，3，4-三羟基苯甲酸、香草酸、咖啡酸、丁香酸、焦儿茶酸、3-羟基苯甲酸、对香豆酸、芥子酸、阿魏酸、3-羟基肉桂酸、异阿魏酸、2-羟基肉桂酸、水杨酸。

3.7 酚酸标准储备液：称取各酚酸标准品 10mg，用甲醇溶解并定容至 10mL，配制成 1mg/mL 的各酚酸标准储备液，在−20℃保存，可使用 12 个月。

3.8 酚酸混合标准工作液：根据使用需要，准确吸取一定量的各酚酸标准储备液，用水稀释成适当浓度的标准工作液，现用现配。

4 仪器和设备

4.1 液相色谱仪：Agilent 1290，或性能相当者。

4.2 质谱仪：AB SCIEX QTRAP 6500，或性能相当者。

4.3 高速万能粉碎机。

4.4 研钵。

4.5 气浴振荡仪。

4.6 超声仪。

4.7 旋转蒸发仪。

4.8 鸡心瓶，100mL。

5 分析步骤

5.1 试样前处理

5.1.1 果蔬样品：取样品可食用部分，切成小块于研钵中，加液氮后快速研磨，重复操作至样品均匀粉碎，备用。

5.1.2 固体样品：将样品可食部分，于粉碎机中均匀粉碎，备用。

5.1.3 液体样品：将样品可食部分，混合均匀后，备用。

5.2 样品制备

5.2.1 游离型酚酸制备

5.2.1.1 非油料样品：取 2g 样品于 50mL 离心管中，加入 20mL 提取溶液（80%甲醇：水溶液含 1%抗坏血酸），涡旋振荡 10s，室温下超声提取 30min，离心（8 000g，5min）后将上清液转移至 50mL 容量瓶中。重复上述提取步骤一次，合并上清液，定容至 50mL，混匀后，过 0.22μm 滤膜，备用。

5.2.1.2 油料样品：取 2g 样品于 50mL 离心管中，加入 20mL 提取溶液（80%甲醇：水溶液含 1%抗坏血酸），涡旋振荡 10s，室温下振荡提取 30min，离心（8 000g，5min）后将上清液转移至 100mL 鸡心瓶中。重复上述提取步骤一次，合并上清液，于旋转蒸发仪 40℃减压浓缩至 10mL 以内。转移浓缩液至 50mL 离心管中（约 20mL），加入 10mL 正己烷，室温下振荡 20min，去除正己烷层。取下层液体于 50mL 容量瓶中，定容至 50mL，混匀后，过 0.22μm 滤膜，备用。

5.2.2 游离酯型酚酸制备

取 2g 样品于 50mL 离心管中，加入 20mL 提取溶液（80%甲醇：水溶液含 1%抗坏血酸），涡旋振荡 10s，室温下超声/振荡提取 30min，离心（8 000g，5min）后将上清液转移至 100mL 鸡心瓶中。重复上述提取步骤一次，合并上清液，于旋转蒸发仪减压浓缩至 10mL 以内。转移浓缩液至 150mL 锥形瓶中（约 20mL），加入 20mL 4mol/L NaOH，充入 N_2 密封。40℃气浴振荡避光水解 2h，后用 4mol/L HCl 调节 pH 至 2，加入 20mL 正己烷，室温下振荡 20min，去除正己烷层。用 20mL 乙酸乙酯萃取两次，合并萃取液于鸡心瓶中，在旋转蒸发仪上 35℃减压浓缩至近干。用 10mL 50%甲醇：水溶解，混匀后，过 0.22μm 滤膜，备用。

5.2.3 结合型酚酸制备

取 3.2.2 步骤离心后的残渣，于 150mL 锥形瓶中，加入 20mL 4mol/L NaOH，充入 N_2 密封。40℃气浴振荡避光水解 2h，后用 4mol/L HCl 调节 pH 至 2，加入 20mL 正己烷，室温下振荡 20min，去除正己烷层。用 20mL 乙酸乙酯萃取两次，合并萃取液于鸡心瓶中，在旋转蒸发仪上 35℃减压浓缩至近干。用 10mL 50%甲醇：水溶解，混匀后，过 0.22μm 滤膜，备用。

5.3 高效液相色谱条件

a）色谱柱：C_{18} 柱（2.1mm×100mm，3.5μm），或性能相当者；

b）流动相：A 相为乙腈，B 相为水（0.1%甲酸），洗脱梯度见表 6-14；

表 6-14 梯度洗脱表

时间（min）	流动相 A（%）	流动相 B（%）
0	5	95
1	5	95
2	13	87
6	15	85
7.5	21	79
8.5	21	79
9.5	27	73
12	50	50
13	50	50
14	5	95
18	5	95

c）流速：0.25mL/min；

d）进样量：5μL；

e）柱温：45℃；

f）样品室温度：15℃。

5.4 质谱条件

a）离子源：电喷雾离子源（ESI），负离子模式；

b）采集方式：多反应监测（MRM）；

c）毛细管电压（Ionspray voltage）：—4 000V；

d）气帘气压力（Curtaingas 1，CUR）：30psi；

e）雾化气温度（TEM）：400℃；

f）雾化气压力（Ion sourcegas1，GS 1）：60psi；

g）辅助加热气压力（Ion sourcegas2，GS 2）：65psi；

h）碰撞气压力（Collision，CAD）：15psi。

表 6-15　18 种酚酸的离子对及参数信息表

序号	中文名称	英文名称	保留时间 （min）	滞留时间 （ms）	定量离子 （m/z）	传输电压 （V）	碰撞能量 （eV）
1	没食子酸	Gallic acid	2.10±0.01	30	169.0/125.0	—20	—20
2	3，5-二羟基苯甲酸	3，5-Dihydroxybenzoic acid	3.48±0.02	30	153.1/109.0	—47	—21
3	绿原酸	Chlorogenic acid	4.33±0.01	30	353.0/191.0	—40	—27
4	对羟基苯甲酸	4-Hydroxybenzoic acid	4.47±0.01	30	137.0/93.0	—26	—17
5	龙胆酸	Gentisic acid	4.54±0.01	30	152.9/108.9	—47	—21
6	2，3，4-三羟基苯甲酸	2，3，4-Trihydroxybenzaldehyde	3.56±0.01	30	141.0/97.0	—20	—20
7	香草酸	Vanillic acid	5.08±0.02	30	167.0/108.0	—30	—15
8	咖啡酸	Caffeic acid	5.21±0.01	30	179.0/135.0	—40	—23
9	丁香酸	Syringic acid	5.36±0.02	30	197.0/123.0	—32	—31
10	焦儿茶酸	2，3-Dihydroxybenzoic acid	5.40±0.01	30	153.2/109.2	—47	—21
11	3-羟基苯甲酸	3-Hydroxybenzoic acid	5.44±0.01	30	136.9/92.9	—26	—17
12	对香豆酸	4-Coumaric acid	7.56±0.02	30	163.0/119.0	—32	—15
13	芥子酸	Sinapic acid	8.49±0.01	30	223.0/164.0	—30	—17
14	阿魏酸	Ferulic acid	8.57±0.01	30	193.0/134.0	—40	—25
15	3-羟基肉桂酸	3-Coumaric acid	9.00±0.01	30	163.1/119.1	—32	—15
16	异阿魏酸	3-Hydroxy-4-methoxycinnamic acid	9.01±0.01	30	193.1/134.1	—40	—25
17	2-羟基肉桂酸	2-Coumaric acid	10.26±0.02	30	163.1/118.9	—32	—15
18	水杨酸	Salicylic acid	10.43±0.01	30	137.1/93.1	—26	—17

5.5　参考色谱图

参考色谱图见图 6-11～图 6-28。

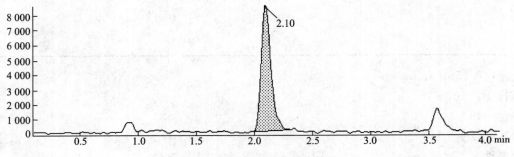

图 6-11　没食子酸参考色谱图

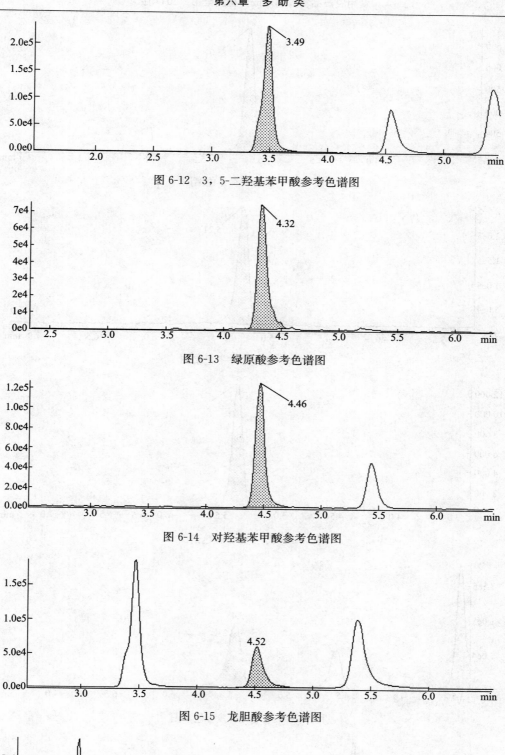

图 6-12　3，5-二羟基苯甲酸参考色谱图

图 6-13　绿原酸参考色谱图

图 6-14　对羟基苯甲酸参考色谱图

图 6-15　龙胆酸参考色谱图

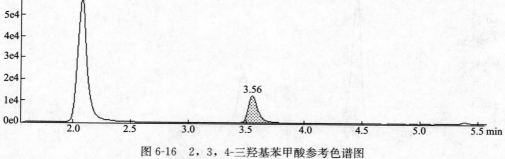

图 6-16　2，3，4-三羟基苯甲酸参考色谱图

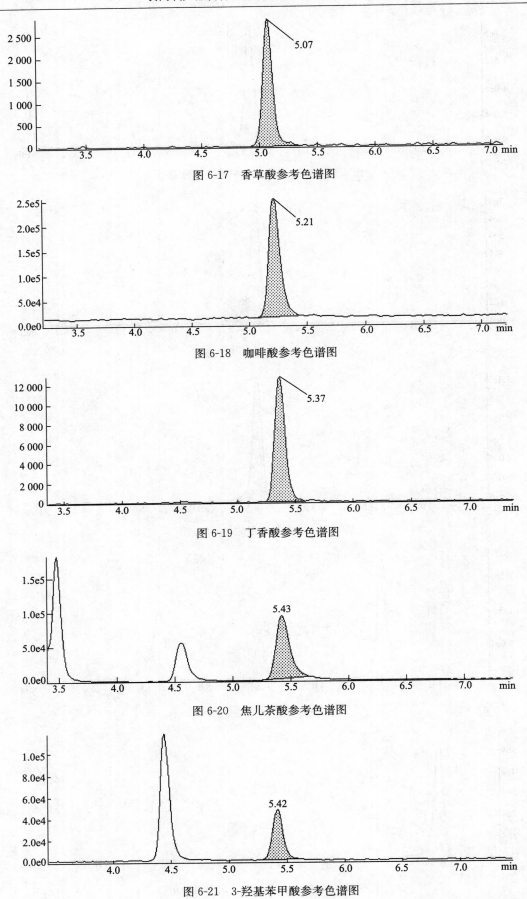

图 6-17　香草酸参考色谱图

图 6-18　咖啡酸参考色谱图

图 6-19　丁香酸参考色谱图

图 6-20　焦儿茶酸参考色谱图

图 6-21　3-羟基苯甲酸参考色谱图

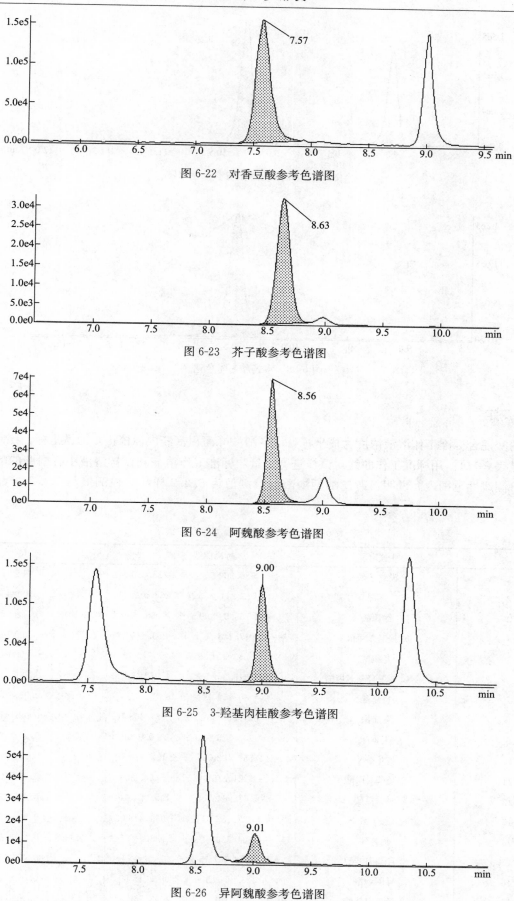

图 6-22 对香豆酸参考色谱图

图 6-23 芥子酸参考色谱图

图 6-24 阿魏酸参考色谱图

图 6-25 3-羟基肉桂酸参考色谱图

图 6-26 异阿魏酸参考色谱图

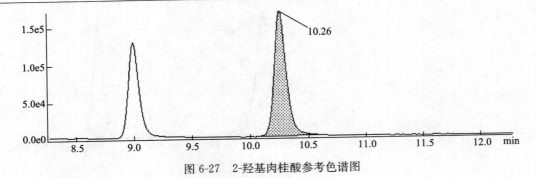

图 6-27　2-羟基肉桂酸参考色谱图

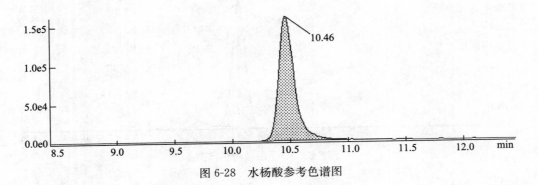

图 6-28　水杨酸参考色谱图

6　结果测定

以酚酸混合标准工作溶液浓度为横坐标，以各酚酸峰面积（经内标校正）为纵坐标，绘制标准工作曲线（见表 6-16）。用标准工作曲线对试样进行定量，标准工作溶液和试样溶液中各酚酸的响应值均应在仪器检测线性范围内。说明：游离酯型酚酸的检测值为 5.2.2 样品的检测值与 5.2.1 样品的检测值之差。

表 6-16　18 种酚酸的检测标准曲线表

序号	中文名称	标准曲线方程	R^2
1	没食子酸	$y = 1\,689.962\,65\,x + 3\,728.015\,57$	0.999 17
2	3，5-二羟基苯甲酸	$y = 5\,673.311\,00\,x + 4\,288.912\,00$	0.999 43
3	绿原酸	$y = 1\,768.048\,09\,x + 7.069\,25e^4$	0.990 95
4	对羟基苯甲酸	$y = 3\,017.248\,56\,x + 2\,269.541\,17$	0.999 74
5	龙胆酸	$y = 1\,813.394\,58\,x + 997.713\,12$	0.992 04
6	2，3，4-三羟基苯甲酸	$y = 318.907\,86\,x + 4.968\,58$	0.999 74
7	香草酸	$y = 80.152\,08\,x + 18.151\,35$	0.997 25
8	咖啡酸	$y = 8\,007.869\,63\,x + 22\,961.868\,70$	0.999 81
9	丁香酸	$y = 363.125\,55\,x + 313.030\,29$	0.992 98
10	焦儿茶酸	$y = 2\,551.492\,00\,x + 2\,122.544\,33$	0.995 83
11	3-羟基苯甲酸	$y = 1\,249.754\,43\,x + 9.522\,86$	0.999 22
12	对香豆酸	$y = 5\,772.645\,74\,x + 799.324\,64$	0.998 79
13	芥子酸	$y = 1\,207.487\,59\,x + 1\,063.378\,03$	0.999 16
14	阿魏酸	$y = 1\,604.776\,41\,x + 1\,938.442\,74$	0.999 15
15	3-羟基肉桂酸	$y = 3\,348.107\,15\,x + 636.589\,01$	0.999 01
16	异阿魏酸	$y = 288.254\,85\,x + 1\,007.215\,99$	0.999 18
17	2-羟基肉桂酸	$y = 5\,310.010\,59\,x + 4\,293.759\,97$	0.998 79
18	水杨酸	$y = 4\,752.558\,87\,x + 2\,312.338\,31$	0.999 17

7 回收率试验

阴性样品中添加标准溶液，按步骤 5.1～5.2 操作，测定后计算样品的添加回收率（见表 6-17）。

表 6-17 18 种酚酸的添加回收率数据

序号	名称	RT（min）	样品 1（%）	样品 2（%）	样品 3（%）	平均回收率（%）	标准偏差
1	没食子酸	2.10±0.01	89	110	104	101.0	8.83
2	3，5-二羟基苯甲酸	3.48±0.02	94	103	104	100.3	4.50
3	绿原酸	4.33±0.01	100	110	108	106.0	4.32
4	对羟基苯甲酸	4.47±0.01	87	104	96	95.7	6.94
5	龙胆酸	4.54±0.01	116	109	107	110.7	3.86
6	2，3，4-三羟基苯甲酸	3.56±0.01	110	94	115	106.3	8.96
7	香草酸	5.08±0.02	106	100	89	98.3	7.04
8	咖啡酸	5.21±0.01	92	102	109	101.0	6.98
9	丁香酸	5.36±0.02	98	104	106	102.7	3.40
10	焦儿茶酸	5.40±0.01	104	98	92	98.0	4.90
11	3-羟基苯甲酸	5.44±0.01	94	98	104	98.7	4.11
12	对香豆酸	7.56±0.02	108	96	96	100.0	5.66
13	芥子酸	8.49±0.01	107	109	104	106.7	2.05
14	阿魏酸	8.57±0.01	103	103	116	107.3	6.13
15	3-羟基肉桂酸	9.00±0.01	109	100	91	100.0	7.35
16	异阿魏酸	9.01±0.01	89	100	89	92.7	5.19
17	2-羟基肉桂酸	10.26±0.02	91	107	115	104.3	9.98
18	水杨酸	10.43±0.01	97	110	116	107.7	7.93

8 结果计算

试样中各酚酸的含量按下式计算：

$$C = \frac{c \times V \times f}{m}$$

式中：

C ——试样中某酚酸的含量（mg/g）；

m ——试样的质量或试样体积数（g 或 mL）；

c ——试样溶液中某酚酸的浓度（mg/mL）；

V ——试样溶液定容体积（mL）；

f ——稀释倍数。

附加说明：

本法由农业部农产品贮藏保鲜质量安全风险评估实验室（杭州）提供。

第三节　黄 酮 类

一、茶叶中茶黄素和茶红素的测定

1　范围

本法描述了用紫外分光光度法测定茶叶中茶黄素和茶红素含量的方法，适用于红茶、黑茶等茶叶中茶黄素和茶红素含量的测定。

当取样量为9.0g时，本标准茶黄素的检出限为0.02%，定量限为0.1%，线性范围为0.1%～2%；茶红素的检出限为0.2%，定量限为0.7%，线性范围为0.7%～19%。

2　原理

茶黄素、茶红素均溶于热水中，用4-甲基-2-戊酮（Isobutyl methyl ketone，IBMK）可将茶黄素从茶汤中萃取出来，但部分茶红素（SI型）亦随之被提出，这部分茶红素可利用其溶于碳酸氢钠进一步除去，SI型茶红素留在碳酸氢钠层，因茶黄素和茶红素在380nm波长下有最大吸收峰，可用分光光度计检测。

3　试剂和材料

除另有说明外，本法所有试剂均为分析纯，水为GB/T 6682规定的一级水。

3.1　碳酸氢钠（$NaHCO_3$）：优级纯。

3.2　草酸（$H_2C_2O_4$）。

3.3　无水乙醇（CH_3CH_2OH）。

3.4　甲醇（CH_3OH）。

3.5　4-甲基-2-戊酮（IBMK）。

3.6　2.5%碳酸氢钠溶液：称取2.5g碳酸氢钠于50mL烧杯中，用适量水完全溶解后转移至100mL容量瓶中，定容至刻度，现配现用。

3.7　饱和草酸溶液：20℃时，称取10.2g草酸于50mL烧杯中，用适量水完全溶解后转移至100mL容量瓶中，定容至刻度（需要根据气温配制）。

4　仪器和设备

4.1　电子天平：感量为0.01g。

4.2　梨形分液漏斗。

4.3　超声波清洗仪。

4.4　恒温热水浴槽。

4.5　高速中草药粉碎机。

4.6　分光光度计。

5　试样制备与保存

不同类型的茶叶按GB/T 8302—2013进行取样，并利用粉碎机将茶叶粉碎，过40目筛，即得磨碎茶叶试样；磨碎试样置于冰箱中冷藏避光保存，待用。

6　测定步骤

6.1　样品提取

准确称取已经粉碎均匀的试样9.0g，置于500mL锥形瓶中，加入375mL煮沸的蒸馏水，沸水浴浸提 10min（可不停搅拌），趁热过滤，快速冷却，得母液。

取 30mL 母液于梨形分液漏斗中，加入 30mL IBMK，轻轻混匀（避免产生乳化层），静置 10min，待分层用。

6.2　样品测定

分别按照以下操作步骤，得到 A、B、C 三种溶液。

A 液：取 4mL IBMK 层溶液于 25mL 容量瓶中，用甲醇定容，待测；

B 液：取 15mL IBMK 层溶液和 15mL 2.5% NaHCO₃ 溶液于另外一个分液漏斗中，在分液漏斗中迅速强烈震荡 30s，静置分层，去掉 NaHCO₃ 层；取 4mL IBMK 层溶液于 25mL 容量瓶中，用甲醇定容，待测；

C 液：取 2mL 水层溶液于 25mL 容量瓶中，加入 2mL 饱和草酸溶液和 6mL 水，用甲醇定容至 25mL，待测。

三种溶液采用 1cm 比色皿，在波长为 380nm 的条件下进行检测，以试剂空白为对照，依次测定 A、B、C 溶液的吸光值。

7　结果计算

样品中茶黄素的测定按下式计算：

$$X = 6.25 \times E_b \times F_1$$

式中：

X ——试样中茶黄素含量（mg/kg）；

E_b ——从标准工作曲线上得到的 B 溶液浓度（μg/mL）；

F_1 ——茶黄素测定系数，值为 0.36。

样品中茶红素的测定按下式计算：

$$X = [12.5 \times E_c + 6.25 \times (E_a - E_b)] \times F_2$$

式中：

X ——试样中茶红素含量（mg/kg）；

E_a ——从标准工作曲线上得到的 A 溶液浓度（μg/mL）；

E_b ——从标准工作曲线上得到的 B 溶液浓度（μg/mL）；

E_c ——从标准工作曲线上得到的 C 溶液浓度（μg/mL）；

F_2 ——茶黄素测定系数，值为 1.14。

8　操作注意事项

8.1　除去 IBMK 层中的茶红素时，使用的 NaHCO₃ 纯度要求较高，若其中含有 Na₂CO₃ 则使 pH 值增高，使茶黄素损失，故宜用优级纯。NaHCO₃ 溶液应现配现用。

8.2　为减少测定过程中因碱性引起茶黄素自动氧化，振荡时间以 30s 为宜，时间过短茶红素去除不完全，茶黄素测定结果偏高，而振荡过久茶黄素可能因自动氧化导致测定值偏低。另外，在此碱洗过程中，两相分层后，水层应立即弃去。

8.3　溶液配制后即时比色，否则会影响结果，尤其是 B 液。

附加说明：

本法由农业部农产品贮藏保鲜质量安全风险评估实验室（重庆）提供。

二、茶叶中儿茶素类化合物的测定

1 范围

本法描述了用高效液相色谱法测定茶叶中儿茶素类化合物含量的方法，适用于茶叶中儿茶素类化合物含量的测定。

2 原理

茶叶磨碎试样中的儿茶素类化合物用 70％的甲醇溶液 70℃水浴上提取，儿茶素类化合物的测定用 C_{18} 柱检测波长 278nm、梯度洗脱、HPLC 分析，用儿茶素类标准物质外标法直接定量，也可用儿茶素类化合物与咖啡碱的相对校正因子 RRFstd（ISO 国际环试结果）来定量。

3 试剂和材料

除另有说明外，本法所有试剂均为分析纯，水为 GB/T 6682 规定的一级水。

3.1 乙腈（CH_3CN）：色谱纯。

3.2 甲醇（CH_3OH）。

3.3 乙酸（CH_3COOH）。

3.4 甲醇水溶液（体积比）：7+3。

3.5 乙二胺四乙酸（EDTA）溶液：10mg/mL（现配）。

3.6 抗坏血酸：10mg/mL（现配）。

3.7 稳定溶液：分别将 25mL EDTA 溶液、25mL 抗坏血酸溶液、50mL 乙腈加入 500mL 容量瓶中，用水定容至刻度，摇匀。

3.8 液相色谱流动相

3.8.1 流动相 A：分别将 90mL 乙腈、20mL 乙酸、2mL EDTA 加入 1 000mL 容量瓶中，用水定容至刻度，摇匀。溶液需过 $0.45\mu m$ 膜。

3.8.2 流动相 B：分别将 800mL 乙腈、20mL 乙酸、2mL EDTA 加入 1 000mL 容量瓶中，用水定容至刻度，摇匀。溶液需过 $0.45\mu m$ 膜。

3.9 标准品

3.9.1 咖啡碱（$C_8H_{10}N_4O_2$，纯度≥98％，CAS：58-08-2）。

3.9.2 没食子酸（$C_7H_6O_5$，纯度≥98％，CAS：149-91-7）。

3.9.3 儿茶素（$C_{15}H_{14}O_6$，纯度≥98％，CAS：7295-85-4）。

3.9.4 表儿茶素（$C_{15}H_{14}O_6$，纯度≥98％，CAS：490-46-0）。

3.9.5 表没食子儿茶素（$C_{15}H_{14}O_7$，纯度≥98％，CAS：970-74-1）。

3.9.6 表没食子儿茶素没食子酸酯（$C_{22}H_{18}O_{11}$，纯度≥98％，CAS：989-51-5）。

3.9.7 表儿茶素没食子酸酯（$C_{22}H_{18}O_{10}$，纯度≥98％，CAS：1257-08-5）。

3.10 咖啡碱储备溶液：2.00mg/mL。

3.11 没食子酸储备溶液：0.100mg/mL。

3.12 儿茶素类储备溶液：儿茶素 1.00mg/mL，表儿茶素 1.00mg/mL，表没食子儿茶素 2.00mg/mL，表没食子儿茶素没食子酸酯 2.00mg/mL，表儿茶素没食子酸酯 2.00mg/mL。

3.13 标准工作溶液：用稳定溶液配制。标准工作溶液的浓度：没食子酸 5～25μg/mL、咖啡碱 50～150μg/mL、儿茶素 50～150μg/mL，表儿茶素 50～150μg/mL，表没食子儿茶素 100～300μg/mL，表没食子儿茶素没食子酸酯 100～400μg/mL，表儿茶素没食子酸酯 50～200μg/mL。

4 仪器和设备

4.1 分析天平：感量 0.000 1g。

4.2 水浴：70℃±1℃。

4.3 离心机：转速 3 500r/min。

4.4 混匀器。

4.5 高效液相色谱仪（HPLC）：包含梯度洗脱剂检测器（检测波长 278nm）。

4.6 数据处理系统。

5　试样制备与保存

按 GB/T 8302 的规定执行。

6　测定步骤

6.1　干物质含量测定

按 GB/T 8302 的规定执行。

6.2　供试液的制备

母液：称取 0.2g（精确到 0.000 1g）均匀磨碎的试样于 10mL 试管中加入 70℃预热过的 70％甲醇溶液 5mL，用玻璃棒充分搅拌均匀湿润，立即转移至 70℃水浴中，浸提 10min（隔 5min 搅拌一次），浸提之后冷却至室温，转入离心机在 3 500r/min 转速下离心 10min，将上清液转移至 10mL 容量瓶。残渣用 5mL 的 70％甲醇溶液提取一次，重复上述操作。合并提取液定容至 10mL，摇匀，过 0.45μm 膜，待用（该提取液在 4℃下可最多保存 24h）。

测试液：用移液管移取母液 2mL 至 10mL 容量瓶中，用稳定溶液定容至刻度，摇匀，过 0.45μm 膜，待测。

6.3　色谱参考条件

a）液相色谱柱：C_{18}柱（4.6mm×250mm，5μm），或性能相当者。

b）柱温：35℃。

c）流速：1mL/min。

d）紫外检测器：λ＝278nm。

e）流动相梯度洗脱程序：见表 6-18。

表 6-18　流动相梯度洗脱程序

时间（min）	流动相 A（％）	流动相 B（％）
0	100	0
10	100	0
15	68	32
25	68	32
26	100	0
30	100	0

6.4　测定

待流速和柱温稳定后，进行空白运行。准确吸取 10μL 混合标准系列工作液注射入高效液相色谱仪中。在相同的色谱条件下注射 10μL 测试液。测试液以峰面积定量。

7　结果计算

以儿茶素类标准物质定量，按下式计算：

$$X = \frac{A \times f \times V \times d}{m_1 \times m \times 1000}$$

式中：

X ——试样中儿茶素类化合物的含量（mg/kg）；

A ——所测样品中被测成分的峰面积；

f ——所测成分的校正因子（浓度/峰面积，$\mu g/mL$）；

V ——样品提取液的体积（mL）；

d ——稀释因子；

m_1 ——样品称取量（g）；

m ——样品的干物质含量（%）。

以相对咖啡碱的校正因子定量，按下式计算：

$$X = \frac{A \times R_f \times V \times d}{S \times m_1 \times m \times 1000}$$

式中：

X ——试样中儿茶素类化合物的含量（mg/kg）；

A ——所测样品中被测成分的峰面积；

R_f ——所测成分相对于咖啡碱的校正因子（见表6-19）；

V ——样品提取液的体积（mL）；

d ——稀释因子；

S ——咖啡碱标准曲线的斜率（峰面积/浓度，$\mu g/mL$）；

m_1 ——样品称取量（g）；

m ——样品的干物质含量（%）。

表 6-19　儿茶素类相对咖啡碱的校正因子表

名称	GA	EGC	C	EC	EGCG	ECG
R_f	0.84	11.24	3.58	3.67	1.72	1.42

8　回收率和精密度

重复性：同一个样品中儿茶素类测定值的相对误差≤10%，若测定误差在此范围内，则取两次测定值的算术平均值为结果，保留小数点后两位。

附加说明：

本法参考 GB/T 8313《茶叶中茶多酚和儿茶素类含量的检测方法》。

三、大豆中大豆异黄酮类化合物的测定

1 范围

本法描述了用高效液相色谱法测定大豆异黄酮类（大豆苷、黄豆黄素、染料木苷、大豆黄素、黄豆黄苷、染料木素）化合物含量的原理、试剂与材料、仪器与设备、试剂制备与保存、操作步骤、结果计算与表示、精密度的要求，适用于大豆、豆豉中大豆异黄酮类化合物含量的测定。

本法的最低检测限为 2.5mg/kg。

2 原理

试样用甲醇-水溶液超声波振荡的提取，提取液经离心、浓缩、定容、过滤、用高效液相色谱仪测定，外标法定量。

3 试剂和材料

除另有说明外，本法所有试剂均为分析纯，水为 GB/T 6682 规定的一级水。

3.1 乙腈（CH_3CN）：色谱纯。

3.2 甲醇（CH_3OH）。

3.3 乙酸（CH_3COOH）。

3.4 90%甲醇溶液：取 900mL 甲醇，加入 100mL 水，混匀。

3.5 60%甲醇溶液：取 600mL 甲醇，加入 400mL 水，混匀。

3.6 10%甲醇溶液：取 100mL 甲醇，加入 900mL 水，混匀。

3.7 0.1%乙酸溶液：取 1mL 乙酸，置于 1 000mL 容量瓶中，用水定容至刻度。

3.8 0.1%乙酸乙腈溶液：取 1mL 乙酸，置于 1 000mL 容量瓶中，用乙腈溶解并定容至刻度。

3.9 标准品

3.9.1 大豆苷（$C_{21}H_{20}O_9$，纯度≥98%，552-66-9）。

3.9.2 染料木苷（$C_{21}H_{20}O_{10}$，纯度≥99%，529-59-9）。

3.9.3 大豆黄素（$C_{15}H_{10}O_4$，纯度≥98%，486-66-8）。

3.9.4 染料木素（$C_{15}H_{10}O_5$，纯度≥98%，446-72-0）。

3.9.5 黄豆黄苷（$C_{22}H_{22}O_{10}$，纯度≥98%，40246-10-4）。

3.9.6 黄豆黄素（$C_{16}H_{12}O_5$，纯度≥98%，40957-83-3）。

3.10 大豆异黄酮标准储备溶液：分别准确称取适量的大豆苷、染料木苷、大豆黄素、染料木素、黄豆黄素、黄豆黄苷标准品，分别用 60%甲醇配成浓度为 1mg/mL 的标准储备溶液。-18℃避光保存，有效期 6 个月。

3.11 大豆异黄酮混合标准中间溶液：分别移取上述各组分大豆异黄酮标准储备溶液 0.5mL 于同一 10mL 容量瓶中，用 60%甲醇定容至刻度，配制成各组分浓度为 50μg/mL 的大豆异黄酮混合标准中间溶液，0～4℃冷藏避光保存，有效期 3 个月。

3.12 大豆异黄酮混合标准工作溶液：分别吸取 50.0μL、100.0μL、200.0μL、300.0μL、1000.0μL。上述大豆异黄酮混合标准中间溶液于 10mL 容量瓶中，用 10%甲醇溶液配成各组分浓度 0.25μg/mL、0.50μg/mL、1.00μg/mL、1.50μg/mL、5.00μg/mL 系列的大豆异黄酮混合标准工作溶液，0～4℃冷藏避光保存，有效期一周。

4 仪器和设备

4.1 高效液相色谱仪：配紫外检测器。

4.2 分析天平：感量 0.01mg、感量 0.01g。

4.3 旋转蒸发器。

4.4 超声波清洗器：50W。

4.5 离心机：10 000r/min。

4.6 粉碎机。

4.7 浓缩瓶：250mL。

4.8 样品筛：孔径 2.0mm。

5　试样制备与保存

5.1　试样的制备

5.1.1　大豆

取有代表性样品 500g，用粉碎机粉碎使其全部通过孔径 2.0mm 样品筛，混匀，装入洁净容器作为试样，密封备用。

5.1.2　豆豉

取有代表性样品 500g，用组织捣碎机捣碎混匀，装入洁净容器作为试样，密封备用。

5.2　试样的保存

粉碎试样于 4℃以下保存。试样制备过程中，应防止样品污染或组分变化。

6　测定步骤

6.1　提取

称取 5g（精确到 0.01g）试样于 250mL 具塞三角瓶中，加 90mL 90％甲醇溶液，置于超声波清洗器中 60℃提取 30min，在离心机中 10 000r/min 离心 10min，上清液转移至 250mL 浓缩瓶中，残渣再加入 60mL 90％甲醇溶液进行提取，上清液也转入 250mL 浓缩瓶中，在旋转蒸发器 60℃浓缩至约 40mL。浓缩液转入 50mL 容量瓶中，用 10％甲醇溶液冲洗浓缩瓶并定容至刻度。取 1mL 提取液通过 $0.45\mu m$ 滤膜，供高效液相色谱仪测定。

6.2　色谱参考条件

　a）色谱柱：RPC$_{18}$柱（4.6mm×250mm，$5\mu m$），或性能相当者；

　b）流动相：0.1％乙酸溶液和 0.1％乙酸乙腈溶液，按表 6-20 的规定进行梯度洗脱；

表 6-20　流动相梯度洗脱程序

时间（min）	0.1％乙酸水溶液	0.1％乙酸乙腈溶液
0.0	90	10
12.5	70	30
17.5	60	40
18.5	0	100
21.0	0	100
22.5	90	10
26.0	90	10

　c）流速：1.0mL/min；

　d）柱温：40℃；

　e）波长：260nm；

　f）进样量：$20\mu L$。

6.3　测定

参考上述色谱条件，调节高效液相色谱仪，使大豆异黄酮各组分的色谱峰完全分离。分别吸取 $20\mu L$ 适当浓度的大豆异黄酮混合标准工作液和样液进行液相色谱测定，分别得到大豆异黄酮各组分的标准工作溶液中的该组分峰面积相差较大时，稀释样液或调整标准工作液浓度后再行测定。

在上述色谱条件下，大豆异黄酮类化合物的参考保留时间为：大豆甙 8.2min、黄豆黄素 8min、染料木甙 11.0min、大豆黄甙 1.3min、黄豆黄素 16.3min、染料木素 19.4min。

6.4　空白试验

除不称取试样外，均按上述分析步骤进行。

6.5　大豆异黄酮标准溶液的参考色谱图

大豆异黄酮标准溶液的参考色谱图见图 6-29。

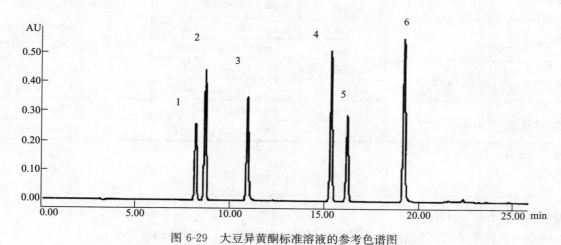

图 6-29　大豆异黄酮标准溶液的参考色谱图

1. 大豆甙　2. 黄豆黄甙　3. 染料木甙　4. 大豆黄素　5. 大豆黄素　6. 染料木素

7　结果计算

样品中大豆异黄酮类化合物的测定按下式计算：

$$X = \frac{A \times C \times V}{A_s \times m}$$

式中：

X ——试样中某一大豆异黄酮类化合物的含量（mg/kg）；

A ——试样提取液中某一大豆异黄酮类化合物的峰面积；

A_s ——大豆异黄酮混合标准工作液中某一组分的峰面积；

C ——大豆异黄酮混合标准液中某一组分的浓度（μg/mL）；

V ——试样提取液最终定容体积（mL）；

m ——试样的质量（g）。

计算结果应扣除空白值。

8　回收率和精密度

8.1　重复性

在重复性条件下，获得的两个独立测试结果的绝对差值不得超过重复性限 r。各组分大豆异黄酮含量在 2.5~30mg/kg 范围内，其重复性限 r 计算方程见表 6-21。

8.2　再现性

在再现性条件下，获得的两次独立测试结果的绝对差值不得超过再现性限 R。各组分大豆异黄酮含量在 2.5~30mg/kg 范围内，其再现性限 R 计算方程见表 6-21。

表 6-21　重复性限 r 和再现性限 R 计算方程

化合物名称	含量范围（mg/kg）	样品	重复性限 r	再现性限 R
大豆甙	2.5~30	大豆	$r = 0.135\ 7m + 0.400\ 0$	$R = 0.233\ 9m - 0.276\ 2$
		豆豉	$r = 0.127\ 5m + 0.486\ 4$	$R = 0.168\ 5m + 0.360\ 0$

（续）

化合物名称	含量范围（mg/kg）	样品	重复性限 r	再现性限 R
黄豆黄甙	2.5～30	大豆	$r=0.097\ 3m+0.704\ 7$	$R=0.235\ 1m+0.308\ 9$
		豆豉	$r=0.097\ 6m+0.806\ 6$	$R=0.184\ 1m+0.657\ 8$
染料木甙	2.5～30	大豆	$r=0.186\ 0m+0.256\ 8$	$R=0.183\ 6m+0.483\ 2$
		豆豉	$r=0.114\ 7m+0.439\ 1$	$R=0.136\ 9m+0.039\ 1$
大豆黄素	2.5～30	大豆	$r=0.124\ 1m+0.481\ 0$	$R=0.159\ 8m+0.510\ 5$
		豆豉	$r=0.074\ 1m+0.738\ 9$	$R=0.164\ 0m-0.136\ 8$
黄豆黄素	2.5～30	大豆	$r=0.122\ 3m+0.544\ 8$	$R=0.161\ 3m+0.676\ 2$
		豆豉	$r=0.129\ 0m+0.185\ 3$	$R=0.071\ 8m+1.204\ 1$
染料木素	2.5～30	大豆	$r=0.098\ 2m+0.664\ 3$	$R=0.137\ 0m+0.750\ 2$
		豆豉	$r=0.114\ 7m+0.579\ 5$	$R=0.088\ 5m+0.854\ 4$

附加说明：

本法参考 GB/T 26625《粮油检验　大豆异黄酮含量测定　高效液相色谱法》。

四、柑橘类水果中总黄酮类化合物的测定

1 范围

本法描述了用可见分光光度法测定柑橘类水果中总黄酮类化合物含量的方法，适用于柑橘类水果中总黄酮类化合物含量的测定。

本法中总黄酮类化合物的定量测定范围为 $0.8 \sim 100mg/L$，定量限为 $0.8mg/kg$，检出限为 $0.3mg/kg$。

2 原理

试料中的黄酮类化合物（橙皮苷、新橙皮苷等）与碱作用，开环生成 2，6-二羟基-4-环氧基苯丙酮和对甲氧基苯甲醛；在二甘醇环境中遇碱缩合生成黄色橙皮素查耳酮，其生成量相当于橙皮苷的量；在波长 420nm 处比色测定吸光度，扣除本底后，与标准曲线比较定量。

3 试剂和材料

除另有说明外，本法所有试剂均为分析纯，水为 GB/T 6682 规定的三级水。

3.1 氢氧化钠溶液（4.0g/L）：称取 4.0g 氢氧化钠于烧杯中，用水溶解，转入 1 000mL 容量瓶中，用水定容至刻度。

3.2 氢氧化钠溶液（160g/L）：称取 16.0g 氢氧化钠于烧杯中，用水溶解，转入 100mL 容量瓶中，用水定容至刻度。

3.3 柠檬酸溶液（200g/L）：称取 200g 柠檬酸于烧杯中，用水溶解，转入 1 000mL 容量瓶中，用水定容至刻度。

3.4 一缩二乙醇（二甘醇）溶液（$C_4H_{10}O_3$，9+1）：量取 900mL 二甘醇，加入 100mL 水，摇匀。

3.5 试剂空白溶液：量取 20mL 氢氧化钠溶液于 50mL 烧杯中，用柠檬酸溶液调节 pH 至 6.0，转入 100mL 容量瓶中，用水定容。

3.6 橙皮苷标准品（$C_{28}H_{34}O_5$，纯度≥99.0%，CAS：520-26-3）。

3.7 橙皮苷标准溶液（200mg/L）：称取 20.0mg 橙皮苷，置于 50mL 烧杯中，加 20mL 氢氧化钠溶液，待其完全溶解后，用柠檬酸溶液调节 pH 至 6.0，转入 100mL 容量瓶中，用水定容。此标准溶液需现用现配。

4 仪器和设备

4.1 可见分光光度计。

4.2 分析天平：感量 0.000 1g 和 0.01g。

4.3 组织捣碎机。

4.4 酸度计：精度到 0.1 pH 单位。

4.5 恒温水浴：温控±1℃。

5 试样制备与保存

果实样品，取可食部分按四分法缩分后将其切碎，放入组织捣碎机中匀浆后取样。

6 测定步骤

6.1 提取

称取两份平行试料（一般果皮 5g，果肉、橘子罐头及果脯蜜饯类 5～10g，原汁、浓缩汁 2～5g，果汁饮料 20～50g，精确到 0.01g）于 100mL 烧杯中，加入 10mL 氢氧化钠溶液，用氢氧化钠溶液调节 pH 至 13.0；摇匀，静置 30min 后，再用柠檬酸溶液调节 pH 至 6.0，转移到 100mL 容量瓶中，定容；

过滤，收集滤液，备用。

6.2 标准工作曲线

准确吸取 0mL、1.00mL、2.00mL、3.00mL、4.00mL 和 5.00mL 橙皮苷标准溶液于 6 支 10mL 具塞试管中，用试剂空白液定容至 5.00mL，摇匀；再依次准确加入 5mL 二甘醇溶液与 0.1mL 氢氧化钠溶液，摇匀，配制成 0mg/L、20.0mg/L、40.0mg/L、60.0mg/L、80.0mg/L 和 100mg/L 系列标准溶液。将各试管置于 40℃水浴中保温 10min；取出，在冷水浴中冷却 5min。以零标准溶液调零，在波长 420nm 处测定各标准溶液的吸光度；绘制标准曲线或计算线性回归方程。

6.3 测定

吸取 1.00～5.00mL 试液于 10mL 具塞试管中，用试剂空白溶液定容至 5.00mL，准确加入 5mL 二甘醇溶液，摇匀后加 0.1mL 氢氧化钠溶液，摇匀；同时吸取一份等量的试液，不加氢氧化钠溶液，作为本底空白。将各试管置于 40℃水浴中保温 10min；取出，在冷水浴中冷却 5min。以本底空白溶液调零，测定试液吸光度，根据标准曲线求出试样溶液的总黄酮质量浓度。

7 结果计算

试样中总黄酮类化合物的含量按下式计算：

$$X = \frac{\rho \times V_0 \times V_1}{m \times V}$$

式中：

X ——试样中总黄酮类化合物的含量（橙皮苷当量）（mg/kg）；

ρ ——在工作曲线上查出的试液中橙皮苷的质量浓度（mg/L）；

V_0 ——显色定容体积（mL）；

V_1 ——试料提取体积（mL）；

V ——测定时吸取试液的体积（mL）；

m ——试料称取质量（g）。

8 精密度

8.1 重复性

在重复性条件下，获得的两次独立测定结果的绝对差值不超过算术平均值的 10％。

8.2 再现性

在再现性条件下，获得的两次独立测定结果的绝对差值不超过算术平均值的 10％。

附加说明：

本法参考 NY/T 2010《柑橘类水果及制品中总黄酮含量的测定》。

五、柑橘类水果中橙皮苷和柚皮苷的测定

1 范围

本法描述了用高效液相色谱法测定柑橘类水果中橙皮苷和柚皮苷含量的方法，适用于柑橘类水果中橙皮苷和柚皮苷含量的测定。

本法的测定范围：橙皮苷和柚皮苷均为 1.0～200mg/L；定量限：橙皮苷和柚皮苷均为 1mg/kg；检出限：橙皮苷和柚皮苷均为 0.3mg/kg。

2 原理

试料中的橙皮苷和柚皮苷经有机溶剂热提取，微孔滤膜过滤，高效液相色谱法测定，外标法定量。

3 试剂和材料

除另有说明外，本法所有试剂均为分析纯，水为 GB/T 6682 规定的一级水。

3.1 甲醇（CH_3OH）：色谱纯。

3.2 二甲基甲酰胺 $[(CH_3)_2NCOH]$。

3.3 乙酸溶液 [体积分数（CH_3COOH）$=0.5\%$]：量取 5mL 乙酸，定容至 1 000mL。

3.4 乙酸溶液 [$c(CH_3COOH)=0.01$ mol/L]：称取 0.600 5g 乙酸，定容至 1 000mL。

3.5 草酸铵溶液 $\{c[(NH_4)_2C_2O_4 \cdot H_2O]=0.025$ mol/L$\}$：称取 3.552 8g 草酸铵，定容至 1 000mL。

3.6 标准品

3.6.1 橙皮苷（$C_{28}H_{34}O_{15}$，纯度≥99%，520-26-3）。

3.6.2 柚皮苷（$C_{27}H_{32}O_{14}$，纯度≥99%，10236-47-2）。

3.7 标准储备溶液：分别称取 120mg（精确到 0.1mg）的橙皮苷和柚皮苷标准品，溶于 20mL 二甲基甲酰胺中，用乙酸溶液定容至 100mL，配制成质量浓度为 1 200mg/L 的标准储备液。于−20℃冰箱中储存。

4 仪器和设备

4.1 高效液相色谱仪：带紫外检测器（UV）。

4.2 分析天平：感量 0.01g 和 0.000 1g。

4.3 组织捣碎机。

4.4 水浴锅。

4.5 滤膜：$0.45\mu m$，水相。

5 试样制备与保存

果实样品，取可食部分按四分法缩分后将其切碎，放入组织捣碎机中匀浆后取样。

6 测定步骤

6.1 提取进化

平行称取两份试料，每份试料 10g（精确到 0.01g）于 50mL 容量瓶中，加入 10mL 草酸铵溶液，然后加入 10mL 二甲基甲酰胺，均匀混合，加水定容后将其倒入 100mL 锥形瓶中，置入 90℃水浴锅中保持 10min，冷却至室温后，取上清液，经滤膜过滤，得到待测液。

6.2 色谱参考条件

a) 色谱柱：C_{18}色谱柱（4.6mm×250mm，$5\mu m$）或性能相当者；

　　b）流动相：乙酸溶液＋甲醇＝ 65＋35；

　　c）流速：0.80mL/min；

　　d）柱温：35℃；

　　e）检测波长：283nm；

　　f）进样量：10μL。

6.3　标准工作曲线

取标准储备溶液用乙酸溶液和二甲基甲酰胺（二者体积比为 8＋2）稀释配成质量浓度为 1.0mg/L、5.0mg/L、10mg/L、15mg/L、30mg/L、60mg/L、120mg/L 的标准工作溶液。以橙皮苷和柚皮苷质量浓度为横坐标，相应的积分峰面积为纵坐标，计算标准曲线或求线性回归方程。

6.4　测定

做两份试料的平行测定。取 10μL 待测液和相应的标准工作溶液顺序进样，以保留时间定性，以色谱峰面积积分值定量，试样溶液中橙皮苷和柚皮苷响应值均应在定量测定范围之内。

6.5　空白试验

除不称取试样外，均按上述分析步骤进行。

6.6　标准溶液的参考色谱图

标准溶液的参考色谱图见图 6-30。

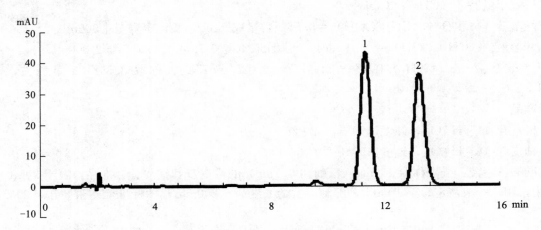

图 6-30　10.0mg/L 柚皮苷和橙皮苷标准溶液的参考色谱图
1. 柚皮苷　2. 橙皮苷

7　结果计算

试样中橙皮苷或柚皮苷的含量，按下式计算：

$$X = \frac{\rho \times V \times n}{m}$$

式中：

X——试样中橙皮苷或柚皮苷的含量（mg/kg）；

ρ——样液中橙皮苷或柚皮苷测定的质量浓度（mg/L）；

V——试样提取液最终定容体积（mL）；

m——试样的质量（g）；

n——稀释倍数。

计算结果保留三位有效数字。

8　回收率和精密度

8.1　重复性

在重复性条件下，获得的两次独立测定结果的绝对差值不超过算术平均值的 10%。

8.2 再现性

在再现性条件下，获得的两次独立测定结果的绝对差值不超过算术平均值的10%。

附加说明：

本法参考 NY/T 2014《柑橘类水果及制品中橙皮苷、柚皮苷含量的测定》。

六、蜂胶中总黄酮类化合物的测定

1 范围

本法描述了用可见分光光度法测定蜂胶中总黄酮类化合物含量的方法，适用于原始蜂胶、精制蜂胶的乙醇溶液中总黄酮类化合物含量的测定。

本法可用于测定总黄酮类化合物在 0.1% 以上的蜂胶。

2 原理

溶于乙醇的黄酮类化合物在弱碱性条件下，与显色剂三价铝离子结合生成有色物质，可在 415nm 波长附近产生最大吸收。在一定浓度范围内，其吸光度与总黄酮类化合物含量呈正比。与标准曲线比较，可定量测定总黄酮类化合物的含量。

3 试剂和材料

除另有说明外，本法所有试剂均为分析纯，水为蒸馏水或去离子水。

3.1 95% 乙醇（CH_3CH_2OH）。

3.2 无水乙醇（CH_3CH_2OH）。

3.3 硝酸铝溶液（100g/L）：称取 $Al(NO_3)_3 \cdot 9H_2O$ 17.6g，加水溶解，定容于 100mL 容量瓶中，摇匀。

3.4 醋酸钾溶液（9.8g/L）：称取醋酸钾 9.814g，加水溶解，定容于 100mL 容量瓶，摇匀。

3.5 芦丁标准品（$C_{27}H_{30}O_{16}$，纯度 ≥98%，CAS：153-18-4）。

3.6 芦丁对照品储备液（1.0g/L）：精密称取经 120℃ 减压真空干燥至恒重的芦丁对照品 50mg，置于 50mL 容量瓶中，加无水乙醇溶解并稀释至刻度，摇匀。

3.7 芦丁对照品使用溶液（0.2g/L）：精密吸取芦丁对照品储备液 10mL，置于 50mL 容量瓶中，加无水乙醇至刻度，摇匀。

4 仪器和设备

4.1 可见分光光度计。

4.2 减压干燥箱（真空，温度 200℃）。

4.3 高速组织捣碎机：8 000~12 000r/min。

5 试样制备与保存

5.1 原始蜂胶

原始蜂胶指未经过提纯处理的天然蜂胶。将同一份样品的所有蜂胶块（取 50~100g）置于冷冻条件下冷冻，待其变硬变脆后，用木槌敲打砸成小碎块，用高速组织捣碎机粉碎后，过 14 目筛，混匀。称取上述已粉碎的蜂胶样品 1g（精确到 1mg），置于烧杯中，加入乙醇 30mL，烧杯置于 65℃ 水浴中加热 45min，搅拌使之溶解。取出冷却至室温，上清液使用快速滤纸过滤。烧杯、漏斗、滤渣及滤纸用少量乙醇洗涤至滤液无色。最后用乙醇稀释至 50mL，摇匀，待测。

5.2 精制蜂胶

精制蜂胶指经过除去蜂蜡和砂石碎块等杂质的提纯蜂胶。称取蜂胶样品 0.5g，精确到 1mg。置于烧杯中，加入乙醇 30mL，烧杯置于 65℃ 水浴中加热 45min，搅拌使之溶解。取出冷却至室温，上清液使用快速滤纸过滤。烧杯、漏斗、滤渣及滤纸用少量乙醇洗涤至滤液无色。最后用乙醇稀释至 50mL，摇匀，待测。

5.3 蜂胶溶液

蜂胶溶液指蜂胶的乙醇提取液。吸取蜂胶溶液样品 5~10mL，置于 50mL 容量瓶中，加乙醇稀释至刻度，摇匀，待测；或吸取蜂胶样品溶液 5～10mL，置于 50mL 容量瓶中，称重，精确到 1mg，加乙醇稀释至刻度，摇匀，待测。

6 测定步骤

6.1 标准曲线的绘制

6.1.1 精密吸取芦丁对照品使用溶液 1mL、2mL、3mL、4mL、5mL、6mL，分别置于 50mL 容量瓶中。

6.1.2 加乙醇至总体积为 15mL，依次加入硝酸铝溶液 1mL，醋酸钾溶液 1mL，摇匀，加水至刻度，摇匀。静置 1h。

6.1.3 用 1cm 比色杯于 415nm 处，以 30％乙醇溶液为空白，测定吸光度。

6.1.4 以 50mL 中芦丁质量（mg）为横坐标，吸光度为纵坐标，绘制标准曲线或按直线回归方程计算。线性工作范围 0～1.2mg（50mL）。

6.2 空白试验

精密吸取待测溶液 1.0mL，置于 50mL 容量瓶中，加乙醇至总体积为 15mL，加水稀释至刻度，摇匀。

6.3 测定

精密吸取待测溶液 1.0mL，置于 50mL 容量瓶中，加乙醇至总体积为 15mL，依次加入硝酸铝溶液 1mL，醋酸钾溶液 1mL，摇匀，加水至刻度，摇匀。静置 1h。以空白试液做参比，用 1cm 比色杯在波长 415nm 处测定试料溶液的吸光度。查标准曲线或通过回归方程计算，求出试料溶液中的黄酮类化合物含量（mg）。

7 结果计算

蜂胶中总黄酮类化合物的含量按下式计算：

$$X = \frac{m}{W \times d \times 1000}$$

式中：

X——总黄酮类化合物的含量（芦丁当量）（％）；

m——由标准曲线上查出或由直线回归方程求出的样品比色液中芦丁质量（mg）；

W——样品的质量或体积（g 或 mL）；

d——稀释比例。

计算结果保留到小数点后两位。

8 回收率和精密度

同一操作者两次平行测试结果允许：

原始蜂胶	相对相差≤8％；
精制蜂胶及蜂胶溶液	相对相差≤5％。

附加说明：

本法参考 GB/T 20574《蜂胶中总黄酮含量的测定方法 分光光度比色法》。

七、蜂胶中黄酮类化合物的测定

1 范围

第一法描述了用高效液相色谱法测定蜂胶中芦丁、杨梅酮、槲皮素、莰菲醇、芹菜素、松属素、苛因、高良姜素含量的方法，适用于蜂胶中芦丁、杨梅酮、槲皮素、莰菲醇、芹菜素、松属素、苛因、高良姜素含量的测定。

第一法中检出限：杨梅酮、莰菲醇、芹菜素、苛因为 0.10g/kg，芦丁、槲皮素、松属素、高良姜素为 0.20g/kg。

第二法描述了用高效液相色谱-串联质谱法测定蜂胶中芦丁、杨梅酮、槲皮素、莰菲醇、芹菜素、松属素、苛因、高良姜素含量的方法，适用于蜂胶中芦丁、杨梅酮、槲皮素、莰菲醇、芹菜素、松属素、苛因、高良姜素含量的测定。

第二法中检出限：芦丁为 0.15g/kg，杨梅酮为 0.050g/kg，槲皮素、高良姜素为 0.025g/kg，莰菲醇、芹菜素、松属素、苛因为 0.006 0g/kg。

第一法　蜂胶中黄酮类化合物的测定　高效液相色谱法

2 原理

甲醇溶解试样，反相液相色谱柱分离黄酮类化合物，八种黄酮类化合物用高效液相色谱紫外检测器测定，外标法定量。

3 试剂和材料

除另有说明外，本法所有试剂均为分析纯，水为 GB/T 6682 规定的一级水。

3.1 甲醇（CH_3OH）：色谱纯。

3.2 磷酸（H_3PO_4）。

3.3 甲醇＋水（1∶1）：量取 50mL 甲醇与 50mL 水混合。

3.4 标准品

3.4.1 芦丁（$C_{27}H_{30}O_{16}$，纯度为 99%，CAS：153-18-4）。

3.4.2 杨梅酮（$C_{15}H_{10}O_8$，纯度为 99%，CAS：529-44-2）。

3.4.3 槲皮素（$C_{15}H_{10}O_7$，纯度为 99%，CAS：117-39-5）。

3.4.4 莰菲醇（$C_{15}H_{10}O_6$，纯度为 99%，CAS：520-18-3）。

3.4.5 芹菜素（$C_{15}H_{10}O_5$，纯度为 99%，CAS：520-36-5）。

3.4.6 松属素（$C_{15}H_{12}O_4$，纯度为 99%，CAS：480-39-7）。

3.4.7 苛因（纯度为 99%）。

3.4.8 高良姜素（$C_{15}H_{10}O_5$，纯度为 99%，CAS：548-83-4）。

3.5 标准储备溶液：准确称取适量的每种标准物质，用甲醇配制成浓度为 0.10mg/mL 的混合标准储备溶液。

3.6 标准工作溶液：根据需要用甲醇和甲醇＋水将标准储备溶液分别稀释成适当浓度的标准工作溶液。

4 仪器和设备

4.1 高效液相色谱仪：配有紫外检测器。

4.2 温度可调超声波水浴。

4.3 注射过滤器：容积为 3mL 或 5mL，并带有 0.45μm 过滤膜。

4.4 微量注射器：25μL。

5 试样制备与保存

取有代表性样品，制成实验室样品。试样分为两份，置于样品瓶中，密封，并做上标记。

6 测定步骤

6.1 样品处理

称取 0.1～0.2g 试样，精确到 0.001g，置于 50mL 容量瓶内，加入 40mL 甲醇，在 60℃的超声波水浴中，振荡 40min。待样品完全溶解后，取出冷却至室温然后用甲醇定容至 50～100mL，摇匀。用注射过滤器将试样溶液过滤至样品瓶内，摇匀后，供液相色谱仪测定。

6.2 测定

6.2.1 色谱参考条件

a）色谱柱：Mightysil RP-18（4.6mm×150mm，3μm），或性能相当者；

b）流动相：甲醇＋水（58＋42），用磷酸调节流动相至 pH＝3；

c）流速：0.7mL/min；

d）检测波长：270nm；

e）进样量：10μL。

6.2.2 测定

根据试样溶液中每种黄酮化合物含量情况，选定峰高相近的标准工作溶液。标准工作溶液和试样溶液中每种黄酮化合物的响应值均应在仪器测定的线性范围内对标准工作溶液和试样溶液等体积参插进样测定。在上述色谱条件下，芦丁、杨梅酮、槲皮素、莰菲醇、芹菜素、松属素、苛因、高良姜素的参考色谱图见图 6-31。

6.3 平行实验

按上述步骤，对同一试样进行平行试验测定。

6.4 空白试验

除不称取试样外，均按上述分析步骤进行。

6.5 标准溶液的参考色谱图

见图 6-31。

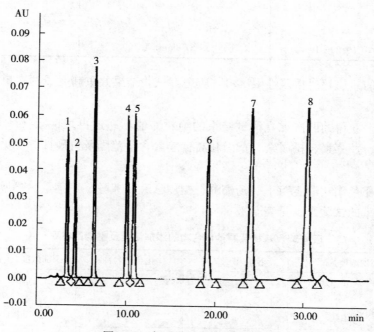

图 6-31 标准溶液的参考色谱图

1. 3.326min，芦丁 2. 4.224min，杨梅酮 3. 6.367min，槲皮素 4. 10.007min，莰菲醇
5. 10.810min，芹菜素 6. 19.118min，松属素 7. 24.022min，苛因 8. 30.377min，高良姜素

7 结果计算

蜂胶中黄酮类化合物含量利用数据处理系统计算或按下式计算：

$$X = \frac{h \times C \times V}{h_s \times m \times 1000}$$

式中：

X——试样中某一黄酮类化合物的含量（g/kg）；

h——试样溶液中黄酮化合物的峰高（mm）；

h_s——标准工作溶液中黄酮化合物的峰高（mm）；

C——标准工作溶液中黄酮化合物的浓度（μg/mL）；

V——样品溶液定容体积（mL）；

m——终试样溶液所代表的试样质量（g）。

计算结果应扣除空白值。

8 回收率和精密度

本法精密度数据是按照GB/T 6379的规定确定的，其重复性和再现性的值以95%的可信度来计算。

8.1 重复性

在重复性条件下，获得的两次独立测试结果的绝对差值不超过重复性限（r），蜂胶中芦丁、杨梅酮、槲皮素、莰菲醇、芹菜素、松属素、苛因和高良姜素含量范围及重复性方程见表6-22。

表6-22　八种黄酮化合物含量范围及重复性和再现性方程

黄酮化合物名称	含量范围（g/kg）	重复性限 r	再现性限 R
芦丁	0.20～100	$\lg r = 0.857\,5\lg m - 1.035\,3$	$\lg R = 0.859\,9\lg m - 0.989\,3$
杨梅酮	0.10～50	$\lg r = 0.866\,7\lg m - 1.134\,7$	$R = 0.096\,5m + 0.009\,8$
槲皮素	0.20～100	$\lg r = 0.884\,9\lg m - 0.954\,1$	$\lg R = 0.932\,5\lg m - 0.844\,2$
莰菲醇	0.10～50	$r = 0.054\,8m - 0.089\,3$	$R = 0.085\,6m + 0.001\,7$
芹菜素	0.10～50	$r = 0.033\,9m + 0.002\,2$	$R = 0.078\,1m + 0.003\,4$
松属素	0.20～100	$r = 0.081\,5m - 0.004\,6$	$\lg R = 0.966\,4\lg m - 1.003\,9$
苛因	0.10～50	$r = 0.035\,4m + 0.001\,9$	$R = 0.067\,5m + 0.004\,2$
高良姜素	0.20～100	$\lg r = 0.957\,8\lg m - 1.199\,7$	$\lg R = 0.908\,2\lg m - 0.888\,8$

如果两次测定值的差值超过重复性限（r），应舍弃试验结果并重新完成两次单个试验的测定。

8.2 再现性

在再现性条件下，获得的两次独立测试结果的绝对差值不超过再现性限（R），蜂胶中芦丁、杨梅酮、槲皮素、莰菲醇、芹菜素、松属素、苛因和高良姜素含量范围及再现性方程见表2。

8.3 回收率

本方法中高效液相色谱法测定芦丁、杨梅酮、槲皮素、莰菲醇、芹菜素、松属素、苛因、高良姜素添加浓度及平均回收率的试验数据见表6-23。

表6-23　八种黄酮类化合物的添加浓度及平均回收率

化合物名称	添加浓度（g/kg）	回收率（%）	化合物名称	添加浓度（g/kg）	回收率（%）
芦丁	0.2	91.5	芹菜素	0.1	93.0
	50	92.5		25	91.7
	100	93.1		50	92.6
杨梅酮	0.1	93.2	松属素	0.2	92.7
	25	92.1		50	92.3
	50	91.8		100	92.1

（续）

化合物名称	添加浓度（g/kg）	回收率（%）	化合物名称	添加浓度（g/kg）	回收率（%）
槲皮素	0.2	93.5	苛因	0.1	95.8
	50	93.3		25	91.9
	100	92.4		50	92.7
莰菲醇	0.1	93.4	高良姜素	0.2	91.3
	25	94.2		50	91.6
	50	92.3		100	92.0

第二法 蜂胶中黄酮类化合物的测定 高效液相色谱-串联质谱法

9 原理

甲醇溶解试样，反相液相色谱柱分离黄酮类化合物，八种黄酮类化合物用高效液相色谱-串联质谱仪测定，外标法定量。

10 试剂和材料

除另有说明外，本法所有试剂均为分析纯，水为 GB/T 6682 规定的一级水。

10.1 甲醇（CH₃OH）：色谱纯。

10.1 甲醇（CH_3OH）：色谱纯。

10.2 磷酸（H_3PO_4）。

10.3 甲醇＋水（1:1）：量取 50mL 甲醇与 50mL 水混合。

10.4 标准品

10.4.1 芦丁（$C_{27}H_{30}O_{16}$，纯度为 99%，CAS：153-18-4）。

10.4.2 杨梅酮（$C_{15}H_{10}O_8$，纯度为 99%，CAS：529-44-2）。

10.4.3 槲皮素（$C_{15}H_{10}O_7$，纯度为 99%，CAS：117-39-5）。

10.4.4 莰菲醇（$C_{15}H_{10}O_6$，纯度为 99%，CAS：520-18-3）。

10.4.5 芹菜素（$C_{15}H_{10}O_5$，纯度为 99%，CAS：520-36-5）。

10.4.6 松属素（$C_{15}H_{12}O_4$，纯度为 99%，CAS：480-39-7）。

10.4.7 苛因（纯度为 99%）。

10.4.8 高良姜素（$C_{15}H_{10}O_5$，纯度为 99%，CAS：548-83-4）。

10.5 标准储备溶液：准确称取适量的每种标准物质，用甲醇配制成浓度为 0.10mg/mL 的混合标准储备溶液。

10.6 标准工作溶液：根据需要用甲醇和甲醇＋水将标准储备溶液分别稀释成适当浓度的标准工作溶液。

11 仪器与设备

11.1 液相色谱-串联质谱仪：配有电喷雾离子源。

11.2 温度可调超声波水浴。

11.3 注射过滤器：容积为 3mL 或 5mL，并带有 0.45μm 过滤膜。

11.4 微量注射器：25μL。

12 测定步骤

12.1 试样处理

称取 0.1～0.2g 试样，精确到 0.001g，置于 50mL 容量瓶内，加入 40mL 甲醇，在 60℃ 的超声波水浴中，振荡 40min，待样品完全溶解后，取出冷却至室温然后用甲醇定容至 50～100mL，摇匀。过滤的样液取 1mL，与 1mL 水混合后，供液相色谱-串联质谱仪测定。

12.2　测定

12.2.1　色谱参考条件

a）色谱柱：Mightysil RP-18（4.6mm×150mm，3μm），或性能相当者；

b）流动相：甲醇＋水（58＋42），用磷酸调节流动相至 pH＝3；

c）流速：0.3mL/min；

d）进样量：20μL。

12.2.2　质谱参考条件

a）扫描方式：正离子扫描；

b）检测方式：多反应检测；

c）电喷雾电压：4 000V；

d）化气压力：0.055 MPa；

e）气帘气压力：0.069 MPa；

f）辅助气流速：6L/min；

g）离子源温度：380℃；

h）去簇电压：100V；

i）定性离子对、定量离子对和碰撞气能量，见表 6-24。

表 6-24　八种黄酮化合物的定性离子对、定量离子对和碰撞气能量

化合物名称	定性离子对（m/z）	定量离子对（m/z）	碰撞气能量（V）
芦丁	611/303 611/147	611/303	45
杨梅酮	319/153 319/137	319/153	45
槲皮素	303/229 303/152	303/229	40
莰菲醇	287/153 237/134	287/153	45
芹菜素	271/153 271/118	271/153	45
松属素	257/153 257/131	257/153	35
苛因	255/153 255/128	255/153	45
高良姜素	271/153 271/118	271/153	45

12.2.3　测定

用芦丁、杨梅酮、槲皮素、莰菲醇、芹菜素、松属素、苛因、高良姜素标准储备溶液配成的混合标准工作溶液分别进样，以标准工作溶液浓度为横坐标，以峰面积为纵坐标，绘制标准工作曲线。用标准工作曲线对样品进行定量，样品溶液中芦丁、杨梅酮、槲皮素、莰菲醇、芹菜素、松属素、苛因、高良姜素的响应值均应在仪器测定的线性范围内。在上述色谱条件下，芦丁、杨梅酮、槲皮素、莰菲醇、芹菜素、松属素、苛因、高良姜素的参考总离子流图见图 6-32。

12.3　平行实验

按上述步骤，对同一试样进行平行试验测定。

12.4　空白试验

除不称取试样外，均按上述分析步骤进行。

12.5　标准溶液的参考总离子流图

标准溶液的参考总离子流图见图 6-32。

13　结果计算

蜂胶中黄酮化合物含量利用数据处理系统计算或按下式计算：

$$X = \frac{C \times V}{m \times 1000}$$

式中：

X——试样中某一黄酮类化合物的含量（g/kg）；

C——标准工作溶液中黄酮化合物的浓度（μg/mL）；

V——样品溶液定容体积（mL）；

m——终试样溶液所代表的试样质量（g）。

计算结果应扣除空白值。

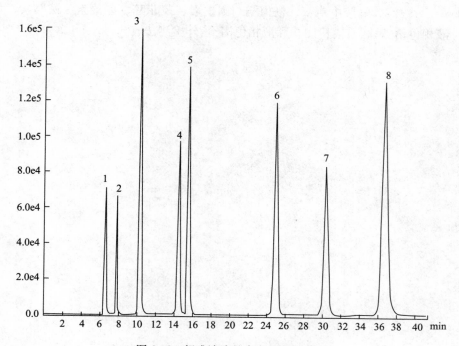

图 6-32 标准溶液的参考总离子流图

1. 6.41min，芦丁　2. 7.66min，杨梅酮　3. 10.09min，槲皮素　4. 14.18min，莰菲醇

5. 15.25min，芹菜素　6. 24.56min，松属素　7. 29.92min，苛因　8. 36.19min，高良姜素

14　回收率和精密度

本法精密度数据是按照 GB/T 6379 的规定确定的，其重复性和再现性的值以 95% 的可信度来计算。

14.1　重复性

在重复性条件下，获得的两次独立测试结果的绝对差值不超过重复性限（r），蜂胶中芦丁、杨梅酮、槲皮素、莰菲醇、芹菜素、松属素、苛因和高良姜素含量范围及重复性方程见表 6-25。

表 6-25　八种黄酮化合物含量范围及重复性和再现性方程

黄酮化合物名称	含量范围（g/kg）	重复性限 r	再现性限 R
芦丁	1.313~1.401	$\lg r = -7.7026\lg m + 0.2175$	$R = -0.7331m + 1.2582$
杨梅酮	0.736~0.645	$\lg r = -4.4804\lg m - 1.6095$	$R = -1.0093m - 0.8495$
槲皮素	0.079~0.028	$\lg r = 0.8762\lg m - 1.2263$	$\lg R = 0.7062\lg m - 1.1790$
莰菲醇	0.421~0.171	$\lg r = 1.0807\lg m - 0.7026$	$\lg R = 0.9305\lg m - 0.7375$
芹菜素	0.403~0.132	$\lg r = 0.6916\lg m - 1.1233$	$\lg R = 0.7249\lg m - 0.9639$
松属素	2.056~1.075	$\lg r = 1.1120\lg m - 0.9038$	$\lg R = 1.0662\lg m - 0.7263$
苛因	2.954~1.236	$\lg r = 0.8200\lg m - 0.8903$	$\lg R = 0.4759\lg m - 0.5871$
高良姜素	3.504~1.163	$\lg r = 0.4747\lg m - 0.8004$	$\lg R = 0.9895\lg m - 0.6761$

如果两次测定值的差值超过重复性限（r），应舍弃试验结果并重新完成两次单个试验的测定。

14.2　再现性

在再现性条件下，获得的两次独立测试结果的绝对差值不超过再现性限（R），蜂胶中芦丁、杨梅酮、槲皮素、莰菲醇、芹菜素、松属素、苛因和高良姜素含量范围及再现性方程见表 6-25。

附加说明：

本法参考 GB/T 19427《蜂胶中芦丁、杨梅酮、槲皮素、莰菲醇、芹菜素、松属素、苛因和高良姜素含量的测定　液相色谱-串联质谱检测法和液相色谱-紫外检测法》。

第四节 花青素及花色苷类

一、植物源性食用农产品中花青素的测定

1 范围

本法描述了用高效液相色谱法测定植物源性食用农产品的飞燕草色素、矢车菊色素、矮牵牛色素、天竺葵色素、芍药素和锦葵色素共 6 种花青素含量的方法，适用于植物源性食用农产品中花青素含量的测定。

本法的检出限：以称样量为 1g、定容体积为 50mL 计，飞燕草色素、矢车菊色素、天竺葵色素、芍药素和锦葵色素 5 种花青素的检出限为 0.15mg/kg；矮牵牛色素的检出限为 0.5mg/kg。同样条件下定量限：飞燕草色素、矢车菊色素、天竺葵色素、芍药素和锦葵色素 5 种花青素均为 0.5mg/kg；矮牵牛色素为 1.5mg/kg。

2 原理

植物源性食用农产品中的花青素主要以花色苷的形式存在。试样经乙醇-水的强酸溶液超声提取花色苷后，经沸水浴将花色苷水解成花青素，用高效液相色谱法测定，以保留时间定性，外标法定量。

3 试剂和材料

除另有说明外，本法所有试剂均为分析纯，水为 GB/T 6682 规定的一级水。

3.1 无水乙醇（CH_3CH_2OH）：色谱纯。

3.2 甲醇（CH_3OH）：色谱纯。

3.3 甲酸（HCOOH）：色谱纯。

3.4 盐酸（HCl）：优级纯。

3.5 提取液：无水乙醇＋水＋盐酸＝2＋1＋1（$V+V+V$），取 200mL 无水乙醇、100mL 水和 100mL 盐酸混匀。

3.6 10％盐酸甲醇溶液（体积比）：取 10mL 盐酸、90mL 甲醇混匀。

3.7 标准品

3.7.1 飞燕草色素（$C_{15}H_{11}O_7Cl$，纯度≥96％，528-53-0）。

3.7.2 矢车菊色素（$C_{15}H_{11}O_6Cl$，纯度≥98％，528-58-5）。

3.7.3 矮牵牛色素（$C_{16}H_{13}O_7Cl$，纯度≥96％，1429-30-7）。

3.7.4 天竺葵色素（$C_{15}H_{11}O_5Cl$，纯度≥96％，134-04-3）。

3.7.5 芍药素（$C_{16}H_{13}O_6Cl$，纯度≥98％，134-01-0）。

3.7.6 锦葵色素（$C_{17}H_{15}O_7Cl$，纯度≥96％，643-84-5）。

3.8 单标储备溶液：分别准确称取飞燕草色素、矢车菊色素、矮牵牛色素、天竺葵色素、芍药素和锦葵色素共 6 种花青素标准品 5.0mg，用 10％盐酸甲醇溶液溶解并分别定容至 10mL 容量瓶中，即为 500mg/L 的单标储备液，于 18℃下，储存于封闭的棕色玻璃瓶中，保存有效期为 6 个月。

3.9 混合标准使用溶液：在使用中将单一标准储备液进行混合后，用 10％盐酸甲醇溶液作为溶剂，并逐级稀释成 0.5mg/L、1.0mg/L、5.0mg/L、25.0mg/L、50.0mg/L 或其他浓度的花青素混合标准使用液。在 4℃条件下，有效期为 6 个月。

4 仪器和设备

4.1 高效液相色谱仪带紫外或二极管阵列检测器。

4.2 天平：精度 0.01mg，0.01g。

4.3 水浴锅：精度 ±2℃。

4.4 匀浆机。

4.5 超声波清洗器。

4.6 粉碎机。

4.7 滤膜：0.45μm，水相。

5　试样制备与保存

采用四分法分取样品，对于含水率高的样品如葡萄、茄子等，取 200g 于匀浆机中匀浆；对于含水率低的样品如黑米、黑豆等，用粉碎机进行粉碎，过筛。所有样品在 −18℃ 条件下保存。

6　测定步骤

6.1　提取进化

根据样品中花青素含量，称取样品 1.00～10.00g 于 50mL 具塞比色管中，加入提取液定容至刻度，摇匀 1min 后，超声提取 30min。

6.2　水解

超声提取后，于沸水浴中水解 1h，取出冷却后，用提取液再次定容。静置，取上清液，用 0.45μm 水相滤膜过滤，待测。样品制备好后，在 4℃ 条件下，保存时间不超过 3d。

6.3　色谱参考条件

a）色谱柱：C_{18} 色谱柱（4.6mm×250mm，5μm）或性能相当者；

b）流动相 A 为含 1% 甲酸水溶液，流动相 B 为含 1% 甲酸乙腈溶液；

c）流速：0.80mL/min；

d）柱温：35℃；

e）检测波长：530nm；

f）进样量：20μL。

g）梯度洗脱条件见表 6-26。

表 6-26　流动相梯度洗脱程序

时间（min）	流动相 A（%）	流动相 B（%）
0.0	92.0	8.0
2.0	88.0	12.0
5.0	82.0	18.0
10.0	80.0	20.0
12.0	75.0	25.0
15.0	70.0	30.0
18.0	55.0	45.0
20.0	20.0	80.0
22.0	92.0	8.0
30.0	92.0	8.0

6.4　色谱分析

分别将标准溶液和试样溶液注入液相色谱仪中，以保留时间定性，以样品溶液峰面积与标准溶液峰面积比较定量。

6.5　标准溶液的参考色谱图

标准溶液的参考色谱图见图 6-33。

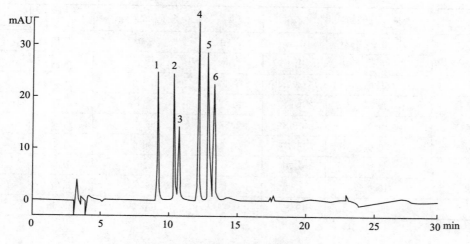

图 6-33 2.0μg/mL 花青素标准溶液的参考色谱图
1. 飞燕草色素 2. 矢车菊色素 3. 矮牵牛色素 4. 天竺葵色素 5. 芍药素 6. 锦葵色素

7 结果计算

样品中花青素含量为 6 种花青素含量之和。其含量以质量分数 X 计，按下式计算：

$$X = \frac{\rho \times V}{m}$$

式中：

X——试样中花青素的含量（mg/kg）；

ρ——待测液中各花青素的质量浓度（mg/L）；

V——试样提取液最终定容体积（mL）；

m——试样的质量（g）。

测定结果取两次测定结果的算术平均值，计算结果保留三位有效数字。

8 回收率和精密度

本法精密度数据是按照 GB/T 6379.1 和 GB/T 6379.2 的规定确定的，获得重复性和再现性的值以 95% 的置信度来计算。本法的精密度数据见表 6-27。

表 6-27 方法精密度数据

化合物	含量（mg/kg）	r	R	含量（mg/kg）	r	R
矮牵牛色素	2.5	0.74	0.84	5.0	1.62	1.73
	10.0	1.77	2.25	25.0	6.86	7.95
	50.0	9.03	14.44	100.0	18.47	27.27
飞燕草色素	2.5	0.61	0.69	5.0	0.96	1.17
	10.0	1.79	2.41	25.0	5.82	6.56
	50.0	9.35	11.40	100.0	22.18	23.76
锦葵素	2.5	0.51	0.70	5.0	1.04	1.58
	10.0	2.23	3.18	25.0	7.51	13.33
	50.0	13.04	15.99	100.0	24.46	28.37

（续）

化合物	含量（mg/kg）	r	R	含量（mg/kg）	r	R
芍药素	2.5	0.47	0.53	5.0	1.16	1.70
	10.0	1.4	2.60	25.0	8.00	7.95
	50.0	14.65	19.97	100.0	21.51	35.09
天竺葵色素	2.5	0.54	0.61	5.0	1.71	2.39
	10.0	2.11	2.57	25.0	8.46	8.65
	50.0	14.25	17.20	100.0	23.41	27.72
矢车菊色素	2.5	0.70	0.87	5.0	1.85	1.92
	10.0	1.97	2.5	25.0	6.97	8.36
	50.0	19.80	21.21	100.0	28.66	33.59

附加说明：

本法参考 NY/T 2640《植物源性食品中花青素的测定　高效液相色谱法》。

二、黑米中花青素的测定

1 范围

本法描述了用可见分光光度法测定黑米中花青素含量的方法，适用于黑米中花青素含量的测定。

本法在称样量为 0.5g 时，黑米中花青素的检出限为 0.02mg/g，定量限为 0.05mg/g。

2 原理

花青素在不同 pH 条件下，呈现不同的颜色，在酸性中为红色，其颜色深浅与花青素含量成比例，用比色法即可进行测定。

3 试剂和材料

除另有说明外，本法所有试剂均为分析纯，水为 GB/T 6682 规定的一级水。

3.1 甲醇（CH_3OH）。

3.2 盐酸（HCl）。

3.3 醋酸钠（$C_2H_9NaO_5$）。

3.4 氯化钾（KCl）。

3.5 1mol/L 的盐酸溶液：90mL 浓盐酸定容到 1 L 容量瓶中。

3.6 酸化甲醇提取液：85mL 甲醇与 15mL 1mol/L 的盐酸溶液混合。

3.7 1.49% 氯化钾溶液（pH 1.0）：准确称取 1.49g 氯化钾溶于 100mL 纯水中，然后用浓盐酸酸化，使 pH 到 1.0。

3.8 1.64% 醋酸钠溶液（pH 4.5）：准确称取 1.64g 醋酸钠溶于 100mL 纯水中，然后用浓盐酸酸化，使 pH 到 4.5。

4 仪器和设备

4.1 可见分光光度计。

4.2 分析天平：感量 0.000 1g 和 0.01g。

4.3 组织捣碎机。

4.4 酸度计：精度到 0.1 pH 单位。

4.5 恒温水浴：温控 ±1℃。

5 试样制备与保存

将谷物用磨粉机磨成粉，过 80 目筛，均分成两份分别装入自封袋中，密封，并标明标记。−20℃ 保存。

6 测定步骤

6.1 水分的测定

利用恒重法测定谷物粉的含水量。

6.2 试样的提取

准确称取试样 1g（精确至 0.01g），置于 50mL 具塞离心管中，加入 10mL 正己烷，以 250r/min 振荡速度振荡 15min，10 000r/min 离心 30min，移去上清液，重复两次。沉淀放于通风柜内 12h 或过夜，挥发掉残余的己烷。然后添加 15mL 酸化甲醇提取液，以 250r/min 振荡速度振荡 30min，在室温下 4 100r/min离心 15min，收集上清液，重复三次，将收集的上清液合并到一起。提取在避光的环境下进行，−20℃ 保存。

6.3 测定

200μL 提取液首先添加 1.8mL pH 1.0 1.49％氯化钾溶液后分别在波长 520nm 和 700nm 下测定吸光值 A_{520nm} 和 A_{700nm}，然后同一样品的 200μL 提取液添加 pH 4.5 1.64％醋酸钠溶液后分别在波长 520nm 和 700nm 下测定吸光值 A_{520nm} 和 A_{700nm}。

7 结果计算

试样中花青素的含量按下式进行计算：

$$X = \frac{A \times M \times d \times 1000}{\rho \times L}$$

式中：

X ——试样中花青素的含量（矢车菊-3-O-葡糖苷当量）（g/mL）；

A ——$A=（A_{520nm}-A_{700nm}）pH_{1.0}-（A_{520nm}-A_{700nm}）pH_{4.5}$；

M ——矢车菊-3-O-葡糖苷分子量；

d ——稀释系数；

ρ ——摩尔吸光度；

L ——比色皿的光路长度。

以重复性条件下获得的两次独立测定结果的算术平均值表示，结果表示到小数点后一位。

8 精密度

在重复性条件下获得的两次独立测定结果的绝对差值不得超过算术平均值的 5％。

附加说明：

本法由农业部稻米产品质量安全风险评估实验室（杭州）提供。

三、红米中原花青素的测定

1 范围

本法描述了用可见分光光度法测定红米中原花青素含量的方法，适用于红米中原花青素含量的测定。

本法在称样量为 0.5g 时，红米中原花青素的检出限为 $1.5\mu g/g$，定量限为 $5\mu g/g$。

2 原理

利用黄烷醇在强介质中与芳香醛生成有色的加成物进行测定，在 500nm 处有吸收峰，用分光光度计检测，外标法定量。

3 试剂和材料

除另有说明外，本法所有试剂均为分析纯，水为 GB/T 6682 规定的一级水。

3.1 甲醇（CH_3OH）。

3.2 香草醛（$C_8H_8O_3$）。

3.3 儿茶酚（$C_6H_6O_2$）。

3.4 正己烷（C_6H_{14}）。

3.5 80％甲醇提取液：80mL 甲醇与 20mL 纯水混合。

3.6 1‰香草醛溶液：准确称取 1g 香草醛溶于 100mL 甲醇中，混匀。

3.7 硫酸甲醇溶液（V/V）：将硫酸与甲醇以 1∶4 的体积配比进行混合，冷却备用。

3.8 儿茶酚标准溶液：称取 25mg、50mg、75mg、100mg、125mg 和 150mg 没食子酸于 100mL 烧杯中，用适量水完全溶解后转移至 1 000mL 容量瓶中，定容至刻度。

4 仪器和设备

4.1 可见分光光度计。

4.2 分析天平：感量 0.000 1g 和 0.01g。

4.3 组织捣碎机。

4.4 高速离心机。

5 试样制备与保存

将谷物用磨粉机磨成粉，过 80 目筛，均分成两份分别装入自封袋中，密封，并标明标记。－20℃ 保存。

6 测定步骤

6.1 水分的测定

利用恒重法测定谷物粉的含水量。

6.2 试样的提取

准确称取试样 1g（精确至 0.01g），置于 50mL 具塞离心管中，加入 10mL 正己烷，以 250r/min 振荡速度振荡 15min，10 000r/min 离心 30min，移去上清液，重复两次。沉淀放于通风柜内 12h 或过夜，挥发掉残余的己烷。然后添加 10mL 80％甲醇，以 250r/min 振荡速度振荡 45min，10 000r/min 离心 15min，收集上清液，重复两次，将收集的上清液合并到一起。－20℃ 保存。

6.3 测定

分别吸取 0.6mL 0mg/L、25mg/L、50mg/L、75mg/L、100mg/L、125mg/L 和 150mg/L 的儿茶

酚标准溶液及 0.6mL 试样提取液于 10mL 比色管中，加入 1.5mL 1‰香草醛溶液，充分摇匀，再加入 1.5mL 硫酸甲醇溶液，混匀。30℃下反应 20min 后，用紫外分光光度计在 500nm 波长下测吸光度。

将"0"管溶液转移至 1cm 比色皿中，分光光度计波长调至 500nm，调节吸光度为"0"后，依次测试系列标准溶液及试样溶液吸光度，以吸光度 A 为纵轴、儿茶酚标准溶液浓度为横轴绘制标准曲线。

7　结果计算

试样中原花青素的含量按下式进行计算：

$$X = \frac{m_1 \times 2 \times V \times 100}{m_2 \times 1000} \times \frac{100}{100 - M}$$

式中：

X ——试样中原花青素的含量（儿茶酚当量）（mg/100g DM）；

V ——单次加入 80％甲醇的体积（mL）；

m_1 ——试样中原花青素的吸光度值对应的儿茶酚当量浓度（mg/L）；

m_2 ——取样量（g）；

M ——水分含量（％）。

以重复性条件下获得的两次独立测定结果的算术平均值表示，结果表示到小数点后一位。

8　精密度

在重复性条件下获得的两次独立测定结果的绝对差值不得超过算术平均值的 5％。

附加说明：

本法由农业部稻米产品质量安全风险评估实验室（杭州）提供。

四、蔬菜、水果中总花色苷类化合物的测定

1 范围

本法描述了用可见分光光度法测定蔬菜、水果中总花色苷类化合物含量的方法，适用于蔬菜、水果中总花色苷类化合物含量的测定。

本法定量限为 50mg/kg。

2 原理

试样中的花色苷类化合物用盐酸-甲醇混合溶液研磨提取，抽滤后将滤液旋蒸至干，然后用酸化水洗涤，定容。依据花色苷发色团的结构随 pH 而转换，而超干扰作用的褐色降解物的特性不随 pH 而变化，选用两个对花色苷吸光度差别最大、但对花色苷稳定的 pH。将两份花色苷提取液分别加入两份不同 pH 缓冲液中，静置 2h，用分光光度计在波长 520nm、700nm 处测定，外标法定量。

3 试剂和材料

除另有说明外，本法所有试剂均为分析纯，水为 GB/T 6682 规定的一级水。

3.1 盐酸（HCl）。

3.2 甲醇（CH_3OH）。

3.3 盐酸-甲醇溶液 [$HCl+CH_3OH=0.1+99.9$（$V+V$）]。

3.4 石英砂（SiO_2）。

3.5 酸化水溶液 [$HCl+H_2O=0.01+99.99$（$V+V$）]。

3.6 氯化钾（KCl）。

3.7 乙酸钠（$C_2H_3O_2Na \cdot 3H_2O$）。

3.8 pH 1.0 缓冲溶液：1.86g 氯化钾溶解到 980mL 蒸馏水中，用盐酸调节 pH=1.0。

3.9 pH 4.5 缓冲溶液：54.43g 乙酸钠溶解到 960mL 蒸馏水中，用盐酸调节 pH=4.5。

4 仪器和设备

4.1 可见分光光度计。

4.2 分析天平：感量 0.01g。

4.3 砂芯漏斗，G4。

4.4 研钵。

4.5 旋转蒸发仪。

4.6 圆底烧瓶，250mL。

4.7 容量瓶，50mL。

5 试样制备与保存

将水果、蔬菜用匀浆机磨匀后备用。

6 测定步骤

6.1 试样提取

称取匀浆试样 1～5g（精确至 0.01g），置于研钵中，立即加入 1～2g 石英砂、约 10mL 盐酸-甲醇溶液，用研棒充分研磨，静置片刻，将上部澄清液倾入砂芯漏斗，减压抽滤，滤液收集于试管中。残渣用盐酸-甲醇溶液重复上述操作提取数次，直到留出的液体变为无色为止。将全部提取液转入圆底烧瓶中，在水浴温度 40℃的旋转蒸发仪上浓缩至近干。用酸化水溶液洗涤圆底烧瓶，转移洗涤液到容量瓶中，重复洗涤圆底烧瓶数次，直到烧瓶内残留物全部洗到无色为止，用酸化水溶液定容至刻度。准确量

取 2mL 花色苷粗提液两份，其中一份加入 8mL pH 1.0 缓冲溶液，另一份加入 8mL pH 4.5 缓冲溶液，混匀，避光静置 2h，待用。

6.2 测定

将试样溶液倒入 1cm 比色皿，以酸化水溶液为参比，在分光光度计波长 520nm、700nm 处测定吸光度。

7 结果计算

试样中总花色苷类化合物的含量，按下式进行计算：

$$X = \frac{A \times M \times D}{E} \times 1000$$

式中：

X ——试样中总花色苷类化合物的含量（矢车菊-3-O-葡萄糖苷当量）（mg/kg）；

A ——试样中不同 pH 缓冲液分别在 520nm、700nm 处吸光度的差值，通过 $(A_{520nm} - A_{700nm})\ pH_{1.0} - (A_{520nm} - A_{700nm})\ pH_{4.5}$ 计算；

M ——矢车菊-3-O-葡萄糖苷的分子量；

D ——稀释因子；

E ——矢车菊-3-O-葡萄糖苷的摩尔吸光系数，EM＝26 900。

计算结果保留三位有效数字。

8 精密度

在重复性条件下获得的两次独立测定结果的绝对差值不得超过算术平均值的 5%。

附加说明：

本法由农业部蔬菜品质监督检验测试中心（北京）提供。

五、蔬菜、水果中花色苷类化合物的测定

1 范围

本法描述了高效液相色谱法测定蔬菜、水果中花色苷的方法。
本法的检出限为 0.20mg/kg。

2 原理

试样中的花色苷用盐酸-甲醇混合溶液提取，涡旋混匀后，避光浸提 12h。用配有可见光检测器的高效液相色谱仪在波长 520nm 处测定，根据色谱峰的保留时间定性，外标法定量。

3 试剂和材料

除另有说明外，本法所有试剂均为分析纯，水为 GB/T 6682 规定的一级水。

3.1 盐酸（HCl），优级纯。

3.2 甲醇（CH₃OH），色谱纯。

3.3 盐酸-甲醇溶液 [ψ(HCl + CH₃OH) = 0.5＋99.5]。

3.4 甲酸（HCOOH），色谱纯。

3.5 0.1％甲酸溶液 [ψ(HCOOH＋H₂O) = 0.1＋99.9]。

3.6 0.1％甲酸乙腈溶液 [ψ(HCOOH＋CH₃CN) = 0.1＋ 99.9]。

3.7 花色苷标准品：矢车菊素、天竺葵-3，5-双葡萄糖苷、矢车菊-3-O-葡萄糖苷、矢车菊-3-O-芸香苷、芍药-3-O-葡萄糖苷，纯度≥95％。

3.8 花色苷标准储备液：称取 0.01g（精确至 0.000 01g）花色苷标准品，用甲醇溶解，转移至 10mL 容量瓶中，定容至刻度，得到质量浓度为 1 000mg/L 花色苷标准储备液。应避免光照和高温，储于 －70℃冰柜中备用。

3.9 花色苷标准工作溶液：花色苷标准储备液用甲醇逐级稀释成 100mg/L、50mg/L、20mg/L、5mg/L、1mg/L、0.2mg/L 标准工作溶液。避光，现用现配。

4 仪器和设备

4.1 高效液相色谱仪，配备可见光检测器。

4.2 分析天平，感量 0.01mg 和 0.01g。

4.3 涡旋振荡器。

4.4 离心机，配备 50mL 离心管。

5 分析步骤

5.1 试样提取

称取匀浆试样 2g（精确至 0.01g）于离心管中，加入 30mL 盐酸-甲醇溶液，放置于涡旋振荡器上，振荡、涡旋 1min，于 4℃冰箱中放置 12h。试样 6 000r/min 离心 10min，取上清液过滤膜，待上机检测。

5.2 色谱参考条件

a）色谱柱：SunFire C18 色谱柱（4.6mm×100mm，5 μm），或同等性能色谱柱；

b）流动相：A 为 0.1％甲酸，B 为 0.1％甲酸乙腈溶液，梯度洗脱程序见表 6-28。

c）流速：1.00mL/min；

d）检测波长：520nm；

e）柱温：30℃；

f）进样体积：10.00μL。

表 6-28 流动相梯度洗脱程序

时间（min）	A（%）	B（%）
0.0	95	5
15.0	85	15
25.0	70	30
26.0	70	30
27.0	10	90
32.0	10	90
33.0	95	5
40.0	95	5

5.3 标准曲线制作

分别将标准工作溶液注入高效液相色谱仪中，以测得的峰面积为纵坐标，以花色苷标准工作溶液中花色苷的浓度（mg/L）为横坐标，制作标准曲线。

5.4 试样测定

将试样提取液注入高效液相色谱仪中得到峰面积，从标准曲线中获得试样中花色苷的浓度 c（mg/L）。

5.5 花色苷标准溶液参考色谱图

花色苷标准溶液参考色谱图见图 6-34。

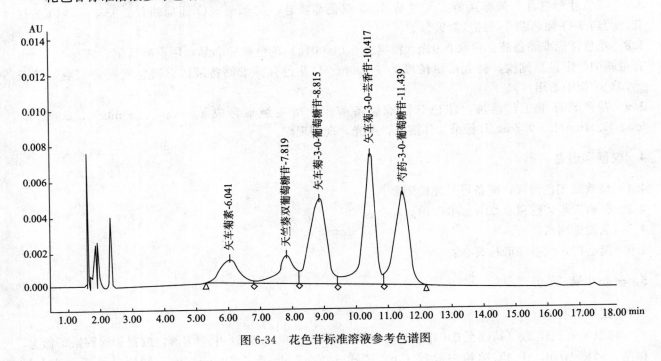

图 6-34 花色苷标准溶液参考色谱图

6 结果计算

试样中花色苷的含量按下式进行计算：

$$X = \frac{c \times V}{m}$$

式中：

X——试样中花色苷的含量（mg/kg）；

c ——根据标准曲线计算得到的试样中花色苷浓度（mg/L）；

V——提取剂体积（mL）；

m——试样质量（g）。

计算结果保留三位有效数字。

7　精密度

在重复性条件下获得的两次独立测定结果的绝对差值不得超过算术平均值的10%。

附加说明：

本法由农业部蔬菜品质监督检验测试中心（北京）提供。

第七章　生物碱类

一、甜菜中甜菜碱的测定

1　范围

本法描述了比色法测定甜菜块根中甜菜碱含量的方法。本法适用于甜菜块根中甜菜碱含量的测定。

本法的线性范围为 0.1~12.5mg/mL。

本法的检出限为 0.04%。

2　原理

在 pH 1.0 的条件下，甜菜碱盐酸盐能与雷氏盐生成红色沉淀，离心弃上清液后，其沉淀溶于 70% 丙酮中并呈粉红色溶液，反应液在 525nm 处出现最大吸收峰。甜菜碱盐酸盐在 0.1~12.5mg 时符合比尔定律。

3　试剂和材料

除另有说明外，本法所有试剂均为分析纯，水为 GB/T 6682 规定的三级水。本法中所有试剂和溶液的配制，在未注明规格和配制方法时，均应符合 HG/T 2843 的规定。

3.1　乙醚溶液 [V（C_2H_6O）=99%]：吸取 1mL 水加到 99mL 无水乙醚（C_2H_6O）中。

3.2　丙酮溶液 [V（C_3H_6O）=70%]：量取 30mL 水加到 70mL 丙酮（C_3H_6O）中。

3.3　甜菜碱标准品（$C_5H_{11}NO_2$）：纯度>99.99%。

3.4　甜菜碱标准溶液（1.5g/L）：称取 0.150 0g 甜菜碱标准品于 100mL 烧杯中，加少量蒸馏水，搅拌使之溶解，转移至 100mL 容量瓶中，用蒸馏水定容，可常温保存 1 个月。

3.5　雷氏盐 [NH_4Cr（NH_3）$_2$（SCN）$_4H_2O$]。

3.6　饱和雷氏盐溶液（15g/L）：称取 1.500 0g 雷氏盐，加入 90mL 蒸馏水，用浓盐酸调 pH 至 1.0，于室温下不断搅拌 45min，抽滤，定容至 100mL（此溶液需现用现配制）。

4　仪器和设备

4.1　紫外-可见分光光度计。

4.2　离心机：转速>10 000r/min。

4.3　pH 计。

4.4　电子天平：精度为 0.000 1g。

5　试样制备

将甜菜块根用清水洗净擦干，去掉根尾及青顶部分，切成片，在烘箱中 80℃烘 48h，然后 60℃烘 24h 左右。待充分干燥后，用粉碎机粉碎，过 60 目筛。

6　分析步骤

6.1　试样溶液的制备

称取过 60 目筛甜菜烘干样品 2.000 0g 左右，用约 80mL 蒸馏水溶解，室温放置 3h，并不时搅拌、混匀，抽滤，弃残渣。用浓盐酸调 pH 为 1.0 左右，然后用稀盐酸调为 1.0±0.1，抽滤后定容至

100mL。吸取 3.00mL 移入 20mL 离心管中，加盖后在冰箱（4℃）存放 15min，加入雷氏盐溶液 5mL，加盖后再置入冰箱存放 1h。取出用 10 000r/min 离心 15min，弃上清液，加入 99％的乙醚 5mL，摇匀，离心同上。让离心管中的乙醚在通风橱中自然挥发至干，备用。

6.2　标准曲线的制备

取 6 支试管，编号 1、2、3、4、5、6，分别加入 0.5mL、0.6mL、0.7mL、0.8mL、0.9mL、1.0mL 的甜菜碱标准溶液，再加入 2.5mL、2.4mL、2.3mL、2.2mL、2.1mL、2.0mL 蒸馏水，使最后的总体积为 3mL，其浓度分别为 0.25mg/mL、0.30g/mL、0.35mg/mL、0.40mg/mL、0.45mg/mL、0.50mg/mL。在冰箱（4℃）中存放 15min 后分别滴加雷氏盐溶液 5mL，再置入冰箱中 3h，取出后用 10 000r/min 离心 15min，弃上清液，加入 99％的乙醚溶液 5mL，离心同上，自然挥发至干。在 525nm 处测定吸光度，以吸光度与浓度绘制标准曲线。

6.3　甜菜碱含量的测定

在已制备的试样中分别加入 70％的丙酮溶液 5.0mL，在 525nm 处测定吸光度。

7　结果计算

甜菜碱含量以甜菜碱的质量分数 ω 计（％），按下式计算：

$$\omega = \frac{c \times 50 \times 100}{m \times 1000}$$

式中：

c ——由标准曲线计算得出的待测试液的甜菜碱浓度的数值（mg/L）；

m ——试样质量（g）；

50——试样的稀释倍数。

计算结果保留到小数点后两位。

8　精密度

在重复性条件下获得的两次独立测定结果的绝对差值不大于 0.05％。

附加说明：

本法参考 NY/T 1746《甜菜中甜菜碱的测定　比色法》。

二、茶叶中咖啡碱的测定

1 范围

本法描述了用紫外分光光度法、高效液相色谱法测定茶叶中咖啡碱的仪器和用具、试剂和溶液、操作方法及计算结果的方法。

第一法 紫外分光光度法

2 原理

茶叶中的咖啡碱易溶解于水，除去干扰物质后，用特定波长测定其含量。

3 仪器和用具

3.1 紫外分光光度仪。

3.2 分析天平：感量 0.001g。

4 试剂和溶液

除另有说明外，本法所有试剂均为分析纯，水为蒸馏水。

4.1 碱式乙酸铅溶液：称取 50g 碱式乙酸铅，加水 100mL。静置过夜，倾出上清液过滤。

4.2 0.01mol/L 盐酸溶液：取 0.9mL 浓盐酸，用水稀释至 1 L，摇匀。

4.3 4.5mol/L 硫酸溶液：取浓硫酸 250mL，用水稀释至 1 L，摇匀。

4.4 咖啡碱标准液：称取 100mg 咖啡碱（纯度不低于 99%）溶于 100mL 水中，作为母液。准确吸取 5mL，加水至 100mL 作为工作液（1mL 含咖啡碱 0.05mg）。

5 测定步骤

5.1 试液制备

称取 3g（准确至 0.001g）磨碎试样于 500mL 锥形瓶中，加沸蒸馏水 450mL，立即移入沸水浴中，浸提 45min（每隔 10min 摇动一次），浸提完毕后立即趁热减压过滤，残渣用少量热蒸馏水洗涤 2～3 次。将滤液转入 500mL 容量瓶中，冷却后用水定容至刻度，摇匀。

5.2 测定

用移液管准确吸取 10mL 试液至 100mL 容量瓶中，加入 4mL 0.01mol/L 盐酸和 1mL 碱式乙酸铅溶液，用水定容至刻度，混匀，静置澄清过滤。准确吸取滤液 25mL，注入 50mL 容量瓶中，加入 0.1mL 4.5mol/L 硫酸溶液，加水稀释至刻度，混匀，静置澄清过滤。用 10mm 石英比色杯，在波长 274nm 处以试剂空白溶液做参比，测定吸光度（A）。

5.3 咖啡碱标准曲线的制作

分别吸取 0.0mL、1.0mL、2.0mL、3.0mL、4.0mL、5.0mL、6.0mL 咖啡碱工作液于一组 25mL 容量瓶中，各加入 1.0mL 盐酸，用水稀释至刻度，混匀，用 10mm 石英比色杯，在波长 274nm 处，以试剂空白溶液做参比，测定吸光度（A）。将测得的吸光度与对应的咖啡碱浓度绘制标准曲线。

6 结果计算

茶叶中咖啡碱含量以干态质量分数（%）表示，按下式计算：

$$咖啡碱含量 = \frac{C_2 \times (V_2/1000) \times (100/10) \times (50/25)}{m \times \omega} \times 100$$

式中：

C_2——根据试样测得的吸光度（A），从咖啡碱标准曲线上查得的咖啡碱相应含量（μg/mL）；

V_2——试液总量（mL）；

m——试样用量（g）；

ω——试样干物质含量（质量分数）（%）。

如果符合重复性的要求，取两次测定的算术平均值作为结果，结果保留小数点后1位。

第二法　高效液相色谱法

7　原理

茶叶中咖啡碱经沸水和氧化镁混合提取后，经高效液相色谱仪、C_{18}分离柱、紫外检测器检测，与标准系列比较定量。

8　仪器与用具

8.1　高效液相色谱仪：具有紫外检测器或相当者。

8.2　分析柱：C_{18}（ODS柱）或相当者。

8.3　分析天平：感量0.0001g。

9　试剂和溶液

除另有说明外，本法所有试剂均为分析纯，水为蒸馏水。

9.1　氧化镁（MgO）：重质。

9.2　甲醇（CH_3OH）：色谱纯。

9.3　高效液相色谱流动相：取600mL甲醇倒入1400mL蒸馏水，混匀，过0.45μm膜。

9.4　咖啡碱标准液：称取125mg咖啡碱（纯度不低于99%）加乙醇：水（1∶4）溶解，定容至250mL，摇匀，标准储备液1mL中相当于含0.5mg咖啡碱。吸取1.0mL、2.0mL、5.0mL、10.0mL上述标准储备液，分别加水定容至50mL作为系列标准工作液，每1mL该系列标准工作液中，分别相当于含10μg、20μg、50μg、100μg咖啡碱。

10　操作方法

10.1　取样

按GB/T 8302的规定执行。

10.2　试样制备

按GB/T 8302的规定执行。

10.3　测定步骤

10.3.1　试液制备

称取1.0g（准确至0.0001g）磨碎茶样，置于500mL烧瓶中，加4.5g氧化镁及300mL沸水，于沸水浴中加热，浸提20min（每隔5min摇动一次），浸提完毕后立即趁热减压过滤，滤液移入500mL容量瓶中。冷却后，用水定容至刻度，混匀。取一部分试液，通过0.45μm滤膜过滤，待测。

10.3.2　色谱参考条件

a）检测波长：紫外检测器，波长280nm；

b）流动相：甲醇水；

c）流速：0.5～1.5mL/min；

d）柱温：40℃；

e）进样量：10～20μL。

10.3.3　测定

准确吸取制备液10～20μL，注入高效液相色谱仪，并用咖啡碱系列标准工作液制作标准曲线，进行色谱测定。

11 结果计算

11.1 计算方法

比较试样和标准样的峰面积进行定量，茶叶中咖啡碱含量以干态质量分数（％）表示，按下式计算：

$$咖啡碱含量 = \frac{C_1 \times V_1}{m \times \omega \times 10^6} \times 100$$

式中：

C_1——根据标准曲线上计算得出的测定液中咖啡碱浓度（μg/mL）；

V_1——样品总体积（mL）；

m ——试样的质量（g）；

ω ——试样干物质含量（质量分数）（％）。

如果符合重复性的要求，取两次测定的算术平均值作为结果。结果保留小数点后 1 位。

11.2 重复性

在重复条件下同一样品获得的测定结果的绝对差值不得超过算术平均值的 10％。

附加说明：

本法参考 GB/T 8312《茶　咖啡碱测定》。

三、黑、白胡椒中胡椒碱的测定

1 范围

本法描述了用高效液相色谱法测定胡椒碱的方法。

本法适用于黑、白胡椒和黑、白胡椒粉及其含油树脂抽提产物中胡椒碱含量测定。

本法的检出限为 0.008g/100g。

2 原理

试样中的胡椒碱用乙醇提取，用高效液相色谱紫外检测器检测，外标法定量。

3 试剂和溶液

除另有说明外，本法所有试剂均为分析纯，水为蒸馏水或去离子水或相当纯度的水。

3.1 乙醇（CH_3CH_2OH）：95％（质量分数）。

3.2 甲醇（CH_3OH）：色谱纯。

3.3 胡椒碱标准物质（$C_{17}H_{19}NO_3$，纯度≥98％，CAS 号：94-62-2）。

3.4 胡椒碱标准溶液：准确称取（10±0.1）mg 胡椒碱标准物质于 10mL 棕色烧杯中，用乙醇溶解，转移至 10mL 棕色容量瓶中，用乙醇定容至刻度，此溶液的质量浓度为 1 000mg/L（临用时配制）。

3.5 胡椒碱标准工作液：用微量移液器吸取 50μL 胡椒碱标准溶液，置于 25mL 棕色容量瓶中，加乙醇稀释至刻度，此溶液的质量浓度为 2.00mg/L。

4 仪器

4.1 高效液相色谱仪：配有紫外检测器或相当者。

4.2 组织捣碎机。

4.3 样品筛：孔径为 500μm。

4.4 棕色圆底烧瓶：100mL，配套冷凝回流装置。

4.5 棕色容量瓶：10mL，25mL，100mL。

5 试样的制备

5.1 整粒胡椒

用捣碎机将样品粉碎，直至全部通过样品筛，储于棕色瓶中备用。

5.2 胡椒粉

将所有样品通过样品筛，不能通过筛网的，用捣碎机粉碎，直到粒径达到要求为止，储于棕色瓶中备用。

5.3 胡椒油树脂

使样品充分均匀化。

6 分析步骤

注：由于胡椒碱溶液不稳定，见光易分解，避光操作很有必要。操作中用铝箔或黑纸将烧瓶和容量瓶包裹起来，并尽可能快地测定。

6.1 提取

6.1.1 从制得的胡椒试样或胡椒粉试样中称取 0.2～0.5g 试料，精确至 0.000 1g，置于烧瓶中，加入 50mL 乙醇，装上回流冷凝管，加热至沸，保持回流 3h，冷却至室温后，将溶液滤入 100mL 棕色容量瓶中，用乙醇少量多次冲洗抽提瓶和过滤器，洗液一并滤入容量瓶中，并加乙醇至刻度，摇匀备用。

6.1.2 从胡椒油树脂试样中称取 0.05～0.1g 试料，精确至 0.000 1g，置于 100mL 棕色容量瓶中，用乙醇稀释至刻度，摇匀备用。

6.2 标准曲线的制备

准确吸取适量胡椒碱标准工作液，用乙醇稀释成质量浓度分别为 0.40mg/L、0.80mg/L、1.20mg/L、1.60mg/L 和 2.0mg/L 的标准溶液（现用现配），然后分别吸取 10μL 注入色谱仪测定并绘制标准曲线。

6.3 色谱参考条件

a) 色谱柱：C_{18}柱（4.6mm×200mm，5μm），或相当者；

b) 流动相：甲醇＋水＝77＋230；

c) 流速：1.0mL/min；

d) 色谱柱温度：30℃；

e) 检测器波长：343nm；

f) 进样量：10μL。

6.4 测定

准确吸取 1～3mL 提取液，置于 25mL 棕色容量瓶中，用乙醇稀释至刻度，然后吸取 10μL 注入色谱仪进行测定，与标准曲线比较求出胡椒碱的含量。同时做空白试验。

6.5 胡椒碱参考标准色谱图

胡椒碱参考标准色谱图见图 7-1。

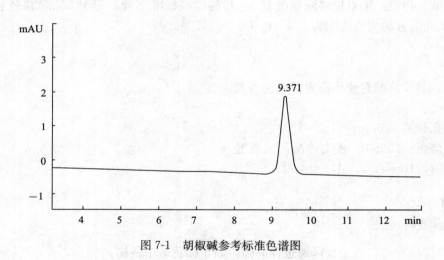

图 7-1 胡椒碱参考标准色谱图

7 结果计算

试样中胡椒碱的含量以质量分数 ω 计（g/100g），按下式计算：

$$\omega = \frac{\rho \times V_1 \times 25}{V_2 \times m \times 10^5} \times 100$$

式中：

m ——试料质量（g）；

ρ ——试液中胡椒碱的质量浓度（mg/L）；

V_1 ——试料定容体积（mL）；

V_2 ——分取提取液体积（mL）。

计算结果保留三位有效数字。

8　精密度

在重复性条件下获得的两次独立测试结果的绝对差值不大于这两个测定值的算术平均值的10%，以大于这两个测定值的算术平均值的10%情况不超过5%为前提。

附加说明：

本法参考 GB/T 17528《胡椒碱含量的测定　高效液相色谱法》。

四、蜂蜜、蜂王浆中咖啡因的测定

1 范围

第一法描述了蜂蜜中咖啡因含量的高效液相色谱测定方法。

第一法的检出低限及回收率见 4.1 及 4.2。

第二法描述了蜂王浆中咖啡因含量的液相色谱-串联质谱法测定方法。

第二法的检出低限及回收率见 10.1 及 10.2。

第一法　蜂蜜中咖啡因含量的测定　高效液相色谱法

2 抽样和制样

2.1 检验批

以不超过 1 000 件（或 25 t）为一检验批。

同一检验批的商品应具有相同的特性，如包装、标记、产地、规格和等级等。

2.2 抽样数量

抽样数量见表 7-1。

表 7-1　抽样数量　　　　　　　　　　　　　　　　　单位：件

批量	最低抽样数
1～10	1
11～50	5
51～100	10
101～500	每增加 100，增取 5
500 以上	每增加 100，增取 2

2.3 抽样工具

2.3.1 取样管：不锈钢管，长约 115cm，内径约 2.5cm；玻璃管，长约 115cm，内径约 2.5cm。

2.3.2 混样器：搪瓷桶（或杯）。

2.3.3 样品瓶：500mL 具塞广口玻璃瓶。

2.4 抽样方法

按规定的抽样件数随机抽取，逐件开启。将玻璃管缓缓从开口处放入直至桶底，吸取样品。如遇蜂蜜结晶，用不锈钢管缓缓插入直至桶底，吸取样品。每件抽取样品不少于 100g 作为原始样品。将所取样品倾入混样器内，混合均匀，分出约 1 kg，装入清洁干燥的样品瓶内，加封后，标明标记，及时送交实验室。

如属瓶装蜂蜜，按应开件数，从每件中随机取一瓶，标明标记，及时送交实验室。

2.5 试样制备

将取回样品充分搅匀，均分成两份，装入试样瓶中作为试样，密封，标明标记。

如取回样品中有结晶析出，则将样品瓶加盖后，置于不超过 40℃ 的水浴中温热。待结晶全部融化后，启盖，充分搅匀，均分成两份密封，并标明标记。

如属瓶装蜂蜜，将取回的全部蜂蜜，倒在一起，充分搅匀，分取出约 1 kg 代表性样品。再将 1 kg 代表性样品经搅匀后，均分成两份，装入试样瓶中作为试样，密封，标明标记。在抽样和制样的操作过程中，应防止样品受到污染或发生含量的变化。

2.6　试样保存

将试样于室温下保存。

3　测定方法

3.1　方法提要

样品中咖啡因在碱性条件下，用三氯甲烷提取，提取液经净化、浓缩后，用配有紫外检测器的液相色谱仪测定，外标法定量。

3.2　试剂和材料

除另有说明外，本法所有试剂均为分析纯，水为重蒸馏水。

3.2.1　乙腈（CH_3CN）：液相色谱纯或相当者。

3.2.2　冰乙酸（CH_3COOH）：99.9%。

3.2.3　三氯甲烷（$CHCl_3$）。

3.2.4　氢氧化钠水溶液（NaOH）：称取 5.0g 氢氧化钠用 100mL 水溶解。

3.2.5　咖啡因：纯度≥99.5%。

3.2.6　标准溶液（1mg/mL）：准确称取 0.1g（准确至 0.000 1g）咖啡因标准品，用水溶解并定容至 100mL，作为标准储备液。再根据需要用水将标准储备液稀释至适当浓度。

3.3　仪器和设备

3.3.1　高效液相色谱仪配紫外检测器或相当者。

3.3.2　涡旋振荡器。

3.3.3　离心机：4 000r/min。

3.3.4　多功能微量化样品处理仪或类似者。

3.4　测定步骤

3.4.1　提取、净化

准确称取 20g（准确至 0.01g）试样于 50mL 具塞离心管中加入 10mL。氢氧化钠水溶液混匀，然后定量加入 20.0mL 三氯甲烷，加塞，在涡旋振荡器上混匀 5min。于 2 000r/min 离心 5min，将上层水相用尖嘴吸管吸取弃去，有机相再用 2×5mL 氢氧化钠水溶液洗涤两次，弃去水相；将有机相在涡旋振荡器上混匀，用干燥滤纸过滤，弃去初液 3mL，收集滤液，定量取滤液 10.0mL，于 45℃空气流下浓缩至近干，定量加入 2.0mL 水溶解残渣，过 0.45μm 微孔滤膜后，上液相色谱仪测定，外标法定量。

3.4.2　测定

3.4.2.1　色谱参考条件

a）色谱柱：ODS C_{18} 柱（4.6mm×25mm，5μm），或相当者；

b）流动相：乙腈：水：乙酸（16：83：1）；

c）流速：0.50mL/min；

d）检测波长：273nm；

e）进样量：20μL；

f）柱温：40℃。

3.4.2.2　色谱测定

根据样液中咖啡因的含量情况，选定峰面积相近的标准工作溶液。标准工作溶液和样液中的咖啡因的响应值均应在仪器的检测线性范围内。对标准工作溶液和样液等体积参插进样测定。在上述色谱条件下，咖啡因的保留时间约为 8.8min，标准品色谱图参见下文。

3.4.2.3　咖啡因参考标准色谱图

咖啡因参考标准色谱图见图 7-2。

3.4.3　空白试验

除不加试样外，按上述测定步骤进行。

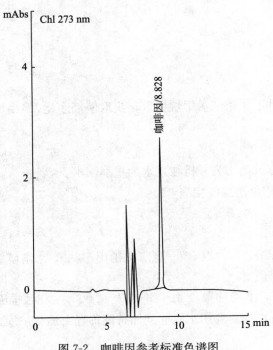

图 7-2　咖啡因参考标准色谱图

3.5　结果计算和表述

用色谱数据处理机或按下式计算试样中咖啡因的含量，计算结果需扣除空白值。

$$X = \frac{A \times c_s \times V}{A_s \times m}$$

式中：

X ——试样中咖啡因的含量（mg/kg）；

A ——样液中咖啡因的峰面积（mm²）；

c_s ——标准工作液中咖啡因的浓度（g/mL）；

A_s ——标准工作液中咖啡因的峰面积（mm²）；

V ——样液最终定容体积（mL）；

m ——最终样液所代表的试样量（g）。

4　测定低限、回收率

4.1　测定低限

本法的测定低限为 0.025mg/kg。

4.2　回收率

蜂蜜中咖啡因的添加浓度及其回收率：

当添加浓度为 0.025mg/kg 时，回收率为 93.2%；

当添加浓度为 0.050mg/kg 时，回收率为 96.0%；

当添加浓度为 1.0mg/kg 时，回收率为 98.4%。

第二法　蜂王浆中咖啡因含量的测定　液相色谱-串联质谱法

5　范围

本法规定了蜂王浆中咖啡因含量液相色谱-串联质谱法的测定方法。

本法适用蜂王浆中咖啡因含量测定的制样和测定方法。

6 方法提要

试样中的咖啡因用水提取，沉淀蛋白质后，经 C_{18} 固相萃取小柱净化，液相色谱-质谱/质谱法测定，外标法定量。

7 试剂和材料

除另有说明外，本法所有试剂均为分析纯，水为二次蒸馏水。

7.1 乙腈（CH_3CN）：色谱级。

7.2 甲醇（CH_3OH）：色谱级。

7.3 甲酸（$HCOOH$）：优级纯。

7.4 乙酸铅 $[(CH_3COO)_2Pb]$。

7.5 草酸钾（$K_2C_2O_4 \cdot H_2O$）。

7.6 磷酸氢二钠（Na_2HPO_4）。

7.7 20％乙酸铅溶液：取 20g 乙酸铅，溶解水中并定容至 100mL。

7.8 草酸钾-磷酸氢二钠溶液：取草酸钾 3g，磷酸氢二钠 7g，加入 100mL 水溶解。

7.9 20％甲醇水溶液：取 20mL 甲醇用水定容到 100mL。

7.10 60％甲醇水溶液：取 60mL 甲醇用水定容到 100mL。

7.11 0.1％甲酸溶液：准确取 1mL 甲酸用水定容到 1 000mL。

7.12 咖啡因（caffeine，$C_8H_{10}N_4O_2$，纯度≥99.8％，CAS 号：5743124，相对分子质量194.19）。

7.13 标准储备溶液：准确称取适量咖啡因标准品，用水溶解配成 $100\mu g/mL$ 的标准溶液，4℃避光保存，本标准溶液在半年内稳定。

7.14 标准工作溶液：临用时用 60％甲醇水溶液将标准储备溶液稀释成含咖啡因 $5\mu g/L$、$10\mu g/L$、$50\mu g/L$、$100\mu g/L$、$500\mu g/L$ 的标准工作溶液。

7.15 固相萃取柱：C_{18}固相萃取小柱（250mg，3mL）或相当者。使用前用 5mL 甲醇和 5mL 水预洗。

7.16 $0.45\mu m$ 滤膜，有机系。

8 仪器和设备

8.1 高效液相色谱-四极杆串联质谱联用仪：配电喷雾（ESI）离子源或相当者。

8.2 离心机：4 000r/min。

8.3 涡旋振荡器：200～2 400r/min 可调。

8.4 超声波清洗器。

8.5 天平：感量为 0.001g、0.000 1g。

9 试样制备和保存

取代表性样品约 500g，将其用力搅拌均匀，装入洁净容器内，密封，并标明标记，于－18℃以下保存。在制样过程中，应防止样品受到污染或发生所测物质量的变化。

10 测定步骤

10.1 提取和净化

准确称取 1g（准确到 0.001g）混合均匀的样品于 50mL 离心管中，加入 20mL 水，于超声波清洗器上超声 15min，冷却后加入 2.5mL 乙酸铅溶液，2.5mL 草酸钾-磷酸氢二钠溶液，涡旋振荡器上混匀，于 4 000r/min 离心 5min 后，取上清液过 C_{18} 固相萃取柱，以 1 滴/s 洗脱速度，用 5mL 水、5mL 20％甲醇水淋洗后，负压抽干，用 2.0mL 60％甲醇水溶液洗脱、收集并定容至 2.0mL，混匀后，过 $0.45\mu m$ 滤膜，供液相色谱-质谱/质谱法测定。

10.2 测定

10.2.1 液相色谱-四极杆串联质谱参考条件

a）色谱柱：C_{18}色谱柱（4.6mm×150mm，$5\mu m$），或性能相当者；

b）柱温：40℃；

c）参考流动相和洗脱程序见表 7-2；流速为 0.50mL/min；

表 7-2　流动相和洗脱程序

时间（min）	0.1%甲酸（%）	乙腈（%）
0.00	98.0	2.0
3.00	98.0	2.0
8.00	30.0	70.0
12.00	30.0	70.0
12.01	98.0	2.0
20.00	98.0	2.0

d）进样量：10μL；

e）离子源：电喷雾，正离子；

f）扫描方式：多反应监测（MRM）；

g）雾化气、气帘气、辅助气、碰撞气均为高纯氮气或其他高纯气体；监测离子对（m/z）和其他参考条件见表 7-3。

表 7-3　API 4000 LC-MS/MS 系统电喷雾离子源参考条件

气帘气（CUR）	雾化气（GS1）	辅助加热器（GS2）	离子源喷雾器电压（IS）	喷雾针温度（TEM）	ihe	碰撞气（CAD）
68.85 kPa (10.00psi)	379.23 kPa (55.00psi)	344.75 kPa (50.00psi)	4 800.00V	550.00℃	OFF	6.00V

定性离子对、定量离子对、去簇电压、碰撞能量、碰撞室出口电压见表 7-4。

表 7-4　监测离子对及电压参数表

待测物	高质量分析器 1（amu）	高质量分析器 3（amu）	驻留时间（ms）	去簇电压（V）	碰撞室入口电压（V）	碰撞能量（V）	碰撞室出口电压（V）
	195	138[a]	200	70	10	28	24
咖啡因	195	110	200	70	10	34	19
	195	83	200	70	10	40	13

注：a 为定量离子对。

10.2.2　LC-MS/MS 测定

根据样液中待测物的含量，选定浓度相近的标准校正溶液，试液中待测物的响应值应在仪器检测的线性范围内。校正溶液及样液等体积进样测定，在上述参考色谱条件下，咖啡因的保留时间约为 12.7min。外标法定量。

10.2.3　咖啡因标准品提取参考离子色谱图

咖啡因标准品提取参考离子色谱图见图 7-3。

10.2.4　液相色谱-质谱确证

在上述液相色谱-串联质谱条件下进行测定，试液中待测物的保留时间应在校正溶液保留时间的时间窗内，各离子对的相对丰度应与校正溶液的相对丰度一致，误差不超过表 7-5 中规定的范围。

表 7-5　定性确证时相对离子丰度的最大允许误差　　　　　　　　单位:%

相对离子丰度	≥50	≥20～50	>10～20	≤10
允许的相对误差	±20	±25	±30	±50

10.3　空白试验

除不加试样外，均按上述测定步骤进行。

10.4　结果计算和表述

按照下式计算样品中咖啡因含量，计算结果需扣除空白：

$$X = \frac{A \times c_s \times V}{A_s \times m}$$

式中：

X ——试样中咖啡因的含量（μg/kg）；

A ——样液中咖啡因的峰面积或峰高；

c_s ——标准工作曲线液上查得的标液中咖啡因的浓度（ng/mL）；

A_s ——标准工作液中咖啡因的峰面积或峰高；

V ——样液最终定容体积（mL）；

m ——最终样液所代表的试样量（g）。

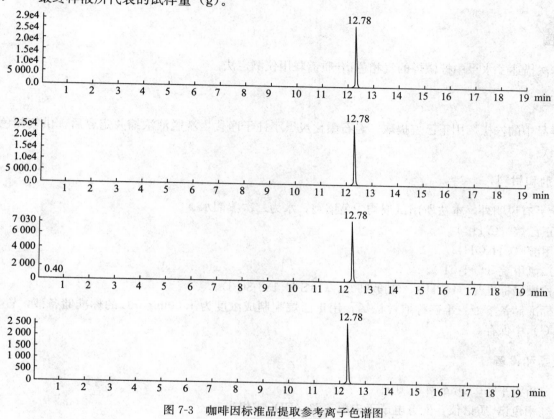

图 7-3 咖啡因标准品提取参考离子色谱图

11 测定低限、回收率

11.1 测定低限

本法测定低限为 0.01mg/kg。

11.2 回收率

蜂王浆中添加 0.01mg/kg、0.02mg/kg、0.05mg/kg 浓度水平时，回收率范围见表 7-6。

表 7-6 回收率试验结果

添加浓度（mg/kg）	回收率（%）
0.01	96.6～101.3
0.02	94.2～103.0
0.05	93.1～100.4

附加说明：

第一法参考 SN/T 1354《进出口蜂蜜中咖啡因含量检验方法 液相色谱法》；

第二法参考 SN/T 2440《进出口蜂王浆中咖啡因含量的测定方法 液相色谱-串联质谱法（中英文版）》。

第八章　萜　　类

一、水果中柠檬烯的测定

1　范围

本法描述了水果中柠檬烯的气相色谱-质谱联用仪测定法。

2　原理

样品中的柠檬烯用正己烷提取，经石墨化炭黑小柱子净化，洗脱液浓缩并定容后，供气相色谱-质谱仪测定。

3　试剂和材料

除另有说明外，本法所用试剂均为色谱纯，水为二次蒸馏水。

3.1　正己烷（C_6H_{14}）。

3.2　甲醇（CH_3OH）。

3.3　二氯甲烷（CH_2Cl_2）。

3.4　柠檬烯标准品（$C_{10}H_{16}$，纯度99%，CAS号138-86-3）。

3.5　标准储备溶液：准确称取柠檬烯，用正己烷配制成浓度为1.00mg/mL的标准储备液，置于冰箱（-18℃）中保存。

4　仪器和设备

4.1　分析天平：0.1mg和0.01g。

4.2　气相色谱-质谱仪：配有电子轰击电离源（EI）或相当者。

4.3　高速离心机：5 000r/min。

4.4　固相萃取装置，带真空泵。

4.5　均质器。

4.6　涡旋振荡器。

4.7　旋转蒸发仪。

4.8　50mL离心管。

5　分析步骤

准确称取均质好的试样2.0g于50mL离心管中，加10mL正己烷，高速均质2min，以5 000r/min离心5min，取上清液于另一离心管中，重复上述步骤3次，合并上清提取液，过石墨化炭黑固相萃取（SPE）小柱，SPE小柱预先依次用5mL甲醇和5mL二氯甲烷活化，以2~3滴/s的速度上样，用二氯甲烷洗脱，收集全部流出液和洗脱液，旋转蒸发至近干，用2mL正己烷溶解，供GC-MS仪测定和确证。

5.1　**气相色谱-质谱仪器参考条件：**

a) 色谱柱：DB-5MS柱（0.32mm×30m，0.25μm），或同等性能的色谱柱；

b) 进样口温度为250℃；

c) 检测器温度为250℃；

d) 载气为高纯氮气，1mL/min，纯度 99.999%；

e) 进样方式为分流进样；

f) 进样量：1μL；

g) 离子源温度：230℃；

h) 四极杆温度：150℃；

i) 测定方式：选择离子监测方式（SIM）；

j) 电离方式：EI；

k) 电离能量：70 eV；

l) 分流比：10∶1；

m) 程序升温见表 8-1。

表 8-1　程序升温

升温速率（℃/min）	目标温度（℃）	保持时间（min）
初始温度	60	1
5	150	2
20	280	6

5.2　柠檬烯参考色谱图

柠檬烯参考色谱图见图 8-1。

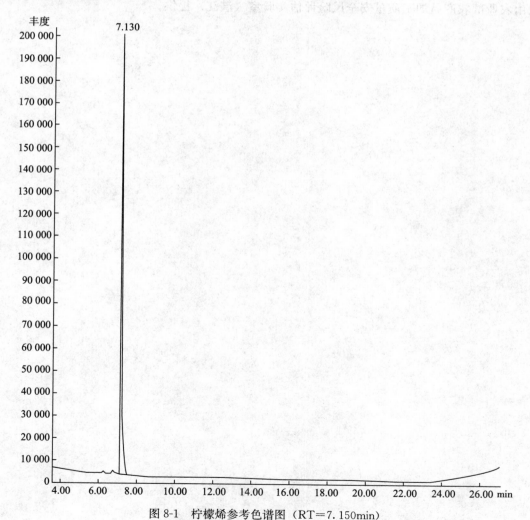

图 8-1　柠檬烯参考色谱图（RT＝7.150min）

6 分析结果表述

试样中柠檬烯含量按下式计算：

$$X = \frac{A \times c_s \times V}{A_s \times m}$$

式中：

X —— 试样中柠檬烯的量（mg/kg）；

A —— 试样中柠檬烯的色谱峰面积；

c_s —— 标准工作溶液中柠檬烯的浓度（μg/mL）；

V —— 样液最终定容体积（mL）；

A_s —— 标准工作溶液中柠檬烯的色谱峰面积；

m —— 最终试样体积所代表的试样量（g）。

7 精密度

在重复性条件下获得的两次独立测定结果的绝对差值不得超过算术平均值的 15%。

附加说明：

本法由农业部农产品加工质量安全风险评估实验室（湛江）提供。

二、柑橘类水果中柠碱的测定

1 范围

本法描述了柑橘类水果中柠碱含量的液相色谱测定方法，适用于柑橘类水果中柠碱含量的测定。

本法定量测定范围：1.0～200mg/L。

本法定量限：0.7mg/kg。

本法检出限：0.2mg/kg。

2 原理

试料中的柠碱用有机溶剂提取，经浓缩、定容、离心、微孔滤膜过滤后，高效液相色谱法测定，外标法定量。

3 试剂和材料

除另有说明外，本法所有试剂均为色谱纯，水为GB/T 6682规定的一级水。

3.1 二氯甲烷（CH_2Cl_2，CAS号 1975-09-2）。

3.2 甲醇（CH_2OH，CAS号 67-56-1）。

3.3 乙腈（CH_2CN，CAS号 1975-05-8）。

3.4 柠碱标准品（$C_{26}H_{30}O_8$，纯度99.0%，CAS号 1180-71-8）。

3.5 柠碱标准储备溶液：称取5.0mg（精确到0.1mg）柠碱标准品，用甲醇溶解定容至10mL，配制成质量浓度为0.50mg/mL标准储备溶液，于-20℃冰箱内储存。

4 仪器和设备

4.1 高效液相色谱仪：配有紫外检测器（UV）或相当者。

4.2 分析天平：感量为0.01和0.0001g。

4.3 离心机：转速不低于10 000r/min。

4.4 组织捣碎机。

4.5 旋转蒸发仪。

4.6 超声波清洗器。

4.7 离心管：1.5mL。

4.8 滤膜：0.45μm，有机相。

5 分析步骤

5.1 试样制备

果实样品，取可食部分按四分法缩分后将其切碎，放入组织捣碎机中匀浆后取样。

5.2 提取净化

平行称取两份试料，每份试料10g（精确到0.01g）于50mL烧杯中，加10mL二氯甲烷，超声萃取10min，分液，有机相转入50mL蒸馏瓶中，残渣再加10mL二氯甲烷，超声萃取10min，合并有机相于蒸馏瓶中，40℃下减压蒸馏至近干，用1.00mL甲醇溶解，转入1.5mL的离心管中，离心，上清液过滤膜，得到待测液。

5.3 仪器参考条件

a) 色谱柱：C_{18}色谱柱（4.6mm×250mm，5μm），或同等性能的色谱柱；

b) 柱温：30℃；

c) 进样量：1μL；

d) 检测波长：210nm；

e) 流动相：见表8-2。

表8-2 流动相梯度洗脱程序

时间（min）	流速（mL/min）	A相（水）（%）	B相（乙腈）（%）
0	1.00	65	35
16	1.00	65	35
17	1.00	30	70
25	1.00	30	70
26	1.00	65	35
35	1.00	65	35

5.4 标准工作曲线

取柠碱标准储备溶液用甲醇逐级稀释，得到质量浓度分别为 1.0mg/L、5.0mg/L、10mg/L、25mg/L、50mg/L、100mg/L 和 200mg/L 的标准工作溶液，按参考条件进行测定。以柠碱质量浓度为横坐标、相应的积分峰面积为纵坐标，计算标准曲线或求线性回归方程。

5.5 测定

做两份试料的平行测定。取 10μL 试样溶液和相应的标准工作溶液顺序进样，以保留时间定性，以色谱峰面积积分值定量，试样溶液中柠碱响应值均应在定量测定范围之内。

5.6 空白试验

除不加试样外，均按上述步骤进行操作。

5.7 10mg/L柠碱标准溶液参考色谱图

柠碱标准溶液参考色谱图见图8-2。

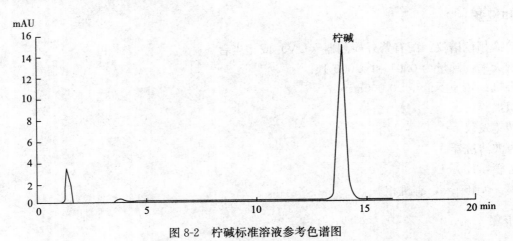

图8-2 柠碱标准溶液参考色谱图

6 结果计算

试样中柠碱的含量以质量分数 ω 计（mg/kg），按下式计算：

$$\omega = \frac{\rho \times V \times 1000}{m \times 1000} \times n$$

式中：

ρ ——样液中柠碱测定质量浓度（mg/L）；

V ——样液最终定容体积（mL）；

m ——试料质量（g）；

n ——稀释倍数。

计算结果保留三位有效数字。

7 精密度

7.1 重复性

在重复性条件下，获得的两次独立测定结果的绝对差值不超过算术平均值的 10%。

7.2 再现性

在再现性条件下，获得的两次独立测定结果的绝对差值不超过算术平均值的 10%。

附加说明：

本法参考 NY/T 2011《柑橘类水果及制品中柠碱含量的测定》。

三、茶叶中茶皂素的测定

1 范围

本法描述了茶叶中茶皂素的测定方法，适用于茶叶中茶皂素的测定。

本法定量限：茶皂素 50mg/kg。

2 原理

茶皂素基本结构包括配基、糖体及有机酸，是一类齐墩果烷型五环三萜类皂苷的混合物，C_3 和 C_{12} 上的羟基可与香草醛上的醛基发生反应形成缩醛，成为新的共轭体系而显色。

3 试剂和材料

除另有说明外，本法所有试剂均为分析纯，水为超纯水。

3.1 试剂及标准品

3.1.1 香草醛（$C_8H_8O_3$）。

3.1.2 浓硫酸（H_2SO_4）。

3.1.3 无水乙醇（C_2H_5OH）。

3.1.4 茶皂素标准品（平均分子式 $C_{57}H_{90}O_{26}$）。

3.2 试剂的配制

3.2.1 80%（V/V）乙醇：取 80mL 无水乙醇，与 20mL 超纯水混匀备用。

3.2.2 70%（V/V）乙醇：取 350mL 无水乙醇，与 150mL 超纯水混匀备用。

3.2.3 茶皂素标准溶液：准确称取茶皂素标准品 25.0mg 于 50mL 烧杯中，用适量 80%乙醇完全溶解后转移至 50mL 容量瓶中，用 80%乙醇定容至刻度，摇匀，得到质量浓度为 0.5mg/mL 的茶皂素标准溶液。

3.2.4 8%（W/V）香草醛溶液：准确称取 0.800g 香草醛，溶于 10mL 无水乙醇中，混匀备用。

3.2.5 77%（V/V）硫酸溶液：取 77mL 浓硫酸，与 23mL 超纯水混匀备用。

3.3 实验设备

3.3.1 电热恒温水浴锅。

3.3.2 可见分光光度计。

3.3.3 电子天平，感量为 0.1mg。

3.3.4 茶叶粉碎机。

4 分析步骤

4.1 试样制备与保存

茶叶按 GB/T 8302 的规定进行取样，利用茶叶粉碎机粉碎茶叶样品，过 40 目筛，4℃冰箱中保存备用。

4.2 试样的分析

4.2.1 试样提取

准确称取 5.00g 茶叶粉碎样品于 500mL 锥形瓶中，加入 70%乙醇 450mL，在 60℃水浴中浸提 3h（每隔 20～30min 摇动一次）。浸提完毕后取出锥形瓶，待提取液冷却后过滤，并用少量 70%乙醇洗涤残渣，合并提取液，移至 500mL 容量瓶中，用 70%乙醇定容至刻度，得到试样提取液。

4.2.2 试样测定

4.2.2.1 标准曲线制作

分别吸取茶皂素标准溶液 0.0mL、0.1mL、0.2mL、0.3mL、0.4mL、0.5mL 于 10mL 具塞试管

中，加水至 1.0mL（浓度分别相当于 0mg/mL、0.05mg/mL、0.1mg/mL、0.15mg/mL、0.2mg/mL、0.25mg/mL）。准确加入 8％香草醛溶液 0.5mL，将试管置于冰水浴中加入 77％硫酸 4.0mL，摇匀。混合液于 60℃水浴中加热 15min，再于冰水浴中冷却 10min，取出放至室温，以试剂空白为参比，用 10mm 比色杯在 452nm 处测定吸光度，制作标准曲线。

4.2.2.2 试样测定

吸取 1mL 试样提取液于 10mL 具塞试管中，准确加入 8％香草醛溶液 0.5mL，将试管置于冰水浴中加入 77％硫酸 4.0mL，摇匀。混合液于 60℃水浴中加热 15min，再于冰水浴中冷却 10min，取出放至室温，以试剂空白为参比，用 10mm 比色杯在 452nm 处测定吸光度，根据标准曲线计算样品中的茶皂素浓度。

4.2.3 结果计算

试样中茶皂素的含量按下式进行计算：

$$X = \frac{C \times V}{m_1 \times m_2}$$

式中：

X ——试样中茶皂素的含量（mg/g）；

V ——试样提取液体积（mL）；

C ——根据试样提取液的吸光值和标准曲线计算的茶皂素浓度（mg/mL）；

m_1 ——试样用量（g）；

m_2 ——试样干物重含量（％）。

在重复性条件下同一样品获得的两次独立测定结果的算术平均值表示，结果表示到小数点后一位。

4.3 精密度

在重复性条件下同一样品获得的两次独立测定结果的绝对差值不得超过算术平均值的 10％。

附加说明：

本法由农业部农产品贮藏保鲜质量安全风险评估实验室（重庆）提供。

第九章　甾醇类

第一节　甾醇、甾醇脂类

一、动植物油脂中甾醇组成和甾醇总量的测定

1　范围

本法描述了采用气相色谱测定动植物油脂中甾醇组成和甾醇总量的原理、试剂、仪器设备、扦样、操作步骤、结果表示和精密度。

本法适用于动植物油脂中甾醇组成和甾醇总量的测定。

2　原理

样品用氢氧化钾-乙醇溶液回流皂化后，不皂化物以氧化铝层析柱进行固相萃取分离。脂肪酸阴离子被氧化铝层析柱吸附，甾醇流出层析柱。通过薄层色谱法将甾醇与不皂化物分离。以桦木醇为内标物，通过气相色谱法对甾醇及其含量进行定性和定量。

3　试剂

除另有说明外，本法所有试剂均为分析纯，水为 GB/T 6682 规定的三级水。

3.1　0.5mol/L 氢氧化钾-乙醇溶液：溶解 3g 氢氧化钾于 5mL 水中，再用 100mL 乙醇稀释，溶液应呈无色或淡黄色。

3.2　桦木醇内标溶液（$C_{30}H_{50}O_2$，纯度≥98%，CAS 号 473-98-3）：1.0mg/mL 的丙醇溶液（见 4.9 的注）。

　　注：在橄榄果渣油里可能含桦木醇，推荐用 5-α 胆甾烷-3β 醇（胆甾烷醇）为内标物。

3.3　乙醇（CH_3CH_2OH）：纯度≥95%（体积分数）。

3.4　氧化铝（Al_2O_3）：中性，粒径 0.063～0.200mm，Ⅰ级活性。

3.5　乙醚 $[(C_2H_5)_2O]$：新蒸馏，无过氧化物和残留物。

　　警告：乙醚极易燃，可以形成爆炸性的过氧化物。空气中的爆炸极限为 1.7%～48%（体积分数）。使用时应采取特殊的预防措施。

3.6　展开剂：$V_{(己烷)} + V_{(乙醚)} = 1+1$。

3.7　薄层色谱用标准溶液：1.0mg/mL 胆甾醇丙酮溶液，5.0mg/mL 桦木醇丙酮溶液。

3.8　显色剂：甲醇（CH_3OH）。

3.9　硅烷化试剂：在 N-甲基-N-三甲基硅烷七氟丁酰胺（MSHFBA）中加入 50μL 1-甲基咪唑。

　　注：一般不使用其他硅烷化试剂，除非采用特别措施以保证桦木醇的两个羟基被硅烷化，否则在气相色谱分离时桦木醇可能会出现两个峰。

4　仪器设备

4.1　磨口圆底烧瓶：25mL 和 50mL。

4.2　回流冷凝器：磨口连接，与烧瓶配套。

4.3　玻璃柱：具聚四氟乙烯活塞、烧结玻璃砂芯及 100mL 的储液器，长 25cm，内径 1.5cm。

4.4 旋转蒸发器：附真空泵和水浴锅（40℃恒温）。

4.5 硅胶薄层色谱板：20cm×20cm，薄层厚度 0.25mm。

4.6 玻璃展开槽：具磨砂玻璃盖，应适合规格为 20cm×20cm 薄层板的使用。

4.7 微量注射器或微量移液管：100μL。

4.8 烘箱：可恒温 105℃±3℃。

4.9 干燥器：装有有效的干燥剂，用于储存薄层板。

4.10 反应瓶：容量 0.3mL，具螺纹瓶盖和聚四氟乙烯（PTFE）线纹封口，用于甾醇衍生物的制备。

4.11 气相色谱仪：具有毛细管柱、分流进样装置、氢火焰离子化检测器和合适的记录仪或相当者。

4.12 石英玻璃或玻璃毛细管柱：长 25～60 m，内径 0.2～0.25mm，固定相 SE-54（或使用温度极限最小为 280～300℃的非极性固定相）或相当者；液膜厚度约为 0.1μm。

4.13 气相色谱用微量注射器：1μL。

4.14 分析天平：感量 0.000 1g。

5　扦样

实验室收到的样品应具有真实的代表性，运输和储存过程中不得受损和变质。扦样推荐按 GB/T 5524 的规定执行。

6　试样制备

按 GB/T 15687 的规定执行。

7　操作步骤

7.1　称量

称取试样 250mg（精确至 1mg）于 25mL 烧瓶中。对于甾醇含量低于 100mg/100g 的油脂，可用三倍量的试样，并相应地调整试剂用量和相关仪器设备。

7.2　测定

7.2.1　氧化铝柱的制备

在 20mL 乙醇中加入 10g 氧化铝，并将悬浮液倒入玻璃柱中，使氧化铝自然沉降，打开活塞放出溶剂，待液面到达氧化铝顶层时关闭活塞。

7.2.2　不皂化物的提取

准确吸取 1.00mL 桦木醇内标溶液加于试样烧瓶中，再加入 5mL 氢氧化钾-乙醇溶液和少许沸石。在烧瓶上连接好回流冷凝器，加热并保持混合液微沸，15min 后，停止加热，并趁热加入 5mL 乙醇稀释烧瓶中的混合液，振摇均匀。

吸取 5mL 上述溶液加于准备好的氧化铝柱中。以 50mL 圆底烧瓶收集洗脱液，打开活塞，放出溶剂直到液面到达氧化铝顶层。先用 5mL 乙醇洗提不皂化物，再用 30mL 乙醚洗提，流速大约为 2mL/min。用旋转蒸发器去除烧瓶中的溶剂。

警告：此操作中必须采用氧化铝柱，不可用硅胶柱或者其他柱代替，也不可采用溶剂萃取法。

7.2.3　薄层色谱

由 7.2.2 得到的不皂化物用少量乙醚溶解。用微量注射器吸取该溶液点在距离薄层板下边缘 2cm 处，样液点成线状，线两端距离边缘至少留出 3cm 间隙。吸取 5μL 薄层色谱标准溶液在距边缘 1.5cm 处，左右各点一点。在展开槽加入大约 100mL 展开剂。将板放入展开槽中展开，直至溶剂到达上边缘。取出薄层板，在通风橱中挥干溶剂。

注：转移由 7.2.2 得到的残渣到薄层板上是不必定量的。可使用自动点样装置。展开槽不需饱和。

7.2.4　甾醇的分离

在薄层色谱板上喷洒甲醇，直到甾醇和桦木醇区带在半透明（暗色）背景下呈现白色，桦木醇斑点略低于甾醇区带。标记包括标准点上方 2mm 及可见斑点区下方 4mm 的区域（见图 9-1）。用刀片刮下全部标记部分的硅胶层，并将硅胶全部收集于小烧杯中。

注：将可见斑点区下方设定为宽于上方（下方为 4mm，上方为 2mm）是为了避免操作过程中桦木醇的损失。葵花籽油可能显示三个带（Δ5-甾醇，Δ7-甾醇和桦木醇）。

注：透明背景上呈现白色区带，标记区带（斑点下方 4mm，上方 2mm），刮下阴影线的部分。区带的比移值（R_f）为桦木醇 0.30、Δ5-甾醇 0.33、Δ7-甾醇 0.45、三萜烯 0.53。在收集的硅胶中加入 0.5mL 乙醇。用 5mL 乙醚对烧杯中的硅胶洗提三次，并滤入烧瓶中。用旋转蒸发器将乙醚提取物浓缩至约 1mL。将浓缩液转移至反应瓶中。用氮气流吹干反应瓶中的溶剂。

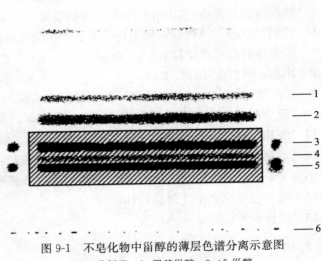

图 9-1 不皂化物中甾醇的薄层色谱分离示意图
1. 三萜烯类 2. 甲基甾醇 3. Δ5-甾醇
4. Δ7-甾醇 5. 桦木醇 6. 原点

7.2.5 甾醇三甲基硅醚的制备

取 100μL 硅烷化试剂加于浓缩液的反应瓶中。密封反应瓶，置于 105℃烘箱中加热 15min。取出并冷却至室温后，将溶液直接注入气相色谱仪进行分析。

7.2.6 气相色谱分析

优化程序升温和载气流速使得到的色谱图接近于图 9-2。已知油的硅烷化甾醇的分离见图 9-2。

色谱参考参数：

a）气相色谱柱：固定相 SE-54（0.25mm×50m，0.10μm）；

b）载气：氢气，载气流速为 36cm/s，分流比 1∶20；

c）检测器温度及进样口温度：320℃；柱温采用程序升温方式，以 4℃/min 的速度从 240℃增加至 255℃；

d）进样量：1μL；

e）也可采用其他等效的毛细管柱。

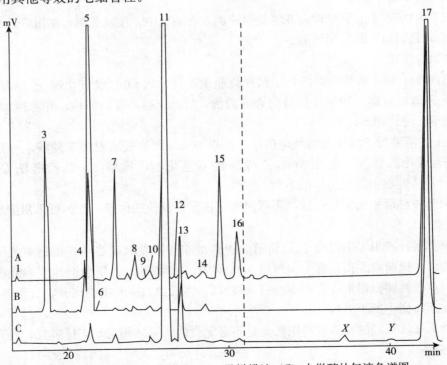

图 9-2 葵花籽（A）、油菜籽（B）及橄榄油（C）中甾醇的气液色谱图
注：参考条件下所得色谱图按表 9-1 确定色谱峰的数目。1～17、X、Y 通用名见表 9-1。

用一个含有胆甾醇、菜籽甾醇、豆甾醇和谷甾醇的标准溶液检查保留时间。用空白溶液校正来自溶剂、玻璃壁、过滤器和手指等可能带来的污染（如测定胆甾醇）。

8　结果表示

8.1　甾醇鉴定

见表 9-1。

表 9-1　单个甾醇的气液色谱峰鉴定和相对保留时间（固定相：SE-54）

峰	通用名	化学名，英文名	RRTC[a]	RRTB[b]
1	胆甾醇	胆甾醇-5-烯-3β-醇，Cholest-5-en-3β-ol	1.00	0.44
2	胆甾烷醇	5α-胆甾烷基-3β-醇，5α-Cholestan-3β-ol	1.02	0.45
3	菜油甾醇	［24S］-24-甲基胆甾基-5，22-二烯-3β-醇，［24S］-24-Methyl cholesta-5，22-dien-3β-ol	1.09	0.48
4	24-亚甲基胆甾醇	24-亚甲基胆甾基-5，24-二烯-3β-醇，24-Methylene cholesta-5，24-dien-3β-ol	1.21	0.53
5	芸薹甾醇	［24R］-24-甲基胆甾基-5-烯-3β-醇，［24R］-24-Methyl cholesta-5-en-3β-ol	1.23	0.54
6	芸薹甾烷醇	［24R］-24-甲基胆甾烷基-3β-醇，［24R］-24-Methyl cholesta-5-en-3β-ol	1.25	0.55
7	豆甾醇	［24S］-24-乙基胆甾基-5，22-二烯-3β-醇，［24S］-24-Ethyl colesta-5，22-dien-3β-ol	1.31	0.57
8	Δ7-芸薹甾烯醇	［24R］-24-甲基胆甾基-7-烯-3β-醇，［24R］-24-Methyl colest-7-en-3β-ol	1.38	0.59
9	Δ5，23-豆甾二烯醇	［24R，S］-24-乙基胆甾基-5，23-二烯-3β-醇，［24R，S］-24-Ethyl cholesta-5，23-dien-3β-ol	1.40	0.60
10	赤桐甾醇	［24S］-24-乙基胆甾基-5，25-二烯-3β-醇，［24S］-24-Ethyln cholesta-5，25-dien-3β-ol	1.42	0.62
11	谷甾醇	［24R］-24-乙基胆甾基-5-烯-3β-醇，［24R］-24-Ethyl cholest-5-en-3β-ol	1.47	0.64
12	谷甾烷醇	［24R］-24-乙基胆甾烷基-3β-醇，［24R］-24-Ethyl cholestan-3β-ol	1.50	0.65
13	Δ5-燕麦甾烯醇	［24Z］-24（28）亚乙基胆甾基-5-烯-3β-醇，［24Z］-24-(28)-Ethylidene cholest-5-en3β-ol	1.52	0.66
14	Δ5，24-豆甾二烯醇	［24R，S］-24-乙基胆甾基-5，24-二烯-3β-醇，［24R，S］-24-Ethyl cholesta-5，24-dien-3β-ol	1.59	0.69
15	Δ7-豆甾烯醇	［24R，S］-24乙基胆甾基-7-烯-3β-醇，［24R，S］-24-Ethyl choest-7-en-3β-ol	1.65	0.72
16	Δ7-燕麦甾烯醇	［24Z］-24（28）-亚乙基胆甾基-7-烯-3β-醇，［24Z］-24-(28)-Ethylidene cholest-7-en-3β-ol	1.70	0.74
X	高根二醇	—	2.03	0.88
Y	熊果醇	—	2.17	0.95
17	桦木醇	Lup-20（29）-烯-3β，28-二醇，Lup-20［29］-ene-3β，28-diol	2.30	1.00

　　注：谷甾醇可能与 α-菠菜甾醇和 Δ7，22，25-豆甾三烯醇一同流出；葵花籽和南瓜子的甾醇中的 ［24R］-24-乙基胆甾-7、25（27）-二烯-3β-醇可能与峰 14（Δ5，24-豆甾二烯醇）一同流出。

　　RRTC[a]：以胆甾醇为基准（胆甾醇的相对保留时间＝1.00），其他甾醇相对于胆甾醇的相对保留时间。

　　RRTB[b]：以桦木醇为基准（桦木醇的相对保留时间＝1.00），其他甾醇相对于桦木醇的相对保留时间。

通过测定相对保留时间（RRT）鉴别试样中的甾醇种类，相对保留时间（RRT）以待测甾醇的保留时间（RT）除以胆甾醇和（或）桦木醇的保留时间（RT）所得值表示。表 9-1 显示了用 SE-54 固定相分离时，不同甾醇相对于胆甾醇和桦木醇的相对保留时间。

　　注：表 9-1 中所列相对保留时间是在参考条件下测得的，仅用于鉴别单个甾醇时参考，组分洗脱顺序如图 9-2 所示。由于相对保留时间取决于实验条件（气液色谱柱的类型和长度、升温程序，以及固定相的用量），真实的相对保留时间可能与表 9-1 中给的相对保留时间有略微偏差。

8.2　甾醇组分

甾醇组分含量通过峰面积按下式计算：

$$C_i = \frac{A_i}{\sum A} \times 100$$

式中：

C_i ——单一甾醇组分的含量（以质量分数表示）；

A_i ——甾醇组分 i 的峰面积；

$\sum A$ ——所有甾醇组分（峰1～峰17）峰面积的和。

8.3　甾醇总量的测定

本方法假定所有甾醇和桦木醇的响应因子是相等的。

注：在给出的条件下，用氢火焰离子化检测器检测等量的甲基硅烷基化甾醇和甲基硅烷化桦木醇时可获得相同的响应值。

试样中甾醇总量（S）按下式计算：

$$S = \frac{\sum A \times m_B}{A_B \times m_T} \times 100$$

式中：

S ——试样中甾醇总量，以100g油中含有的毫克数表示（mg/100g）；

m_B ——桦木醇的质量（mg）；

$\sum A$ ——单体甾峰面积的和；

A_B ——桦木醇内标的峰面积；

m_T ——试样的质量（g）。

9　精密度

9.1　实验室间比对实验

表9-2～表9-15详述了本方法精密度的实验室间比对测试结果，提供的重复性、再现性数据对于其他浓度范围和其他测试物质来说也许并不适用。

9.2　重复性

在重复性条件下获得的两个独立测试结果的绝对差小于等于重复性限（r）的情况应大于95%。

甾醇组分含量及甾醇总量的重复性限（r）参见表9-2～表9-15。

9.3　再现性

在再现性条件下获得的两个独立测试结果的绝对差小于等于再现性限（R）的情况应大于95%。

甾醇组分含量及甾醇总量的再现性限（R）参见表9-2～表9-15。

表9-2　甾醇总量的统计结果

样品	橄榄油	葵花籽油	油菜籽油
含量水平（mg/kg）	2 000	4 000	8 000
参加试验的实验室数	14	14	14
剔除异常值后的实验室数	13	14	13
所有实验室每份样品的单体甾醇测定次数	2	2	2
平均值（mg/kg）	1 887	3 785	7 585
重复性标准偏差（S_r）	66.75	165.62	174.64
重复性限（r）	186.89	463.73	489.00
重复性变异系数（%）	3.54	4.37	2.30
再现性标准偏差（S_R）	212.20	542.38	762.67
再现性限（R）	594.17	1 518.66	2 135.48
再现性变异系数（%）	11.25	14.33	10.05

表 9-3 甾醇单体——胆甾醇含量的统计结果

样品	橄榄油	葵花籽油	油菜籽油
含量水平（mg/kg）	1.0	0.5	0.5
参加试验的实验室数	14	14	14
剔除异常值后的实验室数	13	12	14
所有实验室每份样品的单体甾醇测定次数	2	2	2
平均值（mg/kg）	0.8	0.4	0.4
重复性标准偏差（S_r）	0.15	0.05	0.08
重复性限（r）	0.41	0.13	0.22
重复性变异系数（%）	19.54	11.53	18.33
再现性标准偏差（S_R）	0.35	0.21	0.15
再现性限（R）	0.97	0.58	0.41
再现性变异系数（%）	45.89	52.43	34.11

表 9-4 甾醇单体——菜油甾醇含量的统计结果

样品	橄榄油	葵花籽油	油菜籽油
含量水平（mg/kg）	0.1	0.1	10
参加试验的实验室数	14	14	14
剔除异常值后的实验室数	13	13	13
所有实验室每份样品的单体甾醇测定次数	2	2	2
平均值（mg/kg）	0.1	0.09	10.8
重复性标准偏差（S_r）	0.17	0.068	0.14
重复性限（r）	0.48	0.190	0.38
重复性变异系数（%）	135.59	80.289	1.26
再现性标准偏差（S_R）	0.1	0.089	0.26
再现性限（R）	0.52	0.249	0.97
再现性变异系数（%）	147.53	104.940	2.39

表 9-5 甾醇单体——24-亚甲基胆甾醇和芸薹甾醇含量的统计结果

样品	橄榄油	葵花籽油	油菜籽油
含量水平（mg/kg）	5	10	40
参加试验的实验室数	14	14	14
剔除异常值后的实验室数	12	11	13
所有实验室每份样品的单体甾醇测定次数	2	2	2
平均值（mg/kg）	3.5	9.0	37.5
重复性标准偏差（S_r）	0.50	0.21	0.19
重复性限（r）	1.4	0.58	0.54
重复性变异系数（%）	14.15	2.31	0.51
再现性标准偏差（S_R）	0.52	0.26	0.35
再现性限（R）	1.45	0.72	0.97
再现性变异系数（%）	14.67	2.88	0.93

表 9-6　甾醇单体——芸薹甾烷醇含量的统计结果

样品	橄榄油	葵花籽油	油菜籽油
含量水平（mg/kg）	<0.1	0.1	0.1～0.5
参加试验的实验室数	14	14	14
剔除异常值后的实验室数	9	10	12
所有实验室每份样品的单体甾醇测定次数	2	2	2
平均值（mg/kg）	0.03	0.1	0.2
重复性标准偏差（S_r）	0.024	0.03	0.06
重复性限（r）	0.066	0.09	0.16
重复性变异系数（%）	84.853	35.13	32.78
再现性标准偏差（S_R）	0.059	0.13	0.18
再现性限（R）	0.165	0.37	0.50
再现性变异系数（%）	212.132	147.45	106.00

表 9-7　甾醇单体——豆甾醇含量的统计结果

样品	橄榄油	葵花籽油	油菜籽油
含量水平（mg/kg）	1	10	0.5
参加试验的实验室数	14	14	14
剔除异常值后的实验室数	13	13	13
所有实验室每份样品的单体甾醇测定次数	2	2	2
平均值（mg/kg）	1.4	8.1	0.3
重复性标准偏差（S_r）	0.2	0.11	0.05
重复性限（r）	0.55	0.31	0.15
重复性变异系数（%）	13.81	1.37	15.51
再现性标准偏差（S_R）	0.22	0.25	0.10
再现性限（R）	0.61	0.69	0.29
再现性变异系数（%）	15.22	3.03	30.87

表 9-8　甾醇单体——Δ7-芸薹甾烯醇含量的统计结果

样品	橄榄油	葵花籽油	油菜籽油
含量水平（mg/kg）	0.1	1	0.5
参加试验的实验室数	14	14	14
剔除异常值后的实验室数	13	14	14
所有实验室每份样品的单体甾醇测定次数	2	2	2
平均值（mg/kg）	0.2	1.6	0.3
重复性标准偏差（S_r）	0.11	0.15	0.05
重复性限（r）	0.31	0.43	0.15
重复性变异系数（%）	81.11	9.36	17.40
再现性标准偏差（S_R）	0.21	0.91	0.15
再现性限（R）	0.59	2.56	0.43
再现性变异系数（%）	156.63	56.21	50.10

表 9-9 甾醇单体——Δ5,23-豆甾二烯醇含量的统计结果

样品	橄榄油	葵花籽油	油菜籽油
含量水平（mg/kg）	0.5	1	0.5
参加试验的实验室数	14	14	14
剔除异常值后的实验室数	14	14	14
所有实验室每份样品的单体甾醇测定次数	2	2	2
平均值（mg/kg）	0.7	1.2	0.5
重复性标准偏差（S_r）	0.07	0.14	0.06
重复性限（r）	0.20	0.39	0.16
重复性变异系数（%）	9.63	11.64	11.94
再现性标准偏差（S_R）	0.57	0.94	0.15
再现性限（R）	1.59	2.62	0.42
再现性变异系数（%）	77.37	78.57	31.69

表 9-10 甾醇单体——赤桐甾醇含量的统计结果

样品	橄榄油	葵花籽油	油菜籽油
含量水平（mg/kg）	0.2	<0.1	0.1~0.5
参加试验的实验室数	14	14	14
剔除异常值后的实验室数	13	10	12
所有实验室每份样品的单体甾醇测定次数	2	2	2
平均值（mg/kg）	0.3	0.07	0.2
重复性标准偏差（S_r）	0.04	0.022	0.03
重复性限（r）	0.12	0.063	0.08
重复性变异系数（%）	17.02	34.4	16.50
再现性标准偏差（S_R）	0.37	0.101	0.20
再现性限（R）	1.03	0.284	0.56
再现性变异系数（%）	142.20	155.968	114.56

表 9-11 甾醇单体——谷甾醇含量的统计结果

样品	橄榄油	葵花籽油	油菜籽油
含量水平（mg/kg）	80	60	45
参加试验的实验室数	14	14	14
剔除异常值后的实验室数	12	13	14
所有实验室每份样品的单体甾醇测定次数	2	2	2
平均值（mg/kg）	81.4	57.0	44.3
重复性标准偏差（S_r）	0.88	0.41	0.22
重复性限（r）	2.45	1.15	0.63
重复性变异系数（%）	1.08	0.72	0.51
再现性标准偏差（S_R）	1.81	1.42	0.73
再现性限（R）	5.07	3.99	2.05
再现性变异系数（%）	2.23	2.50	1.65

表 9-12　甾醇单体——Δ5-燕麦甾烯醇含量的统计结果

样品	橄榄油	葵花籽油	油菜籽油
含量水平（mg/kg）	10	5	5
参加试验的实验室数	14	14	14
剔除异常值后的实验室数	12	13	12
所有实验室每份样品的单体甾醇测定次数	2	2	2
平均值（mg/kg）	9.6	4.7	4.9
重复性标准偏差（S_r）	0.22	0.13	0.11
重复性限（r）	0.60	0.36	0.30
重复性变异系数（%）	2.24	2.70	2.20
再现性标准偏差（S_R）	0.90	0.68	0.33
再现性限（R）	2.51	1.90	0.93
再现性变异系数（%）	9.32	14.43	6.75

表 9-13　甾醇单体——Δ5，24-豆甾二烯醇含量的统计结果

样品	橄榄油	葵花籽油	油菜籽油
含量水平（mg/kg）	0.5	1.5	0.5
参加试验的实验室数	14	14	14
剔除异常值后的实验室数	12	11	13
所有实验室每份样品的单体甾醇测定次数	2	2	2
平均值（mg/kg）	0.4	1.4	0.5
重复性标准偏差（S_r）	0.11	0.06	0.08
重复性限（r）	0.30	0.16	0.23
重复性变异系数（%）	25.41	4.07	15.91
再现性标准偏差（S_R）	0.18	0.25	0.16
再现性限（R）	0.50	0.69	0.46
再现性变异系数（%）	41.77	17.69	31.20

表 9-14　甾醇单体——Δ7-豆甾烯醇含量的统计结果

样品	橄榄油	葵花籽油	油菜籽油
含量水平（mg/kg）	0.5	10	0.1
参加试验的实验室数	14	14	14
剔除异常值后的实验室数	10	11	12
所有实验室每份样品的单体甾醇测定次数	2	2	2
平均值（mg/kg）	0.4	10.9	0.1
重复性标准偏差（S_r）	0.04	0.12	0.09
重复性限（r）	0.11	0.33	0.25
重复性变异系数（%）	9.81	1.07	79.09
再现性标准偏差（S_R）	0.12	0.21	0.11
再现性限（R）	0.33	0.60	0.30
再现性变异系数（%）	29.72	1.97	96.32

表 9-15 甾醇单体——Δ7-燕麦甾烯醇含量的统计结果

样品	橄榄油	葵花籽油	油菜籽油
含量水平（mg/kg）	0.5	5	0.1
参加试验的实验室数	14	14	14
剔除异常值后的实验室数	12	12	13
所有实验室每份样品的单体甾醇测定次数	2	2	2
平均值（mg/kg）	0.7	4.9	0.1
重复性标准偏差（S_r）	0.15	0.14	0.04
重复性限（r）	0.41	0.38	0.11
重复性变异系数（%）	20.95	2.78	31.87
再现性标准偏差（S_R）	0.30	0.35	0.10
再现性限（R）	0.84	0.93	0.27
再现性变异系数（%）	42.99	7.14	78.60

附加说明：

本法参考 GB/T 25223《动植物油脂 甾醇组成和甾醇总量的测定 气相色谱法》。

二、稻米中谷维素的测定

1 范围

本法描述了稻米中谷维素含量的测定方法。

2 原理

谷维素在波长 315nm 处具有特征性的吸收峰。

3 试剂

正庚烷（C_7H_{16}）。

4 仪器与设备

4.1 容量瓶。

4.2 粉碎机。

4.3 超声仪。

4.4 分光光度计。

5 试样的制备

取 50mg 左右米糠油，置于 50mL 容量瓶中，加正庚烷适量，超声使溶解，冷却至室温，再加正庚烷稀释至刻度，摇匀过滤，弃去初滤液。

6 分析步骤

6.1 制备谷维素标准曲线

取谷维素标准品 15mg，精密称定，置于 50mL 容量瓶中，加正庚烷适量，然后超声 15min，冷却至室温，再加正庚烷稀释至刻度，摇匀，过滤，弃去初滤液，分别精密量取续滤液 0.5mL、1mL、1.5mL、2mL、2.5mL 置于 5 个 50mL 容量瓶中，加正庚烷稀释至刻度，摇匀，以正庚烷为空白液，在 315nm 波长处测定吸光度。

6.2 米糠油中的谷维素测定

以正庚烷为空白液，在 315nm 波长处测定提取液或标准液的吸光度。

7 结果计算

谷维素质量分数 ω（%）见下式：

$$\omega = \frac{c \times 0.05}{m} \times 100$$

式中：

c ——吸光度对应的谷维素浓度（mg/L）；

m ——样品质量（mg）。

附加说明：

本法由农业部稻米产品质量安全风险评估实验室（杭州）提供。

三、粮食中麦角甾醇的测定

1 范围

本法描述了正相高效液相色谱法测定粮食中麦角甾醇的方法，本方法适用于稻谷、小麦、玉米等粮食中麦角甾醇的测定。

本法检出限为 0.05mg/kg。

2 原理

试样经皂化后，用正己烷萃取麦角甾醇，萃取液经脱水、浓缩和硅胶柱分离后，用高效液相色谱仪紫外检测器在 282nm 处检测，外标法定量。

3 试剂和材料

除另有规定外，本法所有试剂均为分析纯，实验用水为 GB/T 6682 中规定的三级水，色谱用水为 GB/T 6682 中规定的一级水。

3.1 试剂

3.1.1 正己烷（C_6H_{14}）：色谱纯。

3.1.2 异丙醇 $[(CH_3)_2CHOH]$：色谱纯。

3.1.3 正己烷（C_6H_{14}）：用于提取。

3.1.4 氢氧化钾（KOH）。

3.1.5 甲醇（CH_3OH）。

3.1.6 2，6-二叔丁基对甲酚（BHT）。

3.1.7 维生素 C（抗坏血酸）。

3.1.8 焦性没食子酸（$C_6H_6O_3$）。

3.1.9 氯化钠（NaCl）。

3.1.10 无水硫酸钠（Na_2SO_4）。

3.1.11 麦角甾醇标准品（$C_{28}H_{44}O$，纯度≥97%，CAS 号 57-87-4）。

3.1.12 滤膜：0.45μm。

3.2 试剂配制

3.2.1 50% 氢氧化钾溶液：称取 10g 氢氧化钾，加 10mL 水溶解。

3.2.2 饱和氯化钠溶液：称取 316g 氯化钠，加 881mL 水配制。

3.2.3 流动相：正己烷和异丙醇 [V（正己烷）$+V$（异丙醇）$=99+1$]。

3.3 标准品

麦角甾醇标准品：麦角甾醇（$C_{28}H_{44}O$，纯度≥97%，CAS 号：57-87-4），或经国家认证并授予标准物质证书的标准物质。

3.4 标准溶液配制

3.4.1 麦角甾醇标准储备液：准确称取 50mg 麦角甾醇标准品，加 0.1g 抗氧化剂 BHT，用异丙醇溶解并定容至 50mL，于 4℃冰箱保存，可保存 6 个月。

3.4.2 麦角甾醇标准工作液：根据需要吸取一定量的麦角甾醇标准储备液，用流动相稀释定容，配制成适当浓度的标准工作液。

4 仪器和设备

4.1 高效液相色谱仪：配有紫外检测器或相当者。

4.2 粉碎磨：机内配 0.5mm 筛片。

4.3 旋转蒸发器：配 150mL 梨形瓶。

4.4 恒温水浴：可控温 80℃±1℃。

4.5 回流装置：配 150mL 磨口三角瓶。

4.6 氮吹仪。

5 分析步骤

5.1 扦样

样品的扦取和分样按 GB 5491 的规定执行。

5.2 试样制备

试样用粉碎磨粉碎，收集全部粉碎物混匀，置于广口瓶中备用。

5.3 操作步骤

警告：使用的所有器皿不得含有氧化性物质；分液漏斗活塞玻璃表面不得涂油；处理过程应避免紫外光照，尽可能避光操作；提取过程应在通风柜中操作。

5.3.1 提取与净化

称取粉碎试样 5g（精确至 0.002g），置于回流装置的 150mL 磨口三角瓶中，加入 0.2g 抗氧化剂 BHT、0.6g 维生素 C、2g 焦性没食子酸和 25mL 甲醇，于 80℃恒温水浴回流 5min。从冷凝回流管顶部加 5mL 50％氢氧化钾溶液，继续回流 30min。回流结束后，从水浴中取下回流装置，取下冷凝回流管，把已通有氮气流的玻璃管迅速插入三角瓶通气约 30s，快速塞上瓶塞，于冰水中冷却。再加入 55mL 饱和氯化钠溶液和 30mL 正己烷，塞上瓶塞剧烈振摇 2min。转移到 150mL 分液漏斗中，静置分层，下层转移至另一个分液漏斗中，用 30mL 正己烷重复提取一次，弃去下层，合并正己烷层。每次用约 50mL 水洗涤正己烷层，直至洗涤水呈中性为止。将正己烷层经盛有约 5g 无水硫酸钠的漏斗（漏斗中塞一小团脱脂棉）滤于浓缩瓶中，再用 10mL 正己烷清洗分液漏斗和漏斗，一并滤入梨形浓缩瓶中，用旋转蒸发器浓缩至小体积后，在氮气流下蒸发至干。残渣用 10.0mL 正己烷溶解，用 0.45μm 滤膜过滤，供色谱测定。

5.3.2 色谱参考条件

a）色谱柱：Inertsil 硅胶柱（4.6mm×250mm，5μm），或性能相当的色谱柱；

b）流动相流速：2.0mL/min；

c）检测波长：282nm。

5.3.3 测定

按高效液相色谱仪说明书调整仪器参数和灵敏度，使麦角甾醇峰位与杂质组分峰位完全分离。取 20μL 试样溶液和麦角甾醇标准工作液（控制标液浓度与样液中麦角甾醇的浓度尽量接近）进样分析，根据峰高或峰面积用单点校正外标法定量。

5.3.4 麦角甾醇参考色谱图

5.3.4.1 麦角甾醇（标准品）色谱图见图 9-3。

注：标液浓度 1.046μg/mL，出峰时间为 11.59min；抗氧化剂 BHT 出峰时间为 3.19min。

5.3.4.2 小麦、稻谷、玉米中麦角甾醇色谱图分别见图 9-4、图 9-5 和图 9-6。

6 计算结果与表示

试样中麦角甾醇含量（X）以毫克每千克（mg/kg）表示，按下式计算：

$$X = \frac{c_s \times V \times A}{m \times A_s}$$

式中：

c_s ——麦角甾醇标准溶液的浓度（μg/mL）；

V ——试样最终定容体积（mL）；

A_s ——麦角甾醇标准溶液对应的峰高或峰面积；

A ——试样溶液对应的峰高或峰面积；

m ——样品质量（g）。

将符合重复性要求的两个独立测定值的算术平均值作为测定结果（mg/kg），保留三位有效数字。

7 重复性

在同一实验室，由同一操作者使用相同的设备，按相同的测试方法，在短时间内对样品进行两次独立测定。当测定结果大于 3mg/kg 时，两个独立测试值的绝对差值应不大于这两个测定值算术平均值的 10％；当测定结果小于或等于 3mg/kg 时，获得的两个独立测试结果的绝对差值应不大于这两个测定值算术平均值的 15％。

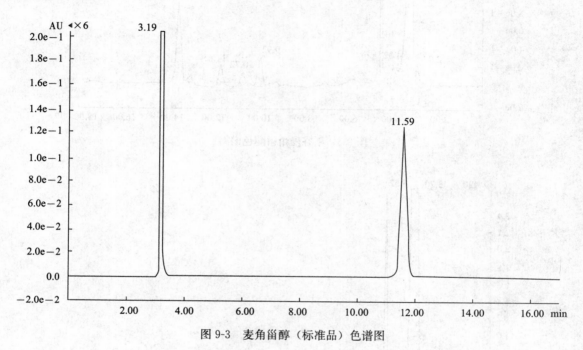

图 9-3 麦角甾醇（标准品）色谱图

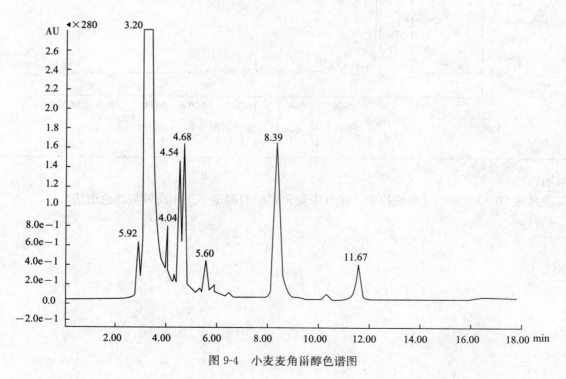

图 9-4 小麦麦角甾醇色谱图

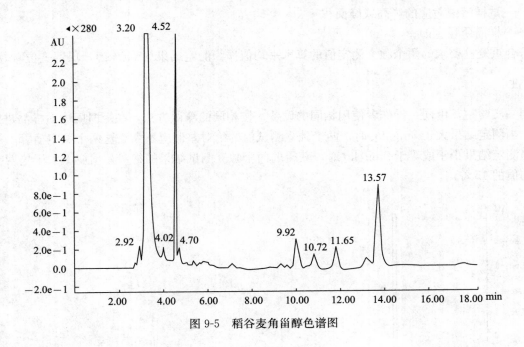

图 9-5　稻谷麦角甾醇色谱图

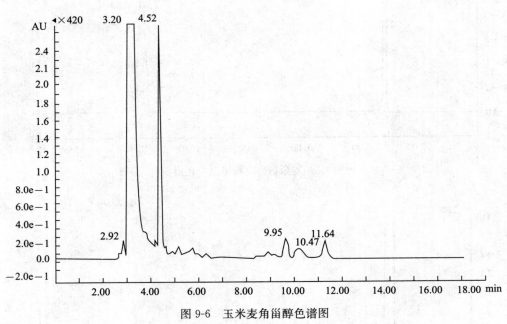

图 9-6　玉米麦角甾醇色谱图

附加说明：

本法参考 GB/T 25221《粮油检验　粮食中麦角甾醇的测定　正相高效液相色谱法》。

四、植物油中豆甾二烯的测定

1 范围

本法描述了高效液相色谱法测定植物油中甾醇二烯，尤其是豆甾二烯的术语、原理、试剂、仪器设备、试样制备、操作步骤、结果表示和精密度的要求。

甾醇二烯是油脂漂白处理和水蒸气洗涤、脱臭过程中由甾醇类物质脱水形成的。本法也适用于测定未精炼油如初榨橄榄油中是否存在精炼植物油的筛选。

注：ISO 15788-1 是植物油中豆甾二烯测定的基准方法，而本法可作为一种快速筛选方法。其精密度可用 ISO 15788-1 规定的气液色谱法进行校验。对于初榨橄榄油样品，接近于国际组织（IOOC，EC）规定的限定值。

2 原理

在硅胶柱中用石油醚将甾醇二烯作为非极性脂类组分从脂类物质中分离出来，石油醚洗脱液经浓缩后，用反相高效液相色谱仪紫外检测器在 235nm 处检测。按样品类别可采用内标法定量或外标法定量。

3 试剂和材料

警告：应注意危险品操作规则，并遵循技术、组织和个人的安全操作规范。

除另有说明外，本法所有试剂均为分析纯。

3.1 试剂

3.1.1 水：符合 GB/T 6682 一级水要求。

3.1.2 石油醚：沸程 40～60℃。

3.1.3 乙腈（C_2H_3N）：色谱纯。

3.1.4 叔丁基甲基醚（TBME）：色谱纯。

3.1.5 异辛烷 $[(CH_3)_2CHCH_2C(CH_3)_3]$。

3.2 标准品

3.2.1 Δ3,5-胆甾二烯标准品：Δ3,5-胆甾二烯（$C_{27}H_{44}$，纯度≥95％，CAS 号：747-90-0），或经国家认证并授予标准物质证书的标准物质。以 5α-胆甾烷作为内标物测定胆甾二烯的纯度，按 GB/T 25223 气相色谱法测定甾醇气相色谱条件操作，氢火焰离子化检测器的响应因子为 1.0，应考虑到测定甾醇二烯时所用的浓度。

3.2.2 胆甾烷标准品：胆甾烷（$C_{27}H_{48}$，纯度≥95％，CAS 号：481-21-0）：或经国家认证并授予标准物质证书的标准物质。

3.3 溶液配制

3.3.1 乙腈-叔丁基甲基醚：V（乙腈）＋V（叔丁基甲基醚）＝1＋1。

3.3.2 色谱流动相：V（乙腈）＋V（叔丁基甲基醚）＝ 70 ＋ 30，脱气。

3.3.3 柱层析用硅胶 60：粒径 0.063～0.200mm，或 0.063～0.100mm，硅胶含水量 2g/100g。硅胶置于瓷盘内，在烘箱中 160℃烘干 12h，然后在干燥器内冷却至室温。调整硅胶含水量为 2g/100g，称取 98g（精确至 1g）干燥后的硅胶置于具塞磨口锥形瓶中，加入 2g 水（精确至 0.01g），用力振摇 1min，在密闭容器中过夜。

3.4 标准溶液配制

3.4.1 Δ3,5-胆甾二烯储备液

浓度 1mg/mL。称取 Δ3,5-胆甾二烯 50.0mg（精确至 0.1mg）于 50mL 容量瓶中，用叔丁基甲基醚溶解和稀释，并定容至刻度。

3.4.2 Δ3,5-胆甾二烯标准应用溶液（用于液相色谱）

3.4.2.1 外标应用溶液：浓度 10μg/mL。吸取 100μL Δ3,5-胆甾二烯溶液于 10mL 容量瓶中，用乙腈

-叔丁基甲基醚定容至刻度。每 $20\mu L$ 溶液中含有 $0.20\mu g$，作为高效液相色谱外标标准溶液。标准溶液的浓度取决于被分析油的种类。当初榨油中豆甾二烯含量小于 0.5mg/kg 时，外标溶液浓度应为 $0.2\mu g/mL$。

3.4.2.2 内标应用溶液：浓度 $2\mu g/mL$。吸取 $100\mu L$ Δ3，5-胆甾二烯溶液于 50mL 容量瓶中，用石油醚稀释至刻度。标准溶液的浓度取决于被分析油的种类。当初榨油中豆甾二烯含量小于 0.5mg/kg 时，内标溶液浓度为 $0.2\mu g/mL$。

3.4.3 5α-胆甾烷标准溶液（用于气相色谱）：浓度 1mg/mL。称取 5α-胆甾烷 50.0mg（精确至 0.1mg）于 50mL 容量瓶中，用异辛烷稀释至刻度。用该溶液标定 Δ3，5-胆甾二烯纯度时，操作如下：分别移取 1mL 5α-胆甾烷标准溶液和 1mL Δ3，5-胆甾二烯储备溶液于 10mL 容量瓶中（分流进样）或于 50mL 容量瓶中（柱头进样），并用异辛烷稀释至刻度。

4　仪器和设备

4.1　棉花或玻璃棉：棉花需用石油醚提取脱脂 8h。

4.2　玻璃层析柱：内径 10mm，长 150mm，配有 25mL 储液器。

4.3　锥形瓶：容量 25mL。

4.4　容量瓶：容量 5mL、10mL、50mL。

4.5　烧杯：多种规格。

4.6　高效液相色谱系统（HPLC）或相当者：包含高压泵、进样器（ $20\mu L$ 和 $100\mu L$ 定量环）、紫外检测器（测定波长 235nm）及积分系统。

4.7　高效液相色谱柱：长 250mm，内径 4.0mm 或 4.6mm，装有 RP18 型反相固定相，粒径 $5\mu m$ 或相当者。

4.8　自动进样小瓶：合适的容量。

4.9　旋转蒸发器：具水浴装置。

5　分析步骤

5.1　扦样

实验室收到的样品应具有真实的代表性，运输和储存过程中不得受损和变质。扦样不是本方法规定的内容，推荐采用 GB/T 5524 的方法。

5.2　试样制备

5.2.1　实验准备

测试前需去除油脂样品中的水分。如果需要，将约 5g 样品快速加热到 100℃，然后离心去水。

层析柱底端放置小团棉花或玻璃棉，然后加入 5g 硅胶，并在木板上轻轻敲实。

5.2.2　外标法

称取试样 500mg（精确至 1mg）于小烧杯中，用 2mL 石油醚溶解后，倒入打开活塞的层析柱中。每次用 2mL 石油醚冲洗烧杯两次，也倒入层析柱。当溶剂液面到达填料的顶部时，立即用 20mL 石油醚洗脱非极性物质，并收集于锥形瓶中。在旋转蒸发器上蒸干溶剂，用 $500\mu L$ 乙腈-叔丁基甲基醚溶解残留物。

5.2.3　内标法

使用本法时应确保样品中不含 Δ3，5-胆甾二烯（例如：精炼油）。称取样品 500mg（精确至 1mg）于小烧杯中，加入 1.0mL Δ3，5-胆甾二烯内标应用液。用 2mL 石油醚溶解后倒入打开活塞的层析柱中。每次用 2mL 石油醚冲洗烧杯两次，也倒入层析柱。当溶剂液面到达填料的顶部时，立即用 20mL 石油醚洗脱非极性物质，并收集于锥形瓶中。在旋转蒸发器上蒸干溶剂，用 $500\mu L$ 乙腈-叔丁基甲基醚溶解残留物。

3.3　操作步骤

5.3.1　高效液相色谱（HPLC）色谱参考条件

a）固定相：RP-18， $5\mu m$ 或相当者；

b) 色谱柱：长 250mm，内径 4.6mm 或相当者；

c) 流动相：乙腈-叔丁基甲基醚；

d) 流速：1mL/min；

e) 进样量：20～100μL（进样量取决于被测浓度的估计值）；

f) 检测器：紫外检测器，235nm。

5.3.2 甾醇二烯的测定

用表 9-16 所示的相对保留时间进行色谱峰的鉴别（以胆甾二烯作为参比物，其保留时间为20～25min）。

注： 根据被测脂肪或油脂种类，有时希望进一步分析甾醇二烯和甾醇三烯的组分。可注入精炼油脂样品或自制甾醇二烯标准品进行峰的鉴定。在给定的色谱条件下，初榨油（未漂白的）的色谱图上，甾醇二烯出峰位置上不会出现任何峰。

表 9-16 甾醇衍生物的相对保留时间

甾醇衍生物	相对保留时间（RRT）
胆甾二烯	1.00
豆甾三烯	1.05
菜甾二烯	1.07
豆甾二烯	1.15

5.3.3 参考色谱图

参考色谱图见图 9-7。

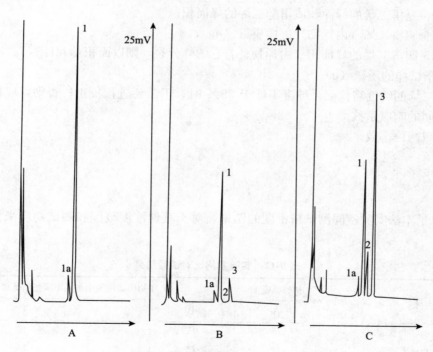

图 9-7 参考色谱图

A. 特级初榨橄榄油，未检出豆甾二烯　B. 含 0.25mg/kg 豆甾二烯的橄榄油

C. 含 0.25mg/kg 豆甾二烯的部分精炼植物油

1a/1. 17.5min/20.3min，胆甾二烯　2. 21.8min，芸苔甾二烯（主要为 campestadiene）　3. 23.6min，豆甾二烯

注： 在有些色谱柱上峰 1a 和峰 1 不分开。

6 计算结果与表示

6.1 外标法

按下式通过外标物胆甾二烯的量计算出豆甾二烯或甾醇二烯的含量：

$$\omega = \frac{A_s \times M}{A_c \times m} \times f$$

式中：

ω ——样品中豆甾二烯或甾醇二烯的含量（mg/kg）；

A_s ——3，5-豆甾二烯的峰面积或甾醇二烯的峰面积；

M ——3，5-胆甾二烯（外标物）进样质量（μg）；

A_c ——3，5-胆甾二烯的峰面积（外标物；若它的峰分裂，则以面积总和计算）；

m ——油脂试样的质量（g）；

f ——稀释因子（对于样品体积 500μL 和进样体积 20μL，$f = 25$）。

所用的胆甾二烯的纯度需检测，纯度不低于 95％时，不需要进行校正；否则，必须校正。胆甾二烯和胆甾烷采用相同的响应系数。

测试结果保留两位小数。

6.2 内标法

按下式通过内标物含量计算豆甾二烯或甾醇二烯的含量：

$$\omega' = \frac{A_s' \times M'}{A_c' \times m'}$$

式中：

ω' ——豆甾二烯或甾醇二烯的含量（mg/kg）；

A_s' ——3，5-豆甾二烯的峰面积或甾醇二烯的峰面积；

M' ——3，5-胆甾二烯（内标物）进样质量（μg）；

A_c' ——3，5-胆甾二烯的峰面积（内标物；若它的峰分裂，则以面积总和计算）；

m' ——油脂试样的质量（g）。

所用的胆甾二烯的纯度需检测，纯度不低于 95％ 时，不需要进行校正；否则，应校正。胆甾二烯和胆甾烷采用相同的响应系数。

测试结果保留两位小数。

7 精密度

7.1 重复试验

表 9-17 汇总了本法实验室间测试精密度的结果，对于其他浓度范围和测试物质来说，本实验测试数据也许并不适用。

表 9-17　实验室间比对试验结果

项目	初榨橄榄油	在初榨橄榄油中加入不同量精炼橄榄油			
	A	B	C	D	E
参加试验的实验室数	15	15	15	15	15
剔除离群值后的实验室数	12	15	14	15	15
平均值（mg/kg）	0.01	0.11	0.18	0.32	0.15
重复性标准偏差，S_t（mg/kg）	0.000	0.015	0.012	0.021	0.011
重复性变异系数（％）	0	13	7	9	7
重复性限，r（$r = S_t \times 2.8$）（mg/kg）	0.000	0.042	0.034	0.059	0.031
再现性标准偏差，S_R（mg/kg）	0.016	0.034	0.056	0.100	0.034
再现性变异系数（％）	144	30	31	31	23
再现性限，R（$R = S_R \times 2.8$）（mg/kg）	0.044	0.096	0.155	0.2794	0.095

7.2　重复性

在同一实验室，由同一操作者使用相同设备，按相同的测试方法，并在短时间内对同一被测对象获得的两次独立测定结果的绝对差值大于表 9-17 中给出的重复性限 r 值的情况不超过 5%。

7.3　再现性

在不同实验室，由不同的操作者使用不同的设备，按相同的测试方法，对同一被测对象两次独立测定结果的绝对差值大于表 9-17 中给出的再现性限 R 值的情况不超过 5%。

附加说明：

本法参考 GB/T 25224.2《动植物油脂　植物油中豆甾二烯的测定　第 2 部分：高效液相色谱法》。

五、食用农产品中游离甾醇、结合态甾醇及总甾醇的测定

1 范围

本法描述了气相色谱串联质谱法测定食用农产品中游离甾醇、结合态甾醇及总甾醇的步骤。

2 原理

各类食用农产品及其加工品经过样品前处理，提取食用农产品中的油脂。部分油脂经 KOH 乙醇溶液皂化后，用二氯甲烷分离提取甾醇，经 MSHFBA 进行三甲基硅烷化衍生后，经气相色谱分离，四级杆质谱检测定量得到总甾醇含量。部分油脂以 SPE 分离游离态植物甾醇，经 MSHFBA 进行三甲基硅烷化衍生后，经气相色谱分离，四级杆质谱检测定量得到游离甾醇含量。两者相减得到结合态甾醇含量。同时利用胆甾烷醇作为内标校正偏差，外标法计算食用农产品及其加工品中甾醇的含量。

3 试剂和材料

除另有说明外，本法所有试剂均为色谱纯，水为 GB/T 6682 规定的一级水。

3.1 正己烷（C_6H_{14}）。

3.2 石油醚，分析纯。

3.3 氢氧化钾（KOH），分析纯。

3.4 乙醇（CH_3CH_2OH），分析纯。

3.5 无水硫酸钠（Na_2SO_4），分析纯。

3.6 乙醚（$C_4H_{10}O$）：分析纯。

3.7 二氯甲烷（CH_2Cl_2）。

3.8 丙酮（CH_3COCH_3）。

3.9 固相萃取小柱 silica 0.5g/6mL（北京迪马公司）。

3.10 衍生剂 N-甲基-N-三甲基硅烷基七氟丁酰胺：1-甲基咪唑（95：5，V/V），MSHFBA：1-MIN（95：5，V/V）。

3.11 2mol/L KOH 乙醇溶液：称取 11.2g 氢氧化钾超声溶于 10mL 水中，用乙醇稀释定容至 100mL。

3.12 甾醇标准品（纯度≥95%）：β-谷甾醇、菜油甾醇、豆甾醇、谷甾烷醇、菜油甾烷醇、菜籽甾醇、燕麦甾醇、麦角甾醇、环木菠萝烷醇、环木菠萝烯醇、24-甲基环木菠萝烷醇、菠菜甾醇、胆固醇、胆甾烷醇。

3.13 标准品储备液：称取各甾醇标准品 5mg，用丙酮溶解并定容至 5mL，配制成 1mg/mL 的各甾醇标准储备液，在 -20℃ 保存，可使用 12 个月。

3.14 混合标准工作液：根据使用需要，准确吸取一定量的各甾醇标准储备液，用丙酮稀释成适当浓度的标准工作液，现用现配。

4 参考仪器和设备

4.1 气相色谱质谱联用仪。

4.2 分析袋。

4.3 鼓风干燥箱。

4.4 高速万能粉碎机。

4.5 冰箱（-20℃）。

4.6 全自动脂肪抽提仪。

4.7 氮吹仪。

4.8 涡旋振荡器。

4.9 恒温振荡水浴锅。

5　分析步骤

5.1　样品准备

5.1.1　谷物的准备：取 200g 干谷物（未干的谷物可在烘箱中 40℃烘干 72h），磨碎，液氮中冷冻 48h 后放于分析袋中，于−18℃冷藏至实验。

5.1.2　坚果及花生的准备：去壳后用万能粉碎机磨碎至粒径小于 0.5mm，取 20g 于液氮中冷冻后放于分析袋中，−18℃冷藏至实验。

5.1.3　其他固体样品：取样品可食用部分（果蔬需切成小块），冻干（14Pa，−50℃，24～48h），粉碎过 40 目筛，备用。

5.1.4　液体样品：将样品混合均匀后，高速均质，备用。

5.2　干物质及水分测定

取 5g 冻存后的干燥样品放在称重后的器皿中，（110±2）℃加热干燥中至恒重，平行三次。

$$干物质=\frac{(W_3-W_1)}{(W_2-W_1)}\times100\%$$

$$水分=100\%-干物质的百分比$$

式中：

W_1——空器皿质量（g）；

W_2——器皿加干燥前的样品（g）；

W_3——干燥后器皿加样品的质量（g）。

5.3　脂肪提取

取 3～5g 冻存的谷物放于滤纸筒，滤纸筒放入提取筒中，并加 30mL 石油醚。提取筒放入自动脂肪提取仪，65℃加热 1h，提起提取筒，65℃继续抽提 1.5h，差量法获得油脂数据。将油脂−20℃暗中保存。

5.4　游离甾醇的分离

取 20～50mg 油脂样品，加入 50μg 胆甾烷醇内标，用 5mL 正己烷溶液溶解，涡旋振荡均匀，备用。称取 1.0g 无水硫酸钠加到 SPE 柱的上方，然后用 10mL 正己烷溶液活化，流速 1.5mL/min，弃去流出液。上样：将 5mL 样品液注入 SPE 柱中，控制流速 1.2mL/min，弃去流出液。淋洗：用 10mL 体积分数 5%乙醚-正己烷溶液进行淋洗，除去甘油三酯和甾醇酯类化合物，流速控制在 1.2mL/min，弃去流出液。洗脱：用 10mL 体积分数为 20%乙醚-正己烷溶液洗脱游离甾醇并收集于洁净干燥的试管中，流速控制在 1.5mL/min。氮吹吹干有机相备用。

5.5　总甾醇的皂化和提取

取 50mg 油脂样品，加入 50μg 胆甾烷醇作为内标，用 2M KOH 乙醇溶液 4mL、二氯甲烷 0.5mL，涡旋振荡 1min 混匀。25℃水浴振摇 18h。加入二氯甲烷 5mL、超纯水 3mL，混合均匀，去除上清液，再用 5mL 超纯水洗三次，氮吹吹干有机相备用。

5.6　TMS 衍生

5.4 或 5.5 中得到的甾醇经氮气吹干后，加入 100μL 衍生剂 MSHFBA：1-MIN（95：5，V/V）75℃衍生 20min，正己烷定容到 1mL 进样用 GC-MS 检测。

5.7　气相色谱参考条件

a）载气：氦气（纯度 99.999%）；

b）色谱柱：DB-5MS 色谱柱（0.25mm×30m，0.25μm），或相当者；

c）进样口温度：290℃；

d）不分流；

e）进样量：1μL；

f）流速：1.2mL/min；

g）程序升温：初始温度 100℃（保持 1min），以 50℃/min 升至 220℃，以 5℃/min 升至 290℃（保

持 15min）。

5.8　质谱条件

a）电离方式：EI；

b）电离能量：70eV；

c）离子源温度：250℃；

d）传输线温度：290℃；

e）监测方式：SIM 模式。

5.9　结果测定

以甾醇混合标准工作溶液浓度为横坐标，以各甾醇峰面积（经内标校正）为纵坐标，绘制标准工作曲线，用标准工作曲线对试样进行定量，标准工作溶液和试样溶液中各甾醇的响应值均应在仪器检测线性范围内。得到检测浓度 c_1。

5.10　空白试验

除不加试样外，空白试验应与测定平行进行，并采用相同的分析步骤，取相同量的所有试剂。

5.11　平行试验

按以上步骤，对同一试样进行平行试验测定。

5.12　回收率试验

阴性样品中添加标准溶液（或取已知浓度的甾醇营养强化食品），按上述步骤操作，测定后计算样品的添加回收率。

5.13　参考质谱图及离子对

甾醇标准品信息表见表 9-18，参考质谱图及离子对见图 9-8～图 9-20。

表 9-18　甾醇标准品信息表

甾醇标准品	分子式	分子量	CAS 号	定量离子	定性离子		
豆甾醇	$C_{29}H_{48}O$	412	83-48-7	484	394	355	379
谷甾醇	$C_{29}H_{50}O$	414	83-46-5	486	396	357	381
豆甾烷醇	$C_{29}H_{52}O$	416	19466-47-8	488	398	359	383
菜油甾醇	$C_{28}H_{48}O$	400	474-62-4	472	382	343	367
菜籽甾醇	$C_{28}H_{46}O$	398	474-67-9	470	380	341	365
菜油甾烷醇	$C_{28}H_{50}O$	402	474-60-2	474	345	369	384
胆固醇	$C_{27}H_{46}O$	386	57-88-5	458	368	329	353
胆甾烷醇	$C_{27}H_{48}O$	388	80-97-7	460	355	370	331
菠菜甾醇	$C_{29}H_{50}O$	412	481-18-5	484	343	255	469
麦角甾醇	$C_{28}H_{44}O$	396	57-87-4	468	378	363	337
环木菠萝烷醇	$C_{30}H_{52}O$	428	4657-58-3	500	367	341	299
24-亚甲基环木菠萝烷醇	$C_{31}H_{52}O$	440	1449-09-8	512	379	353	269
环木菠萝烯醇	$C_{30}H_{50}O$	426	469-38-5	498	365	339	297

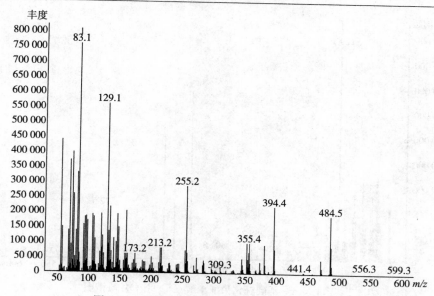

图 9-8 三甲基硅烷化豆甾醇（$C_{29}H_{48}O$）质谱图

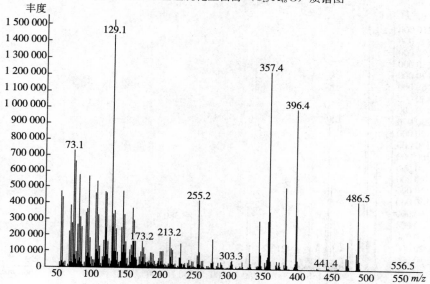

图 9-9 三甲基硅烷化谷甾醇（$C_{29}H_{50}O$）质谱图

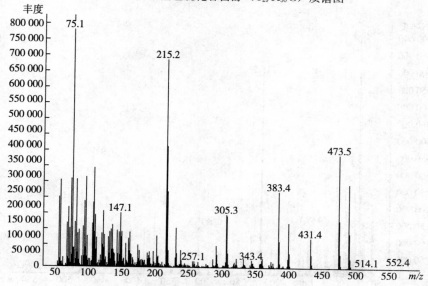

图 9-10 三甲基硅烷化豆甾烷醇（$C_{29}H_{52}O$）质谱图

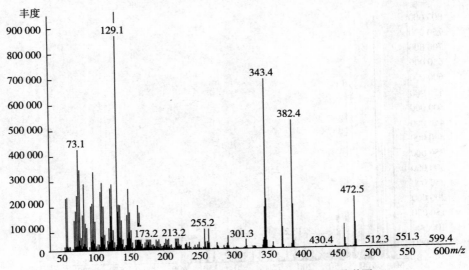

图 9-11 三甲基硅烷化菜油甾醇（$C_{28}H_{48}O$）质谱图

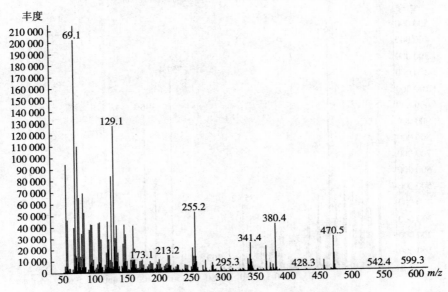

图 9-12 三甲基硅烷化菜籽甾醇（$C_{28}H_{46}O$）质谱图

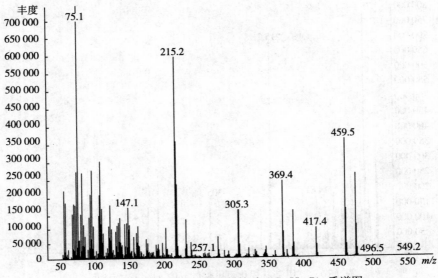

图 9-13 三甲基硅烷化菜油甾烷醇（$C_{28}H_{50}O$）质谱图

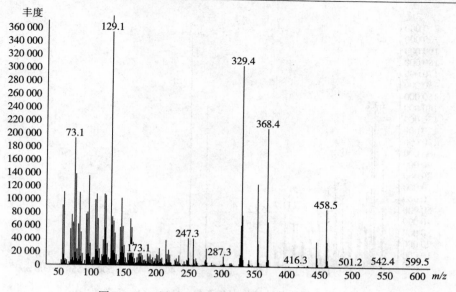

图 9-14　三甲基硅烷化胆固醇（$C_{27}H_{46}O$）质谱图

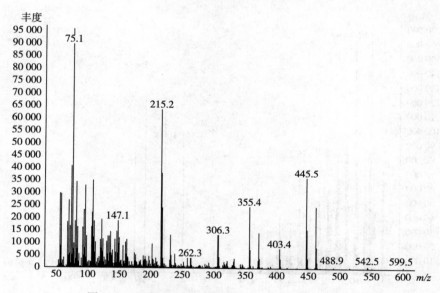

图 9-15　三甲基硅烷化胆甾烷醇（$C_{27}H_{48}O$）质谱图

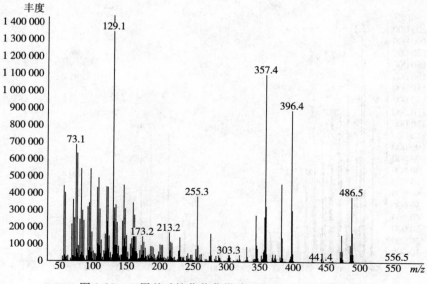

图 9-16　三甲基硅烷化菠菜甾醇（$C_{29}H_{50}O$）质谱图

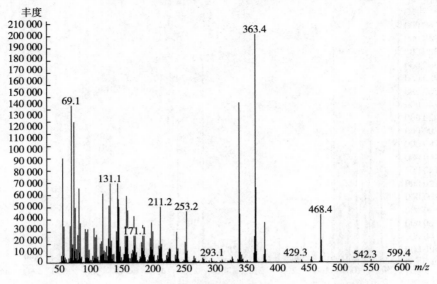

图 9-17 三甲基硅烷化麦角甾醇（$C_{28}H_{44}O$）质谱图

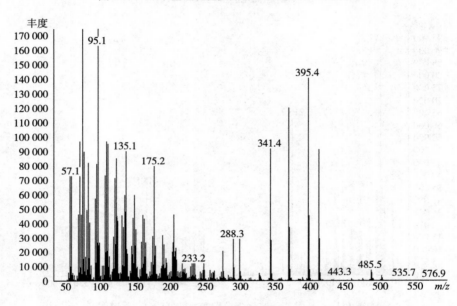

图 9-18 三甲基硅烷化环木菠萝烷醇（$C_{30}H_{52}O$）质谱图

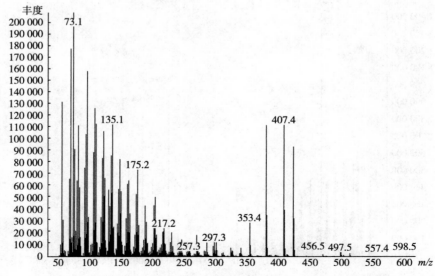

图 9-19 三甲基硅烷化 24-亚甲基环木菠萝烷醇（$C_{31}H_{52}O$）质谱图

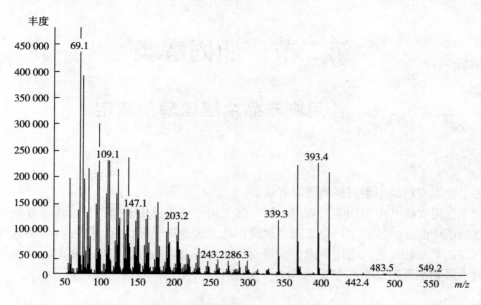

图 9-20 三甲基硅烷化环木菠萝烯醇（$C_{30}H_{50}O$）质谱图

6 结果计算

试样中游离甾醇或总甾醇的含量按下式计算：

$$C = \frac{c_1 \times f \times m_1}{m}$$

式中：

C ——食用农产品中游离甾醇或总的含量（mg/kg）；

c_1 ——仪器检出浓度（mg/kg）；

f ——稀释倍数；

m_1 ——谷物提取的油脂质量（g）；

m ——食用农产品的质量（g）。

结合态甾醇含量为 $C_{结合} = C_总 - C_{游离}$。

附加说明：

本法由农业部农产品贮藏保鲜质量安全风险评估实验室（杭州）提供。

第二节　胆固醇类

一、食用农产品中胆固醇的测定

1　范围

本法描述了食用农产品中胆固醇的测定方法。

本法适用于食用农产品中胆固醇的测定，第一法气相色谱法适用于肉、蛋、乳等各类动物性食用农产品以及植物油脂中胆固醇的测定；第二法高效液相色谱法适用于肉、蛋、乳等各类动物性食用农产品中胆固醇的测定；第三法比色法适用于肉、蛋等动物性食用农产品中胆固醇的测定。

第一法检出限和定量限：当称样量为 0.5g、定容体积为 5.0mL 时，检出限为 0.3mg/100g，定量限为 1.0mg/100g。

第二法检出限和定量限为：当称样量为 1g、定容体积为 5mL 时，检出限为 0.64mg/100g，定量限为 2.1mg/100g。

第三法的检出限为 2.4mg/100g，定量限为 7.2mg/100g。

第一法　气相色谱法

2　原理

样品经无水乙醇-氢氧化钾溶液皂化，石油醚和无水乙醚混合提取，提取液浓缩至干，无水乙醇溶解定容后，采用气相色谱法检测，外标法定量。

3　试剂和材料

除另有说明外，本法所有试剂均为分析纯，水为 GB/T 6682 规定的二级水。

3.1　试剂

3.1.1　甲醇（CH_3OH）：色谱纯。

3.1.2　氢氧化钾（KOH）。

3.1.3　无水乙醇（CH_3CH_2OH）。

3.1.4　无水硫酸钠（$NaSO_4$）。

3.1.5　石油醚：沸程 30～60℃。

3.1.6　无水乙醚（$C_4H_{10}O$）。

3.2　试剂配制

3.2.1　60％氢氧化钾溶液：称取 60g 氢氧化钾，缓慢加水溶解，并定容至 100mL。

3.2.2　石油醚-无水乙醚混合液（1+1，体积比）：将石油醚和无水乙醚等体积混合均匀。

3.3　标准品

胆固醇标准品（$C_{27}H_{46}O$，纯度≥95％，CAS 号 57-88-5）。

3.4　标准溶液配制

3.4.1　胆固醇标准储备液（1.0mg/mL）

称取胆固醇标准品 0.05g（精确至 0.1mg），用无水乙醇溶解并定容至 50mL，放置 0～4℃密封可储藏半年。

3.4.2　胆固醇标准系列工作液

分别吸取标准储备液（1.0mg/mL）25μL、50μL、100μL、500μL、2 000μL，用无水乙醇定容至

10mL，该标准系列工作液的浓度分别为 2.5μg/mL、5μg/mL、10μg/mL、50μg/mL、200μg/mL。现用现配。

4 仪器和设备

4.1 气相色谱仪：配有氢火焰离子化检测器（FID）。

4.2 电子天平：感量为 1mg 和 0.1mg。

4.3 匀浆机。

4.4 皂化装置。

5 分析步骤

5.1 试样制备

5.1.1 肉及肉制品等各类固体试样

取样品的可食部分 200g 进行均质。将试样装入密封的容器里，防止变质和成分变化。试样应在均质化 24h 内尽快分析。

5.1.2 植物油脂、乳品等液体试样

取混匀后的均匀液体试样装入密封容器里待测。

5.2 样品处理

5.2.1 皂化

称取制备好的样品 0.25～10g（准确至 0.001g，胆固醇含量为 0.5～5mg），于 250mL 圆底烧瓶中，加入 30mL 无水乙醇，10mL 60％氢氧化钾溶液，混匀。将试样在 100℃磁力搅拌加热电热套皂化回流 1h，不时振荡防止试样黏附在瓶壁上，皂化结束后，用 5mL 无水乙醇自冷凝管顶端冲洗其内部，取下圆底烧瓶，用流水冷却至室温。

5.2.2 提取

定量转移全部皂化液于 250mL 分液漏斗中，用 30mL 水分 2～3 次冲洗圆底烧瓶，洗液并入分液漏斗，再用 40mL 石油醚-无水乙醚混合液（1+1，体积比）分 2～3 次冲洗圆底烧瓶，洗液并入分液漏斗，振摇 2min，静置，分层。转移水相，合并三次有机相，用水每次 100mL 洗涤提取液至中性，初次水洗时轻轻旋摇，防止乳化，提取液通过约 10g 无水硫酸钠脱水转移到 150mL 平底烧瓶中。

5.2.3 浓缩

将上述平底烧瓶中的提取液在真空条件下蒸发至近干，用无水乙醇溶解并定容至 5mL，待气相色谱仪测定。

不同试样的前处理需要同时做空白试验。

5.3 气相色谱参考条件

5.3.1 仪器参考条件

　　a）色谱柱：DB - 5 弹性石英毛细管柱（30m×0.32mm，0.25μm），或相当者；

　　b）载气：高纯氮，纯度≥99.999％，恒流 2.4mL/min；

　　c）柱温（程序升温）：初始温度为 200℃，保持 1min，以 30 ℃/min 升至 280℃，保持 10min；

　　d）进样口温度：280℃；

　　e）检测器：290℃；

　　f）进样量：1μL；

　　g）进样方式：不分流进样，进样 1min 后开阀；

　　h）空气流速：350mL/min；

　　i）氢气流速：30mL/min。

5.3.2 标准曲线的制作

分别取胆固醇标准系列工作液注入气相色谱仪，在上述色谱条件下测定标准溶液的响应值（峰面积），以浓度为横坐标、峰面积为纵坐标，制作标准曲线。

5.3.3 测定

试样溶液注入气相色谱仪，测定峰面积，由标准曲线得到试样溶液中胆固醇的浓度。根据保留时间定性，外标法定量。胆固醇标准溶液的色谱图见图 9-21。

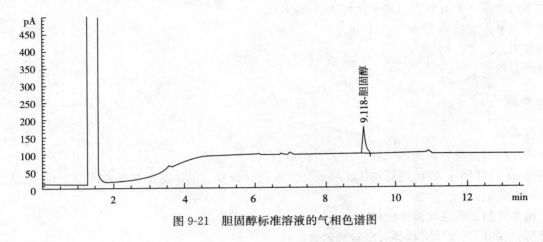

图 9-21 胆固醇标准溶液的气相色谱图

6 分析结果的表述

试样中胆固醇的含量按下式计算：

$$X = \frac{\rho \times V}{m \times 1000} \times 100$$

式中：

X ——试样中胆固醇含量（mg/100g）；

ρ ——试样溶液中胆固醇的浓度（μg/mL）；

V ——试样溶液最终定容的体积（mL）；

m ——试样质量（g）；

1000、100 ——换算系数。

计算结果应扣除空白。结果保留三位有效数字。

7 精密度

在重复性条件下获得的两次独立测定结果的绝对差值不得超过算术平均值的 10%。

第二法 高效液相色谱法

8 原理

样品经无水乙醇-氢氧化钾溶液皂化，石油醚和无水乙醚混合提取，提取液浓缩至干，无水乙醇溶解定容后，采用高效液相色谱仪检测，外标法定量。

9 试剂和溶液

除另有说明外，本法所有试剂均为分析纯，水为 GB/T 6682 规定的一级水。

9.1 试剂

9.1.1 甲醇（CH_3OH）：色谱纯。

9.1.2 无水乙醇（CH_3CH_2OH）。

9.1.3 石油醚：沸程 30～60℃。

9.1.4 无水乙醚（$C_4H_{10}O$）。

9.1.5 无水硫酸钠（NaSO$_4$）。

9.1.6 氢氧化钾（KOH）。

9.2 试剂配制

9.2.1 60％氢氧化钾溶液：称取 60g 氢氧化钾，缓慢加水溶解，并定容至 100mL。

9.2.2 石油醚-无水乙醚混合液（1＋1，体积比）：将石油醚和无水乙醚等体积混合均匀。

9.3 标准品

胆固醇标准品（C$_{27}$H$_{46}$O，CAS 号 57-88-5）：纯度≥99％。

9.4 标准溶液配制

9.4.1 胆固醇标准储备液（1.0mg/mL）：称取胆固醇标准品 0.05g（精确至 0.1mg），用无水乙醇溶解并定容至 50mL，放置 0～4℃密封可储藏半年。

9.4.2 胆固醇标准系列工作液：分别吸取标准储备液（1.0mg/mL）25μL、50μL、100μL、500μL、2 000μL，用无水乙醇定容至 10mL，该标准系列工作液的浓度分别为 2.5μg/mL、5μg/mL、10μg/mL、50μg/mL、200μg/mL。现用现配。

10 仪器和设备

10.1 匀浆机。

10.2 高效液相色谱仪：配有紫外检测器或相当的检测器。

10.3 电子天平：感量为 1mg 和 0.1mg。

11 分析步骤

11.1 试样制备

11.1.1 肉等各类固体试样

样品取可食部分 200g，使用绞肉机或匀浆机将试样均质。将试样装入密封的容器里，防止变质和成分变化。试样应在均质化 24h 内尽快分析。

11.1.2 乳品等液体试样

取混匀后的均匀液体试样装入密封容器里待测。

11.2 样品处理

11.2.1 皂化

称取制备好的样品 0.25～10g（精确至 0.001g，胆固醇含量为 0.5～5mg），于 250mL 圆底烧瓶中，加入 30mL 无水乙醇、10mL 60％氢氧化钾溶液，混匀。将试样在 100℃磁力搅拌加热电热套皂化回流 1h，不时振荡防止试样黏附在瓶壁上，皂化结束后，用 5mL 无水乙醇自冷凝管顶端冲洗其内部，取下圆底烧瓶，用流水冷却至室温。

11.2.2 提取

定量转移全部皂化液于 250mL 分液漏斗中，用 30mL 水分 2～3 次冲洗圆底烧瓶，洗液并入分液漏斗，再用 40mL 石油醚-无水乙醚混合液（1＋1，体积比）分 2～3 次冲洗圆底烧瓶，洗液并入分液漏斗，振摇 2min，静置，分层。转移水相，合并三次有机相，用水每次 100mL 洗涤提取液至中性，初次水洗时轻轻旋摇，防止乳化，提取液通过约 10g 无水硫酸钠脱水转移到 150mL 平底烧瓶中。

11.2.3 浓缩

将上述平底烧瓶中的提取液在真空条件下蒸发至近干，用无水乙醇溶解并定容至 5mL，溶液通过 0.45μm 过滤膜，收集滤液于进样瓶中，待高效液相色谱仪测定。

不同试样的前处理需要同时做空白试验。

11.3 测定

11.3.1 色谱参考条件

a）色谱柱：C$_{18}$反相色谱柱（4.6mm×150mm，5μm）或相当者；

b）柱温：38℃；

c）流动相：甲醇；

d）流速：1.0mL/min；

e）测定波长：205nm；

f）进样量：10μL。

11.3.2 标准曲线绘制

分别取10μL标准工作液注入高效液相色谱仪，在上述色谱条件下测定标准溶液的响应值（峰面积），以浓度为横坐标、峰面积为纵坐标，绘制标准曲线。

11.3.3 样品中胆固醇的测定

取10μL样液注入高效液相色谱仪，在上述色谱条件下测定试样的响应值（峰面积），由标准曲线上查得样液中胆固醇的含量，胆固醇标准溶液色谱图见图9-22。

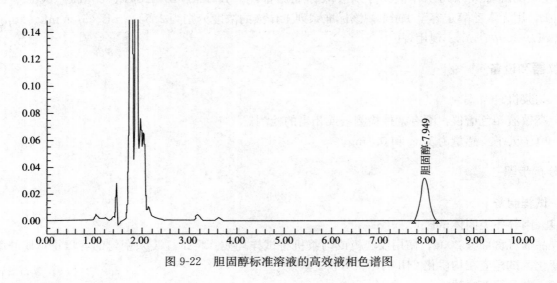

图 9-22　胆固醇标准溶液的高效液相色谱图

12　分析结果的表述

试样中胆固醇的含量按下式计算：

$$X = \frac{\rho \times V}{m \times 1000} \times 100$$

式中：

X　　　　　——试样中胆固醇的含量（mg/100g）；

ρ　　　　　——试样溶液中胆固醇的浓度（μg/mL）；

V　　　　　——试样溶液定容体积（mL）；

m　　　　　——试样质量（g）；

1000、100——换算系数。

计算结果应扣除空白。结果保留三位有效数字。

13　精密度

在重复性条件下获得的两次独立测定结果的绝对差值不得超过算术平均值的10%。

第三法　比色法

14　原理

样品进行脂肪提取后的油脂，经无水乙醇-氢氧化钾溶液皂化，用石油醚提取，浓缩后加入冰乙酸，以硫酸铁铵试剂作为显色剂，采用分光光度计，在560~575nm波长下检测，外标法定量。

15　试剂和材料

15.1　试剂

15.1.1　石油醚（$C_5H_{12}O_2$）：沸程 30～60℃。

15.1.2　无水乙醇（C_2H_5OH）。

15.1.3　浓硫酸（H_2SO_4）。

15.1.4　冰乙酸（CH_3COOH）：优级纯。

15.1.5　硫酸铁铵［$FeNH_4(SO_4)_2 \cdot H_2O$］。

15.1.6　钢瓶氮气（N_2）：纯度 99.99％。

15.1.7　海砂。

15.1.8　氢氧化钾（KOH）。

15.1.9　氢氧化钠（$NaOH$）。

15.1.10　盐酸（HCl）。

15.1.11　乙醚（C_2H_5O）。

15.2　试剂配制

15.2.1　铁矾储备液：称取 4.463g 硫酸铁铵［$FeNH_4(SO_4)_2 \cdot H_2O$］于 100mL 磷酸中（如果不能充分溶解，超声后取上清液），储藏于干燥器内，此液在室温中稳定。

15.2.2　铁矾显色液：吸取铁矾储备液 10mL，用硫酸定容至 100mL。储藏于干燥器内，以防吸水。

15.2.3　50％ 氢氧化钾溶液：称取 50g 氢氧化钾，用水溶解，并定容至 100mL。

15.2.4　5％ 氯化钠溶液：称取 5g 氯化钠，用水溶解，并定容至 100mL。

15.2.5　盐酸溶液（1＋1）：将盐酸与水等体积混合均匀。

15.2.6　氢氧化钠溶液（240g/L）：称取 24g 氢氧化钠，用水溶解并定容至 100mL。

15.2.7　海砂：取用水洗去泥土的海砂或河砂，先用盐酸溶液（1＋1）煮沸 0.5h，用水洗至中性再用氢氧化钠溶液（240g/L）煮沸 0.5h，用水洗至中性，经 100℃±5℃ 干燥备用。

15.3　标准品

胆固醇标准品（$C_{27}H_{46}O$，CAS 号 57-88-5）：纯度≥99％。

15.4　标准溶液配制

15.4.1　胆固醇标准储备液（1.0mg/mL）：称取胆固醇标准品 0.10g（精确至 0.1mg），用冰乙酸溶解并定容至 100mL。放置 4℃ 密封可储藏半年。

15.4.2　胆固醇标准工作液（100μg/mL）：吸取胆固醇标准储备液（1.0mg/mL）10mL，用冰乙酸定容至 100mL。现用现配。

16　仪器和设备

16.1　匀浆机。

16.2　分光光度计。

16.3　电子天平：感量为 1mg 和 0.1mg。

17　分析步骤

17.1　胆固醇标准曲线

吸取胆固醇标准工作液 0.0mL、0.5mL、1.0mL、1.5mL、2.0mL 分别置于 10mL 试管中，在各管内加入冰乙酸使总体积均达 4mL。沿管壁加入 2mL 铁矾显色液，混匀，在 15～90min 内，在 560～575nm 波长下比色。以胆固醇标准浓度为横坐标、吸光度为纵坐标，制作标准曲线。

17.2　测定

17.2.1　脂肪的提取与测定

根据食品种类分别用索氏脂肪提取法、研磨浸提法和罗高氏法提取脂肪，并计算出每 100g 食用农产品中的脂肪含量。

17.2.2　胆固醇的测定

将提取的油脂3～4滴（含胆固醇300～500μg）置于25mL试管内，准确记录其质量。加入4mL无水乙醇、0.5mL 500g/L氢氧化钾溶液，混匀，装上冷凝管，在65℃恒温水浴中皂化1h。皂化时每隔20～30min振摇一次使皂化完全。皂化完毕，取出试管，冷却。加入3mL 5%氯化钠溶液、10mL石油醚，盖紧玻璃塞，在电动振荡器上振摇2min，静置分层（一般需1h以上）。

取上层石油醚液2mL，置于10mL具有玻璃塞的试管内，在65℃水浴中用氮气吹干。加入4mL冰乙酸、2mL铁矾显色液，混匀，放置15min后在560～575nm波长下比色，测得吸光度，在标准曲线上查出相应的胆固醇含量。

不同试样的前处理需要同时做空白试验。

18　分析结果的表述

试样中胆固醇的含量按下式计算：

$$X = \frac{A \times V_1 \times c}{V_2 \times m} \times \frac{1}{1000}$$

式中：

X　——试样中胆固醇含量（mg/100g）；

A　——测得的吸光度值在胆固醇标准曲线上的胆固醇含量（μg）；

V_1　——石油醚总体积（mL）；

V_2　——取出的石油醚体积（mL）；

m　——取出的食品油脂试样量（g）；

c　——试样中脂肪样量（g/100g）；

$\dfrac{1}{1000}$——换算系数。

计算结果应扣除空白。结果保留三位有效数字。

19　精密度

在重复性条件下获得的两次独立测定结果的绝对差值不得超过算术平均值的10%。

附加说明：

本法参考GB 5009.128《食品安全国家标准　食品中胆固醇的测定》。

二、油脂中胆固醇的测定

1 范围

第一法描述了植物油中胆固醇的气相色谱/质谱测定方法，适用于植物油中胆固醇的测定。

第一法的检出限为 0.10mg/kg。

第二法描述了动植物油脂中胆固醇含量的液相色谱/串联质谱（LC-MS/MS）测定方法。本法适用于动植物油脂中胆固醇含量的测定。

第二法的检出限为 0.25mg/kg。

第一法　植物油中胆固醇的测定　气相色谱-质谱法

2 原理

试样经无水乙醇-氢氧化钾溶液皂化，石油醚和乙醚混合液提取，正己烷溶解定容后，采用气相色谱/质谱仪测定，外标法定量。

3 试剂和材料

除另有说明外，本法所有试剂均为分析纯，水为 GB/T 6682 规定的一级水。

3.1 正己烷（C_6H_{14}）。

3.2 无水乙醇（C_2H_6O）。

3.3 乙醚（$C_4H_{10}O$）。

3.4 石油醚：沸程 30～60℃。

3.5 氢氧化钾（KOH）。

3.6 无水硫酸钠（Na_2SO_4）。

3.7 乙胆固醇：纯度≥99%。

3.8 氢氧化钾溶液（600g/L）：称取 60g 氢氧化钾，加水 100mL 混合溶解。

3.9 石油醚和乙醚混合液（1＋1，体积比）：量取 100mL 石油醚，加 100mL 乙醚混合。

3.10 胆固醇标准储备液：1.0mg/mL。准确称取适量的胆固醇标准品，用正己烷配制成 1.0mg/mL 的标准储备溶液（4℃密封可储藏 6 个月）。

3.11 胆固醇标准工作溶液：根据需要吸取适量的胆固醇标准储备液，用正己烷逐级稀释成适当浓度的标准工作溶液，4℃保存。

3.12 胆固醇基质标准工作溶液：根据需要吸取适量的胆固醇标准工作溶液，用阴性样品提取液配制成浓度范围在 0.30～5.00μg/mL 的系列基质标准工作溶液，该溶液现用现配。

4 仪器和设备

4.1 气相色谱-质谱仪：配有电子轰击源或相当者。

4.2 分析天平：感量 0.1mg。

4.3 旋转蒸发仪。

4.4 电子恒温水浴。

5 试样制备与保存

5.1 试样的制备

取有代表性样品，制成实验室样品。试样分为两份，置于样品瓶中，密封，并做上标记。

5.2 试样的保存

将试样于 2～8℃下保存。

6 测定步骤

6.1 样品处理

6.1.1 皂化

称取试样 1.0g（精确至 0.001g），于 250mL 平底烧瓶中，加入 30mL 无水乙醇，10mL 氢氧化钾溶液，混匀。将试样在 90℃ 水浴上缓慢皂化回流 1h，不时振荡防止试样黏附在瓶壁上，皂化结束，用 5mL 无水乙醇自冷凝管顶端冲洗其内部，取下圆底烧瓶，冷却至室温。

6.1.2 提取

定量转移全部皂化液于 250mL 分液漏斗中，用 30mL 水分 2~3 次冲洗平底烧瓶，洗液并入分液漏斗，再用 40mL 石油醚和乙醚混合液分 2~3 次冲洗平底烧瓶，洗液并入分液漏斗，振摇 2min，静置，分层。转移水相于第二个分液漏斗，再用 30mL 石油醚和乙醚混合液重复提取两次，弃去水相，合并三次有机相，用蒸馏水每次 100mL 洗涤提取液至中性，初次水洗时轻轻旋摇，防止乳化，提取液通过约 10g 无水硫酸钠脱水，转移至 150mL 平底烧瓶中。

6.1.3 浓缩

将上述提取液经旋转蒸发仪于 45℃ 条件下蒸发至近干，用正己烷定容至 5mL，待 GC-MS 测定。

6.2 阴性样品提取液的制备

取不含胆固醇的阴性植物油样品，按 6.1 步骤制备阴性样品提取液，用于配制胆固醇基质标准工作溶液。

6.3 测定条件

6.3.1 气相色谱-质谱参考条件

a）色谱柱：DB-5MS（0.25mm×30m，0.25μm）毛细管色谱柱或相当者；

b）色谱柱温度程序：初始温度 220℃，保持 1min，以 30℃/min 的速率，升温至 280℃，保持 9min；

c）载气：高纯氦气，纯度≥99.999%；

d）载气流速：1.0mL/min；

e）进样口温度：260℃；

f）进样量：1μL；

g）进样方式：不分流进样；

h）电子轰击源：70eV；

i）离子源温度：230℃；

j）接口温度：280℃；

k）选择离子检测：定量离子为 301，定性离子为 368 和 231。定量离子与定性离子的相对丰度比，见表 9-19。

表 9-19 定量离子与定性离子的相对丰度比

项目	定量离子	定性离子	
特征碎片离子（m/z）	301	368	231
相对离子丰度 K	100	47	56

6.3.2 定性测定

在相同的实验条件下进行样品测定时，如果样品中待测物质的色谱峰保留时间与标准品色谱峰保留时间相差在±2.5% 以内，并且在扣除背景后的样品质谱图中，所选择的离子均出现，且样品谱图中定性离子的相对丰度与浓度接近的基质标准校准溶液谱图中对应的定性离子的相对丰度进行比较，偏差不超过表 9-20 规定的范围，即可判定为样品中存在该种待测物。

表 9-20　定性确证时相对离子丰度的最大允许偏差

相对离子丰度 K	K>50	20<K≤50	10<K≤20	K≤10
允许最大偏差（%）	±20	±25	±30	±50

6.3.3　定量测定

在仪器最佳工作条件下，对胆固醇基质标准工作溶液进行色谱-质谱分析，以峰面积为纵坐标，基质标准工作溶液浓度为横坐标绘制，用标准工作曲线对样品进行定量，基质标准工作溶液和样液中胆固醇的响应值均应在仪器测定的线性范围内，在上述色谱和质谱条件下，胆固醇的参考保留时间为22.48min，胆固醇标准溶液的参考总离子流图和质谱图参见图 9-22、图 9-23。

6.4　平行实验

按上述步骤，对同一试样进行平行试验测定。

6.5　空白试验

除不称取试样外，均按上述分析步骤进行。

7　结果计算

样品中胆固醇的测定按下式计算：

$$X = \frac{c \times V \times 1000}{m \times 1000}$$

式中：

X——试样中胆固醇含量（mg/kg）；

c——从标准工作曲线上得到的被测组分溶液浓度（μg/mL）；

V——样品溶液定容体积（mL）；

m——样品溶液所代表试样的质量（g）。

计算结果应扣除空白值。

8　回收率和精密度

表 9-21　胆固醇添加回收及相对标准偏差（η=6）

样品名称	添加浓度（mg/kg）	平均测定浓度（mg/kg）	平均回收率（%）	相对标准偏差（%）
大豆油	0.30	0.30	99.4	7.16
	1.00	0.93	93.2	9.32
	5.00	4.84	96.8	0.96
花生油	0.30	0.28	91.7	3.81
	1.00	0.88	88.3	3.70
	5.00	4.89	97.8	1.13
玉米油	0.30	0.31	102.2	6.41
	1.00	1.03	102.5	5.75
	5.00	4.97	99.3	2.29
菜籽油	0.30	0.29	95.6	4.77
	1.00	0.96	95.7	3.89
	5.00	4.80	96.0	1.07
芝麻油	0.30	0.26	87.2	2.88
	1.00	0.95	94.7	2.28
	5.00	4.79	95.7	0.93

9 胆固醇标准溶液的参考总离子流图及质谱图

见图 9-23 和图 9-24。

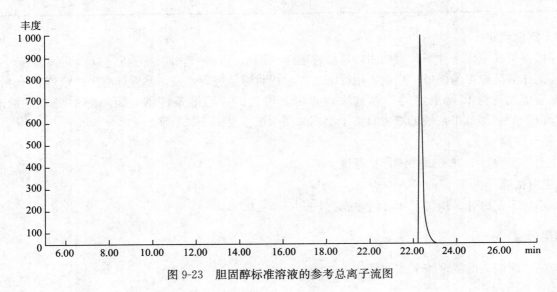

图 9-23 胆固醇标准溶液的参考总离子流图

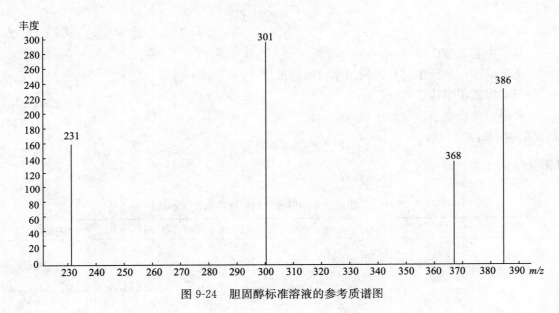

图 9-24 胆固醇标准溶液的参考质谱图

第二法 动物油脂中胆固醇的测定 液相色谱串联质谱法

10 原理

样品经凝胶渗透色谱净化后，用液相色谱串联质谱（LC-MS/MS）进行分析，采用标准曲线法定量。

11 试剂

除另有说明外，本法所有试剂均为分析纯。

11.1 甲醇（CH_3OH）：色谱纯。

11.2 乙酸乙酯（$C_4H_8O_2$）：色谱纯。

11.3 环己烷（C_6H_{12}）：色谱纯。

11.4 异丙醇 $[(CH_3)_2CHOH]$：色谱纯。

11.5 乙酸乙酯＋环己烷（1＋1）：取 1 000mL 乙酸乙酯加入 1 000mL 环己烷中，混合均匀。

11.6 胆固醇的标准物质

11.6.1 胆固醇标准储备液（1.0mg/mL）：称取 50.0mg 的标准物质，用无水乙醇配制成浓度为（1.0mg/mL）标准储备液于 50mL 容量瓶中，于 4℃的冰箱中避光保存，有效期 6 个月。

11.6.2 胆固醇的标准工作液：将标准储备液用无水乙醇稀释至合适浓度，于 4℃的冰箱中避光保存待用，有效期 4 周。

12 仪器与设备

12.1 液相色谱-质谱联用仪，配 APCI 离子源或相当者。
12.2 凝胶渗透色谱分离系统（GPC）或等效分离装置。
12.3 分析天平：感量 0.1mg。
12.4 分析天平：感量 0.01mg。
12.5 涡旋振荡器。
12.6 氮吹仪。

13 分析步骤

13.1 试样处理

称取 0.5g 样品（精确至 0.01g），用乙酸乙酯＋环己烷定容至 10mL，定容液经凝胶渗透色谱装置净化（参考条件见操作注意事项），收集流出液，氮吹至近干，并用无水乙醇定容至 1mL，供 LC-MS/MS 测定。

13.2 平行试验

按试样处理步骤，对同一样品进行平行试验测定。

13.3 空白试验

除不称取试样外，均按试样处理步骤进行。

13.4 标准曲线的绘制

将标准储备液依次稀释至浓度分别为 0.05mg/L、0.1mg/L、0.2mg/L、0.4mg/L、1.0mg/L，用 LC-MS/MS 进行分析测定，以标准工作溶液浓度为横坐标，定量离子的峰面积为纵坐标，绘制标准工作曲线。

14 测定

14.1 色谱分析参考条件

a）色谱柱：Zorbox SB C_{18}（2.1mm×50mm，1.8μm），或柱效相当的色谱柱；
b）柱温：35℃；
c）进样量：10μL；
d）流速：0.3mL/min；
e）流动相：流动相 A（0.1％甲酸异丙醇溶液）＋流动相 B（甲醇），20∶80，等度洗脱。

14.2 质谱分析参考条件

a）离子源：大气压化学电离源（APCI）；
b）扫描方式：正离子扫描；
c）检测方式：多反应监测（MRM）；
d）雾化气（NEB）、气帘气（CUR）、碰撞气（CAD）均为高纯氮气；使用前应调节各气体流量以使质谱灵敏度达到检测要求；
e）喷雾电压、碰撞能等电压值应优化至最优灵敏度；
f）定性离子对、定量离子对、碰撞电压和碰撞能量等参数见表 9-22。

表 9-22 多反应监测模式参数

名称	母离子（m/z）	子离子（m/z）	驻留时间（ms）	碰撞电压（V）	碰撞能量（eV）
胆固醇	369.3	147.1（定性）	200	110	25
		161.1（定量）	200	110	25

14.3 定性测定

在仪器条件下，试样溶液和标准品溶液的选择离子色谱峰在相同保留时间处（±0.5%）出现，并且对应质谱碎片离子的质荷比与标准品一致，其丰度比与标准品相比应符合：相对丰度＞50%时，允许±10%偏差；相对丰度为 20%～50%时，允许±15%偏差；相对丰度为 10%～20%时，允许±20%偏差；相对丰度≤10%时，允许±50%偏差，此时可定性确证目标分析物。

14.4 定量测定

本法采用外标校准曲线法定量测定。以标准溶液浓度为横坐标，定量离子的峰面积为纵坐标，作校准曲线线性回归方程，以试样的峰面积与标准曲线比较定量。

15 结果计算

胆固醇的含量按下式进行计算：

$$X = \frac{C \times V_1 \times V_3}{m \times V_2}$$

式中：

X ——试样中待测物的含量（mg/kg）；

C ——样品溶液中测得的浓度（mg/L）；

V_1 ——样品定容体积（mL）；

V_2 ——凝胶净化后吸出的体积（mL）；

V_3 ——上机测定最终的定容体积（mL）；

m ——试样质量（g）。

测定结果保留至小数点后两位。

16 检测方法灵敏度、准确度和精密度

16.1 灵敏度

胆固醇在油脂中的检测限为 0.25mg/kg。

16.2 准确度

本法在 0.25～2.5mg/kg 添加范围浓度内，用空白添加标准校正，其回收率范围为70%～120%，相对标准偏差小于15%。

16.3 精密度

在同一实验室由同一操作者在短暂的时间间隔内用同一设备对同一试样获得的两次独立测定结果的绝对差值，不得超过算术平均值的15%。

17 胆固醇的总离子流图和选择离子流图

胆固醇的总离子流图和选择离子流图见图 9-25。

18 操作注意事项

18.1 凝胶渗透色谱分离系统参考条件

a）凝胶渗透色谱柱：320mm×250mm（内径），Bio Beads（S-X3），200～400 目，50g 或相当者；

b）柱分离度：玉米油与邻苯二甲酸二（2-乙基）己酯的分离度＞85%；

c）流动相：乙酸乙酯：环己烷（1：1）；

d）流速：5mL/min；

e）流出收集时间：15～30min。

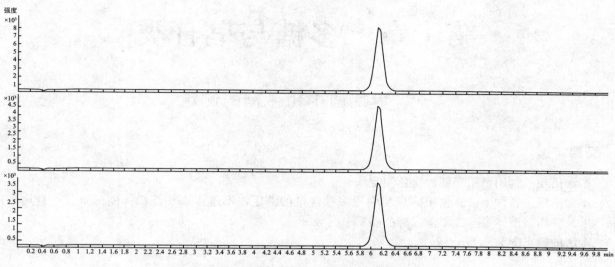

图 9-25　胆固醇的总离子流图和选择离子流图

附加说明：

第一法参考 DBS22/004《食品安全地方标准　植物油中胆固醇的测定　气相色谱—质谱法》；

第二法参考 DB 34/T 1765《动物油脂中胆固醇含量的测定　液相色谱串联质谱法》。

第十章 多糖与皂苷类

一、食用菌中粗多糖的测定

1 范围

本法描述了食用菌粗多糖的比色测定法。

本法适用于各种干、鲜食用菌产品中粗多糖含量的测定，不适于添加淀粉、糊精组分的食用菌产品，以及食用菌液体发酵或固体发酵产品。

本法的检出限为 0.5mg/kg。

2 原理

多糖在硫酸作用下，先水解成单糖，并迅速脱水生成糖醛衍生物，与苯酚反应生成橙黄色溶液，在 490nm 处有特征吸收，与标准系列比较定量。

3 试剂和材料

除另有说明外，本法所有试剂均为分析纯，水为 GB/T 6682 规定的蒸馏水。

3.1 硫酸（H_2SO_4），$\rho = 1.84g/mL$。

3.2 无水乙醇（C_2H_6O）。

3.3 苯酚（C_6H_6O），重蒸馏。

3.4 80％乙醇溶液。

3.5 葡萄糖（$C_6H_{12}O_6$），使用前应于 105℃恒温烘干至恒重。

3.6 80％苯酚溶液：称取 80g 苯酚于 100mL 烧杯中，加水溶解，定容 100mL 后转至棕色瓶中，置于 40℃冰箱中避光储存。

3.7 5％苯酚：吸取 5mL 苯酚溶液，溶于 75mL 水中，混匀，现用现配。

3.8 100mg/L 标准葡萄糖溶液：称取 0.100 0g 葡萄糖于 100mL 烧杯中，加水溶解，定容至 1 000mL，置于 4℃冰箱中储存。

4 仪器

4.1 可见分光光度计。

4.2 分析天平，感量为 0.001g。

4.3 超声提取器。

4.4 离心机。

5 分析步骤

5.1 样品中淀粉、糊精有无的判定

按操作注意事项进行判定。若样品中含有淀粉和糊精，则此样品中多糖含量的测定不适用于使用本方法。

若样品中不含淀粉和糊精，则进行下一个测定步骤。

5.2 样品的提取

称取 0.5～1.0g 粉碎过 20mm 孔径筛的样品，精确到 0.001g，置于 50mL 具塞离心管内。用 5mL

水浸润样品，缓慢加入 20mL 无水乙醇，同时使用涡旋振荡器振摇，使混合均匀，置于超声提取器中超声提取 30min。提取结束后，于 4 000r/min 离心 10min，弃去上清液。不溶物用 10mL 乙醇溶液洗涤、离心。用水将上述不溶物转移入圆底烧瓶，加入 50mL 蒸馏水，装上磨口的空气冷凝管，于沸水浴中提取 2h。冷却至室温过滤，将上清液转移至 100mL 容量瓶中，残渣洗涤 2～3 次，洗涤液转至容量瓶中，加水定容。此溶液为样品测定液。

5.3 标准曲线

分别吸取 0mL、0.2mL、0.4mL、0.6mL、0.8mL、1.0mL 的标准葡萄糖工作溶液置 20mL 具塞玻璃试管中，用蒸馏水补至 1.0mL。向试液中加入 1.0mL 苯酚溶液，然后快速加入 5.0mL 硫酸（与液面垂直加入，勿接触试管壁，以便与反应液充分混合），静置 10min。使用涡旋振荡器使反应液充分混合，然后将试管放置于 30℃ 水浴中反应 20min，490nm 测吸光度。以葡聚糖或葡萄糖质量浓度为横坐标，吸光度值为纵坐标，制定标准曲线。

5.4 测定

吸取 1.00mL 样品溶液于 20mL 具塞试管中，按步骤操作，测定吸光度。同时做空白试验。

6 结果计算

样品中多糖含量 ω 以质量分数计，单位以 g/100g 表示，按下式计算：

$$\omega = \frac{m_1 \times V_1}{m_2 \times V_2} \times 0.9 \times 10^{-4}$$

式中：

m_1 ——从标准曲线上查得样品测定液中含糖量（μg）；

V_1 ——样品定容体积（mL）；

V_2 ——比色测定时所移取样品测定液的体积（mL）；

m_2 ——样品质量（g）；

0.9——葡萄糖换算成葡聚糖的校正系数。

计算结果保留至小数点后两位。

7 精密度

在重复性条件下获得的两次独立测试结果的绝对差值不大于 10%，以大于 10% 的情况不超过 5% 为前提。

8 操作注意事项

8.1 淀粉和糊精的定性鉴别

8.1.1 碘溶液的配制

称取 3.6g 碘化钾溶于 20mL 水中，加入 1.3g 碘，溶解后加水稀释至 100mL。

8.1.2 样品的处理

8.1.2.1 称取 1.0g 粉碎过 20mm 孔径筛的样品，置于 20mL 具塞离心管内。

8.1.2.2 加入 25mL 水后，使用涡旋振荡器使样品充分混合或溶解，4 000r/min 离心 10min。

8.1.2.3 量取 10mL 上清液至 20mL 具塞玻璃试管内，加入 1 滴碘溶液，使用涡旋振荡器混合几次，观察是否有淀粉或糊精与碘溶液反应后呈现的蓝色或红色。

8.1.3 结果判定

若出现呈色反应，则判定样品中含有淀粉和糊精。

附加说明：

本法参考 NY/T 1676《食用菌中粗多糖含量的测定》。

二、水果中果胶的测定

1 范围

本法规定了用分光光度法测定水果中果胶含量的步骤，适用于水果中果胶含量的测定。

本法线性范围为 1～100mg/L，检出限为 0.02g/kg。

2 原理

用无水乙醇沉淀试样中的果胶，果胶经水解后生成半乳糖醛酸，在硫酸中与咔唑试剂发生缩合反应，生成紫红色化合物，该化合物在 525nm 处有最大吸收，其吸收值与果胶含量成正比，以半乳糖醛酸为标准物质，标准曲线法定量。

3 试剂

除另有说明外，本法所有试剂均为分析纯，水为 GB/T 6682 规定的三级水。

3.1 无水乙醇（C_2H_6O）。

3.2 硫酸（H_2SO_4，优级纯）。

3.3 咔唑（$C_{12}H_9N$）。

3.4 67%乙醇溶液：无水乙醇＋水＝2＋1。

3.5 pH 0.5 的硫酸溶液：用硫酸调节水的 pH 至 0.5。

3.6 40g/L 氢氧化钠溶液：称取 4.0g 氢氧化钠，用水溶解并定容至 100mL。

3.7 1g/L 咔唑乙醇溶液：称取 0.100 0g 咔唑，用无水乙醇溶解并定容至 100mL。做空白实验检测，即 1mL 水、0.25mL 咔唑乙醇溶液和 5mL 硫酸混合后应清澈、透明、无色。

3.8 半乳糖醛酸标准储备液：准确称取无水半乳糖醛酸 0.100 0g，用少量水溶解，加入 0.5mL 氢氧化钠溶液，定容至 100mL，混匀。此溶液中半乳糖醛酸质量浓度为 1 000mg/L。

3.9 半乳糖醛酸标准使用液：分别吸取 0.0mL、1.0mL、2.0mL、3.0mL、4.0mL、5.0mL 半乳糖醛酸标准储备液于 50mL 容量瓶中，定容，溶液质量浓度分别为 0.0mg/L、20.0mg/L、40.0mg/L、60.0mg/L、80.0mg/L、100.0mg/L。

4 仪器

4.1 分光光度计。

4.2 组织捣碎机。

4.3 分析天平，感量为 0.000 1g。

4.4 恒温水浴振荡器。

4.5 离心机：4 000r/min。

5 分析步骤

5.1 试样制备

新鲜水果，取水果样品的可食部分，用自来水和去离子水依次清洗后，用干净纱布轻轻擦去其表面水分。苹果、桃等个体较大的样品采用对角线分割法，取对角可食部分，将其切碎，充分混匀；山楂、葡萄等个体较小的样品可随机取若干个体切碎混匀。用四分法取样或直接放入组织捣碎机中制成匀浆。少汁样品可按一定质量比例加入等量去离子水。将匀浆后的试样冷冻保存。

5.2 预处理

称取 1.0～5.0g（精确至 0.001g）试样于 50mL 刻度离心管中，加入少量滤纸屑，再加入 35mL 约 75℃的无水乙醇，在 85℃水浴中加热 10min，充分振荡。冷却，再加无水乙醇使总体积接近 50mL，在

4 000r/min 的条件下离心 15min，弃去上清液。在 85℃ 水浴中用乙醇溶液洗涤沉淀，离心分离，弃去上清液，此步骤反复操作，直至上清液中不再产生糖的穆立虚反应为止（检验方法：取上清液 0.5mL 注入小试管中，加入 5％萘酚的乙醇溶液 2～3 滴，充分混匀，此时溶液稍有白色浑浊，然后使试管轻微倾斜，沿管壁慢慢加入 1mL 硫酸，若在两液层的界面不产生紫红色色环，则证明上清液中不含有糖分），保留沉淀 A。同时做试剂空白试验。

5.3　果胶提取液的制备

5.3.1　酸提取方式

将上述制备出的沉淀 A，用 pH 0.5 的硫酸溶液全部洗入三角瓶中，混匀，在 85℃ 水浴中加热 60min，期间应不时摇荡，冷却后移入 100mL 容量瓶中，用 pH 0.5 的硫酸溶液定容，过滤，保留滤液 B 供测定用。

5.3.2　碱提取方式

对于香蕉等淀粉含量高的样品宜采用碱提取方式。将上述制备出的沉淀 A，用水全部洗入 100mL 容量瓶中，加入 5mL 氢氧化钠溶液，定容，混匀。至少放置 15min，期间应不时摇荡。过滤，保留滤液 C 供测定用。

5.4　标准曲线的绘制

吸取 0.0mg/L、20.0mg/L、40.0mg/L、60.0mg/L、80.0mg/L、100.0mg/L 半乳糖醛酸标准使用溶液各 1.0mL 于 25mL 玻璃试管中，分别加入 0.25mL 咔唑乙醇溶液，产生白色絮状沉淀，不断摇动试管，再快速加入 5.0mL 硫酸，摇匀。立刻将试管放入 85℃ 水浴振荡器内水浴 20min，取出后放入冷水中迅速冷却。在 1.5h 的时间内，用分光光度计在波长 525nm 处测定标准溶液的吸光度，以半乳糖醛酸浓度为横坐标，吸光度值为纵坐标，绘制标准曲线。

5.5　样品的测定

吸取 1.0mL 滤液 B 或滤液 C 于 25mL 玻璃试管中，加入 0.25mL 咔唑乙醇溶液，同标准溶液显色方法进行显色，在 1.5h 的时间内，用分光光度计在波长 525nm 处测定其吸光度，根据标准曲线计算出滤液 B 或滤液 C 中果胶含量，以半乳糖醛酸计。按上述方法同时做空白试验，用空白调零。如果吸光度超过 100mg/L 半乳糖醛酸的吸光度时，将滤液 B 或滤液 C 稀释后重新测定。

6　结果计算

样品中果胶含量以半乳糖醛酸质量分数 ω 计，单位为 g/kg，按下式进行计算：

$$\omega = \frac{\rho \times V}{m \times 1000}$$

式中：

ρ ——滤液 B 或滤液 C 中半乳糖醛酸质量浓度（mg/L）；

V ——果胶沉淀 A 定容体积（mL）；

m ——试样质量（g）。

计算结果保留三位有效数字。

7　精密度

在重复性条件下获得的两次独立测试结果的绝对差值不得超过这两次测定算术平均值的 10％。

附加说明：

本法参考 NY/T 2016《水果及其制品中果胶含量的测定　分光光度法》。

三、刺参中海参多糖的测定

1 范围

本法描述了刺参中海参多糖含量的高效液相色谱测定步骤。

本法适用于刺参中海参多糖含量的测定。

本法中岩藻糖的检出限为 1.2×10^{-3} mmol/L，定量限为 5.0×10^{-3} mmol/L。

2 原理

样品经酶解、乙酸钾沉淀、酸解后制备得到海参硫酸软骨素水解液，水解液中岩藻糖与 1 -苯基- 3 -甲基-5 -吡唑啉酮（PMP）进行衍生反应，XDB- C_{18} 色谱柱分离，经配有紫外检测器的高效液相色谱仪测定岩藻糖衍生物的含量，内标法定量，以岩藻糖含量为基准计算出样品中海参多糖的含量。

3 试剂

除另有说明外，本法所有试剂均为分析纯。

3.1 试验用水应符合 GB/T 6682 中规定的一级水的要求。

3.2 标准物质：L-岩藻糖（Fuc）（$C_6H_{12}O_5$，纯度＞99%，CAS 号 2438-80-4）。

3.3 内标物：乳糖（Lac）（$C_{12}H_{22}O_{11}$，纯度＞99%），纯度＞99%。

3.4 甲醇（CH_3OH）：色谱纯。

3.5 乙腈（C_2H_3N）：色谱纯。

3.6 三氯甲烷（$CHCl_3$）。

3.7 冰乙酸（CH_3CH_2OH）。

3.8 盐酸（HCl）。

3.9 三氟乙酸（CF_3COOH）。

3.10 木瓜蛋白酶：食品级。

3.11 乙酸钠（$CH_3COONa \cdot 3H_2O$）。

3.12 乙二胺四乙酸（$C_{10}H_{16}N_2O_8$）。

3.13 半胱氨酸盐酸盐（H-Cys-OHhCl）。

3.14 乙酸钾（CH_3COOK）。

3.15 氢氧化钠（NaOH）。

3.16 磷酸二氢钾（KH_2PO_4）。

3.17 1 -苯基-3-甲基-5-吡唑啉酮（PMP）。

3.18 0.1mol/L 乙酸钠缓冲液：准确称取 8.20g 无水乙酸钠，用水溶解并定容至 1 000mL，用冰乙酸调节 pH 至 5.9～6.1。

3.19 4mol/L 三氟乙酸溶液：准确移取 30mL 三氟乙酸，用水稀释至 100mL。

3.20 0.3mol/L 氢氧化钠溶液：准确称取 1.20g 氢氧化钠，用水溶解并稀释至 100mL。

3.21 0.3mol/L 盐酸溶液：准确移取 2.5mL 盐酸，用水稀释至 100mL。

3.22 0.5mol/L 1-苯基-3 -甲基-5 -批唑啉酮-甲醇溶液：准确称取 174mg 重结晶的卜苯基-3 -甲基- 5 -吡唑啉酮。用 2mL 甲醇溶解。

3.23 岩藻糖标准储备液：准确称取经真空干燥至恒重的 L -岩藻糖 164mg，用水溶解并稀释至 100mL。该溶液浓度为 10mmol/L，4℃密封避光存放，有效期15d。

3.24 岩藻糖标准工作液：准确移取适量岩藻糖标准储备液，用水稀释成浓度为 0.10mmol/L、0.25mmol/L、0.50mmol/L、0.75mmol/L、1.00mmol/L、1.25mmol/L 的岩藻糖系列标准工作液，当天配制。

3.25　内标工作液：准确称取经真空干燥至恒重的乳糖 68mg，用水溶解并稀释至 100mL。该溶液浓度为 2mmol/L，4℃密封避光存放，有效期 15d。

3.26　0.05mol/L 磷酸盐缓冲液：准确称取 6.80g 磷酸二氢钾，用水溶解并稀释至 1 000mL，用 0.3mol/L 氢氧化钠溶液调节 pH 至 6.8～7.0。使用前，用 0.45μm 微孔滤膜过滤。

3.27　磷酸盐-乙腈溶液 1：取乙腈 150mL，用 0.05mol/L 磷酸盐缓冲液稀释至 1 000mL。

3.28　磷酸盐-乙腈溶液 2：取乙腈 400mL，用 0.05mol/L 磷酸盐缓冲液稀释至 1 000mL。

4　仪器和设备

4.1　高效液相色谱仪：配紫外检测器或相当者。

4.2　天平：感量 0.01g。

4.3　分析天平：感量 0.000 1g。

4.4　离心机：15 000r/min。

4.5　电热恒温鼓风干燥箱。

4.6　超声波清洗仪。

4.7　涡旋振荡器。

4.8　恒温水浴锅。

4.9　恒温水浴振荡器。

4.10　氮吹仪。

4.11　pH 计。

4.12　微量移液器及配套枪头。

4.13　小型粉碎机。

5　测定方法

5.1　试样制备

鲜刺参去肠腺、灰嘴，剪成 0.5cm×0.5cm 的小块，70℃烘干 12h，粉碎，过 10 目筛，混匀备用；干刺参，粉碎，过 10 目筛，混匀备用；即食刺参，剪成 0.5cm×0.5cm 的小块，70℃烘干 12h，粉碎，过 10 目筛，混匀备用。

5.2　试样海参硫酸软骨素的提取与水解液的制备

准确称取 1.00g±0.05g 试样，置于 50mL 三角瓶中，加入 25mL 0.1mol/L 乙酸钠缓冲液，加入 100mg 木瓜蛋白酶、37mg 乙二胺四乙酸和 22mg 半胱氨酸盐酸盐，涡旋混合，60℃恒温水浴振荡酶解 24h，将酶解液全部转移至 50mL 离心管中，于 9 000r/min 离心 10min。弃去沉淀，上清液转移至 50mL 烧杯中，加入 6.13g 乙酸钾，涡旋混合，超声至乙酸钾完全溶解，于 4℃静置 12h 后转移至另一 50mL 离心管中，于 9 000r/min 离心 10min，弃去上清液。沉淀用 5mL 水超声溶解后转移至 10mL 容量瓶，用水稀释至刻度，即得海参硫酸软骨素溶液。取 1mL 海参硫酸软骨素溶液于 5mL 安培瓶中，加入 1mL 4mol/L 三氟乙酸溶液，充氮封管，110℃水解 8h 后，于 70℃氮气吹干，加 2mL 水超声溶解残余物。用 0.3mol/L 氢氧化钠溶液调节水解液 pH 至 6.5～7.5 后转移至 5mL 容量瓶中，用水稀释至刻度，即得海参硫酸软骨素水解液。

5.3　试样衍生及净化

准确移取制备的试样海参硫酸软骨素水解液 400μL 于 10mL 具塞试管中，加入 50μL 2mmol/L 乳糖溶液、450μL 0.5mol/L 1-苯基-3-甲基-5-比唑啉酮-甲醇溶液和 450μL 0.3mol/L 氢氧化钠溶液，涡旋混合，70℃水浴反应 30min，取出冷却至室温，加入 450μL 0.3mol/L 盐酸溶液，涡旋混合，加 1mL 三氯甲烷，充分振荡，静置分层，吸弃下层三氯甲烷层，按上述方法用三氯甲烷重复萃取 3 次。将上层水相过 0.45μm 滤膜，供高效液相色谱分析。

5.4　岩藻糖系列标准工作溶液衍生

分别准确移取浓度为 0.10mmol/L、0.25mmol/L、0.50mmol/L、0.75mmol/L、1.00mmol/L、

1.25mmol/L 的岩藻糖标准工作液 400μL 于 6 个 10mL 具塞试管中，分别加入 50μL 2mmol/L 乳糖溶液、450μL 0.5mol/L 1-苯基-3-甲基-5-吡唑啉酮-甲醇溶液和 450μL 0.3mol/L 氢氧化钠溶液，涡旋混合均匀后，制备岩藻糖系列标准溶液衍生物。以岩藻糖衍生物的峰面积与乳糖衍生物的峰面积之比为纵坐标，以相应的岩藻糖浓度为横坐标绘制标准工作曲线。

5.5 测定

5.5.1 色谱参考条件

a) 色谱柱：XDB—C$_{18}$（4.6mm×250mm，5μm），或性能相当者；

b) 柱温：25℃；

c) 检测波长：254nm；

d) 进样量：20μL；

e) 流速：1.0mL/min；

f) 流动相 A：磷酸盐-乙腈溶液 1；流动相 B：磷酸盐-乙腈溶液 2。梯度洗脱程序见表 10-1。

表 10-1 流动相梯度洗脱程序

时间（min）	A（%）	B（%）
0	100	0
10	92	8
40	63	37
45	100	0

5.5.2 色谱分析

分别注入 20μL 岩藻糖系列标准衍生液和试样衍生液于高效液相色谱仪中，按参考色谱条件进行分析，记录峰面积，试样液中岩藻糖衍生物的响应值均应在标准曲线范围之内。根据标准品的保留时间定性，内标法定量。岩藻糖标准溶液衍生物和试样液衍生物液相色谱图参见图 10-1 和图 10-2。

5.5.3 参考色谱图谱

参考色谱图谱见图 10-1 和图 10-2。

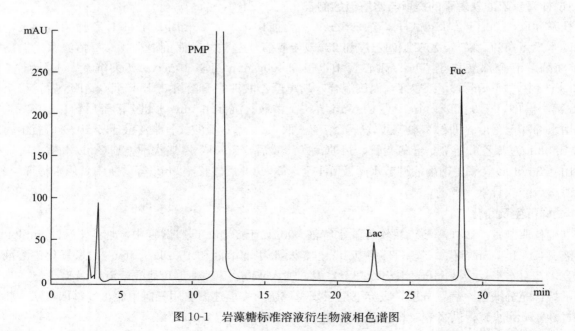

图 10-1 岩藻糖标准溶液衍生物液相色谱图

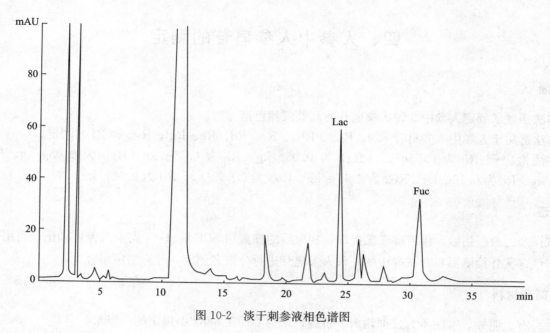

图 10-2　淡干刺参液相色谱图

5.6　结果计算和表述

试样中海参多糖的含量按下式计算：

$$X = \frac{C \times 164 \times 5 \times 10}{A \times 1000} \times 20$$

式中：

X　——试样中海参多糖的含量（mg/g 或 mg/mL）；

C　——由标准曲线计算得到的试样液中岩藻糖的浓度（mmol/L）；

164 ——岩藻糖的摩尔质量（g/mol）；

5　——试样海参硫酸软骨素水解液定容体积（mL）；

10　——试样海参硫酸软骨素定容体积与海参硫酸软骨素溶液水解体积的比值；

A　——试样质量或试样体积（g 或 mL）；

20　——刺参中海参硫酸软骨素所含岩藻糖与海参多糖的质量转换系数。

计算结果保留三位有效数字。

6　检测方法灵敏度、准确度和精密度

6.1　灵敏度

本法中岩藻糖的检出限为 1.2×10^{-3} mmol/L，定量限为 5.0×10^{-3} mmol/L。

6.2　准确度

本法中岩藻糖在 0.05～6.00mmol/L 添加浓度范围内的回收率为 70%～110%。

6.3　精密度

本法批内相对标准偏差≤10%，批间相对标准偏差≤15%。

附加说明：

本法参考 SC/T 3049《刺参及其制品中海参多糖的测定　高效液相色谱法》。

四、人参中人参皂苷的测定

1　范围

本法描述了测定人参中 9 种人参皂苷的高效液相色谱方法。

本法适用于人参中人参皂苷 Rbl、Rb2、Rb3、Rc、Rd、Re、Rgl、Rg2 和 Rf 的测定。

本法检出限 Re 为 0.05g/kg、Rg1 为 0.05g/kg、Rf 为 0.05g/kg、Rg2 为 0.05g/kg、Rb1 为 0.07g/kg、Rc 为 0.10g/kg、Rb2 为 0.10g/kg、Rb3 为 0.06g/kg、Rd 为 0.06g/kg。

2　原理

试样经乙醚脱脂后，用甲醇索氏提取，提取后的样液用 SPE C_{18} 柱（或相当者）净化，利用高效液相色谱仪（紫外检测器）对试样中的 9 种人参皂苷进行分离和测定，外标法定量。

3　试剂和材料

除另有说明外，本法所有试剂均为分析纯，水为 GB/T 6682 中规定的一级水。

3.1　70％乙醇溶液：取 700mL 无水乙醇，用去离子水稀释至 1 000mL。

3.2　甲醇（CH_3OH）：色谱纯。

3.3　乙醚（$C_4H_{10}O$）。

3.4　人参皂苷标准品：Rb1、Rb2、Rb3、Rc、Rd、Re、Rg1、Rg2、Rf（含量98％）。

3.5　标准混合溶液：逐一准确称取 0.183g Re、0.163g Rg1、0.102g Rf、0.102g Rg2、0.255g Rb1、0.306g Rc、0.367g Rb2、0.408g Rb3、0.214g Rd（精确至 0.000 1g）人参皂苷标准品，置于 100mL 容量瓶中，用甲醇定容，配制成质量浓度为 1.8g/L、1.6g/L、1.0g/L、2.5g/L、3.0g/L、3.6g/L、4.0g/L 和 2.1g/L 的混合标准溶液，储存在 －18℃ 以下冰箱中，有效期 6 个月。

4　仪器

4.1　液相色谱仪：配有紫外检测器。

4.2　电子天平：感量为 0.001g。

4.3　电子天平：感量为 0.000 1g。

4.4　旋转蒸发仪。

4.5　索氏提取器。

4.6　控温水浴。

4.7　循环水多用真空泵。

4.8　粉碎机。

4.9　样品筛：孔径 0.25mm。

4.10　SPE C18 小柱：1 000mg 填料，6mL。

4.11　微量进样器：5～50μL。

5　试样制备

按 GB/T 15517.1—1995 中 6.3 的规定执行。

6　分析步骤

6.1　样品提取

准确称取人参干样 2g（精确至 0.001g），加入 100mL 乙醚于索氏提取器中，提取 1h，弃去乙醚，待残渣中乙醚挥干后，再加入甲醇回馏 8h。

6.2 样品净化

6.2.1 SPE C₁₈柱的预处理

先用 20mL 去离子水淋洗 SPE C₁₈柱，然后用 20mL 的甲醇进行活化，再用 20mL 去离子水平衡。待水与柱筛板近平时上样。

6.2.2 提取液的处理

提取液在 60℃水浴条件下，经旋转蒸发仪减压浓缩至近干，氮气吹干，加入 4mL 去离子水充分摇匀。从中取 2mL 注入预先活化好的 SPE C₁₈柱中，待液面与柱筛板近平时，倒入 10mL 去离子水淋洗 SPE C₁₈柱，弃去流出液，待淋洗液液面与柱筛板近平时，加入 25mL 乙醇溶液洗脱 SPE C₁₈柱，收集洗脱液于 50mL 刻度试管中，氮气吹至 25mL 以下，用甲醇定容至 25mL，混匀后，用 0.2μm 滤膜过滤，待测。

6.3 测定

6.3.1 仪器参考条件

a）色谱柱：C₁₈柱（4.6mm×300mm，0.5μm），或相当者；

b）流动相：甲醇＋水；

c）柱温：47℃；

d）流速：0.5～0.8mL/min；

e）检测波长：202nm；

f）进样量：10μL；

g）梯度洗脱程序：见表 10-2。

表 10-2 梯度洗脱程序

时间（min）	甲醇（%）	流速（mL/min）
0～20	52	0.5
20～23	52～57	0.5～0.8
23～36	57	0.8
36～39	57～65	0.8
39～71	65	0.8
71～74	65～52	0.8～0.5
74～84	52	0.5

6.3.2 标准曲线的绘制

用混合皂苷标准工作液按着梯度洗脱程序进行分析。准确吸取 0mL、2mL、4mL、6mL、8mL、10mL 混合皂苷标准溶液，分别置于 10mL 容量瓶中，用甲醇稀释至刻度，准确吸取 10μL 各容量瓶中的标准溶液，分别注入液相色谱仪，记录峰面积。以各皂苷进样的质量浓度对其峰面积绘制标准曲线。

6.3.3 样品测定

准确吸取 10μL 供试样品溶液注入液相色谱仪，以保留时间定性，以待测液峰面积与标准溶液峰面积比较定量。

6.3.4 空白试验

除不称取试样外，采用与试样完全相同的测定步骤进行平行操作。

6.3.5 9 种人参皂苷标准品的液相色谱图

9 种人参皂苷标准品的液相色谱图见图 10-3。

7 结果计算

试样中人参皂苷的含量用质量分数 ω（%）表示，按下式计算：

$$\omega = \frac{m_1 \times V_1}{m_2 \times V_2}$$

式中：

m_1——试样中某种人参皂苷的质量（g）；

m_2——试样的质量（g）；

V_1——试样的进样体积（mL）；

V_2——试样的定容体积（mL）。

计算结果保留三位有效数字。

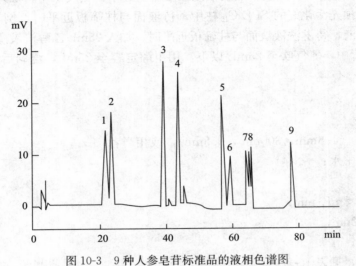

图 10-3　9 种人参皂苷标准品的液相色谱图

8　精密度

每种人参皂苷在重复性条件下获得的两次独立测试结果的绝对差值不大于这两个测定值算术平均值的 5%。

附加说明：

本法参考 NY/T 1842《人参皂苷的测定》。

第十一章　有机酸类

一、食用农产品中植酸的测定

1　范围

本法描述了食用农产品中的植酸含量。

本法适用于食用油脂、加工水果、肉制品、鲜虾等中植酸的测定。

本法的检出限为 0.006g/kg，定量限为 0.02g/kg。

2　原理

试样用酸性溶液提取，经阴离子交换树脂吸附和解吸附，洗脱液中的植酸与三氯化铁-磺基水杨酸混合液发生褪色反应，植酸含量与褪色程度成正比，用分光光度计在波长 500nm 处测定吸光度，计算试样植酸含量。

3　试剂和材料

除另有说明外，本法所用试剂均为分析纯，水为 GB/T6682 规定的三级水。

3.1　试剂

3.1.1　氢氧化钠。

3.1.2　氯化钠。

3.1.3　三氯化铁。

3.1.4　盐酸。

3.1.5　磺基水杨酸。

3.2　试剂配制

3.2.1　30g/L 氢氧化钠溶液：称取氢氧化钠 30g，用水溶解定容至 1 000mL。

3.2.2　0.7mol/L 氯化钠溶液：称取氯化钠 40.91g，用水溶解定容至 1 000mL。

3.2.3　0.05mol/L 氯化钠溶液：称取氯化钠 2.92g，用水溶解定容至 1 000mL。

3.2.4　1.2％盐酸溶液：量取盐酸 33.3mL，加入 966.7mL 水溶解。

3.2.5　硫酸钠-盐酸提取溶液：称取 100g 无水硫酸钠溶于 1.2％盐酸溶液，用 1.2％盐酸溶液定容至 1 000mL。

3.2.6　三氯化铁-磺基水杨酸反应溶液：称取 1.5g 三氯化铁和 15g 磺基水杨酸，加水溶解并定容至 500mL。使用前用水稀释 15 倍。

3.3　标准品

植酸钠标准品（纯度≥85％，CAS 号：14306-25-3）。

3.4　标准溶液配置

植酸标准溶液：准确称取 1.65g（精确至 0.01g）植酸钠标准品，用水溶解定容至 100mL，配得浓度为 10.0mg/mL 植酸标准储备液。使用前，用水稀释至浓度为 0.1mg/mL。

3.5　阴离子交换树脂：AG1－X4（106～250μm）；离子交换容量：3.5mmol/g（干）。

4　仪器与设备

4.1　天平：感量 0.01g。

4.2　振荡器。

4.3　离心机：5 000r/min。

4.4　分光光度计。

4.5　固相萃取空柱管：Φ0.8cm×10cm 或相当者。

5　试液制备与保存

5.1　试样制备

5.1.1　固体样品

取有代表性可食用部分，用组织捣碎机粉碎匀浆，混合均匀后装入洁净容器内密封并做好标识。

5.1.2　液体样品

取有代表性的样品混合均匀后，装入洁净容器内密封并做好标识。

5.2　试样保存

试样于－18℃冰箱内保存。

注：制样和样品保存过程中，应防止样品受到污染和待测物损失。

6　分析步骤

6.1　提取

称取试样 10.0g，置于具塞三角瓶中，加入 40mL 硫酸钠-盐酸提取溶液，振荡提取 2h，提取液于 5 000r/min 离心 5min，收集全部上清液并用硫酸钠-盐酸提取溶液定容至 50mL，经快速滤纸过滤后备用。

6.2　净化

取 0.5g 阴离子交换树脂湿法装入空柱管中，分别用 15mL 氯化钠溶液和 20mL 水洗涤离子交换柱。取 5mL（鲜虾样品取 10mL）滤液，加入 1mL（鲜虾样品加 2mL）氢氧化钠溶液，用水稀释至 30mL（鲜虾样品至 60mL），混匀后转入活化后的离子交换柱中，再分别用 15mL 水和 15mL 氯化钠溶液以 1mL/min 的流速淋洗交换柱，弃去流出液。最后用 25mL 氯化钠溶液洗脱，收集全部洗脱液于 25mL 具塞刻度管中，定容至刻度。

注：树脂装填时上下层需放置孔径 20～50μm 的筛板，并压实树脂。

7　分析步骤

7.1　标准曲线的制作

精确吸取植酸标准溶液 0.0mL、0.04mL、0.1mL、1.0mL、2.0mL、5.0mL 于 6 支 10mL 比色管中，分别用水稀释至 5mL，制得含植酸 0.0mg、0.004mg、0.01mg、0.1mg、0.2mg、0.5mg 的系列标准溶液，加入 4mL 反应溶液，混匀，静置 20min 后取部分清液倒入 1cm 比色皿中，于 500nm 处测定吸光度，以吸光度为纵坐标，植酸的质量为横坐标，绘制标准曲线或计算回归方程。

7.2　测定

准确吸取 5mL 6.2 所得洗脱液于 10mL 比色管中，加入反应溶液 4mL，混匀，静置 20min 后取部分清液倒入 1cm 比色皿中，于 500nm 处测定吸光度，并在标准曲线上查得或从回归方程中计算出试液中植酸含量。

8　分析结果表述

试样中植酸含量按下式计算：

$$X = \frac{m_2 \times 25 \times 1000}{m_1 \times 5 \times V \times 1000} \times 50$$

式中：

X ——试样中植酸含量（g/kg）；

m_2——5mL 供测定用的试液中植酸的质量（mg）；

25——洗脱液定容体积（mL）；

m_1——试样质量（g）；

5 ——供测定用的试液体积（mL）；

V ——供净化的提取液体积（mL）；

50——提取液定容体积（mL）。

计算结果保留三位有效数字。

9 精密度

在重复性条件下获得的两次独立测定结果的绝对差值不得超过算术平均值的 5%。

附加说明：

本法参考 GB 5009.153《食品安全国家标准　食品中植酸的测定》。

二、水果、蔬菜中有机酸的测定

1 范围

本法描述了水果、蔬菜中有机酸和阴离子离子色谱的测定方法。

第一法适用于水果、蔬菜中氯离子、亚硝酸根、硝酸根、硫酸根、磷酸二氢根、苯甲酸、山梨酸、苹果酸、琥珀酸和柠檬酸的离子色谱法的测定。

第一法的检出限为 2.0～9.0mg/kg。

第二法描述了测定果蔬中有机酸（酒石酸、苹果酸、柠檬酸、丁二酸）的高效液相色谱法。

第二法的检出限：酒石酸为 0.1μg/mL、苹果酸为 0.3μg/mL、柠檬酸为 0.5μg/mL、丁二酸为 2.0μg/mL。

第一法　水果蔬菜中有机酸和阴离子的测定　离子色谱法

2 原理

试样经超声波仪超声提取后，经过阴离子色谱柱分离，采用离子色谱-电导捕获检测器测定以保留时间定性，外标法定量。

3 试剂

除另有规定外，本法所有试剂均为优级纯或以上试剂，水为 GB/T 6682 规定的一级水。

3.1 氢氧化钾（KOH）。

3.2 氯化钠（NaCl）。

3.3 亚硝酸钠（NaNO$_2$）。

3.4 硝酸钠（NaNO$_3$）。

3.5 硫酸钾（K$_2$SO$_4$）。

3.6 磷酸二氢钾（KH$_2$PO$_4$）。

3.7 山梨酸钾（C$_6$H$_7$KO$_2$）。

3.8 苯甲酸钠（C$_7$H$_5$NaO$_2$）。

3.9 苹果酸（C$_4$H$_6$O$_5$）。

3.10 琥珀酸（C$_4$H$_6$O$_4$）。

3.11 柠檬酸（C$_6$H$_8$O$_7$）。

3.12 氯离子标准储备溶液：准确称取 1.648 5g 氯化钠（105℃烘干 2h），用水溶解并定容至 1 000mL，配制成质量浓度为 1 000mg/L 的标准储备溶液。在 0～5℃下保存，有效期为 6 个月。

3.13 亚硝酸根标准储备溶液：准确称取 1.499 7g 亚硝酸钠（干燥器中干燥 24h），用水溶解并定容至 1 000mL，配制成质量浓度为 1 000mg/L 的标准储备溶液。在 0～5℃下保存，有效期为 6 个月。

3.14 硝酸根标准储备溶液：准确称取 1.370 8g 硝酸钠（105℃烘干 2h），用水溶解并定容至 1 000mL，配制成质量浓度为 1 000mg/L 的标准储备溶液。在 0～5℃下保存，有效期为 6 个月。

3.15 硫酸根标准储备溶液：准确称取 1.814 2g 硫酸钾（105℃烘干 2h），用水溶解并定容至 1 000mL，配制成质量浓度为 1 000mg/L 的标准储备溶液。在 0～5℃下保存，有效期为 6 个月。

3.16 磷酸二氢根标准储备溶液：准确称取 1.402 1g 磷酸二氢钾（干燥器中干燥 24h），用水溶解并定容至 1 000mL，配制成质量浓度为 1 000mg/L 的标准储备溶液。在 0～5℃下保存，有效期为 6 个月。

3.17 山梨酸标准储备溶液：准确称取 1.339 3g 山梨酸钾（干燥器中干燥 24h），用水溶解并定容至 1 000mL，配制成质量浓度为 1 000mg/L 的标准储备溶液。在 0～5℃下保存，有效期为 6 个月。

3.18 苯甲酸标准储备溶液：准确称取 1.180 3g 苯甲酸钠（干燥器中干燥 24h），用水溶解并定容至 1 000mL，配制成质量浓度为 1 000mg/L 的标准储备溶液。在 0～5℃下保存，有效期为 6 个月。

3.19 苹果酸标准储备溶液：准确称取 1.000 0g 苹果酸（干燥器中干燥 24h），用水溶解并定容至
1 000mL，配制成质量浓度为 1 000mg/L 的标准储备溶液。在 0～5℃下保存，有效期为 6 个月。

3.20 琥珀酸标准储备溶液：准确称取 1.000 0g 琥珀酸（干燥器中干燥 24h），用水溶解并定容至
1 000mL，配制成质量浓度为 1 000mg/L 的标准储备溶液。在 0～5℃下保存，有效期为 6 个月。

3.21 柠檬酸标准储备溶液：准确称取 1.000 0g 柠檬酸（干燥器中干燥 24h），用水溶解并定容至
1 000mL，配制成质量浓度为 1 000mg/L 的标准储备溶液。在 0～5℃下保存，有效期为 6 个月。

3.22 氢氧化钾溶液（5mol/L）：称取 23.0g 氢氧化钾用水溶解，定容至 1 000mL。

3.23 氢氧化钾淋洗液（18mmol/L）：称取 1.008g 氢氧化钾，用水溶解，定容至 1 000mL。

3.24 氢氧化钾淋洗液（40mmol/L）：称取 2.240g 氧化钾，用水溶解，定容至 1 000mL。

3.25 标准工作溶液：准确吸取一定量的标准储备溶液，加 0.5mL 氢氧化钾溶液，用水稀释定容，阴
离子系列质量浓度依次为 0.1mg/L、0.5mg/L、1.0mg/L、2.0mg/L、5.0mg/L 和 10.0mg/L；有机酸
系列质量浓度依次为 0.5mg/L、2.5mg/L、5.0mg/L、10.0mg/L、25.0mg/L 和 50.0mg/L。在 0～
5℃下保存，有效期为三周。

4　仪器

4.1 离子色谱仪：配备电导检测器。

4.2 分析天平：感量 0.001～0.000 1g。

4.3 超声波仪。

4.4 涡旋振荡器。

4.5 0.22μm 水相滤膜针头滤器。

5　分析步骤

5.1　试样制备

按照 GB/T 8855 的规定抽取蔬菜、水果样品，取可食部分，经缩分后，将其切碎，充分混匀后放
入食品加工器中粉碎，制成待测试样。

5.2　提取

称取 5g（精确至 0.001g）试样于 100mL 烧杯中，加入 80mL 水，放入超声波仪中，超声处理
30min，转移至 100mL 容量瓶中，用水定容，充分混匀，过 0.22μm 水相滤膜，待测。

5.3　测定

5.3.1　仪器参考条件

a）色谱柱：高容量阴离子交换柱，如 AS19 或其他性能相当的色谱柱；

b）柱温：30℃；

c）进样量：25μL；

d）流动相：以氢氧化钾溶液作为淋洗液，流速为 1.0mL/min；浓度梯度淋洗程序见表 11-1。

表 11-1　氢氧化钾浓度梯度淋洗程序

步骤	时间（min）	氢氧化钾浓度（mmol/L）	抑制器电流（mA）
1	0.0	18.0	99
2	16.0	18.0	99
3	17.0	40.0	99
4	26.0	40.0	99
5	26.1	18.0	99
6	30.0	18.0	99

5.3.2　标准曲线绘制

以标准系列溶液质量浓度为横坐标，峰面积为纵坐标，绘制标准曲线。

5.3.3　试液测定

以保留时间进行定性分析，以试液和标准工作溶液的峰面积比较定量。

5.3.4　有机酸和阴离子的参考离子色谱图

有机酸和阴离子的参考离子色谱图见图 11-1。

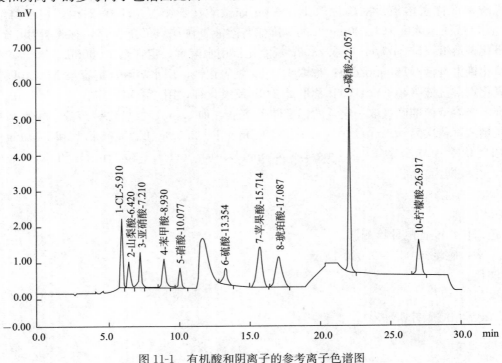

图 11-1　有机酸和阴离子的参考离子色谱图

6　结果计算

试样中有机酸和阴离子含量以质量分数 X（mg/kg）计，按下式计算：

$$X = \frac{\rho \times V \times 1000}{m \times 1000}$$

式中：

ρ——由线形回归方程求得试液中待测组分的质量浓度（mg/L）；

V——定容体积（mL）；

m——试样质量（g）。

计算结果扣除空白值，测定结果用两次平行测定的算术平均值表示，保留三位有效数字。

7　精密度

重复性条件下获得的两次独立测试结果的绝对差值不大于算术平均值的 10％。

再现性条件下获得的两次独立测试结果的绝对差值不大于算术平均值的 15％。

8　其他

表 11-2　有机酸和阴离子检测参考数据一览表

序号	名称	保留时间（min）	方法检出限（mg/kg）	序号	名称	保留时间（min）	方法检出限（mg/kg）
1	氯离子	5.910	2.0	6	山梨酸	6.420	9.0
2	亚硝酸根	7.210	2.0	7	苯甲酸	8.930	9.0
3	硝酸根	10.077	2.0	8	苹果酸	15.714	7.0
4	硫酸根	13.354	2.0	9	琥珀酸	17.087	7.0
5	磷酸二氢根	22.057	2.0	10	柠檬酸	26.917	7.0

第二法　水果蔬菜中有机酸的测定 高效液相色谱法

9　原理

果蔬试样经匀浆提取、离心后，样液经 $0.3\mu m$ 滤膜抽滤，以（NH_4）$_2HPO_4$- H_3PO_4 缓冲溶液（pH＝2.7）为流动相，用高效液相色谱法在 C_{18} 色谱柱上分离，于 210nm 处经紫外检测器检测，用峰高或峰面积标准曲线测定有机酸的含量。

10　试剂和材料

本法中所有试剂均为分析纯，水为重蒸水或同等纯度的水，经 $0.45\mu m$ 滤膜真空抽滤。

10.1　80％乙醇。

10.2　1mol/L 磷酸氢二铵溶液 [（NH_4）$_2HPO_4$]。

10.3　1mol/L 磷酸（H_3PO_4）。

10.4　有机酸标准溶液：称取酒石酸、苹果酸、柠檬酸各 0.500 0g，丁二酸 0.100 0g；用超滤水溶解后定容至 50mL，酒石酸、苹果酸、柠檬酸的浓度均为 10.0mg/mL，丁二酸为 2.0mg/mL，此液为标准储备液。标准使用液：取 5.00mL 标准储备液于 50mL 容量瓶中用超滤水稀释到刻度。酒石酸、苹果酸、柠檬酸的浓度均为 1.0mg/mL，丁二酸为 0.2mg/mL。

11　仪器和设备

11.1　组织捣碎机。

11.2　恒温水浴箱。

11.3　高效液相色谱仪，配紫外可见检测器。

11.4　酸度计。

11.5　针头过滤器，$0.3\mu m$ 合成纤维树脂滤膜。

12　分析步骤

称取 50g 试样于组织捣碎机中，加入 100mL 80％乙醇，匀浆 1min。取一定量匀浆（相当于 5g 试样）以 3 000r/min 离心 10min 分出上清液，转入 50mL 容量瓶中，残渣再用 80％乙醇洗涤两次，每次 15mL，离心 10min，合并上清液，加 80％乙醇至刻度，混匀，此液为提取液。取 5.00mL 提取液于蒸发皿中，在 70℃恒温水浴上蒸去乙醇，残留物用重蒸水定量转入 10mL 具塞比色管内，加入 1mol/L 磷酸 0.2mL，用重蒸水定容到 10mL，混匀。取部分样液经内装 $0.3\mu m$ 滤膜的针头过滤器过滤，滤液供高效液相色谱分析用。

13　测定

13.1　色谱参考条件

a）预柱：C_{18}柱（4.6mm×30mm，$10\mu m$）。

b）分析柱：C_{18}柱（4.6mm×250mm，$5\mu m$）。

c）流动相：0.01mol/L 磷酸氢二铵，用 1mol/L 磷酸调节 pH＝2.70，临用前用超声波脱气。

d）流速：1mL/min。

e）进样量：$20\mu L$。

f）紫外检测器波长：210nm。

13.2　标准曲线的制作

取标准使用液 0.50mL、1.00mL、2.00mL、5.00mL、10.00mL，加入 0.2mL 1mol/L 磷酸，用超滤水稀释至 10mL，混匀。进样 $20\mu L$，于 210nm 处测量峰高或峰面积，每个浓度重复进样 2～3 次，取平均值。以有机酸的浓度为横坐标，色谱峰高或峰面积的均值为纵坐标，绘制标准曲线或经过线性回归得出回归方程。

13.3　样品测定

在与绘制标准曲线相同的色谱条件下，取 $20\mu L$ 试样液注入色谱仪，根据标准曲线或线性回归方程，求出样液中有机酸的浓度。

14　分析结果的表述

试样中有机酸的浓度按下式计算：

$$X = \frac{c \times V_1 \times V}{m \times V_2}$$

式中：

X ——试样中有机酸的含量（mg/kg 或 mg/L）；

C ——由标准曲线或线性回归方程中求得样液中某有机酸的浓度（$\mu g/mL$）；

V_1 ——试样的最后定容体积（mL）；

V ——提取液的总体积（mL）；

V_2 ——分析用试样提取液的体积（mL）；

m ——试样的质量（g）。

15　精密度

在重复性条件下获得的两次独立测定结果的绝对差值不得超过算术平均值的 9%。

16　有机酸的标准溶液参考色谱图

有机酸的标准溶液参考色谱图见图 11-2。

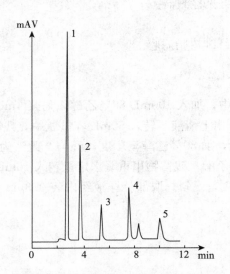

图 11-2　有机酸的标准溶液参考色谱图

1. 酒石酸　2. 苹果酸　3. 乙酸　4. 柠檬酸　5. 丁二酸

附加说明：

第一法参考 NY/T 2277《水果蔬菜中有机酸和阴离子的测定　离子色谱法》；

第二法参考 GB 5009.157《食品安全国家标准　食品中有机酸的测定》。

第十二章 磷酸腺苷、核苷酸类

一、蜂王浆中 ATP、ADP、AMP 的测定

1 范围

本法描述了蜂王浆中 ATP、ADP、AMP 的离子色谱测定方法。

2 原理

试样经乙腈除蛋白后，用去离子水超声提取 ATP、ADP 和 AMP，经离子色谱分离，抑制电导法检测，外标法定量。

3 试剂和材料

除另有说明外，本法所有试剂均为分析纯，水为二次去离子水（18.2MΩ·cm）。

3.1 乙腈（C_2H_3N）：色谱纯，美国 TEDIA。

3.2 一磷酸腺苷钠，二磷酸腺苷二钠，三磷酸腺苷二钠（标准品，纯度≥99.9%，购自 Sigma 公司）。

3.3 ATP、ADP、AMP 标准储备溶液：1.0mg/mL。称取 0.100 0g（精确到 0.1mg）的标准物质于 100mL 容量瓶中，用去离子水定容至刻度，混匀。4℃冷藏保存。其他浓度标准溶液由标准储备液稀释得到，当天配制。

4 仪器和设备

4.1 分析天平：感量为 0.1mg。

4.2 离子色谱仪：带电导检测器。

4.3 离心机：转速≥10 000r/min。

4.4 超声波仪。

5 分析步骤

5.1 试样处理

取蜂王浆样品 1.00g，加入 3.0mL 乙腈，用去离子水定容至 10mL。超声提取 20min，10 000r/min 离心 10min，取上层清液，过 RP 柱（OngUARD II RP，戴安或相当者），再过 0.22μm 滤膜后进样。

5.2 标准工作溶液配置

分别吸取不同体积的 ATP、ADP、AMP 的标准储备溶液于容量瓶中，用去离子水稀释至刻度，得到一系列不同浓度的 ATP、ADP、AMP 标准工作溶液。

6 测定

6.1 参考色谱条件

a）Dionex Ionpac AG18 阴离子保护柱（4mm×50mm），Dionex Ionpac AS18 阴离子分析柱（4mm×250mm）或性能相当者；

b）ASRS 4mm 阴离子抑制器；

c）淋洗液：采用淋洗液发生器产生高纯 KOH 溶液，浓度梯度洗脱，梯度程序：0～9min 为

35mmol/L，9～20min 为 80mmol/L；

    d）流速：1.0mL/min；

    e）进样量：25μL；

    f）柱温：30℃；

    g）电导池温度：35℃；

    h）抑制电导检测。

6.2 标准曲线制作

分别将标准工作溶液注入离子色谱仪中，以测得的峰面积（或峰高）为纵坐标，以 ATP、ADP、AMP 标准工作液中 ATP、ADP、AMP 的含量（mg）为横坐标绘制标准曲线。

6.3 试样溶液的测定

分别将试样测定液注入离子色谱仪中得到峰面积（或峰高），从标准曲线中获得试样测定液中 ATP、ADP、AMP 的含量（mg）。

7 分析结果表述

试样中 ATP、ADP、AMP 含量按下式计算：

$$X = \frac{C \times V}{m} \times 1000$$

式中：

X——试样中 ATP、ADP、AMP 含量（mg/kg）；

C——从标准曲线中获得的试样测定液 ATP、ADP、AMP 的含量（mg/mL）；

m——试样的质量（g）；

V——试样定容体积（mL）。

以两次独立测定结果的算术平均值表示，计算结果要求表示到小数点后一位。

8 精密度

在重复性条件下获得的两次独立测定结果的绝对差值不得超过算术平均值的 10％。

附加说明：

本法由农业部农产品质量安全风险评估实验室（杭州）提供。

二、大枣中环磷酸腺苷的测定

1 范围

本法描述了大枣中环磷酸腺苷含量的高效液相色谱测定方法。

本法适用于大枣中环磷酸腺苷含量的测定。

本法定量测定范围：0.05～1 000mg/L。

本法定量限为 1mg/kg，检出限为 0.5mg/kg。

2 原理

试料中的环磷酸腺苷经超声波提取、离心、微孔滤膜过滤、高效液相色谱法测定，外标法定量。

3 试剂和材料

除另有说明外，本法所有试剂均为分析纯，水为 GB/T 6682 规定的一级水。

3.1 甲醇（CH_3OH）：色谱纯。

3.2 0.1mol/L 磷酸二氢钾溶液：分析纯以上。

3.3 环磷酸腺苷标准品（$C_{10}H_{12}N_5O_6P$，纯度为 99% 以上，CAS 号 60-92-4）。

3.4 环磷酸腺苷标准储备溶液：准确称取环磷酸腺苷标准品 10.0mg（精确到 0.01mg），用超纯水溶解定容至 100mL，配制成 100mg/L 的标准储备溶液，置于 4℃ 的冰箱中保存备用，该标准储备溶液现用现配。

4 仪器和设备

4.1 高效液相色谱仪（紫外检测器）。

4.2 分析天平：感量 0.001g 和 0.000 1g。

4.3 电热恒温鼓风干燥箱。

4.4 超纯水制备仪。

4.5 超声波清洗器。

4.6 离心机。

4.7 研钵。

4.8 滤膜：$0.45\mu m$，水相。

5 分析步骤

5.1 试样制备

大枣清洗去核，烘箱干燥至恒重（70℃），用研钵粉碎过 60 目筛。

5.2 提取

准确称取枣粉 5g（精确到 0.001g）到锥形瓶中，加超纯水 70mL，4℃静置 12h；超声处理 10min，脉冲占空比为 0.5（即超声 1min，间歇 1min）；以转速 3 000r/min 离心 5min，收集上清液到 100mL 容量瓶中，再将枣渣加 20mL 超纯水，重复提取，合并上清液，用超纯水定容；取适量上清液按一定比例稀释后经 $0.45\mu m$ 滤膜过滤，待测。

5.3 仪器参考条件

a）色谱柱：C_{18}色谱柱（4.6mm×150mm，$5\mu m$），或同等性能的色谱柱；

b）柱温：25℃；

c）进样量：$10\mu L$；

d）检测波长：254nm；

e）流动相：磷酸二氢钾＋甲醇＝8＋2；

f）流速：1mL/min。

5.4　标准工作曲线

取环磷酸腺苷标准储备溶液，用超纯水稀释配置成质量浓度为 $10\mu g/mL$、$20\mu g/mL$、$30\mu g/mL$、$40\mu g/mL$、$50\mu g/mL$ 的标准工作溶液，按仪器参考条件进行测定。以环磷酸腺苷浓度为横坐标、相应的积分峰面积为纵坐标，绘制标准曲线或求线性回归方程。

5.5　测定

取 $10\mu L$ 相应的标准工作溶液和试样溶液顺序进样，以保留时间定性，以色谱峰面积积分定量，试样溶液中环磷酸腺苷响应值均应在定量测定范围之内。

5.6　空白试验

除不加试样外，其他步骤同试样操作步骤进行。

5.7　环磷酸腺苷标准溶液的色谱图

色谱图见图 12-1。

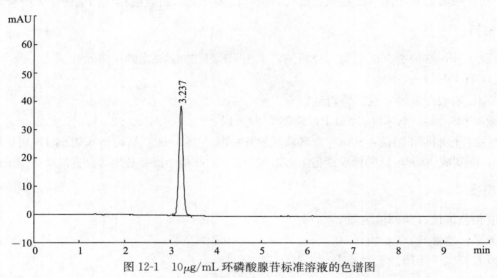

图 12-1　$10\mu g/mL$ 环磷酸腺苷标准溶液的色谱图

6　结果计算

试样中环磷酸腺苷的含量以质量分数 ω（mg/kg）计，按下式计算：

$$\omega = \frac{\rho \times V \times 1000}{m \times 1000} \times n$$

式中：

ρ ——试样溶液中环磷酸腺苷的质量浓度（$\mu g/mL$）；

V ——试验溶液最终定容体积（mL）；

m ——试样质量（g）；

n ——稀释倍数。

测定结果取两次平行测定结果的算术平均值，计算结果保留两位有效数字。

7　精密度

7.1　重复性

在重复性条件下，获得两次独立测定结果的绝对差值不超过算术平均值的 15%。

7.2　再现性

在再现性条件下，获得两次独立测定结果的绝对差值不超过算术平均值的 15%。

附加说明：

本法由农业部农产品贮藏保鲜质量安全风险评估实验室（北京）提供。

三、肌肉中肌苷酸的测定

1 范围

本法描述了肌肉中肌苷酸的高效液相色谱测定方法。

本法检出限为 0.3mg/kg，定量限为 5mg/kg，对应称样量为 5g。

2 原理

试样中的肌苷酸用 6%高氯酸匀浆提取后，调节 pH 至 6.5，定容后，经液相色谱分离，紫外检测器分析，外标法定量。

3 试剂和材料

除另有说明外，本法所有试剂均为分析纯，水为 GB/T 6682 规定的一级水。

3.1 试剂

3.1.1 甲醇（CH_4O），色谱纯。

3.1.2 甲酸铵（CH_5NO_2）。

3.1.3 高氯酸（$HClO_4$），优级纯，含量 70%～72%。

3.1.4 氢氧化钠（NaOH）。

3.1.5 肌苷酸标准品苷酸（德国 Dr. Ehrenstorfer 公司，含量 99.4%）。

3.2 试剂配制

3.2.1 50mmol/L pH 6.5 的甲酸铵缓冲溶液（流动相）的配制：称 3.15g 甲酸铵于一大烧杯中，加 500mL 去离子水，用 0.5mol/L 氢氧化钠溶液调 pH 至 6.5，定容至 1 000mL。临用前用 0.45μm 滤膜过滤，超声水浴脱气 20min。

3.2.2 肌苷酸标准储备液：准确称取 15.31mg 肌苷酸标准品（含量 65.32%），用 5%甲醇水溶液定容至 10mL，摇匀。

3.2.3 0.1mg/mL 肌苷酸标准工作液：取上述储备液 1mL，用 5%甲醇水溶液定容至 10mL，摇匀，现配现用。

4 仪器和设备

4.1 分析天平：感量为 0.1mg。

4.2 高效液相色谱仪：紫外检测器。

4.3 高速离心机：转速≥10 000r/min。

4.4 高速组织匀浆机。

4.5 超声波仪。

4.6 50mL 塑料离心管。

4.7 100mL 容量瓶。

5 分析步骤

5.1 试样处理

肌肉样品用绞肉机绞碎混合均匀后称取 5g（精确到 0.1mg），于 50mL 塑料离心管中，分次加入 20mL 6%的高氯酸，用高速组织匀浆机匀浆。匀浆液以 10 000r/min 离心 5min，过滤至 100mL 三角瓶中。将沉淀物用 15mL 6%高氯酸再次匀浆、离心，合并两次上清液，用 5.0mol/L 和 0.5mol/L NaOH 调 pH 至 6.5，转移至 100mL 容量瓶中，定容摇匀。测定前用 0.45μm 滤膜过滤后上机。

5.2 参考色谱条件：

a）色谱柱：C_{18}柱（4.6mm×150mm，5μm），或同等性能的色谱柱；

　　b) 流动相：50mmol/L pH 6.5甲酸铵缓冲溶液（含5％甲醇）；

　　c) 流速：1mL/min；

　　d) 柱温：25℃；

　　e) 进样量：5μL；

　　f) 紫外检测波长：254nm。

注：依据分离效果，流动相可梯度洗脱。

5.3 标准曲线制作

　　分别将肌苷酸标准系列工作液注入高效液相色谱仪，得到肌苷酸峰面积。以肌苷酸峰面积比为纵坐标，以肌苷酸工作液浓度为横坐标分别绘制肌苷酸标准曲线。

5.4 试样溶液的测定

　　分别将试样测定液注入高效液相色谱仪中得到峰面积（或峰高），从标准曲线中获得试样测定液中肌苷酸的含量（mg/mL）。

5.5 参考标准色谱图

　　见图12-2。

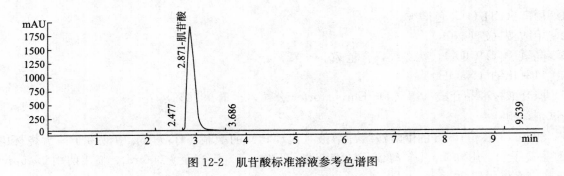

图12-2　肌苷酸标准溶液参考色谱图

6　分析结果表述

　　试样中肌苷酸含量按下式计算：

$$X = \frac{C_s \times V}{m_i}$$

　　式中：

　　X ——试样中肌醇的含量（mg/g）；

　　C_s ——从标准曲线中获得试样测定液肌醇的含量（mg/mL）；

　　V ——试样测定液定容体积（mL）；

　　m_i ——试样的质量（g）。

　　以两次独立测定结果的算术平均值表示，计算结果要求表示到小数点后两位。

7　精密度

　　在重复性条件下获得的两次独立测定结果的绝对差值不得超过算术平均值的10％。

附加说明：

本法由农业部畜禽产品质量安全风险评估实验室（南昌）提供。

第十三章　其他功能因子

一、芝麻油中芝麻素和芝麻林素的测定

1　范围

本法描述了高效液相色谱法测定芝麻油中的芝麻素和芝麻林素的步骤。

本法适用于芝麻香油、芝麻原油和成品芝麻油中芝麻素和芝麻林素的测定。

本法的检出限：芝麻素为 0.01mg/g，柠檬酸为 0.02mg/g。

2　原理

样品中的芝麻素和芝麻林素采用固相萃取技术，提取、净化和富集后，用高效液相色谱仪进行测定，紫外检测器外标定量。芝麻素和芝麻林素的分子结构见图 13-1。

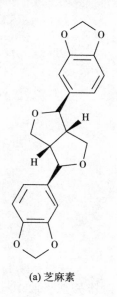

(a) 芝麻素

(b) 芝麻林素

图 13-1　芝麻素和芝麻林素的分子结构

3　试剂和材料

3.1　甲醇（CH$_3$OH）：色谱纯。

3.2　三氯甲烷（CHCl$_3$）。

3.3　丙酮（CH$_3$COCH$_3$）。

3.4　环己烷（C$_6$H$_{12}$）。

3.5　正己烷（C$_6$H$_{14}$）。

3.6　异丙醇［(CH$_3$)$_2$CHOH］。

3.7　SPE 上样液：正己烷＋三氯甲烷＝70＋30，取 30mL 三氯甲烷，加入 70mL 正己烷中混匀，现用现配。

3.8　SPE 淋洗液：环己烷＋丙酮＝90＋10，取 10mL 丙酮，加入 90mL 环己烷中混匀，现用现配。

3.9　SPE 洗脱液：环己烷＋丙酮＝80＋20，取 20mL 丙酮，加入 80mL 环己烷中混匀，现用现配。

3.10 流动相：甲醇＋水＝75＋25。取 250mL 水，加入 750mL 甲醇中混匀，通过 0.45μm 的滤膜过滤并脱气。

3.11 标准物质：芝麻素（$C_{20}H_{18}O_6$，纯度≥98％，CAS 号 607-80-7）；芝麻林素（$C_{20}H_{18}O_7$，纯度≥98％，CAS 号 526-07-8）。

3.12 标准储备液：精确称量 20mg 的芝麻素标准物质，加入适量的甲醇，搅拌至完全溶解后转移至 100mL 棕色容量瓶中，再用甲醇定容，配制成浓度为 200mg/L 的芝麻素标准储备液，冷藏保存。采用同样的方法，精确称量 20mg 的芝麻林素标准物质，配制成浓度为 200mg/L 的芝麻林素标准储备液，冷藏保存。

3.13 标准工作液：分别准确移取芝麻素和芝麻林素的标准储备液各 0.2mL、0.4mL、1mL、2mL 和 5mL，分别用甲醇稀释定容至 10mL，得到一系列浓度不同的芝麻素和芝麻林素的混合标准工作溶液（芝麻素和芝麻林素浓度分别为 4mg/L、8mg/L、20mg/L、40mg/L 和 100mg/L）。

3.14 25mL 棕色容量瓶。

3.15 15mL 平口试管。

3.16 5mL、10mL 一次性塑料注射器。

3.17 硅胶固相萃取柱，规格为 1g/6mL，非键合硅胶固定相，粒径 40～60μm 及其配套转接头。

3.18 氨基固相萃取柱，规格为 500mg/3mL，氨丙基键合硅胶固定相，粒径 40～60μm 及其配套转接头。

3.19 以上所用试剂，除特殊注明外均为分析纯试剂，水为符合 GB/T 6682 规定的一级水。

4　仪器和设备

4.1 分析天平：感量 0.000 1g。

4.2 高效液相色谱仪：配备紫外检测器。

4.3 碟形过滤器：尼龙，有机相，直径 13mm，孔径 0.45μm。

4.4 滤膜：孔径 0.45μm，直径 45mm 的尼龙膜或相当者。

4.5 微量进样器：20μL。

4.6 氮气吹干仪：选配。

5　分析步骤

5.1　试样的制备

按 GB/T 15687 规定的方法制备试样。

5.2　试样的提取、净化和富集

5.2.1　固相萃取柱的活化

取硅胶固相萃取柱和氨基固相萃取柱各一支，用 10mL 的塑料注射器分别吸取 10mL 和 5mL 的 SPE 上样液，分别冲洗硅胶固相萃取柱和氨基固相萃取柱，使固相吸附剂完全被液体溶剂浸润，应防止干涸，但溶剂的液面也不能高于固相吸附剂。然后将氨基固相萃取柱连接在硅胶固相萃取柱的上端，形成串联双柱。

5.2.2　固相萃取

称取 0.5g 芝麻油样品，精确至 1mg，用 2mL SPE 上样液充分溶解，用 5mL 的塑料注射器吸取样液后，以 1～2 滴/s 的速度通过串联双柱。上样过程中应保持串联双柱处于溶剂浸润状态，防止干涸。弃去流出的液体；再用同一支 5mL 的塑料注射器吸取 5mL 的 SPE 上样液，以 2 滴/s 左右的速度洗涤双柱，并用空气吹干上端的氨基固相萃取柱，同时保持下层的硅胶固相萃取柱处于溶剂浸润状态，弃去洗涤液，取下上端氨基固相萃取柱；仍用同一支 5mL 的塑料注射器吸取 3mL 的 SPE 上样液，以 1～2 滴/s 的速度单独洗涤硅胶固相萃取柱，并保持硅胶固相萃取柱处于溶剂浸润状态，弃去洗涤液；仍用同一支 5mL 的塑料注射器吸取 2mL 的 SPE 淋洗液，以 1～2 滴/s 的速度单独洗涤硅胶固相萃取柱，并用空气吹干硅胶固相萃取柱，弃去洗涤液；最后取 1 支干净的 10mL 的塑料注射器吸取 10mL 的 SPE 洗脱液，以 2～3 滴/s 的速度洗脱硅胶固相萃取柱，并用空气吹干硅胶固相萃取柱，收集全部洗脱液于一个 25mL 的棕色容量瓶中，并用异丙醇定容，作为样品提取液（或者收集全部洗脱液于一支 15mL 的试管中，然后置于 50℃ 的氮气吹干仪的水浴中，氮气吹干溶剂后，用异丙醇溶解残留物，转移入 25mL 棕色容量瓶，再用异丙醇定容为样品提取液）。样品提取液用碟形过滤器过滤后进行液相色谱测定。

5.3　高效液相色谱测定

5.3.1　高效液相色谱参考条件

a）色谱柱：Venusil XBP C_{18} 柱（4.6mm×250mm，5μm）及其配套保护柱（也可使用其他品牌等效的 C_{18} 液相色谱柱）；

b）进样量：20μL；

c）流动相：甲醇＋水；

d）流速：1mL/min；

e）柱温：30℃；

f）紫外检测器波长：287nm。

5.3.2　样品测定

用微量进样器分别吸取等体积的各个芝麻素和芝麻林素标准工作溶液以及样品提取液进行分析，测定峰面积，以各个标准工作液的芝麻素或芝麻林素的浓度为横坐标，对应的芝麻素或芝麻林素的峰面积为纵坐标，分别绘制芝麻素和芝麻林素的标准工作曲线，并求得样品提取液相应的芝麻素或芝麻林素的浓度（c）。

芝麻素和芝麻林素的标准品及样品测定的色谱图见图 13-2 和图 13-3。

5.3.3　芝麻素和芝麻林素的液相色谱图

芝麻素和芝麻林素的液相色谱图见图 13-2 和图 13-3。

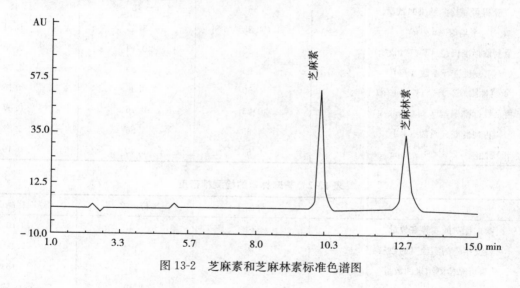

图 13-2　芝麻素和芝麻林素标准色谱图

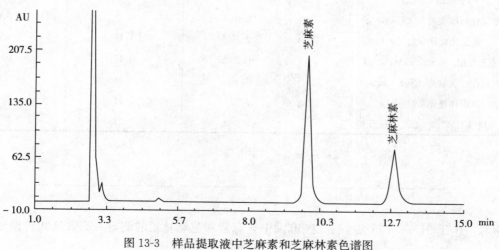

图 13-3　样品提取液中芝麻素和芝麻林素色谱图

6 分析结果的表述

芝麻素和芝麻林素的含量分别按下式进行计算：

$$X = \frac{c \times V}{m \times 1000}$$

式中：

X——样品中芝麻素或芝麻林素的含量（mg/g）；

c——通过标准工作曲线获得的样品提取液中的芝麻素或芝麻林素的浓度（mg/L）；

V——样品提取液的定容体积（mL）；

m——试样的质量（g）。

计算结果保留至小数点后两位。

7 精密度

根据 GB/T 6379.1 和 GB/T 6379.2 的相关要求，芝麻素和芝麻林素的检测精密度以实验室间的比对实验的统计分析结果表示，详见表 13-1 和表 13-2。

表 13-1 芝麻素的检测精密度

项目	样品 1	样品 2	样品 3
参加比对的实验室数量	10	10	10
可接受结果的实验室的数量	8	10	10
获得可靠检测结果的数量	38	48	48
平均值（mg/g）	4.88	3.35	1.14
重复性标准偏差（S_r）（mg/g）	0.18	0.13	0.05
重复性变异系数（%）	3.65	3.89	4.78
重复性限（2.8×S_r）（mg/g）	0.50	0.36	0.16
再现性标准偏差（S_R）（mg/g）	0.23	0.16	0.07
再现性变异系数（%）	4.65	4.80	5.82
再现性限（2.8×S_R）（mg/g）	0.64	0.45	0.19

表 13-2 芝麻林素的检测精密度

项目	样品 1	样品 2	样品 3
参加比对的实验室数量	10	10	10
可接受结果的实验室的数量	9	9	9
获得可靠检测结果的数量	43	45	45
平均值（mg/g）	3.32	1.49	0.59
重复性标准偏差（S_r）（mg/g）	0.08	0.06	0.02
重复性变异系数（%）	2.45	4.18	4.16
重复性限（2.8×S_r）（mg/g）	0.23	0.17	0.07
再现性标准偏差（S_R）（mg/g）	0.10	0.08	0.03
再现性变异系数（%）	3.01	5.11	5.07
再现性限（2.8×S_R）（mg/g）	0.28	0.21	0.08

附加说明：

本法参考 GB/T 31579《粮油检验 芝麻油中芝麻素和芝麻林素的测定 高效液相色谱法》。

二、大蒜中大蒜素的测定

1 范围

第一法描述了大蒜（蒜粉、蒜片、蒜油）中大蒜素类硫醚化合物（二烯丙基三硫醚、二烯丙基二硫醚）含量的气相色谱测定方法。

第一法的检出限：DATS 为 0.9mg/kg；DADS 为 0.5mg/kg。第一法检测线性范围：DATS 为 3.5～3 500mg/L；DADS 为 2.0～2 000mg/L。

第二法描述了大蒜中大蒜素类（烯丙基三硫化物）含量的高效液相色谱测定方法。

第二法的检出限为 0.80mg/kg。

第三法描述了大蒜（蒜粉、蒜片）中蒜素（二烯丙基硫代亚磺酸酯）含量的高效色谱测定方法。

第三法的检出限：最低检出量为 50ng，用于色谱分析的试样质量为 3g 时，最低检出浓度为 16.7mg/kg。

第一法　大蒜中大蒜素的测定　气相色谱法

2 原理

试料在一定的 pH 和温度下酶解，经乙醇溶液提取，用正己烷萃取后，再用带有氢火焰离子化检测器（FID）的气相色谱仪测定，外标法定量。

3 试剂和材料

除另有说明外，本法所有试剂均为分析纯，水为 GB/T 6682 规定的二级水。

3.1 氢氧化钠（NaOH）。

3.2 无水乙醇（CH_3CH_2OH）。

3.3 正己烷（C_6H_{14}）。

3.4 氢氧化钠溶液 $[c(NaOH)＝1.0mol/L]$：称取 4.0g 氢氧化钠，加水溶解并定容至 100mL。

3.5 乙醇溶液（9＋1）：量取 90mL 无水乙醇与 10mL 水混合。

3.6 DATS（$C_6H_{10}S_3$）标准品，纯度≥90％。

3.7 DADS（$C_6H_{10}S_2$）标准品，纯度≥90％。

3.8 DATS 和 DADS 标准储备溶液

分别称取 DATS 和 DADS 标准品 1g 和 0.5g（精确至 0.1mg），用正己烷溶解并定容至 10mL，配制成质量浓度为 100g/L DATS 和 50g/L DADS 的标准储备溶液，该溶液于－18℃以下冰冻，可保存 6 个月。

3.9 混合标准工作溶液

分别吸取 DATS 和 DADS 标准储备溶液 1.00mL，用正己烷稀释并定容至 10mL，配制成质量浓度为 10g/L DATS 和 5g/L DADS 的混合标准工作溶液，该溶液于 4℃左右冷藏保存。

4 仪器

4.1 气相色谱仪，配有 FID 检测器。

4.2 分析天平，感量 0.1mg 和 0.01g。

4.3 水浴锅，控温精度±1℃。

4.4 恒温水浴振荡器，控温精度±1℃。

4.5 组织捣碎机。

4.6 具塞锥形瓶，100mL。

4.7 具塞比色管，25mL。

5 试样的制备

5.1 鲜蒜：按 GB/T 8855 抽取的大蒜样品取可食部分，混匀缩分后，用组织捣碎机粉碎制成蒜泥，作为试样，于−18℃以下冷冻保存。

5.2 蒜粉：通过 20 目筛，混匀，作为试样，于室温下保存。

5.3 蒜片：用实验磨粉碎，通过 20 目筛，混匀，作为试样，于室温下保存。

5.4 蒜油：无需制备，于室温下保存。称取试样前混匀。

6 分析步骤

6.1 试样处理

6.1.1 鲜蒜、蒜粉和蒜片

6.1.1.1 酶解

称取蒜泥试样 5g（精确到 0.01g）或蒜粉（片）试样 0.5g（精确到 1mg）于 100mL 具塞锥形瓶中，准确加入 10mL 水，轻轻摇匀，滴加氢氧化钠溶液 1～2 滴，调节 pH 至 7.0（用精密 pH 试纸测试），加塞，于 60℃±1℃水浴中酶解 60min。

6.1.1.2 提取

向酶解后的试样中准确加入乙醇溶液 20.00mL，加塞，轻轻摇匀，于 65℃±1℃恒温水浴振荡器中以约 120 次/min 的频率振荡提取 60min。振荡提取开始 5min 内，打开瓶塞排气 1～2 次。

6.1.1.3 萃取

趁热将提取液经铺有滤纸的玻璃漏斗过滤，待滤液冷却至室温后，准确吸取滤液 15.00mL 于 25mL 具塞比色管中。准确加入 5.00mL 正己烷，加塞，振摇萃取 2min，静置分层，取上层液上机测定。振摇萃取后若出现乳化或不易分层的现象时，可滴加甲醇 2～3 滴。

6.1.2 蒜油

称取蒜油试样 0.5g（精确至 0.1mg），用正己烷溶解并定容至 5mL，待测。

6.2 标准工作曲线的配制

准确吸取混合标准工作溶液，用正己烷稀释并定容，配制成 DATS 为 20.0～500mg/L、DADS 为 10.0～250mg/L 的标准工作曲线溶液。该系列溶液于 4℃左右冷藏，可保存 7d。

6.3 测定

6.3.1 色谱参考条件

a) 色谱柱：0.32mm×30 m，0.25μm。

b) 固定相：5％苯基-聚硅氧烷或性质相当的色谱柱。

c) 温度：进样口温度为 160℃；检测器温度为 160℃。

$$柱温：50℃ \xrightarrow{30℃/min} 160℃ （3min） \xrightarrow{100℃/min} 230℃ （3min）$$

d) 气体及流量：

载气：氮气，纯度≥99.999％，流量为 55mL/min；

燃气：氢气，纯度≥99.999％，流量为 50mL/min；

助燃气：空气，流量为 500mL/min。

e) 进样方式：分流进样，分流比为 10＋1。

f) 进样量：1μL。

6.3.2 测定

分别取标准工作曲线系列溶液和试样处理液注入气相色谱仪，以标准工作曲线各点的峰面积对浓度计算回归方程或绘制标准工作曲线。以试样处理液的峰面积与标准工作曲线比较，计算试样处理液中 DATS 或 DADS 的质量浓度。

6.4　空白试验

除不加试料外，采用完全相同的分析步骤进行平行操作。

6.5　二烯丙基三硫醚和二烯丙基二硫醚混合标准溶液参考色谱图

二烯丙基三硫醚和二烯丙基二硫醚混合标准溶液参考色谱图见图 13-4。

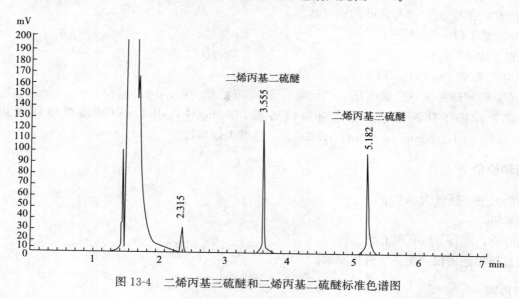

图 13-4　二烯丙基三硫醚和二烯丙基二硫醚标准色谱图

7　结果计算

鲜蒜或蒜粉（片）的测定结果按下式计算；蒜油的测定结果按下式计算：

$$\omega = \frac{(\rho - \rho_0) \times V \times 2}{m}$$

$$\omega = \frac{(\rho - \rho_0) \times V}{m}$$

式中：

ω ——样品中 DATS 或 DADS 的含量（mg/kg）；

ρ ——试样处理液中 DATS 或 DADS 的质量浓度（mg/L）；

ρ_0 ——空白液中 DATS 或 DADS 的质量浓度（mg/L）；

V ——试验定容体积（mL）；

m ——试样质量（g）；

2 ——试验质量换算系数。

计算结果保留三位有效数字。

8　精密度

8.1　重复性

在重复性条件下获得的两次独立测定结果的绝对差值不得超过算术平均值的 10%。

8.2　再现性

在再现性条件下获得的两次独立测定结果的绝对差值不大于这两个测定值算术平均值的 15%。

第二法　大蒜中大蒜素的测定　高效液相色谱法

9　原理

将大蒜鳞芽剪碎后，以预冷水为提取溶液，匀浆浸提后，离心。用配有紫外检测器的高效液相色谱仪在波长 254nm 处测定，根据色谱峰的保留时间定性，外标法定量。

10 试剂与材料

除另有说明外，本法所有试剂均为分析纯，水为 GB/T 6682 规定的一级水。

10.1 预冷水：温度在 2～8℃之间的一级水。

10.2 甲醇（CH_3OH）：色谱纯。

10.3 甲酸（HCOOH）：色谱纯。

10.4 1％甲酸溶液 $[\psi(C_3H_6O+C_6H_{14})=1+99]$。

10.5 大蒜素标准储备液（二烯丙基三硫化物）：1 000mg/L，纯度≥95％。

10.6 大蒜素标准工作溶液：大蒜素标准储备液 1 000mg/L，用 1％甲酸逐级稀释成 500mg/L、250mg/L、125mg/L、50mg/L、10mg/L、2mg/L 标准工作溶液。

11 仪器和设备

11.1 分析天平：感量为 0.01g。

11.2 匀浆机。

11.3 离心机，配备 50mL 离心管。

11.4 高效液相色谱仪，配备紫外检测器。

12 分析步骤

12.1 试样制备

从供试样品中随机抽取大蒜鳞茎 5 头，每头取一个鳞芽，去除保护叶。

12.2 试样提取

试样称重（精确至 0.01g），放入盛有 20mL 预冷水的烧杯中，用剪刀将鳞芽剪成约 0.2cm³ 的小块，然后用匀浆机进行高速匀浆，期间再加入 20mL 预冷水，至试样混合均匀。转移烧杯内所有提取物至离心管中，于 4℃、8 000r/min 离心 10min，取上清液过滤膜，待上机检测。

12.3 色谱参考条件

a) 色谱柱：UPLC BEH C_{18}色谱柱（2.1mm×50mm，1.7 μm），或同等性能色谱柱；

b) 流动相：甲醇：水＝1：1；

c) 流速：0.30mL/min；

d) 检测波长：254nm；

e) 进样体积：1.00μL。

12.4 标准曲线制作

分别将标准工作溶液注入高效液相色谱仪中，以测得的峰面积为纵坐标，以大蒜素标准工作溶液中大蒜素浓度（mg/L）为横坐标，制作标准曲线。

12.5 试样测定

将试样提取液注入高效液相色谱仪中得到峰面积，从标准曲线中获得试样中大蒜素浓度 c（mg/L）。

12.6 大蒜素标准溶液参考色谱图

大蒜素标准溶液参考色谱图见图 13-5。

13 结果计算

试样中大蒜素含量按下式进行计算：

$$X = \frac{c \times V}{m}$$

式中：

X——试样中大蒜素的含量（mg/kg）；

c ——根据标准曲线计算得到的试样中大蒜素浓度（mg/L）；

V ——提取剂体积（mL）；

m ——试样质量（g）。

计算结果保留三位有效数字。

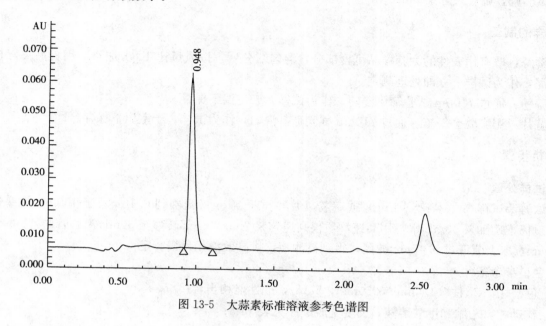

图 13-5　大蒜素标准溶液参考色谱图

14　精密度

在重复性条件下获得的两次独立测定结果的绝对差值不得超过算术平均值的 10%。

第三法　大蒜中蒜素的测定　高效液相色谱法

15　原理

试样经破碎、水提取后，用配有紫外检测器的高效液相色谱仪测定，外标法定量。

16　试剂

除另有说明外，本法所有试剂均为分析纯，水为 GB/T 6682 规定的一级水。

16.1　甲醇（CH_3OH）：色谱纯。

16.2　甲酸（$HCOOH$）：色谱纯。

16.3　乙腈（CH_3CN）：色谱纯。

16.4　甲酸溶液：准确吸取 1mL 甲酸于 1 000mL 容量瓶中，用水稀释至刻度，经 $0.45\mu m$ 滤膜过滤。

16.5　甲醇溶液：取 50mL 甲醇，加入 50mL 水，混匀。

16.6　二烯丙基硫代亚磺酸酯标准品（$C_6H_{10}OS_2$，CAS 539-86-6）。

16.7　二烯丙基硫代亚磺酸酯标准储备溶液：准确称取一定量的二烯丙基硫代亚磺酸酯标准品，用甲醇溶液将其配制成浓度为 500mg/L 的标准储备溶液，该溶液于 $-20℃$ 以下冷冻保存，有效期为 6个月。

17　仪器

17.1　液相色谱仪，配有紫外或二极管阵列检测器。

17.2　分析天平，感量 $\pm0.1mg$、$\pm1mg$。

17.3　食品捣碎机。

17.4 高速均质仪，转速大于 6 000r/min。

17.5 离心机，转速大于 8 000r/min。

17.6 实验磨。

17.7 试验筛，筛孔尺寸 710μm。

18 试样的制备

18.1 鲜蒜：取有代表性的大蒜样品可食部分，混匀缩分后，按质量比 1∶1 加水，用食品捣碎机粉碎制成蒜泥，作为试样，立即处理测定。

18.2 蒜粉：通过 710μm 试验筛，混匀，作为试样，于室温下保存。

18.3 蒜片：用实验磨粉碎，通过 710μm 试验筛，混匀，作为试样，于室温下保存。

19 分析步骤

19.1 试样处理

称取鲜蒜试样 3g（精确到 1mg）或蒜粉（片）试样 0.5g（精确到 0.1mg）于 100mL 具塞锥形瓶中，用量筒准确加入 50mL 水，用高速均质仪高速匀浆 2min，全部转移至 50mL 离心管中，8 000r/min 离心 5min，取上清液过 0.45μm 滤膜，得到待测液，供高效液相色谱测定。

19.2 色谱参考条件

a) 色谱柱：C_{18} 柱（4.6mm×250mm，5μm），或性能相当者；

b) 流动相：乙腈和甲酸溶液，梯度洗脱程序见表 13-3；

c) 流速：1.0mL/min；

d) 进样量：10μL；

e) 柱温：40℃；

f) 检测波长：245nm。

表 13-3 梯度洗脱程序

时间（min）	甲酸溶液（%）	乙腈（%）
0	95	5
3	95	5
7	65	35
20	65	35
20.1	95	5
30	95	5

19.3 标准工作曲线的制作

准确吸取一定量的二烯丙基硫代亚磺酸酯标准储备溶液，用水配制成质量浓度为 10mg/L、20mg/L、50mg/L、100mg/L、200mg/L 的系列标准工作溶液，按照色谱参考条件测定，以二烯丙基硫代亚磺酸酯质量浓度为横坐标，相应的积分峰面积为纵坐标，计算标准工作曲线或求线性回归方程。该标准工作溶液应现用现配。

19.4 测定

做两份试样的平行测定。分别取适量待测液和相应质量浓度的标准工作溶液，做单点校准或多点校准，以色谱峰面积定量。待测液和标准工作溶液中二烯丙基硫代亚磺酸酯的响应值应在仪器检测的线性范围内。在上述色谱条件下，蒜素标准溶液的色谱图和紫外光谱图参见图 13-6。

19.5　参考色谱图

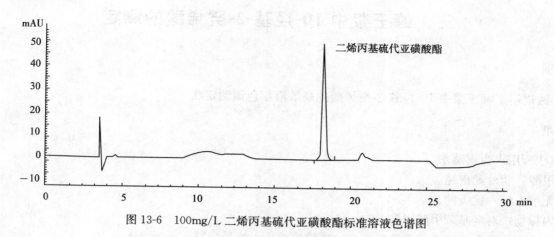

图 13-6　100mg/L 二烯丙基硫代亚磺酸酯标准溶液色谱图

20　结果计算

鲜蒜的测定结果按下式计算，蒜粉（片）的测定结果按下式计算：

$$\omega = \frac{\rho \times V \times 2}{m}$$

$$\omega = \frac{\rho \times V}{m}$$

式中：

ω ——试料中二烯丙基硫代亚磺酸酯含量的质量分数（mg/kg）；

ρ ——待测液中二烯丙基硫代亚磺酸酯的质量浓度（mg/L）；

V ——定容体积（mL）；

m ——试料质量（g）；

2 ——试样质量换算系数。

计算结果保留三位有效数字。

21　精密度

21.1　重复性

在重复性条件下获得的两次独立测定结果的绝对差值不得超过算术平均值的10%。

21.2　再现性

在再现性条件下获得的两次独立测定结果的绝对差值不得超过算术平均值的15%。

附加说明：

第一法参考 NY/T 1800《大蒜及制品中大蒜素的测定　气相色谱法》；

第二法由农业部蔬菜品质监督检验测试中心（北京）提供；

第三法参考 NY/T 2643《大蒜及制品中蒜素的测定　高效液相色谱法》。

三、蜂王浆中 10-羟基-2-癸烯酸的测定

1 范围

本法规定了蜂王浆中 10-羟基-2-癸烯酸的高效液相色谱测定法。

2 试剂

本法所用水为重蒸水。

2.1 甲醇：紫外光谱纯。

2.2 无水乙醇：优级纯。

2.3 内标物：对羟基苯甲酸甲酯。

2.4 10-HDA 标准品：使用前应放在有浓硫酸的减压干燥器内减压干燥 24h。

2.5 10-HDA 标准溶液：取出干燥后的 10-DHA 标准品 25mg，精密称定，加无水乙醇溶解并移入 25mL 容量瓶中，用无水乙醇稀释至刻度，摇匀。

2.6 内标溶液：取出已干燥过的对羟基苯甲酸甲酯 650mg，精密称定，加无水乙醇并移入 1 000mL 容量瓶中，用无水乙醇稀释至刻度，摇匀。

2.7 盐酸（$c = 0.03$mol/L）：量取 0.1mol/L 盐酸 100mL，加入 200mL 重蒸水。

2.8 流动相：CH_3OH（0.03mol/L）：HCl：H_2O＝55：10：35。

3 仪器

3.1 高效液相色谱仪：配紫外检测器。

3.2 超声波清洗机。

3.3 涡旋振荡器。

3.4 分析天平：0.000 1g。

4 实验步骤

4.1 试样处理

样品解冻至室温后用玻璃棒搅匀，取 0.5g，置于已称定的 50mL 容量瓶中，精密称定，加 0.03mol/L 盐酸 1mL 和水 2mL，置于涡旋振荡器上混合使试样溶解，加无水乙醇 30mL，边加入边轻轻摇动，再精密加入内标溶液 10mL，并用无水乙醇稀释至刻度，摇匀，立即置于超声波浴中超声 15min，或置于涡旋振荡器上振荡 15min，取出，在 3 000r/min 下离心 10min 后测定。如不能及时测定，应放置在冰箱中冷藏待测。

4.2 色谱参考条件

a）色谱柱：4.6mm×250mm 不锈钢柱，填充无定形硅胶 C_{18} 键合相，$5\mu m$ 或 $10\mu m$ 或相当者；

b）测定波长：210nm；

c）柱温度：35℃；

d）流动相流速：1mL/min。

4.3 校正因子测定

精密吸取 10-DHA 标准溶液 0.5mL、1mL、2mL、3mL、4mL、5mL 于 6 个 10mL 容量瓶中，精密加入内标溶液 2mL，用无水乙醇稀释至刻度，摇匀。分别吸取此溶液 $2\mu L$，注入色谱仪，用峰面积比值计算，应呈线性，求出校正因子 F。

4.4 试样测定

吸取试样溶液 $4\mu L$，注入色谱仪，按"内标法"定量。

5　计算

蜂王浆中 10-羟基-2-癸烯酸含量按下式计算：

$$X = F \times \frac{A_i}{A_s} \times \frac{m_s}{m_i} \times 100$$

式中：

X ——蜂王浆中 10-羟基-2-癸烯酸含量（%）；

F ——校正因子；

A_i ——试样中被测组分面积；

A_s ——试样中内标物峰面积；

m_s ——内标物质量（g）；

m_i ——试样质量（g）。

6　平行试样相对偏差

平行试样相对偏差不得超过 2.0%。

附加说明：

本法由农业部农产品质量安全风险评估实验室（杭州）提供。

四、蜂王浆中乙酰胆碱的测定

1 范围

本法描述了蜂王浆中乙酰胆碱的离子色谱法测定，适用于蜂王浆中乙酰胆碱的测定。

2 原理

离子色谱是一种检测阴阳离子的分析方法，根据乙酰胆碱在酸性条件下呈离子状态，本法以甲基磺酸作为淋洗液，采用离子交换/电导检测离子色谱法测定蜂王浆中的乙酰胆碱。

3 试剂和材料

除另有说明外，本法所有试剂均为分析纯。

3.1 试剂

3.1.1 乙腈（色谱纯）。

3.1.2 氮气（99.999%）。

3.1.3 去离子水（超声脱气）。

3.1.4 甲基磺酸由淋洗液发生器产生。

3.1.5 实验用水为去离子水（18.2MΩ·cm）。

3.2 标准品

氯化乙酰胆碱（$C_7H_{16}ClNO_2$）：纯度≥98.0%，CAS号：60-31-1。

3.3 标准溶液配制

3.3.1 乙酰胆碱标准储备溶液（1 000mg/L）：称取氯化乙酰胆碱标准品0.1g（精确至0.001g），加入2mmol/L甲基磺酸（MSA）溶液溶解并定容至100mL，配制成1 000mg/L的标准储备液。

3.3.2 乙酰胆碱标准系列储备溶液：取氯化乙酰胆碱的标准储备液（1 000mg/L），用2mmol/L MSA溶液稀释成100mg/L的标准溶液，再用2mmol/L MSA溶液依次稀释，分别配成0.02mg/L、0.1mg/L、0.2mg/L、0.5mg/L、1.0mg/L、2.0mg/L的标准工作溶液。

4 仪器和设备

4.1 Dionex ICS-3000离子色谱仪，或性能相当者。

4.2 带甲基磺酸（MSA）淋洗液发生器和自动进样器。

4.3 Milli-Q纯水机，或相当者。

4.4 On Guard II RP固相萃取柱（2.5mL）或柱效相当者。

4.5 0.22μm微孔尼龙膜。

5 分析步骤

5.1 样品前处理

分别准确量取混合均匀的蜂王浆样品4mL至玻璃刻度管中，加入5mL乙腈，涡旋混匀，超声20min，常温下沉降蛋白10min。以10 000r/min高速离心，取上清液用2mmol/L MSA溶液稀释6倍，待净化。

5.2 RP柱净化

OnGuard RP柱先用5mL甲醇活化，再用10mL水活化，静置30min，使其活化完全。取经处理后的清液，过0.22μm滤膜和OnGuard RP柱，弃去前5mL流出液，取滤液进样分析。

5.3 色谱参考条件

a）分离柱IonPac CS17色谱柱（4mm×250mm）、IonPac CG17保护柱（4mm×50mm）；

b）外接水抑制方式，抑制电流为 88 mA；

c）淋洗液为甲基磺酸（MSA），流速：1.0mL/min；

d）柱温：30℃；检测池温度：35℃；

e）进样量：200μL；

f）淋洗液浓度梯度：见表 13-4。

表 13-4　淋洗液浓度梯度

时间（min）	MSA 浓度（mmol/L）
0	3
3	3～12
15	12～30
25	30～3
25.1	3
30	3

6　分析测定

6.1　标准曲线绘制

将氯化乙酰胆碱标准系列测定液依次进行色谱测定。记录各组分的色谱峰面积或峰高，以峰面积或峰高为纵坐标，以标准测定液的浓度为横坐标，绘制标准曲线。

6.2　试样测定

将试样待测液进行色谱测定。记录目标组分色谱峰面积或峰高，根据标准曲线计算出试样待测液中氯化乙酰胆碱的浓度。

7　测定结果的计算

测定结果按下式计算：

$$X = \frac{C \times V}{m}$$

式中：

X——样品中氯化乙酰胆碱的含量（mg/kg）；

C——试样待测液中氯化乙酰胆碱的浓度（μg/mL）；

m——试样质量（g）；

V——试样稀释的体积（mL）。

以重复性条件下获得的两次独立测定结果的算术平均值表示，结果保留三位有效数字。

8　允许差

同一分析者对同一试样同时两次平行测定结果的相对偏差应不大于10%。

附加说明：

本法由农业部农产品质量安全风险评估实验室（杭州）提供。